U0230618

# 临床实用梅毒病学

主　编　廖元兴　孙乐栋

科　学　出　版　社
北　京

## 内 容 简 介

梅毒是由密螺旋体属的苍白螺旋体（又称梅毒螺旋体）所致的一种慢性系统性传染病。全书共5章，详细介绍了梅毒的病原学和流行病学、梅毒的临床表现（包括梅毒的分期、梅毒的自然病程及其影响因素、后天性梅毒、潜伏梅毒、HIV感染者梅毒、神经梅毒、妊娠梅毒、先天性梅毒和梅毒神经症等）、梅毒的实验室检查、梅毒的诊断与鉴别诊断和治疗等内容。本书概念准确、重点突出、图文并茂、紧密结合临床，有助于读者快速、直观地掌握梅毒病的临床表现、诊断及鉴别诊断。

本书适合皮肤科、性病科及相关学科医务人员、医学院校师生和部分患者阅读参考。

**图书在版编目（CIP）数据**

临床实用梅毒病学 / 廖元兴，孙乐栋主编 .—北京：科学出版社，2023.6

ISBN 978-7-03-075665-7

Ⅰ.①临… Ⅱ.①廖… ②孙… Ⅲ.①梅毒—性病学 Ⅳ.① R759.1

中国国家版本馆 CIP 数据核字（2023）第 099854 号

责任编辑：程晓红 / 责任校对：张 娟

责任印制：赵 博 / 封面设计：吴朝洪

科 学 出 版 社出版

北京东黄城根北街 16 号

邮政编码：100717

http://www.sciencep.com

三河市春园印刷有限公司 印刷

科学出版社发行 各地新华书店经销

*

2023 年 6 月第 一 版 开本：787 × 1092 1/16

2023 年 6 月第一次印刷 印张：20 3/4

字数：492 000

**定价：198.00 元**

（如有印装质量问题，我社负责调换）

广东省科技计划项目基金资助

（项目编号：2016A020228006）

广东省药品监督管理局重点实验室

《炎症性皮肤病药物研究与评价重点实验室》项目资助

（项目编号：2022ZDB08）

南方医科大学第五附属医院学科平台经费项目资助

# 编著者名单


**主　　编**　廖元兴　孙乐栋

**副 主 编**　王俊杰　卢斯汉　全江涛　左大明

**主编助理**　秦　思

**编　　委**　（以姓氏笔画为序）

马群波　中国人民解放军南部战区总医院放射诊断科
王俊杰　广东省水电医院皮肤科
韦海鹏　广西北海市人民医院皮肤科
邓好婷　南方医科大学第五附属医院皮肤科
邓韵珊　广东省佛山市三水区疾病防治所皮肤科
左大明　南方医科大学检验与生物技术学院/第五附属医院皮肤科
卢斯汉　广州市第八人民医院皮肤科
田　晨　中国人民解放军南部战区总医院皮肤科
向　耘　广东省珠海市中西医结合医院皮肤科
全江涛　中国人民解放军南部战区总医院放射诊断科
庄娘桥　广东省惠州市中大惠亚医院皮肤科
刘　靖　广州中医药大学第一附属医院皮肤科
孙乐栋　南方医科大学第五附属医院皮肤科
纪　青　广东省珠海市中西医结合医院皮肤科
李建亭　中国人民解放军南部战区总医院神经外科
杨庆永　中国人民解放军总医院京中医疗区亚运村门诊部
余南生　广州医科大学附属顺德医院肤科
张方布　广东省佛山市三水区疾病防治所皮肤科
陈建宇　广东省云浮市罗定市第六人民医院皮肤科
陈倩宜　南方医科大学第五附属医院皮肤科

林桂艳　广东省珠海市妇幼保健院皮肤科
罗　英　广东省珠海市妇幼保健院皮肤科
罗永文　广东省云浮市罗定市人民医院皮肤科
周兴雯　四川省凉山彝族自治州第二人民医院皮肤科
胡辉莹　中国人民解放军南部战区总医院皮肤科
钟少琴　广东省惠州市第六人民医院皮肤科
秦　思　广东省第二人民医院皮肤科
莫颖琳　广东省佛山市三水区疾病防治所皮肤科
郭倩娜　南方医科大学第五附属医院皮肤科
唐春林　湖南省张家界市慈利县中医院皮肤科
黄　克　广东省惠州市皮肤病医院
蒋明华　广东省佛山市三水区人民医院皮肤科
曾丽华　广东省佛山市三水区疾病防治所皮肤科
温　娟　中山大学附属第七医院皮肤科
蔡宏为　广东省珠海市中西医结合医院皮肤科
廖海平　中国人民解放军南部战区总医院检验科
廖元兴　中国人民解放军南部战区总医院皮肤科
翟羽萌　南方医科大学第五附属医院皮肤科
熊　丹　南方医科大学第五附属医院皮肤科
熊　芬　四川省南充卫生学校附属医院皮肤科
黎永生　广东省云浮市罗定市第六人民医院
滕佳男　南方医科大学第五附属医院皮肤科

# 主编简介

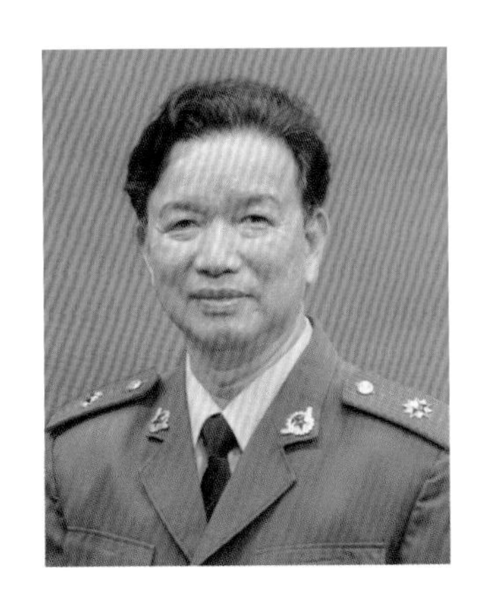

**廖元兴**　主任医师，著名性病专家。中国人民解放军南部战区总医院原皮肤激光整形中心主任，兼皮肤科、整形外科主任。先后任中华医学会皮肤病性病分会委员（2002—2010）、广州军区皮肤病专业委员会主委（1994—2005）、广东省医学会皮肤性病学分会副主任委员（1999—2010）、广东省中西医结合皮肤病与性病专业委员会副主委（2000—2015）、中国人民解放军皮肤病专业委员会常委（2000—2008）、解放军中医药学会皮肤病专业委员会副主委（2007—2013）、《皮肤性病诊疗学杂志》副主编（2000—2015）等。现任中国抗癌协会皮肤肿瘤专业委员会、粤港澳大湾区皮肤性病专业联盟、广东省中西医结合皮肤性病专业委员会、广东省医院协会皮肤性病科管理委员会、中国医药教育协会皮肤病专业委员会顾问，中国中西医结合皮肤性病专业委员会性病学组顾问。第一作者或通信作者发表论文200多篇。主编专著和教材6部，其中《性病的中西医诊治》荣获1992年和1993年西南、西北地区优秀科技图书一等奖，其后入选1979—2000年《广东省志》并称“这是中国首部较完整地应用中西医理论和临床结合治疗性病的专著”。先后获中国人民解放军科技进步二等奖1项、军队医疗成果二等奖1项。

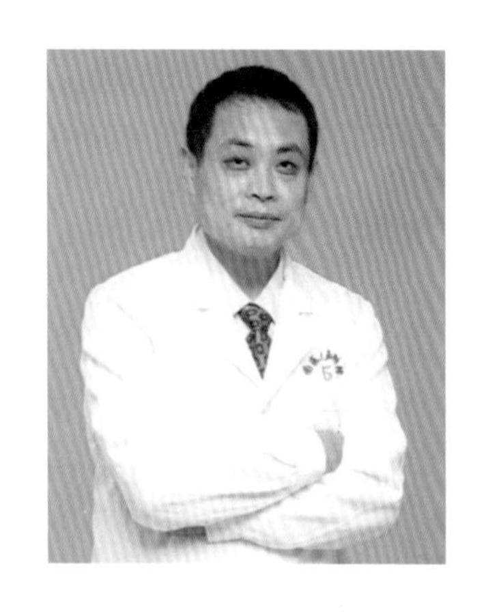

**孙乐栋** 医学博士，主任医师，博士生导师，博士后合作导师，南方医科大学第五附属医院皮肤医学部主任，擅长皮肤肿瘤、系统性红斑狼疮、天疱疮等自身免疫性疾病、医学护肤、皮肤美容和烧伤整形的综合诊治。中国抗癌协会皮肤肿瘤专业委员会主委，中国抗癌协会皮肤肿瘤专业委员会青年委员会主委，海南自贸港皮肤医药械评价专家委员会副主任委员兼秘书长，广州市红斑狼疮学会会长，广州抗癌协会副理事长，中国医药教育协会皮肤病分会副主任委员兼秘书长，广东省医院协会皮肤性病科管理委员会副主任委员，广东省中西医结合学会慢性皮肤病防治专业委员会副主任委员，广东省针灸学会皮肤科分会副主任委员等。第一作者或通信作者发表论文200余篇，其中SCI收录20余篇。主编全国高等医药院校规划教材《皮肤性病学》等8部，专著7部。主持国家、省部级课题10余项，获广东省科技进步二等奖等省市级以上科研奖励10余项。先后获得广州抗癌协会优秀皮肤肿瘤医师奖、中国医师协会皮肤科分会优秀中青年医师提名奖，南方医科大学青年岗位能手、南方医科大学优秀教师、第二届羊城好医生、珠江教学名师、广东省杰出青年医学人才、岭南名医等称号。

# 前　言

梅毒（syphilis）是由密螺旋体属（*trepomema*）中的苍白螺旋体（Trepomema pallidim，TP，又称梅毒螺旋体）所致的一种慢性系统性传染病。梅毒螺旋体只感染人类，因此患者是唯一的传染源。感染了梅毒螺旋体的早期梅毒患者传染性很强，未能治疗的梅毒患者，传染性逐渐下降，随着时间迁延其传染力越弱，感染超过4～8年后失去传染性，但大多数患者留有后遗症。

梅毒于16世纪初（明代）传入我国，到了明代末期及清代，患者遍及全国，然而患者的人数及发病率无从考证。梅毒在旧中国广为传播，是当时社会上的一种常见病。20世纪30年代到新中国成立（1949年），在全国某些大医院设有皮肤花柳科，对当地梅毒发病情况有些统计资料可供参考。

1920—1948年有关梅毒发病情况有些报道，如北平（现在的北京）、上海和济南等大城市的梅毒发病率为4.5%～10.0%，说明在这个时期我国梅毒发病率甚高。新中国成立后，人民政府十分重视梅毒防治工作，全国范围展开声势浩大的宣传、防治性病的活动，到1964年，流行于中国达450多年的梅毒已基本被控制，绝大部分城市及农村梅毒被消灭或基本消灭。梅毒在我国基本消灭乃是轰动世界的伟大成就。

20世纪70年代末，梅毒再次在我国内陆省份出现，其后各地不断有散在梅毒病例报道。随着改革开放和国际旅游的发展，国内外人员交往日益增多，性病也随之传播入境。

21世纪初，我国梅毒患病人数仍有增无减，而且呈"五大趋势"，即老年梅毒、潜伏梅毒、先天性梅毒、晚期梅毒、神经梅毒越来越多。因此，梅毒的发生与流行态势成为我国传染病控制工作的重中之重。

近30多年来，我国广大医务人员和卫生系统管理人员对梅毒的诊、治、防做了大量的工作，总结了很多经验，出台了不少文件、规定、标准和指南，也发表了很多论文及著作，无疑对推动我国的梅毒防治起了一定的作用。但是，梅毒是一种极其复杂的疾病，在临床实践中，在诊治每个梅毒病人时，如何准确确诊？是否需要治疗？疗效如何评价？尤其对先天性梅毒、妊娠梅毒、神经梅毒等，不少医者常感到困惑和迷茫，不知如何判断和处理。因此，如何准确确诊梅毒，精准施行治疗成为当前亟需解决的难题。

早在1993年，廖元兴教授就开始酝酿编写《临床实用梅毒病学》，并着手收集有关资料。2003年，结合诊治梅毒的临床经验，廖元兴教授与孙乐栋教授和王俊杰主任开始着手组稿。因在写作过程中遇到不少梅毒诊治中的难题未能解决，故要不断通过各位编者的临床实践进行共同研究，不断总结提高，从而又坚持了15年，终于完成了《临床实用梅毒病学》一书。

本书始终贯穿着梅毒的临床表现与实验室的结果紧密结合的思路，对梅毒的分期、分类、分型，尤其是对HIV感染者梅毒、神经梅毒、妊娠梅毒，先天性梅毒的准确诊断和精准治疗等做了较为详细的叙述。加之图文并茂，深入浅出，好读易懂。对医务人员（尤其是皮肤科、性病科和检验科）和患者（尤其是梅毒患者）有较大的参考价值和帮助。但愿能对我国梅毒的诊、治、防工作起到一定的推动作用。诚然，由于吾人等水平有限，加之当代专业发展和知识更新速度快，错误和疏漏等不足之处，恳请各位同道和读者不吝赐教及指正。

本书在编写过程中，得到广东省科技计划项目、广东省药品监督管理局重点实验室项目基金资助，以及南方医科大学第五附属医院学科平台经费项目资助，在此一并表示感谢！同时对孙建方教授和卢浩锵教授提供图片表示衷心的感谢！

廖元兴　孙乐栋

2023年4月

# 目　　录

# 第1章

# 梅毒的病原学和流行病学

## 第一节　梅毒螺旋体的生物学特征

梅毒（syphilis）是由密螺旋体属（*Trepomema*）中的苍白螺旋体（Trepomema pallidim，又称梅毒螺旋体，TP）所致的一种慢性系统性传染病。1905年德国学者Schaudim和Hoffman在梅毒患者的下疳中发现了梅毒螺旋体，这种梅毒螺旋体只是许多螺旋体微生物中的一种。在螺旋体属中，对人类和其他动物具有致病性的有三属：第一，细螺旋体属（*LepTospira*），可引起人类细螺旋体病；第二，疏螺旋体属（*Borrelia*），包括回归热螺旋体，引起回归热；第三，密螺旋体属（*Trepomema*），此属中包括品他螺旋体引起的品他，雅司螺旋体引起的雅司和梅毒螺旋体所致的梅毒。人是梅毒螺旋体的唯一宿主。主要通过性接触传染，几乎可侵犯人体各个系统的许多器官。

### 一、形态及变化

梅毒螺旋体为菌体细长、柔软、弯曲呈螺旋状、运动活泼的原核细胞型微生物。在生物学位置上介于细菌和原虫之间。梅毒螺旋体直径为0.1 ～ 0.18μm，或0.1 ～ 0.2μm，或0.2 ～ 0.3μm。菌体长6 ～ 15μm，或5 ～ 20μm，平均为6 ～ 10μm。有4 ～ 14个或6 ～ 14个或8 ～ 14个或6 ～ 20个致密而规则的小螺旋，两端尖直，运动活泼（图1-1）。以上梅毒螺旋体的长短大小、螺旋的多少均有不同，可能是各个研究者在不同时间、地点、患者用不同方法所得到的结果。事实上，自1905年由Schaudim和Hoffman首先发现梅毒螺旋体以来已经110余年，梅毒螺旋体有如此变化也就不足为奇。本菌为革兰染色阴性菌，菌体透明不易染色，吉姆萨染色后仍呈白色。Tontana镀银染色法可将梅毒螺旋体染成棕褐色，在光镜下易于查见（图1-2）。新鲜标本不用染色，荧光染色可见到梅毒螺旋体的形态。其基本结构为一原生质的圆柱体，被两层膜所围绕。一束平行纤维附着于内层膜并以螺旋方式环绕于原生质的圆柱体外面。轴丝维持螺旋体弹性，有屈曲和收缩功能。电镜下，菌体中有轴丝，外有外膜及鞭毛样结构（图1-3）。外膜由类脂、糖和蛋白质组成。轴丝含大量蛋白质和少量己糖。两端有鞭毛样结构。非真正鞭毛，与运动无关，系分裂的残余物。用暗视野显微镜可直接观察病变标本中菌体的典型形态和活泼运动。梅毒螺旋体的特征是螺旋整齐、致密、规则、折光力强，较其他螺旋体亮。其运动有3种方式。

（1）旋转式：依靠自己的长轴旋转，是侵入人体的主要方式。

（2）蛇行式：弯曲，像蛇一样爬行，是常见方式。

（3）伸缩式：伸缩旋距移动，不断拉长身体，使一端附着，再收缩旋距而前进。

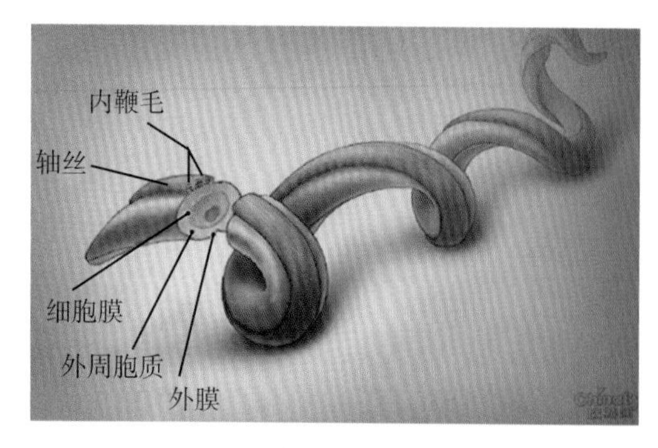


图1-1 梅毒螺旋体的螺旋形态

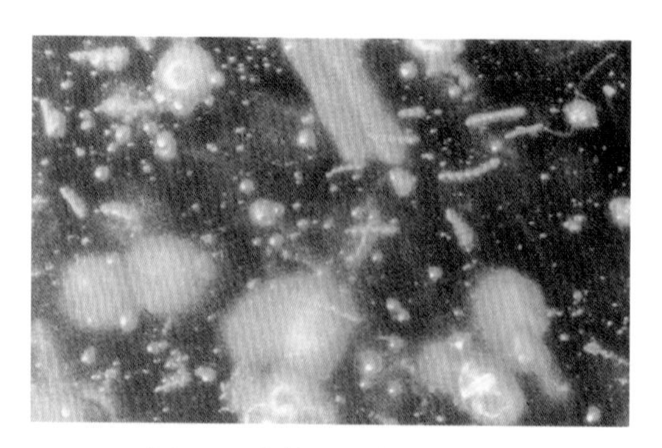

图1-2 光镜下的梅毒螺旋体

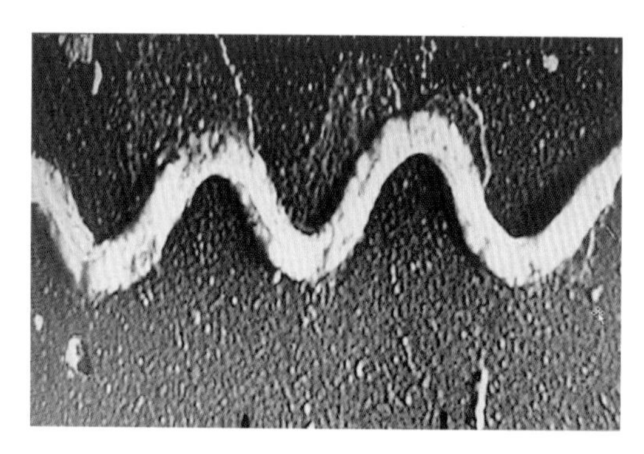

图1-3 电镜下的梅毒螺旋体

## 二、梅毒螺旋体基因

尽管梅毒螺旋体人工培育尚未成功，但梅毒螺旋体的基因组已全部破译，1998年Fraser等破译的梅毒螺旋体的基因组序列提供了有关该微生物代谢能力的信息。梅毒螺旋不仅缺少能够合成酶的辅因子、脂肪酸和核酸基因，还缺少编码三羧酸循环和氧化磷酸化所需酶的基因。作为补偿，这种微生物包含了大量用来编码氨基酸、糖类和阳离子载体的基因。

1998年，*Science*（281卷375页、353页）杂志发表了梅毒螺旋体的全基因组序列，总共有1 138 006对碱基，其中含有预期的1041个编码序列（开放性读码框架）。基因组序列的分析得出了梅毒螺旋体的能量代谢和转运载体具有的特征。这将为梅毒的诊断、治疗和预防开拓新思路。

1. 生物合成的途径　梅毒螺旋体必须寄宿在人类才能够生存，生理学研究表明它的生物合成能力非常有限。基因组编码提示梅毒螺旋体可以将草酰乙酸转换成天冬氨酸的；谷氨酸可转换为脯氨酸；色氨酸可转换为甘氨酸。梅毒螺旋体不能合成酶的辅助因子、脂肪酸和进行核苷的从头合成途径。脱氧核糖核酸是通过核糖核酸的去磷化形成的。

2. 转动载体　正是由于梅毒螺旋体的生物合成能力受限，使得它在进化中形成一套庞大的底物特异转运蛋白载体，以保证它从外界获得必需的营养物。梅毒螺旋体含57个开放框架，编码18种转载体，用来运输氨基酸、糖类和肉毒碱。梅毒螺旋体没有用来生成糖类的磷酸转移酶系统，体内不存在三羧酸循环和底物水平磷酸化。

3.能量代谢　葡萄糖、半乳糖、麦芽糖、甘油均可作为糖类的来源，但由于它缺乏必要的分解代谢和合成代谢，氨基酸是否可作为碳和能量的来源仍具有不确定性。

4.体外及培养不能存活　正是由于梅毒螺旋体基因小、生物合成能力有限，决定了它在体外培养条件下不能存活，必须从宿主身上获取大部分营养物质。此基因密码表明梅毒螺旋体本身不产生其生存所必需的某些复杂的大分子，如酶的辅因子、脂肪酸、核苷酸及在转运电子中起关键作用的某些蛋白质。病原体只能从其宿主中窃得，这可以解释为什么在实验中难以培养梅毒螺旋体。

5.破译基因序列的意义　通过梅毒螺旋体的全部基因序列，可以追踪梅毒螺旋体的各种菌株，并研究这种疾病在某些特定人群中持结盟存在的原因，同时帮助科学家了解病原体的弱点，这将有利于疫苗的开发，而且有助于实现消灭梅毒这一目标。

## 三、培养

梅毒螺旋体不能在无活细胞的人工培养基中生长繁殖，在家兔上皮细胞培养中能有限生长，但繁殖慢，约30小时才分裂1次，并只维持数代。原认为该梅毒螺旋体严格厌氧，后发现其在含3%～4%氧时生长最好。

## 四、动物接种

1903年Metchnikoff和Roux发现猿猴能接种梅毒螺旋体，1906年Schulz发现家兔也能接种。动物实验的目的是保存菌株，协助临床诊断、研究发病机制及免疫。动物实验方法：使动物致病的感染途径有皮内注射或皮肤划痕；通过黏膜感染；向静脉输入少量含梅毒螺旋体的液体；睾丸内注射含梅毒螺旋体的组织浆（兔动物接种即用此法）。

接种后观察梅毒兔的症状及病变，观察硬下疳症状，发现双侧睾丸同时接种可以出现双侧下疳。观察睾丸炎的发生，如只接种一侧睾丸，则另一侧也可发生炎症（转移性睾丸炎）。观察二期梅毒疹、骨损害、晚期内脏和脑神经系统损害（少见）。动物观察时间为4～5个月，停止观察的实验兔应处死后尸检，检查内脏、神经、骨骼损害。

## 五、抵抗力

梅毒螺旋体的抵抗力极弱，在体外不易生存，对温度和干燥特别敏感，加热至41.5℃时1小时死亡，在50℃时5分钟即死亡；血液中的梅毒螺旋体，在4℃置3～5天后死亡。因此，4℃血库存放5天以上的血液无传染梅毒的危险。梅毒螺旋体离体后1～2小时死亡。对常用化学消毒剂亦敏感，1%～2%苯酚内数分钟就死亡；于冰点可存活1～2天，于-78℃可存活数年；于玻璃杯之冷水中可存活30分钟；于潮湿之器具或毛巾等处可存活数小时；于组织液内封固防止蒸发时，可活11.5小时。梅毒螺旋体对青霉素、四环素、红霉素或砷剂均敏感。

## 六、梅毒螺旋体的繁殖与生长

1.分裂繁殖　据Schaudinn观察，梅毒螺旋体依其直轴分裂成二而繁殖。据野口研究，其分裂在梅毒螺旋体的中点发生，成首尾二段而繁殖，于培养基中梅毒螺旋体可分裂成数段而繁殖。

2.有利与不利环境繁殖　梅毒螺旋体生活在有利的状况下，繁殖为横裂式，即躯干横裂成长短两段。在分裂之前较长一段不动，较短一段向左右弯曲摆动，经20～30分钟后较短一段自较长一段分离成两个梅毒螺旋体。生活在不利状况下时，梅毒螺旋体繁殖则于其体旁产生分芽子，脱离母体后于有利的生活条件下有螺旋形之丝芽自分芽子孢膜突出，逐渐生长成梅毒螺旋体。

3.梅毒螺旋体的常形与变形　梅毒螺旋体在适宜的生活条件下为比较短而细的螺旋状，行动活泼，横裂式繁殖。在比较不利的条件下，如在培养基中，梅毒螺旋体可变粗变长，或一端扩大成球形囊状。如将此种变形梅毒螺旋体接种于新鲜的培养基，于48小时内可见多数常形梅毒螺旋体。该实验观察显示梅毒螺旋体之形状与生活环境有关，有利时则为常形，否则可有种种变形。

### 七、梅毒螺旋体抗原成分

1.主要外膜蛋白抗原　梅毒螺旋体主要外膜蛋白有47kDa、44kDa、34kDa等，其中以47kDa含量最高，为重要抗原成分之一。

2.鞭毛（轴丝）抗原　主要同33kDa、33.5kDa核心单位和37kDa鞘亚单位组成的聚合结构，其中以37kDa成分含量最丰富，且具有高免疫性。

3.低Mr抗原　梅毒螺旋体某些低Mr多肽在梅毒感染免疫应答中发挥重要作用。

4. 4D抗原　系Mr19kDa单体聚合物。用ELISA以4D抗原诊断梅毒患者，早期诊断阳性率为81%，二期和早期潜伏期阳性率为100%，晚期潜伏期阳性率为86%。

梅毒螺旋体所含有的表面抗原能刺激机体产生特异性凝集抗体及螺旋体制动抗体或溶解抗体，与雅司螺旋体有交叉反应。所含有的类属抗原能刺激机体产生补体结合抗体，与非致病性密螺旋体间有交叉反应。梅毒螺旋体侵入人体破坏组织后，组织中磷脂黏附于螺旋体表面形成复合抗原，从而使机体产生抗磷脂的自身抗体，称为反应素。

## 第二节　梅毒的发生及其病理变化

### 一、梅毒的发生

梅毒是由梅毒螺旋体引起的慢性传染病，在自然情况下，梅毒螺旋体只感染人类，因而梅毒患者是唯一梅毒传染源。未经治疗的梅毒患者在感染后1～2年传染性强，随着病期延长，传染性越来越小。近年来有研究指出有两种物质可能与其致病力有关，即黏多糖和黏多糖酶。

1.黏多糖　梅毒螺旋体表面似荚膜样的黏多糖能保护菌体免受环境中不良影响因素对其的伤害，完整的荚膜黏多糖层是梅毒螺旋体繁殖与存活的必需。由于酸性的黏多糖极易溶于水，因此梅毒螺旋体表面的黏多糖易脱落，脱落的黏多糖积聚于培养细胞表面，由此可解释梅毒病灶和患者血清中黏多糖的存在。

2.黏多糖酶　梅毒螺旋体吸附于组织细胞是感染的第一步，可以黏附在多种细胞上，每个细胞上黏附的螺旋体可多达200条。抗梅毒螺旋体黏多糖酶抗体也阻止细胞对螺旋体的吸附，表明梅毒螺旋体借其表面黏多糖吸附于培养细胞表面的受体上。研究证实，梅毒螺旋体首先与毛细血管内壁紧密吸附，然后分解基质黏多糖，使内皮细胞的连接解离，螺旋体可以接近富含黏多糖的血管组织，从而获得合成荚膜所需的材料，维持其生存和繁殖能力。由于黏多糖为构成宿主组织和血管的主要成分，黏多糖被梅毒螺旋体分解后，组织受到损害和破坏，从而引起血管塌陷，血供受阻，从而产生炎症、坏死、溃疡等病变。

梅毒螺旋体的不同菌株存在毒力差异，毒力较强的菌株所形成的病灶中含有较多的黏液物质，毒力较强的菌株黏多糖酶活性较高，使其更好地吸附于细胞上。梅毒螺旋体需在含黏多糖的组织中才能吸附、存活、繁殖、致病。黏多糖物质几乎遍布全身组织，因而梅毒螺旋体感染几乎累及全身组织。但不同组织黏多糖含量不一，故梅毒螺旋体在不同组织中的繁殖程度有差异。梅毒螺旋体对皮肤、主动脉、眼、胎盘、脐带等组织有较高的亲和力。此外，梅毒螺旋体从母体传染到胎儿一般在妊娠18周后才发生，其原因也许是此时胎盘和脐带已发育完善，含有大量黏多糖之故。

### 二、梅毒的病理变化

梅毒免疫防护机制主要是迟发型变态反应。大量细胞外梅毒螺旋体在感染部位由于细胞吞噬作用被消灭。接种梅毒螺旋体的家兔睾丸和皮肤病变处，早期的特征为T细胞浸润明显增加，病变中完整的梅毒螺旋体数量增加，且均位于细胞外基质中。病变发展后，浸润性T细胞转变为介导迟发反应的细胞。硬下疳消退或愈合时有大量巨噬细胞浸润，吞噬梅毒螺旋体并将其消化。

将活的梅毒螺旋体接种于家兔皮肤时，在短时间内梅毒螺旋体能逃避迟发型变态反应的攻击，此时其进入毛囊，立毛肌和皮肤神经内不受迟发型变态反应作用，阐明了初期和三期梅毒螺旋体仍能长期存在的原因。当家兔再次感染时或硬下疳形成的晚期，这些部位的四周均有单个核细胞炎症反应出现。迟发型变态反应水平的高低决定了梅毒疾病的发展过程，能有效消除梅毒螺旋体感染或保持潜伏状态的患者，其迟发型变态反应水平较高。人类感染梅毒螺旋体后最终变化发展可出现：①1/3感染者由于强迟发型变态反应能自愈，并无残余的抗梅毒螺旋体抗体；②1/3感染者为中等强度迟发型变态反应，表现为隐性梅毒，无任何症状和体征，但终身呈血清阳性；③1/3感染者因弱迟发型变态反应导致三期梅毒产生，并有较强的抗体形成应答反应。

## 第三节　梅毒的免疫学

人类对梅毒螺旋体无先天免疫，感染后机体逐渐产生免疫力。机体的免疫功能在梅毒的发生、发展和痊愈中起着非常重要的作用。因此，机体在不同时期对梅毒螺旋体的免疫反应亦有不同。然而梅毒的免疫反应极其复杂，在梅毒螺旋体感染的不同病期，细胞免疫和体液免疫均被部分涉及，两者的协同作用能保护机体抵抗再感染，同时与梅毒变化不定的临床症状有关。梅毒早期出现的体液免疫和细胞免疫反应，对梅毒螺旋体的清除起重要作用，而在晚期出现的细胞免疫反应则引起所感染部位的组织损害。在感染的所有阶段，宿主均可产生针对多种梅毒螺旋体多肽抗原及某些自身抗原的抗体，有时形成免疫复合物。梅毒感染时还出现不同程度的免疫抑制现象。

## 一、梅毒的体液免疫

梅毒螺旋体是一种非常复杂的微生物，含有很多抗原物质。电镜下梅毒螺旋体的最外层为外膜，外膜内是胞质膜，两者之间是鞭毛。梅毒螺旋体的鞭毛及外膜多肽具有很强的抗原性，梅毒螺旋体表面位点的多肽抗原，如190、47、25～28kDa抗原，它们可导致强的抗原反应。梅毒螺旋体在进入人体后可产生很多针对梅毒螺旋体不同成分的抗体。梅毒的体液免疫反应有下列表现。

1.*特异性抗梅毒螺旋体抗体* 二期梅毒患者血清中产生特异性抗梅毒螺旋体抗体，主要是IgM和IgG，早期为IgM和IgG，晚期为IgG，可终身存在。梅毒螺旋体侵入机体后，可被中性粒细胞和巨噬细胞吞噬，但不一定能杀灭。当特异性抗体形成后，并在补体的协同下，才能加强其吞噬功能并具有杀伤作用。在二期梅毒时，血清中特异性抗体滴度虽然很高，但梅毒螺旋体仍繁殖扩散，说明此种特异性抗体的作用有限。

2.*梅毒螺旋体制动抗体* 也是一种特异性抗体，最早于1949年由Nelson等用于临床检测。在厌氧、有补体存在时，此抗体能抑制活的梅毒螺旋体运动，并能将其杀死或溶解。但并非所有的病原体都被杀死，一些梅毒螺旋体能逃脱细胞吞噬而继续繁殖。早期患者血清中制动抗体的效价高于正常人，抗体类别为IgM，二期梅毒患者血清中滴度最高，进入晚期后略有降低，可终身存在。

3.*反应素也称抗心磷脂抗体* 这种抗体仅能供梅毒血清学诊断，本身无保护作用。针对心磷脂VDRL抗体主要是IgM，也有少量IgG。引起心磷脂抗体反应的抗原来源可能是感染组织损伤使细胞的线粒体膜释放出来，或螺旋体本身含有心磷脂，从而激发免疫反应。抗心磷脂抗体，在早期梅毒患者经充分治疗后可以逐渐消失，早期未经治疗者到了晚期，也有部分患者可以减少或消失。

4.*动物之间可部分转移的抗体* 可能是抑制梅毒螺旋体繁殖，促使病灶愈合的重要因素，但到目前为止，还未分离出具有保护性免疫力的抗体。

5.*血清中和因子* 在梅毒螺旋体再攻击时出现抵抗力，它与梅毒螺旋体再感染的免疫力密切相关。有学者认为中和因子和梅毒螺旋体制动抗体可能是不同方法检测的同一抗体，或者是互相伴随的两种不同抗体。

6.*免疫黏附现象* Nelson实验证明，免疫黏附现象可增强吞噬作用，免疫血清和补体还可促进豚鼠多形核血细胞对Cr标记梅毒螺旋体的吞噬作用。已知免疫黏附和调理作用均是抗体介导的免疫反应。

7.*梅毒螺旋体多肽抗体* 梅毒患者有对梅毒螺旋体多肽的抗体，从分子水平揭示了体液免疫和梅毒病期的关系。所有梅毒患者至少有4～6种螺旋体多肽的IgG抗体，二期和早期潜伏梅毒患者除了上述6种外，还增加另外16种抗梅毒螺旋体多肽的抗体，而当疾病进入潜伏晚期或晚期时，又特异性地丢失其中4～5种抗体，这种特异性抗体丢失，可能是造成疾病发展到晚期的条件。

8.*免疫复合物及IgE和梅毒螺旋体结合* 研究证明，梅毒患者血清中有免疫复合物，其中含螺旋体抗原，梅毒病理中有循环免疫复合物的参与，梅毒治疗中的吉海反应、先天性梅毒和二期梅毒中的肾损害均与免疫复合物沉积有关。二期梅毒患者的虹膜炎、前色素层炎症，也可能完全是免疫复合物沉积造成的。梅毒性关节炎虽然也可能部分由于这类免疫复合物沉积所致，但受累关节中曾检测到梅毒螺旋体，因而具有双重发病机制。在这些免疫复合物沉积物中，主要是IgG、补体C3和梅毒螺旋体抗体。

9.抗梅毒螺旋体黏多糖酶抗体　在实验性梅毒的家兔研究中发现，家兔睾丸内接种梅毒螺旋体9～15天后，产生了抗梅毒螺旋体黏多糖酶抗体，此抗体可以抑制黏多糖的分解，从而限制N-酰-D-半乳糖胺的来源，导致梅毒螺旋体荚膜合成发生障碍。梅毒螺旋体的存活需要此种荚膜，这说明抗梅毒螺旋体黏多糖抗体是抑制梅毒螺旋体繁殖、促使病灶愈合的重要因素。

## 二、梅毒的细胞免疫

细胞免疫在梅毒感染中发挥着重要作用。梅毒初期组织学特征是单核细胞（淋巴细胞和巨噬细胞）浸润。在感染第6天，即有淋巴细胞浸润，第13天达高峰，病灶中浸润的淋巴细胞以T细胞为主。由于细胞免疫的作用，使梅毒螺旋体迅速从病灶中被清除，在感染第24天后，病灶的免疫荧光检查未发现梅毒螺旋体存在。先天性梅毒患者和感染梅毒螺旋体的乳兔，其脾组织中淋巴细胞和梅毒患者淋巴结副皮质区淋巴细胞的耗竭，也说明了梅毒中细胞免疫的重要性。细胞免疫反应还可在全身各系统组织中见到，如淋巴结病，外周血单核细胞增加，吞噬能力增强。在体外，这些细胞对梅毒螺旋体抗原可发生增殖反应。早期的梅毒螺旋体抗原皮试，一、二期梅毒患者无迟发型变态反应，三期和潜伏期患者则出现这种反应。因此，细胞免疫在抗梅毒螺旋体感染免疫中起到主要作用。

1.接种免疫的产生　在给实验动物接种死梅毒螺旋体时不能产生免疫，只有减毒的活梅毒螺旋体才能赋予动物抵抗螺旋体的保护力，Miler认为这正好说明梅毒免疫是细胞介导的。Lukehart研究了兔早期梅毒的淋巴细胞反应，发现其脾脏和淋巴结的细胞对梅毒螺旋体抗原的反应性比未感染的动物高100～600倍，并证明是T细胞反应。然而，梅毒感染早期，对梅毒螺旋体致敏的淋巴细胞主要局限于家兔脾脏和淋巴结内，外周血很少，所以，外周血淋巴细胞对梅毒螺旋体的反应性往往与脾脏和淋巴结不一致。

2.单核细胞　感染梅毒的外周血单核细胞增多、体积增大、吞噬能力增强。用间接荧光法可发现被吞噬的螺旋体在巨噬细胞内呈现明亮的荧光体，电镜发现巨噬细胞内的梅毒螺旋体原浆柱肿胀、核糖体消失、轴丝断裂、电子密度物质和类脂空泡增加。

3.肉芽肿反应　晚期梅毒的树胶肿其肉芽肿样病理变化，细胞反应与迟发型变态反应相似，损害中很少见到梅毒螺旋体，几乎都是细胞浸润的免疫病理作用所致。

## 三、梅毒的免疫抑制现象

1981年Rich等报道，给家兔接种梅毒螺旋体后，2～3天局部出现淋巴细胞和浆细胞浸润，经18天后在接种处形成病灶，以后病灶需30天后才自然愈合，此现象由早期免疫抑制现象可解释。此种免疫抑制的后果是促进了梅毒螺旋体的播散，从而使梅毒螺旋体在体内繁殖或潜伏或发展为二期梅毒。

梅毒的免疫，无论是体液免疫还是细胞免疫都极其复杂。随着现代科学技术的不断发展和提高，每年都有不少研究对其发生机制和作用有新的发现，但梅毒的免疫学基础基本不变，有很多新观点和新见解也是在此基础上研究得出的。因此只有很好地了解梅毒免疫学的基础知识，才能更好地做好梅毒的防治工作。

## 第四节 梅毒的流行病学

### 一、梅毒的传播

梅毒螺旋体只感染人类，因此患者是唯一传染源。感染了梅毒螺旋体的早期梅毒患者，包括早一期、早二期和早期隐性梅毒均具有传染性，尤其是在一期的硬下疳、二期的皮肤黏膜等处各式各样的梅毒疹中均可找到梅毒螺旋体，其传染性也较强。未经治疗的梅毒患者，传染性逐渐下降，时间越长传染力越弱，感染后超过4～8年失去传染性，但大多数留有后遗症。

关于梅毒的传播已有不少研究。一般说来，梅毒螺旋体由皮肤或黏膜侵入人体，若局部接触处有损伤（即使是轻微损伤）或破裂，则其侵入更加容易。但亦可通过正常黏膜侵入人体。Brown等将梅毒螺旋体接种于兔的阴道内，虽然试验兔的阴道黏膜完整无损，但也不能避免被梅毒螺旋体感染。梅毒螺旋体兔化给人做试验，给志愿者通过皮内接种的半数感染量（medianinfective dose；ID50）约为57个，这与对兔的半数感染量是相似的，无论数量多少，感染途径如何，一旦梅毒螺旋体感染后，患者即使毫无症状，梅毒螺旋体也已先自淋巴管后由血流传播全身。NeiSser以猴做实验，将梅毒螺旋体种植在皮内46小时后，其骨髓、脾脏、睾丸等处均能发现梅毒螺旋体。同样，Kolle等以兔做实验，发现梅毒螺旋体于移植后30分钟即可侵入附近的淋巴结。而Pearce和Brown接种梅毒螺旋体于兔的睾丸内，30分钟后将睾丸除去，已不能防止梅毒螺旋体的传染。

综上所述，梅毒螺旋体一旦入侵人体就由淋巴管入血流传播到全身，引起梅毒病。梅毒螺旋体入侵人体的途径很多，主要由性接触引起。

1.直接性接触传染：早期梅毒患者梅毒螺旋体大量存在于皮肤黏膜损害的表面，也存在于血液、唾液、乳汁、精液、尿液中，绝大多数梅毒病都是通过与活动性的早期梅毒患者直接接触获得的。这种直接接触中95%以上通过性交传染，绝大多数为阴交传染，但近年来，口交出现的硬下疳、肛交的硬下疳（图1-4）也不少见。总之，性接触越多，性接触时间越长，传染概率越大。若局部有创伤或破损，传染的危险性更大。然而感染后而未经治疗的患者，一般1～2年传染性较强，尤其1年内最具传染性，但随着病期的延长，传染性越来越小，超过4年后很难再通过性接触传染。

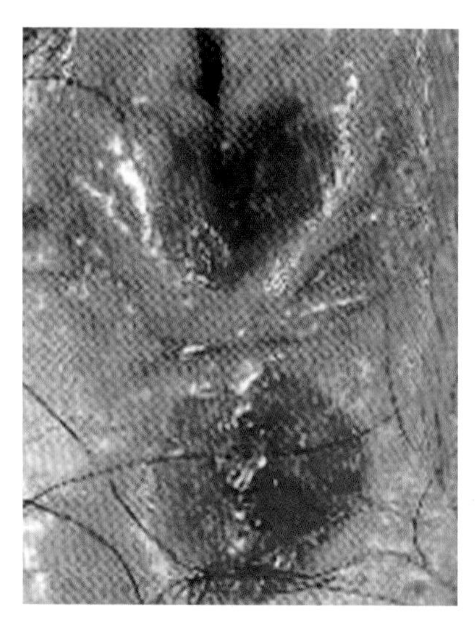

图1-4 肛交之肛门、外阴硬下疳

2.胎盘传染、血液循环感染：梅毒孕妇在妊娠期间尤其4个月以后可通过胎盘感染胎儿而发生先天性梅毒，其危害性大，可造成流产、早产，甚至死产。未经治疗的梅毒孕妇，病期超过4年后通过性接触虽无传染性，但仍可传给胎儿，但病期越长，传染性越小（参见第2章第八节）。

3.羊膜传染：为上行感染，可首先透过胎膜传染羊膜液，侵入胎儿血液循环引起感染（参见第2章第八节）。

4.产道传染：分娩时，新生儿的头部或肩部等部位经产道擦伤处可发生硬下疳；其为新生儿获得性梅毒，是区别于先天性梅毒的标志。

5.血源性感染：通过输血引起受血者感染梅毒很常见，因输血导致感染的梅毒不出现一期梅毒，而是二期梅毒疹。笔者诊治过一例因异位妊娠而急诊手术（术前RPR、TPPA、HIV等检查均为阴性），术中输血1000ml。术后伤口愈合良好，患者很快痊愈出院，2个月后洗澡时突发四肢、躯干对称性色素性玫瑰疹，因无自觉症状一直未注意，次日来诊时，除头面部、股阴部和掌跖部外，四肢、躯干均有散在的圆形、椭圆形色素性玫瑰疹，直径1～2cm，边缘清楚，表面无明显鳞屑。患者并无外遇，其丈夫有关梅毒血清学检查等亦正常。但其RPR为1∶128，TPPA为1∶2560。经诊断为梅毒后经治疗获得痊愈。显然这是因输入有梅毒螺旋体的血液所致。共用针头也有注射处发生硬下疳者。同时吸毒人员，尤其是采用注射方法吸毒者，在HIV抗体阳性率明显增多的同时，梅毒螺旋体感染者也明显增多，说明共用针头也可以传染梅毒。由于梅毒螺旋体在冷藏血中可存活3～5天，故通过血制品感染梅毒在理论上是可能的。

6.指淫、接吻、哺乳直接接触也可以传染梅毒。

7.此外，接触患者的衣物、毛巾、牙刷、食具、便器、剃刀、烟嘴等在特定的条件也会传染，但机会甚微。

## 二、梅毒的流行

在北美最早发现和论述梅毒患者。一般认为梅毒起源于美洲。哥伦布的水手于1493年在北美染上梅毒后带到西班牙，很快在欧洲流行。约在1497年，葡萄牙人的商船队将梅毒带到亚洲，首先传入印度，约在1500年传入中国。1505年广东首先发现及记载时为“广疮”或“杨梅疮”，后称梅毒。此后由南到北播散。约在1510年在日本发现了梅毒。可见梅毒是一种最古老的性病，在世界广泛流行。梅毒常见于性活跃的青年人。男女最高发病率都在25～29岁。第一次和第二次世界大战期间在发达国家梅毒曾出现发病高峰，到20世纪50年代后患者人数迅速下降；美国由1943年的575 593例减少至1977年的64 621例，减少了88%，但在此后11年间又增长了60%，尤其是男性梅毒发病率。1991年，美国的一期梅毒开始了1985年以来的首次下降，而且是全国性大面积下降（$n=42\ 935$），1992年继续下降（$n=33\ 973$）。尽管在发达国家梅毒发病率已有所下降，但在发展中国家梅毒的高发病率造成了先天性梅毒、神经梅毒的复活。近年来，在男同性恋中梅毒暴发流行，表现为原发性肛门直肠感染。在英国，从20世纪90年代开始，直到1998年，男女梅毒感染病例数保持一个稳定的状态，但在1998—2000年，梅毒曾出现双倍增长，女性梅毒增长达53%。其他西方国家，先天性梅毒病例数在下降，其原因主要是对妇女早期梅毒的控制及对所有孕妇做梅毒筛查。晚期有破坏性的梅毒病例数实际上已很少。1995年世界卫生组织（WHO）报告1年中有1900万例梅毒发生。以南亚和东南亚的病例数最多，主要发生在部分发展中国家。此外，在俄罗斯和20世纪90年代末期新独立的国家梅毒流行也很明显，其发病率是西欧的34倍。

自从梅毒于16世纪初传入我国以后，到了明代末期及清代，患者遍及全国，然而缺乏患者的人数及发病率资料，无从考证。梅毒在新中国成立前广为传播，是当时社会上的一种常见病。进入20世纪30年代到新中国成立（1949年），在全国某些大医院设有皮肤花柳科，对当地梅毒发病情况有些统计资料可供参考。1920—1948年有关梅毒发病情况有些报道，如北平（现在的北京）、上海和济南等大城市的梅毒发病率为4.5%～10.0%，说明在这个时期我国梅毒发病率甚高。尤其是北平（现在的北京）、上海和济南等大城市的梅毒发病率之高更具代表性。

根据新中国成立前和新中国成立初期的一些调查，新中国成立前一些大城市如上海、北京、武汉、重庆、成都等地梅毒患病率很高。新中国成立后人民政府十分重视梅毒防治工作，全国开展了声势浩大的宣传、防治性病的活动，逐渐摸清少数民族地区及农村梅毒流行情况，开展了大规模的消灭性病运动，使梅毒患者陆续接受治疗并得到痊愈，新发患者逐年减少，发病率下降，梅毒患者中传染性梅毒所占比例锐减。到1964年流行于中国达450多年的梅毒已基本被控制，绝大部分城市、县及村镇梅毒被消灭或基本消灭。梅毒已在我国基本消灭，这是轰动世界的伟大成就。

20世纪70年代末，1979年梅毒再次在内陆省份出现，其后各地不断有散在梅毒病例报道，随着改革开放和国际旅游业的发展，国内外人员交往日益增多，性病随之传播入境，再加上受西方某些思想的影响，不重视性道德、性乱现象普遍，致使性病由沿海传到内地。根据医科院皮肤性病研究所性病控制中心在全国设立的16个性病监测点的疫情调查，1988—1992年4年内梅毒占性病总数的百分比为2.75%、1.48%、1.27%、1.04%，占性病发生率第4位。1990—1994年全国38个监测点梅毒发病率的年平均增长率位23.07%，到了1994年男女患病率几乎无差异，早期梅毒占发病总数的94.79%，先天性梅毒占发病总数0.70%。梅毒成为我国规定报告的8 种监测性病疫情增长速度最快的，1993—1997年的年均增长速度超过100%，1994年以来每年梅毒新发病人数成倍增长。1998年总结分析全国梅毒流行病学调查协作组对38个城市调查结果，梅毒发病率1992年为0.66/10万，1993年为81/10万，1994年为117.2/10万，逐年增多显而易见。

龚向东等统计，我国梅毒由2000年的80 181例增加到2012年的448 620例，发病率由6.43/10万增加到33.30/10万。潜伏梅毒由2000年的7946例增加到2013年的260 334例，增加了32.76倍。而先天性梅毒从2000年的468例增加到2011年的13 294例，增加了28.41倍，报告发病率由2.63/10万增加到79.12/10万。但其发病在我国地区有很大的差异。2000—2013年，高发地区主要是新疆维吾尔自治区、青海省、宁夏回族自治区、浙江省、上海市、广西壮族自治区、广东省等，其次为重庆市等地。

龚向东等还对我国梅毒的流行形势做了分析，把梅毒的流行形势分为3个阶段。

第一阶段（1979—1993年）。梅毒由沿海城市向内陆城市扩散，由大城市向中等城市扩散，发病呈散发性，病例逐渐增多，仍处于低水平，临床与其他性病相比还属少见。

第二阶段（1994—2003年）。梅毒由大中城市向中小城市蔓延，由城市向农村蔓延。梅毒不但迅速传播，而且已由高危人群向脆弱人群和普通人群传播，先天性梅毒已发生并逐渐增多，三期梅毒已开始出现。

第三阶段（2004—2013年）。梅毒流行，全国各地均有梅毒病例报告。有的地区梅毒发病率高达100/10万～300/10万。有的地区普通人群中也存在梅毒流行。妊娠梅毒、先天性梅毒、三期梅毒、神经梅毒等内脏系统梅毒不断增多。这些梅毒所造成的危害不断显现，是我国梅毒的流行和危害处在极为严峻的时期。此时梅毒与其他性病相比非属少见，而且增长最快，不得不引起全社会高度重视。

其后，岳晓丽等接着对2014—2019年中国梅毒的流行趋势与特征做了较全面的分析。2014—2019年，中国梅毒的报告发病率仍为逐年增长，由2014年的30.93/10万增长到2019年的38.37/10万，年均增长4.41%。其中一期和二期梅毒、先天性梅毒的报告发病率显著下降，年均分别下降10.95%和26.16%；而三期梅毒年均增长率为1.61%，潜伏梅毒年均增长率为10.75%。潜伏梅毒由2014年的61.78%增加到2019年的82.95%。这6年梅毒的高发省份主要是新疆维吾尔自治区、青海、浙江、海南和福建等省，报告发病率均超过40/10万，新疆维吾尔自治区居全国之首。而河北、天津、吉林、河南和山东等省市发病率较低少于20/10万。

进入21世纪，我国梅毒患病率仍有增无减，而且向五大趋势发展，即老年梅毒、潜伏梅毒、先天性梅毒、晚期梅毒、神经梅毒越來越多。从广东省2004—2008年梅毒的流行趋势分析说明，广东省梅毒的报告数从2004年的7864例增加到2008年的31 598例，增加了4.02倍，报告年发病率从2004年的9.89/10万上升到2008年的33.44/10万，年平均发病率为21.88/10万。其中潜伏梅毒的构成比从2004年的29.93%上升到2008年的60.00%，老年梅毒的构成比从2004年的7.36%上升到2008年的12.30%，先天性梅毒的发病率从2004年的0.32/10万上升到2008年的1.81/10万。三期梅毒的构成比从2004年的0.38%上升到2008年的0.94%。自20世纪90年代中期以来，我国梅毒感染者主要为未婚男性、女性性工作者和男男性行为者。

2008年广州市76个性病监测点共报告符合国家卫生部颁布的梅毒诊断行业标准的病例5741例，其中一期梅毒535例，较2007年增加0.4%，二期梅毒651例，较2007年减少9.0%，三期梅毒116例，较2007年增加22.1%，先天性梅毒154例，较2007年增加8.5%，潜伏梅毒4285例，较2007年增加47.5%。2008年广州市白云区1253例性病中有787例为梅毒，其构成比为64.88%。

2009年广州市上半年梅毒为3591例，比2008年2401例同期增加了49.6%，其中潜伏梅毒高达2613例，占了72.8%。近年来潜伏梅毒仍有增无减，广东省佛山市三水区2014—2018年所报梅毒患者分别是222例、205例、204例、198例和216例，共1045例，其中潜伏梅毒分别为177例、179例、184例、190例和204例，共934例，占了89.38%。5年来看，该区梅毒发病基本稳定，男女相差不多，分别为542例和503例，但潜伏梅毒却明显增加，几乎10个梅毒患者中，9个是潜伏梅毒。广东省罗定市2012—2021年所报梅毒患者分别为335例、333例、306例、369例、372例、263例、301例、270例、228例、229例，10年共3006例，其中男性1498例，女性1508例，男女比例相差无几。其中男性潜伏梅毒为1280例，占85.45%；女性潜伏梅毒为1306例，占86.60%；男女潜伏梅毒共2586例，占85.83%。从该市的统计数字看，近10年来梅毒的发病率有所下降，但无论男女潜伏梅毒的患病比例始终居高不下，这是一个非常值得注意和研究的问题。

此外，由于潜伏梅毒的增多，或显性梅毒未能识别，很多患者未能及时获得诊治，而因患其他疾病入院治疗时被发现。广州某三甲医院2001—2006年在住院患者中共发现梅毒患者277例，其中男性193例，女性84例。外科系统共203例占73.29%，依次为骨科最多，为61例，占其他外科患者的30.05%，其余为普外科46例，占22.66%，脑外科28例，胸外科26例，妇产科25例，泌尿外科17例。内科系统共74例，依次为心血管内科19例，占内科系统的25.68%，消化内科15例，神经内科7例，最少的是肾内科和小儿科。这些住院患者的潜伏梅毒中，外科系统患者之所以多，是因为当时外科手术前的血液检查中有梅毒血清学这一项。而内科系统的住院患者比外科的患者还要多，但大多数患者未能得到梅毒血清学普查而漏诊。尽管如此，由于种种原因，对这些患者、性伴侣的追诊只有132人，其中108人证实为潜伏梅毒患者。

粤南部珠海市某三甲医院2012—2015年住院患者共确诊梅毒192例，其中男性99例，年龄最小20岁，最大88岁，平均年龄54.34岁；女性93例，年龄最小19岁，最大88岁，平均年龄38.65岁。这些患者分布于20个不同科室，最多是妇产科30例，其次是普通外科24例，泌尿外科19例，皮肤科16例，骨科14例，胸外科10例，眼科7例，耳鼻喉科2例。外科系统共122例，占63.54%；内科系统70例，占36.46%，其中普通内科最多21例，其次是神经内科15例，中医科8例，呼吸内科7例，再次肾内科、血液科、内分泌科、ICU科和康复医学科共19例。从两组局限数字中，显示了非梅毒住院的患者，内科系统的患者重视了梅毒血清的筛查后，不足10年时间发现梅毒病例就明显增多，在内外科系统比例上看，内科系统提高了10个百分点。

粤西部云浮市某三甲医院2016—2021年住院患者453 826例，其中确诊梅毒664例，患病率为0.14%。其中男性441例，年龄最小24岁，最大89岁；女性223例，年龄最小14岁，最大86岁。男∶女为1.98∶1。其中神经内科186例，呼吸内科63例，传染科59例，内分泌科41例，肿瘤科34例，康复科34例，普通内科33例，心血管内科21例，消化内科16例，全科医学科5例，内科系统共492例，占74.10%。泌尿外科50例，妇产科43例，骨科30例，颅脑外科22例，五官科16例，介入科室11例，外科系统共172例，只占25.90%。内科系统梅毒患者已超过外科系统梅毒患者将近3倍。本组病例与上组比较，6年后内科系统的患者重视了梅毒血清的筛查，内科系统梅毒患者从占36.46%提高到74.10%，足有1倍多。

从这三组统计数字看，尽管在不同地区和不同时段及不同医院尚难绝对相比较，但恰恰具有普遍性，这就说明随着时间的推移，各地区各医院对非梅毒住院的患者进行梅毒血清检测会发现更多的梅毒患者，而在未做检测的住院患者中肯定会漏掉不少梅毒病例，更多的非住院人群未能得到普查，其中还有多少梅毒患者就不得而知了。推而广之到一个市、一个省，乃至全国各级医院看，这类未被查出的梅毒患者数字肯定是惊人的，这与各省市、自治区甚至全国，上报流行病学数字相差甚远。

此外，1988—2003年的15年中，对3653例淋病中的600例抽血做了梅毒血清学检测，结果有9例伴发现症梅毒，患病率为1.50%；对7718例NGU患者中的2000例做梅毒血清学检测，结果有82例伴发现症梅毒，患病率为4.10%；对5632例尖锐湿疣中的1500例做梅毒血清学检测，结果有88例伴发现症梅毒，患病率为5.87%；对5352例生殖器疱疹中的1500例做梅毒血清学检测，结果有92例伴发现症梅毒，患病率为6.13%。

显现，在淋病、非淋菌性尿道炎（NGU）、尖锐湿疣和生殖器疱疹等各种性病中都有可能伴发潜伏梅毒。本资料统计中，生殖器疱疹伴发率最高，而淋病伴发率则最低，可能是淋病发病急、时间短之故。以上资料均能说明在诊治各种性病时都要做梅毒血清学检测的重要性，这样可以发现更多漏诊的梅毒。与此同时对成人银屑病、斑秃、传染性软疣、带状疱疹、扁平疣、花斑癣、足癣、体癣、白癜风、玫瑰糠疹、阴茎串珠状丘疹、非特异性阴茎头包皮炎、鲍温丘疹病、神经性皮炎和荨麻疹15种常见皮肤病各50例共750例患者进行了梅毒血清学检测，结果斑秃、传染性软疣、带状疱疹中各有1例伴发现症梅毒，患病率为0.40%。这也说明在一些皮肤患者中也存在潜伏梅毒的可能。

因此，梅毒的发生与流行态势在我国传染病控制工作策略中已居举足轻重的地位。我国梅毒流行形势严峻，无论从书面上报告的数字，还是潜在的梅毒患者数字都是惊人的，因而梅毒给我国造成的危害也是可怕的。因此，无论是医者、患者、管理者均不能等闲视之。

然而，近几年来所报的梅毒流行数字不一定符合实际病例，究其原因有如下几种。

1.凡查到梅毒血清试验双阳性，甚至单阳性也当成现症梅毒报病。首诊医师一查出梅毒一定要报病，否则受罚。因此，见到梅毒血清试验双阳性者，就以后天性梅毒或先天性梅毒而报病。这样会把很多梅毒血清固定者、非现症梅毒者当成现症梅毒报病。有时同一人，这家医院报了，到另一家医院又报。若有关部门未能把关或把关不严，势必造成梅毒患者数量的增多。

2.很多私人诊所（公开或不公开）所诊治的梅毒患者，大多不作报病，这样会漏报而使梅毒患者数量减少。

3.某些医师甚至个别单位不负责任，嫌麻烦不愿填表报告，从而导致这些梅毒患者的漏失，梅毒患者数量减少。

4.更有甚者，某些地区为显示梅毒防治工作的成绩，暗地或暗示医师将梅毒血清试验双阳性，非特异性梅毒螺旋体抗体（如RPR）滴度1∶8以下者，只治疗，不报告。当然RPR滴度1∶8不一定是现症梅毒患者，但至少也有不少是现症梅毒患者。为了显绩而不报不符合实际情况，同样会使梅毒患者数量减少。

5.自然流失。确诊到梅毒患者后，追诊其配偶往往有一定的难度，尤其是妻子患病时其丈夫大多抗拒做梅毒血清学的检测。至于其他性伴的追诊检测就更困难了。经常见到不少性伴或夫妻相伴来诊，其一方确诊梅毒后，另一方如何规劝也不愿接受追诊，当时溜走了事。这样就有不少梅毒患者自然流失。

把关不准不严，诊断有误，自然流失，报病不认真负责，甚至弄虚作假，严重影响了梅毒病例的数字，造成了梅毒流行病学的统计欠准确性，从而影响了有关部门和专家对梅毒诊、防、治的决策、共识、指南及标准等。

梅毒是一种传染病，尤其在我国是一种相当严重的传染病。近20多年来，梅毒造成的严重恶果已日趋明显。妊娠梅毒死胎、胎儿死亡，骨梅毒、心血管梅毒及神经梅毒的开颅手术、脑卒中、脑萎缩、脑瘫、脑痴呆和脑癫痫等现症及后遗症已层出不穷。当前，控制梅毒已刻不容缓。防治梅毒非常重要，梅毒流行病学调查更重要，调查中真实准确的数字最重要。

要提高控制梅毒的科学性、梅毒管理的正确合理性、诊疗指南或标准的准确性，以及梅毒防治的实用性和有效性，一定要调查研究，特别要做认真艰苦的调查，深入细致的分析研究才能做好梅毒的防治工作。

梅毒与HIV感染之间有密切关系，Ansell 1991年对515例疑似性病患者进行检测，结果HIV阳性率为8%(41/515)，梅毒血清阳性率为21.4%(110/515)。在HIV阳性者中，梅毒血清试验阳性的有31.7%，而HIV阴性者中仅有5.9%。1995—1998年初经国家艾滋病实验室和山西省艾滋病确认实验室检测山西省艾滋病患者中合并梅毒感染的概率是43.04%。广州市第八人民医院在2016—2020年五年期间共诊治HIV/AIDS患者6100例，其中合并梅毒感染者就有2179倒，占35.72%，也就是超过1/3以上的HIV/AIDS患者患有梅毒。这说明近年来HIV感染者梅毒患者仍有增多之势。因此我们应认真关注梅毒与HIV感染之间的密切关系，在确诊HIV感染的同时一定要追诊有无梅毒，同样道理，在确诊梅毒的同时一定排除有无HIV感染。

## 参考文献


范和发，张择榕，郑纪文. 不同娱乐场所975名女性性工作者梅毒感染情况调查分析［J］. 海南医学，2013，24（4）：596-598.

郜莹，李秀芳，唐清宁，等. 2012—2018年住院患者梅毒抗体检测结果分析［J］. 皮肤性病诊疗学杂志，2019，26（5）：289-292.

龚向东，叶顺章，张君炎，等. 1991—2001年我国性病流行病学分析［J］. 中华皮肤科杂志，2002，35（3）：178-182.

龚向东，岳晓丽，滕菲，等. 2000—2013年中国梅毒流行特征与趋势分析［J］. 中华皮肤科杂志，2014，47（5）：310-315.

郭晓凌. 妇幼保健院住院患者梅毒的筛查与分析［J］. 中华医院感染学杂志，2006，16（2）：169-170.

李旺华，彭国平，杨芳，等. 湖北省医疗机构梅毒病例报告准确性和增长原因调查［J］. 中国麻风皮肤病杂志，2012，28（4）：280-281.

孙晓燕，刘波，党倩丽，等. 2008—2010年住院患者隐性梅毒的调查与分析［J］. 中国皮肤性病学杂志，2012，26（2）：135-136.

岳晓丽，龚向东，李婧，等. 2014—2019年中国梅毒流行趋势与特征分析［J］. 中华皮肤科杂志，2021，54（8）：668-672.

周月姣，沈智勇，唐振柱，等. 广西低档场所暗娼人群梅毒感染及危险因素分析［J］. 中国健康教育，2013，29（7）：627-630.

Benzaken AS，Sabidσ M. Galban E，et al. Field performance of a rapid point-of-care diagnostic test for antenatal syphilis screening in the Amazon region，Brazil［J］. Int J STD AIDS，2011，22（1）：15-18.

Bremer V，Marcus U，Hamouda O. Syphilis on the rise again in Germany-results from surveillance data for 2011［J］. Euro Surveill，2012，17（29）：20222.

Centers for Disease Control and Prevention. Summary of notifiable diseases-United States，2011［J］. MMWR Morb Mortal Wkly Rep，2013，60（53）：97-100.

Chen ZQ，Zhang GC，Gong XD，et al. Syphilis in China：results of a national surveillance programme［J］. Lancet，2007，369（9556）：132-138.

Cohen MS，Henderson GE，Aiello P，et al. Successful eradication of sexually transmitted diseases in the

People's Republic of China: implications for the 21st century [J]. J Infect Dis, 1996, 174 (Suppl 2): 8223-8229.

French P. Syphilis [J]. BMJ, 2007, 334 (7585): 143-147.

Read PJ. Donovan B. Clinical aspects of adult syphilis [J]. Intern Med J, 2012, 42 (6): 614-620.

Savage EJ, Marsh K, Duffelll S, et al. Rapid increase in gonorrhoea and syphilis diagnoses in England in 2011 [J]. Euro Surveill, 2012, 17 (29): pii: 20224.

Van de Laar M, Spiteri G. Increasing trends of gonorrhoea and syphilis and the threat of drug-resistant gononrrhoea in Europe [J]. Euro Surveill, 2012, 17 (29): 20225.

# 第2章

# 梅毒的临床表现

## 第一节 梅毒的分期

梅毒是由梅毒螺旋体引起的一种慢性传染病，具有许多疾病的共同特征，表现出各种皮肤病类似的皮疹，表现极其复杂，几乎可侵犯全身各个脏器，造成多器官损害。尤其是二期梅毒经血行播散，又称播散性梅毒，表现更加多样，呈局限或广泛对称性皮肤黏膜的各种梅毒疹，泛发性无痛性淋巴结肿大及全身各系统性损害。而且，无论是皮肤黏膜损害还是系统脏器损害，与其他原因引起的相应器官疾病，无论临床表现的症状、体征及各方面的物理检查等都极为相似，在临床上几乎很难区别。因此必须随时提高警惕，对各科疾病诊断中似是而非者，应想到梅毒的可能，即做梅毒血清学等有关梅毒的检测。事实上，近20多年来由于神经梅毒与神经系统的各科疾病极为相似，而且以神经系统胶质瘤等开颅者已不少见。也有不少患者死亡后尸检或其他方法检测才确诊神经梅毒、骨梅毒、心血管梅毒、胸膜梅毒、胃肠道梅毒等。因此作为一名医师，尤其是皮肤性病科医师应该了解并熟悉梅毒的临床表现，这样才能做好梅毒诊断及其防治工作。

梅毒螺旋体只感染人类，故梅毒患者是唯一传染源。主要通过性交传播，也可通过胎盘传给胎儿，少数可通过接吻、哺乳、输血、接触带菌的日常用品或医疗器械而传染。根据传播途径的不同，可分为获得性（后天性）梅毒和胎传（先天性）梅毒（患有梅毒的母体内的胎儿可通过胎盘感染此病，凡通过胎盘传染引起的婴儿梅毒称为先天性梅毒）。根据感染后的临床经过，可分为早期梅毒、晚期梅毒和潜伏梅毒。以感染时间2年为界，又可分为早期梅毒和晚期梅毒，早期梅毒分一期梅毒、二期梅毒，晚期梅毒也称为三期梅毒。但病期可以重叠或缺如。有报道15%的梅毒患者出现二期梅毒疹时，一期梅毒（硬下疳）仍存在。笔者1999年报道172例梅毒患者中发现一期和二期梅毒共存10例，占5.8%，如阴茎硬下疳与扁平湿疣同时存在（图2-1）。因为损害无明显自觉症，如女性宫颈或阴道内的硬下疳就不易觉察（图2-2）。也有不少梅毒患者是否有过二期梅毒疹并不知晓，这就造成梅毒分期的困难性。

以往传统的分期如图2-3。

然而，这种分期存在不足或错误。

1.完全把神经梅毒、心血管梅毒、骨梅毒归入晚期梅毒是错误的。事实上，梅毒螺旋体一旦由微小创面进入人体后，不久就可见于血液中，证实其可通过血管内皮细胞间隙而播散，不一定是在2年后。所以神经梅毒、心血管梅毒、骨梅毒也可能在早期梅毒时发病，故这些梅毒也可归入早期梅毒中。

2.用时间来分期存在很多不足

（1）对于时间分期国内外意见尚未能统一。从20世纪50年代中期我国第一代梅毒

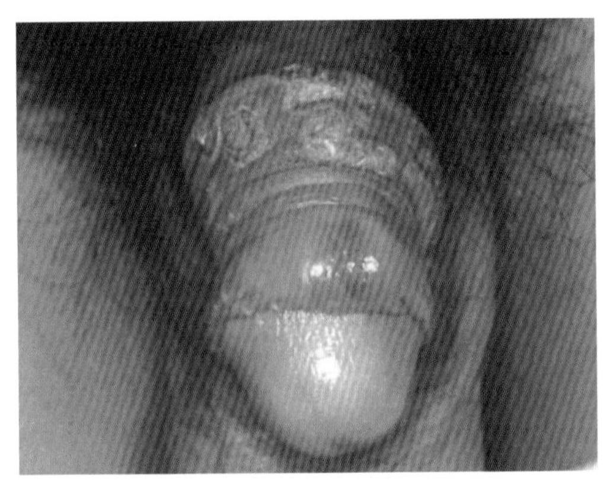

图2-1　硬下疳与扁平湿疣在阴茎上同时存在

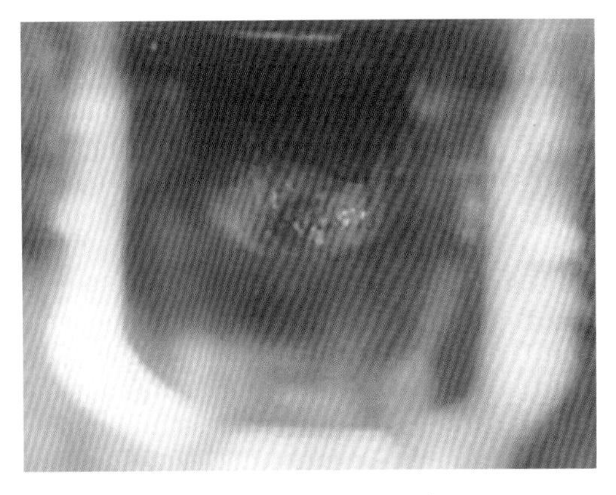

图2-2　阴道壁硬下疳

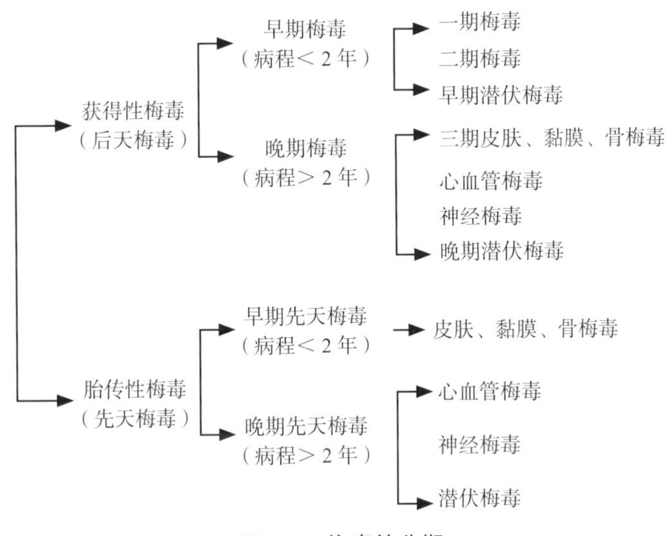


图2-3　梅毒的分期

学专家李洪迥教授（1956年）到20世纪80年代初美国Andrews（安德鲁斯，1980年），以4年为限，即感染梅毒螺旋体超过4年为晚期梅毒，而4年内为早期梅毒。美国疾病控制中心（CDC）将晚期梅毒定义为感染超过1年者，1年内为早期梅毒。世界卫生组织（WHO）则以2年为限，当今中国与WHO同步，感染2年内为早期梅毒，超过2年为晚期梅毒。用时间来进行分期，不管是以1年还是2年为限，都是各国梅毒病学者结合当地当时的经验总结，都为梅毒的诊、治、防做出了贡献。但1年与4年期限相差不小，因此也说明这种分期各有弊端。

（2）感染时间不易确定。感染时间对于先天性梅毒是比较明确的，但对后天性梅毒，尤其是潜伏梅毒很难确定，理由如下。

1）病史不详。很多患者自己并不知道何时感染的梅毒螺旋体：很多患者不只一次性接触，也不只一个性伴侣，也不只一两年，五年、十年者大有人在。所以2年内为早，2年以上为晚不易判定，有些不可能判定。

2）二期与三期用时间划分有不足之处。时间上二期梅毒病期在2年内，但2年以上未出现典型三期表现，仍有二期梅毒表现时，是早期梅毒还是晚期梅毒就不准确了。

3）显性梅毒其实际感染时间不一定准确。一期硬下疳，若患者未经专业诊断，就很难确定其时间。由于不痛不痒，尤其女性，特别是在阴道、宫颈内，无特殊原因做检查很难发现。事实上漏诊者很多，再到二期检查发现，或者潜伏，其时间也就无法断定。再就是二期梅毒，由于其临床表现多样，类似很多皮肤病的皮疹，有些患者第一、第二，甚至第三次发作时以为是某种皮肤病（有时即使医师也会漏诊），因此，未能确定时间也就不足为奇。实际上病程超过2年，但发现只有几个月时间，即认定其为早期，也是不准确的。

4）潜伏梅毒更难确定时间。近20多年来，不计门诊患者，单因其他疾病住院的患者中或献血者的潜伏梅毒越来越多，全国各大小医院请皮肤性病科医师会诊的情况很多，但能问出何时感染者极少；有，也是不大准确。2年内为早期潜伏梅毒，2年以上为晚期潜伏梅毒更无法判定。

5）就先天性梅毒分期看，病程小于2年为早期先天性梅毒，大于2年为晚期先天性梅毒，这种说法也是不合理的，因为不知道妊娠过程中何时感染了梅毒，这是因为性接触时不等于母亲感染时，母亲感染时不等于胎传时。不足1个月或9个多月胎儿感染了梅毒，其病程就有差别。若为前者，婴儿16个月发病者已感染了25个月，应为晚期先天性梅毒，而此时出生还不到1.5岁。倒不如以年龄为界，小于2岁发病为早期先天性梅毒，大于2岁发病为晚期先天性梅毒。这样更容易区分且切合实际。当前，绝大多数学者都支持后者。所以各国诊断标对于早期先天梅毒和晚期先天梅毒都以2岁为界。

（3）由于性病的增多，近20多年梅毒患者人数也在明显增多，有不少患者初诊已为晚期梅毒，由于不少患者多性伴，多次性接触，很难明确是哪个性伴，哪次接触所致的感染，有些患者记不清，或不知道何时感染，医师也不一定认真去提醒，或即使提醒也无济于事。询问病史不详细或患者主诉不清。因此，其病程很难判定。

总之，用时间分期梅毒是不确定的。

3.一期梅毒是否就是硬下疳？梅毒螺旋体可穿透正常黏膜，也可由微小创面进入人体。梅毒螺旋体从破损的皮肤黏膜进入人体后，随后黏附于宿主细胞并开始繁殖。家兔实验证明，接种梅毒螺旋体30分钟后，即可在淋巴系统发现梅毒螺旋体，不久就可见于血液中，证实其可通过血管内皮细胞间隙而播散。提示我们早在硬下疳前就已发生了全身感染及转移病灶，故此期患者也存在传染性。潜伏期长短与感染的梅毒螺旋体数量有关，一般来说，每克组织中梅毒螺旋体数目达到$10^7$个后就会出现临床病灶。一般经过2～4周（或约3周）的潜伏期，在侵入部位出现梅毒初疮，即硬下疳，称为一期梅毒。然而梅毒螺旋体早在硬下疳出现前就已发生了全身感染及转移病灶，那么此时的梅毒算哪一期？因此，一期梅毒就是硬下疳有其不足之处或不大合理。事实上，一期梅毒与二期梅毒之间没有明确的界限，都是早期梅毒，硬下疳只不过是早期梅毒较早的临床表现之一。

4.梅毒有500 多年历史，发现病原体也有100多年，再合并HIV感染或其他自身免疫病时其各阶段病谱亦有变化。半个多世纪以来的分期法亦应有所改变以适应梅毒诊、治、防的需要。

因此，对于传统的梅毒分期，错误的要纠正，不合理的要改正，不足之处要补充。后天性梅毒（获得性梅毒）简单分期如下。

显性梅毒：早期显性梅毒（包括皮肤、黏膜、五官系统和全身各系统的一、二期梅毒。病程＜2年）。

晚期显性梅毒（包括皮肤、黏膜、五官系统和全身各系统的三期梅毒。病程＞2年）。

潜伏梅毒：早期潜伏梅毒（病程＜2年），晚期潜伏梅毒（病程＞2年）。

先天性梅毒分期见本章第八节。

总而言之，无论皮肤黏膜梅毒，还是五官系统和内脏系统梅毒，只要有相应的临床症状和体征，再加上梅毒螺旋体或梅毒血清学标准阳性结果或典型的梅毒组织病理，则可以诊断显性梅毒。无症状和体征，梅毒螺旋体或梅毒血清学标准阳性结果可以诊断潜伏梅毒。应立即进行规范的驱梅治疗，这才是关键，也是最重要的。当然，能确定是哪一期梅毒、感染的具体时间更好。

事实上，无论在哪个部位，无论是哪期梅毒，在临床具体诊治过程中，是否需要以及治疗后的效果迄今为止都要视梅毒血清学试验的结果来做决定。梅毒血清学试验全阴性并非梅毒。梅毒血清学试验阳性时有下列4种可能（具体参见第3章）。

1.*梅毒血清学试验假阳性*　指非梅毒者，其梅毒血清学试验阳性，这种阳性可以是单阳性，也可是双阳性。其原因多而复杂（具体参见第3章第五节）。

2.*梅毒血清固定*　指梅毒患者经过治疗或非治疗后，出现梅毒血清学试验持续长期，甚至终身的低滴度阳性者，但要符合梅毒血清固定的六条标准（具体参见第3章第七节）。

3.*非现症梅毒*　指梅毒患者经规范驱梅治疗或病程在自愈过程中非特异性梅毒螺旋体抗体持续2年以上均阴性，而特异性梅毒螺旋体抗体阳性者，也就是血清学痊愈而非现症梅毒。

4.*现症梅毒*　指非特异性梅毒螺旋体抗体和特异性梅毒螺旋体抗体均阳性（排除以上3种可能）的活动性梅毒。

以上前3种情况无须做治疗干预，第4种现症梅毒患者要立即进行规范驱梅治疗。所以无论梅毒如何分期对分析病情都有一定的参考价值，但对于梅毒的诊断、治疗和观察疗效，都要以梅毒血清学试验为准。因此，熟悉和掌握并确定这4种可能极其重要。一旦确诊是现症梅毒，就立刻做规范的驱梅治疗。

一期梅毒若得不到治疗或治疗不规范，梅毒螺旋体进入血液循环，可发生广泛性皮肤黏膜损害，也可累及内脏、骨骼、眼及神经系统，产生相应的临床症状，此时称为二期梅毒。二期梅毒损害可自行消退，消退后进入潜伏状态，称为二期潜伏梅毒。在各种诱因导致机体抵抗力下降时，可再次出现症状，称为二期复发梅毒。30%～40%未经驱梅毒治疗的患者可发展成三期梅毒。另外，梅毒亦可感染后多年无临床症状，称潜伏梅毒（血清阳性而无临床症状）。一期、二期梅毒（早期梅毒）和病期不足1年的早期潜伏梅毒均具有传染性。三期梅毒（晚期梅毒）的组织破坏性大，但传染性弱或无传染性。

# 第二节　梅毒的自然病程及其影响因素

## 一、梅毒的自然病程

梅毒已有500多年的历史，发现病原体也有100多年，在未有青霉素等抗生素的年代，梅毒的自然病程是很有规律的。

体外试验发现梅毒螺旋体能穿通上皮细胞、内皮细胞、结缔组织及肌层。梅毒螺旋体可穿透正常黏膜，亦可由微小擦伤的表皮进入人体。随后黏附于宿主细胞并开始繁殖，并在数小时内进入淋巴细胞组织和血液。梅毒的潜伏期与梅毒螺旋体的接种数量成反比，梅毒螺旋体的浓度一般达到每克组织中至少有$10^7$个才会引起症状。约3周的潜伏期，在入侵部位发生初疮，即硬下疳，属于一期梅毒。梅毒螺旋体侵入机体至硬下疳出现这段时间称为第一潜伏期。

在感染24天后，原发损害处免疫荧光检测未发现梅毒螺旋体的存在。梅毒螺旋体大部分被杀死，剩余梅毒螺旋体多隐藏于淋巴系内，病症渐渐减轻，硬下疳自然消失，进入潜伏期。在潜伏期内，梅毒螺旋体于各处造成微小的损害，破坏组织，使一部分器官发生坏死和纤维性变。梅毒螺旋体间或侵入淋巴管或血流，故潜伏期及一期梅毒患者血液具有传染性。

梅毒螺旋体感染后7～10周或硬下疳出现后6～8周，可发生广泛性皮肤黏膜损害（梅毒疹），疹内有大量螺旋体。结合国内外文献其特点如下。

1.皮疹形态多样，但多为全身性对称性分布的玫瑰色斑疹（多在感染后6～8周出现）、斑丘疹、丘疹（多在感染后3个月出现）、鳞屑性丘疹。轻重不等，局限性或泛发全身，掌跖部常被累及。梅毒疹几乎无痛无痒；发展缓慢，可存留数周至数月。

2.肛门、外生殖器部位可发生扁平湿疣（多在感染后6个月出现）。

3.黏膜可出现黏膜斑，多见于口腔，也可见于阴道黏膜。二期梅毒疹可以自行消退。在二期梅毒疹消退后1～2年可出现复发，皮疹与二期梅毒相似，但数目较少，分布较局限，形状奇异，常呈环状、半月形、蛇行形、花朵形。

未经治疗的梅毒患者，皮肤损害可在3～6周自然消退，不留痕迹或遗留浅表瘢痕。

感染梅毒螺旋体2年后，约有15%的患者侵犯皮肤、软组织及骨骼，10%～25%侵犯心血管，10%侵犯神经系统，称为晚期梅毒。晚期皮肤梅毒疹在临床上主要表现为树胶肿和结节性梅毒疹，有时亦可为近关节结节。其他部位的晚期梅毒损害包括：①骨梅毒；②眼梅毒；③晚期心血管梅毒（多发生在感染后10～25年）；④晚期神经梅毒。

19世纪和20世纪早期，从欧洲1万个病例中较精确观察到梅毒的自然病程：梅毒螺旋体穿透正常黏膜或通过微小创面进入人体后，经过9～90天（平均3周）的潜伏期，在侵入部位出现梅毒初期损害，男性主要在包皮、冠状沟、系带及阴茎头上；女性主要在大、小阴唇及子宫口）先发生硬结，很快破溃成溃疡（硬下疳）。第4周出现单侧腹股沟淋巴结肿大，无疼痛及触痛，较硬，彼此不融合，表面皮肤无炎症、不化脓。第5.5～6周出现血清学检测阳性。第6～8周出现斑疹，3个月发生丘疹，6个月出现扁平湿疣。

据报道，在1891—1910年未治疗的梅毒953例中，9.6%的患者发展成心血管梅毒，6.5%的患者发展成有症状的神经梅毒，16%的患者发展为良性三期梅毒（皮肤、黏膜、骨骼的树胶肿）。

另外，Gjestland对1147例未经治疗梅毒患者的自然病程进行随访发现，23.6%患者发生皮肤黏膜梅毒；10.8%患者死于梅毒；15.8%患者发生晚期良性梅毒，常为皮肤结节或树胶肿；10.4%患者发生心血管梅毒；6.4%患者发生神经梅毒。

抗生素问世之前，梅毒螺旋体在感染后2～4年，25%未经治疗的患者，可经历一次或多次全身或局部的皮肤黏膜复发，且90%的复发是在病后第1年。以后随着机体免疫的消长，病情活动与潜伏交替。只要梅毒未愈，这种潜伏与复发则持续存在。在Oslo研究中，早期梅毒持续时间，一期梅毒的平均持续时间男性为30天，女性为27天，二期梅毒男性2.1个月，女性3.5个月，约25%的患者有复发性梅毒，且25%的患者有多次发作史。

晚期梅毒树胶肿为小量且有毒力的梅毒螺旋体进入致敏的宿主体内，通过炎症激发的细胞组分（脂蛋白）和激发宿主迟发超敏反应造成组织损伤。树胶肿可累及眼、中枢神经系统、骨骼、肝、胃、上呼吸道、心脏、皮肤黏膜等。尽管感染5年后，直接传播的危险性极低，但有从肉芽肿接种传染的报道，特别是有血清抵抗者。此外，也有潜伏梅毒患者未被发现未经治疗而自然痊愈者。

## 二、梅毒病程和病情的影响因素

事实上，人体被梅毒螺旋体感染后，梅毒病程和病情就会受体内外各种因素的影响，主要的影响因素如下。

*1.人类对梅毒螺旋体的细胞免疫的影响*　细胞免疫在梅毒的病程中起到重要作用。IL-2可增强梅毒患者的免疫性T细胞、NK细胞的增殖分化，有助于清除梅毒螺旋体。研究发现IL-4、IFN-γ水平在梅毒患者体内呈动态变化。Th1向Th2漂移是早期梅毒病程发展的重要因素之一，而Th2/Th1比值增高则是梅毒螺旋体形成持续感染的重要原因。IL-12水平与梅毒患者的免疫功能状态及病程密切相关。

梅毒的免疫性不能绝对避免梅毒螺旋体重新感染，也不能迅速控制或消除已有的梅毒螺旋体感染，只能改变组织对梅毒螺旋体的反应，使其发生或不发生过敏反应。如将梅毒螺旋体接种于树胶样肿患者，接种处可无反应，无损害发生，或有反应，有树胶样肿发生，只是不发生初疮。在晚期梅毒中少数梅毒螺旋体也能引起巨大的组织反应，免疫性除了能改变组织对梅毒螺旋体的反应外，还可使细胞产生抗体及促进吞噬作用。

*2.梅毒螺旋体种类与数量的影响*

（1）梅毒螺旋体在形态上不易分类，然而用动物实验可测出其毒性。所谓Nichols特种梅毒螺旋体，其毒性较其他梅毒螺旋体大，将其接种于曾受其他种类梅毒螺旋体传染的梅毒兔中，易于成功。

（2）侵入体内的病原体多，则病情严重。早期患梅毒而未经治疗的孕妇，血中有大量梅毒螺旋体，因此40%～50%胎儿因梅毒而胎死，其余活产中，60%～70%有严重的先天性梅毒。患晚期潜伏梅毒而未经治疗的孕妇，血中的梅毒螺旋体较少，故胎儿受传染的机会减少，受损的程度亦较轻，只有10%左右为梅毒所致的死产，而活产中只有

7%～8%感染先天性梅毒，且其症状亦稍轻。

3.神经功能状况的影响　神经功能不全或低下时，梅毒较为严重，婴儿的神经系统发育不全，因此有严重的早期损害，如脑膜炎、肝炎、肺炎等，甚至死亡。成人的神经调节功能较强，因此绝少有此种严重后果。其他如二期脓疱样疹及蛎壳样疹都见于体弱的人；有急性或慢性病伴发者，能加剧脊髓痨症状。疟疾后常随即发生皮肤树胶肿、梅毒性骨骼及角膜损害等。

4.内分泌影响　李洪迥认为雌激素可能对梅毒有影响，且对男女的影响不同。男性患者中患神经梅毒者较女性患者多1倍，或较女性多1/3。女性心脏、主动脉、中枢神经及子宫不易发生梅毒损害。李洪迥等调查9459例男性及7209例女性梅毒患者，结果显示女性梅毒不论于早期或晚期，除皮肤黏膜损害较多外，神经系统及循环系统梅毒都比较少。在血清试验方面，孕妇梅毒血清学常可转弱或转阴。一些学者发现妊娠常使梅毒病症减轻。有报道，曾经妊娠的妇女不易患骨骼梅素、神经梅素及皮肤梅毒，但易患循环系统内脏梅毒。妊娠兔的梅毒损害较非妊娠兔轻。以求偶素物质注射兔，其梅毒损害较未受注射者为轻。这些都说明内分泌对梅毒病程和病情是有影响的。

5.反映器官功能的影响　器官功能因受感染或外伤而低下时，常有病损发生。如扁平苔藓、银屑病中可有Koebner征（同形反应），是在抓伤处有损害发生。梅毒患者也是如此，如树胶肿发于前额者，更易出现同形反应。文献中时有文身处、瘢痕中、受伤的角膜、睾丸及内脏等发生晚期梅毒的报道。扁平湿疣好发于多摩擦的皱襞，晚期皮肤梅毒好发于常受伤的四肢等。Chesney等做试验（1928），将兔的皮肤割去一块，待伤口愈合后，移植梅毒螺旋体于兔的睾丸内，瘢痕中有硬下疳发生。头部受伤或精神挫折可激发或加剧全身性麻痹病，大叶性肺炎可在梅毒患者中引起肺部梅毒病变等，都使器官功能受损而使梅毒损害加剧或发生。

6.抗梅毒螺旋体黏多糖抗体的影响　抗梅毒螺旋体黏多糖抗体可抑制黏多糖酶对宿主黏多糖的分解，减少N-乙酰-D-半乳糖胺的来源，导致梅毒螺旋体荚膜合成障碍，进而抑制梅毒螺旋体的繁殖，促进病灶愈合。

7.梅毒螺旋体多肽抗体的影响　研究发现所有梅毒患者均有至少4～6种梅毒螺旋体多肽抗体。早期梅毒除上述抗体外，还增加了16种抗梅毒螺旋体多肽抗体，而晚期梅毒特异性丢失其中4～5种抗体。推测其可能与疾病发展到晚期有关。

8.药物的影响　梅毒患者必须规范治疗，且治宜彻底。有适当的治疗预后好，大部分都能痊愈，而不适当治疗比未治疗的梅毒后果更严重。

（1）未治疗者25%有严重的损害发生，35%～40%受不适当治疗者有严重的损害发生，较毫无治疗者终局为劣。

（2）有适当治疗者仅5%～10%有严重的损害发生。不适当的治疗不但增多严重损害的发生，而且增多复发及加速晚期损害早发。

（3）Cole等在五大治疗中心调查，无适当治疗的早期患者，87%有传染性皮肤及黏膜复发。Moore等报道，无适当治疗的早期患者，患复发性神经梅毒的概率较毫无治疗的患者大10倍。

（4）Frazier报道，11.1%无适当治疗的早期患者有早期神经梅毒，毫无治疗者只占1.7%。于早期曾受不足治疗的患者，常可早至数年内即发生神经梅毒和心血管梅毒等病症。

在梅毒发展过程中，青霉素等药物可阻断甚至终止梅毒病程的进展。经详细了解也有潜伏梅毒患者虽未经规范的青霉素治疗，但自觉服用其他抗生素而获得缓解甚至治愈者。

李洪迥将梅毒的治愈分为3种：①临床治愈，其血清反应虽仍可呈阳性，然而无任何症状发生；②血清治愈，患者无梅毒症状，即其血清及脊髓液检查亦阴性；③彻底治愈，患者无临床症状，血清试验、脑脊液检查均阴性，即在其体内梅毒螺旋体完全被扑灭。

9.年龄的影响　老年患者由于本身免疫功能的改变可加速梅毒的进展和治疗的难度。

10. HIV感染的影响　HIV感染促使梅毒的感染与传播，而且HIV同时也改变了梅毒的血清学判断、临床经过和治疗反应，使得梅毒感染后的临床表现及其诊治更加复杂，甚至迅速发展成恶性梅毒或神经梅毒。有的患者阴茎硬下疳不断扩大并持续近2个月之久。由于梅毒的血清学多次检测均阴性，一直观察未行驱梅治疗，故做了HIV抗体检测为HIV感染后，在驱梅治疗的同时才检测到梅毒的血清双阳性。

11.梅毒螺旋体持续存在　有研究表明潜伏梅毒或晚期梅毒者经足够剂量和疗程治疗后，机体内仍有梅毒螺旋体持续存在。对这些病例用暗视野显微镜、免疫荧光抗体和银染色技术及家兔接种，已证实在脑脊液、淋巴结、脑组织、眼前房液、有炎症的颞动脉及机体其他组织仍有梅毒螺旋体的存在。这可能是有些患者呈现血清抵抗的原因。但迄今还未证明梅毒螺旋体可发生耐青霉素的突变。同时目前临床上很难发现或检测到哪个脏器或组织液仍有梅毒螺旋体存在。梅毒螺旋体是否持续存在，持续存在的原因是什么。这些难题仍需继续做大量深入细致及艰苦的研究。

12.梅毒的死亡率　Tuskegee研究表明，在未治疗的美国黑种人梅毒患者（25～50岁）死亡率高于未感染人群的17%，其中30%死于心血管梅毒或中枢神经系统梅毒。死亡率增高的最重要的因素是心血管梅毒。可以在40%～60%梅毒尸检中发现解剖学上主动脉炎的证据（对照组仅为15%），而中枢神经系统梅毒仅占4%。

## 第三节　后天性梅毒

除了梅毒螺旋体经胎传感染所致的先天性梅毒外，出生后被梅毒螺旋体感染所引起的梅毒为获得性梅毒，即后天性梅毒。梅毒在青霉素问世之前，有其较典型的规律性表现和病情的自然演变过程。但经过很多抗生素尤其是青霉素问世后的近百年过程中，特别是自然环境和各种新病种（如艾滋病等）的不断涌现，加之当今世界的开放，不但打乱了梅毒的自然过程及疾病的规律，而且导致梅毒病情和病程更加复杂化，侵犯的器官更多，损害更大，单是皮肤黏膜就变化多端，往往造成诊断和治疗上的困难。近30多年来全世界梅毒患者人数的猛增，特别是先天性梅毒和神经性梅毒的剧增及其所造成的不良后果就足以说明。因此，对于梅毒病不能等闲视之，要下决心诊断、治疗及研究。

后天性梅毒中的潜伏梅毒、HIV感染者梅毒、神经梅毒和妊娠梅毒有其各自的特殊性，故在本章中做单节叙述。

## 一、一期梅毒

梅毒螺旋体入侵人体后很快就可以导致早期梅毒，其可以是有轻微症状未被发现或是无症状性过程，也可以是系统性或局限性，亦可以是内脏的或皮肤黏膜的损害，此为早发一期梅毒。而表现在皮肤系统的一期梅毒主要损害是硬下疳，是梅毒螺旋体最初侵入之处，并在此繁殖所致。发生感染后3周（10～30天）出现。硬下疳初起为一米粒大的暗红斑（图2-4），2～3天扩大及隆起成丘疹，后为硬结（图2-5），此时因毛细血管内皮细胞肿胀及梗死，致皮损缺乏营养，很快局部糜烂形成溃疡（图2-6），大多数患者来诊时已经形成溃疡。至于红斑期，患者极难觉察，因此临床上甚至医师提示追问也几乎不得而知。硬下疳的形态虽然取决于机体的反应性，发生的部位及是否继发感染，存在时间的长短等有所不同，但一般有如下几个特点。①大多单发，直径1.0cm左右，溃疡底部和边缘可有特征性的硬度如鼻软骨样，不痛不痒，亦无压痛。②多为圆形或椭圆形，溃疡无论大小、深浅，其边缘均整齐，边界清楚，有的外围毛细血管扩张形成红晕，也有基底平滑、干净，边缘稍微高起，但与其周围的皮肤形成明显分界的初发浅溃疡（图2-7）。一般多为浸润明显，周围呈堤状隆起的溃疡（图2-8）。③溃疡基底轻度浸润、平坦光滑，表面比较干净、整洁，呈典型的火腿肉样红色（图2-9）。但也有的溃疡表面有浆液性黄色分泌物附着，不易除去（图2-10）。④组织病理为较多浆细胞为主的血管炎性肉芽肿（图2-11）。⑤损害内含有大量梅毒螺旋体，传染性很强。⑥即使不治疗，经1个月左右可自行消退。如经驱梅治疗，可加速愈合，有时遗留浅表的瘢痕或轻微的色素沉着。

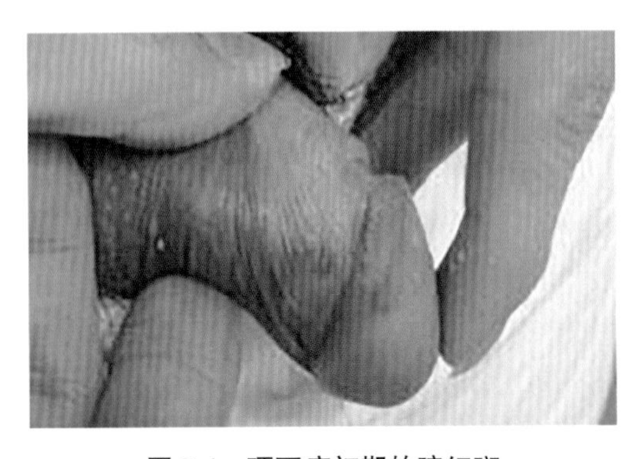

图2-4　硬下疳初期的暗红斑

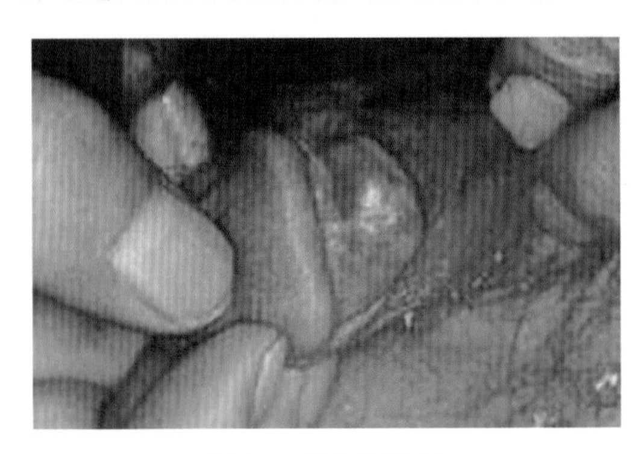

图2-5　硬下疳硬结

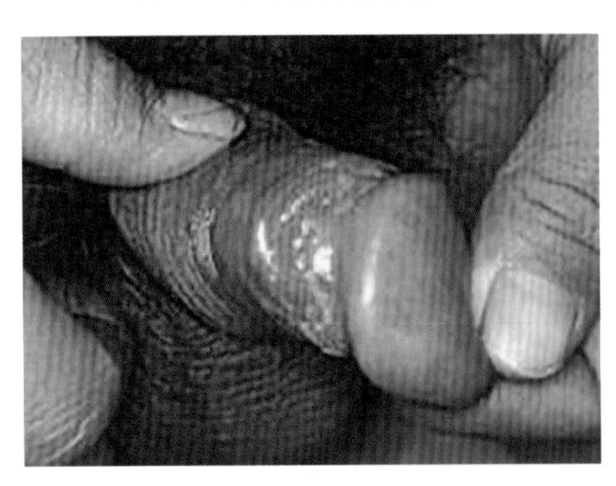

图2-6　硬下疳的溃疡

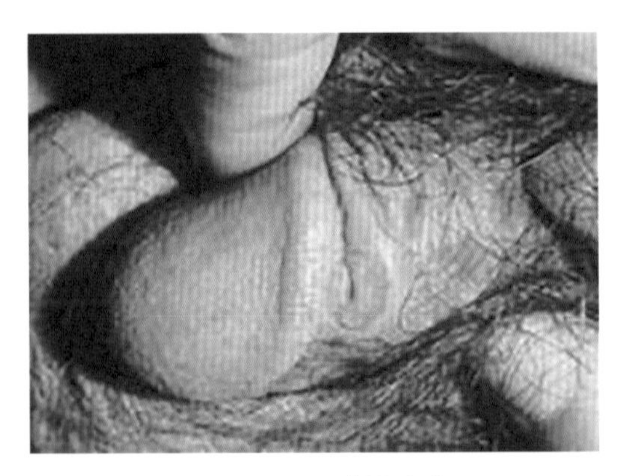

图2-7　硬下疳浅溃疡

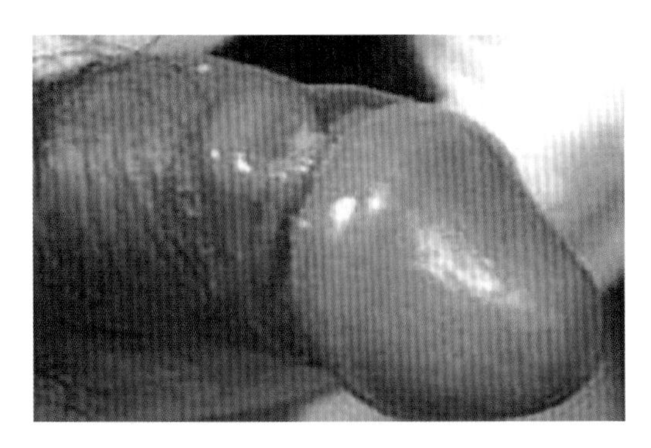

图2-8　硬下疳周围呈堤状隆起

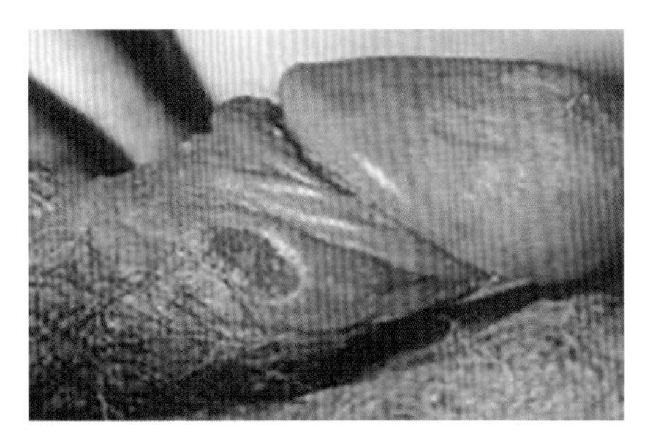

图2-9　火腿肉样硬下疳

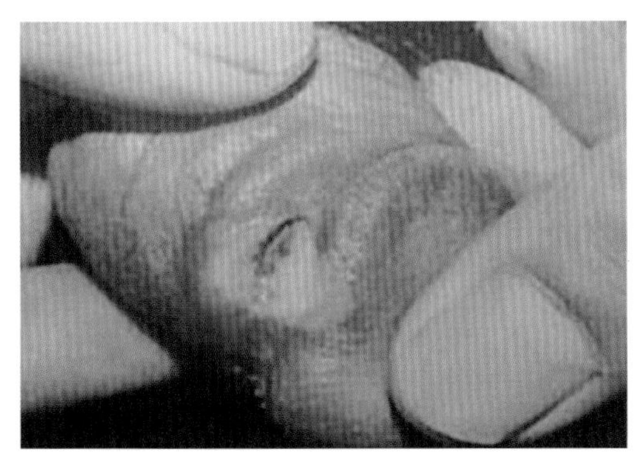

图2-10　硬下疳浆液性黄色分泌物附着

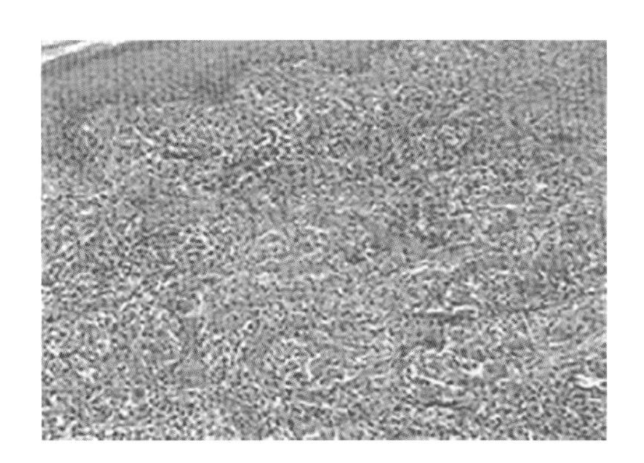

图2-11　浆细胞为主的血管炎性肉芽肿

硬下疳发生部位为性行为尤其是性交时梅毒螺旋体侵入处。故以阴部多见，约为95%。曾有学者统计，男性好发部位依次为冠状沟占35%，阴茎头占29%，阴茎占22%，包皮占19%，系带为11%。偶见于尿道口；女性好发部位依次为大阴唇占41.3%，小阴唇占24.8%，阴唇后联合为20.3%，其他部位少见。但近20多年来，由于性行为方式的多样化，阴部的好发部位比例也随之变化，身体阴部外的其他部位发生的硬下疳已不少见。诚然，生殖器、肛门仍是最常见的部位。因此，凡生殖器、肛门溃疡者，无痒无痛时，首先要想到早一期梅毒的硬下疳。腹股沟淋巴结肿大最常见，也是一期梅毒的主要症状。常为单侧，较硬，不痛不红，可自由移动，互不融合，不与周围组织粘连，也不化脓溃破，此称之为梅毒性横痃（bubo syphilitica）（图2-12），可以持续数月。这种无痛性横痃在临床中很少注意到。一来患者无感觉，故无主诉，二来医师也没有做这方面的检查。一期梅毒除硬下疳和近卫淋巴结无痛性肿大外一般无其他全身症状。即使有轻微发热，患者很少感觉到，即使有感觉，往往认为是其他原因而不以为然，所以可疑硬下疳时，要做

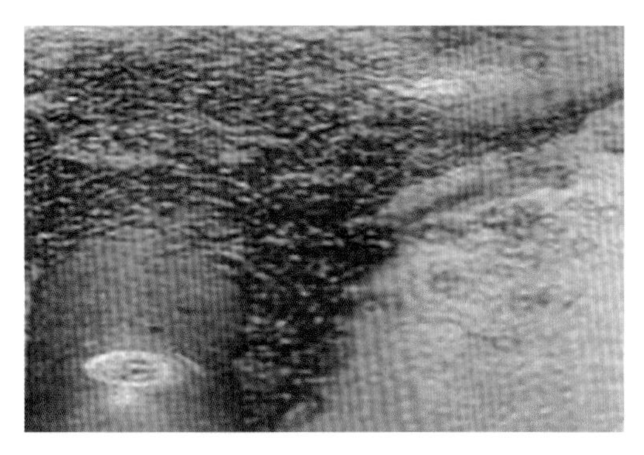

图2-12　梅毒性横痃阴茎硬下疳伴左侧腹股沟淋巴结肿大

梅毒螺旋体的暗视野显微镜检查或直接免疫荧光抗体检查及有关梅毒血清学检查以明确诊断，随后即行规范的驱梅治疗。

但是现代性生活方式的多样化，各种性病可同时存在，以及内外环境变化，硬下疳不但部位可出现在全身皮肤黏膜各处，而且形态多样，常易被忽略或难以辨认。因此，对可疑硬下疳者要详细了解病史，认真进行有关检查以便明确诊断及时治疗。

硬下疳一般可分为典型硬下疳和非典型硬下疳及特殊型硬下疳。

1.典型硬下疳

（1）潜伏期：2～4周（9～90天）前有不洁性接触史。

（2）好发部位：90%发生于外生殖器，男性多发生在阴茎的包皮（图2-13）、冠状沟（图2-14）、系带或阴茎头上（图2-15）。女性多发生于大、小阴唇（图2-16）和子宫颈、阴道（图2-17）。

（3）皮损特点：见前文。

（4）梅毒血清学试验：硬下疳早期非特异性梅毒螺旋体抗体为阴性时称之为血清阴性期硬下疳，硬下疳2～3周后，非特异性梅毒螺旋体抗体开始阳性，7～8周后，绝大多数患者呈阳性，此时称之为血清阳性期硬下疳。这就提示我们：在这种情况下梅毒血清学阴性时还不能完全排除一期梅毒，特别是病程不足2周者。若怀疑硬下疳非特

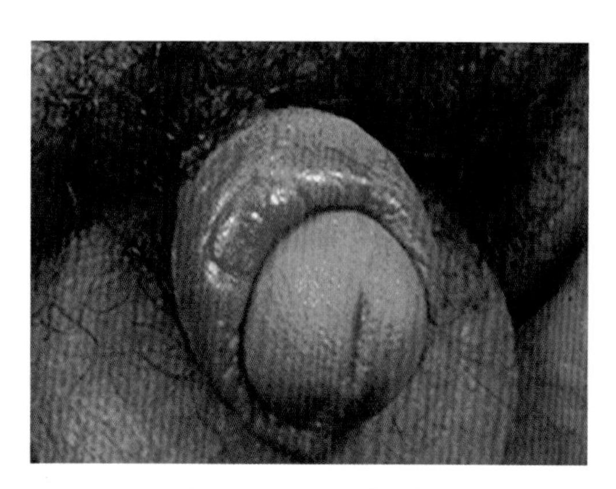

图2-13　包皮硬下疳

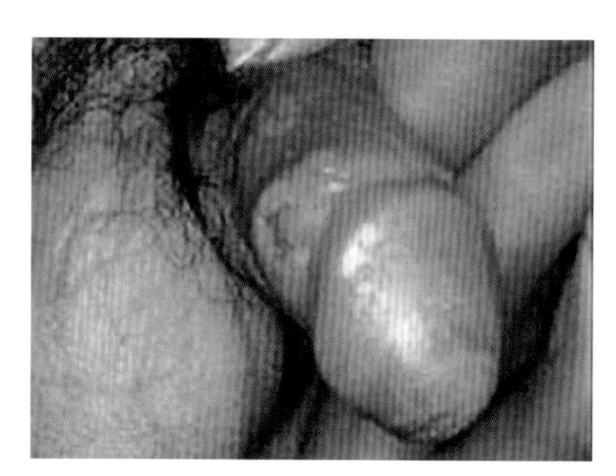

图2-14　冠状沟硬下疳

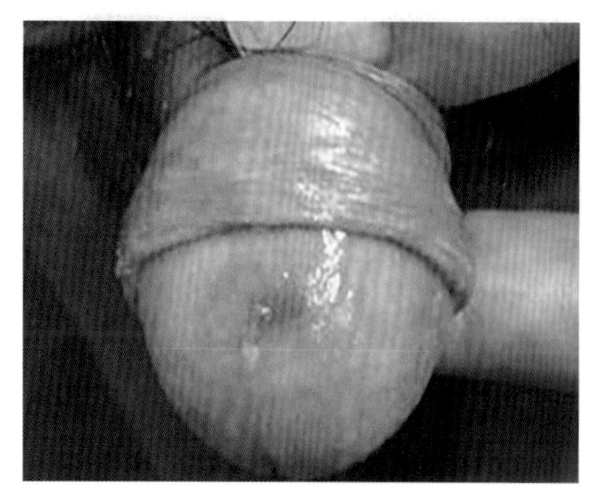

图2-15　阴茎头硬下疳

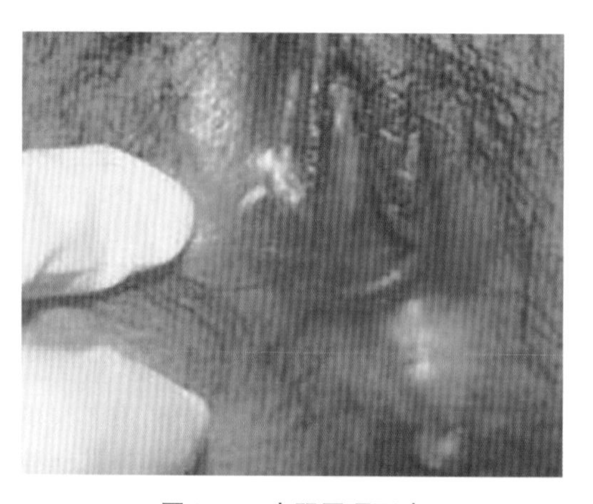

图2-16　大阴唇硬下疳

异性梅毒螺旋体抗体阴性时，可做特异性梅毒螺旋体抗体检查，若阳性，梅毒硬下疳可能性更大。但最后仍需要非特异性梅毒螺旋体抗体阳性才能确诊为现症早期梅毒。2个月后，非特异性梅毒螺旋体抗体仍为阴性时，即使特异性梅毒螺旋体抗体检查阳性，可能是假阳性，即使不是假阳性，也不是现症梅毒。

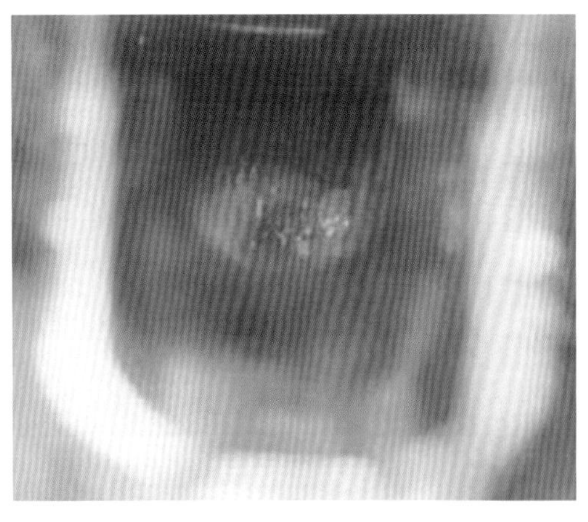

图2-17　阴道壁硬下疳

2.非典型硬下疳　非典型硬下疳的原发病灶较常见，其表现视入侵梅毒螺旋体的数目及患者的免疫状态而定。因为其损害不典型且部位不常见或隐蔽，往往不易发现和辨认，因此医师要提高警惕，认真询问病史细致检查进行确诊。

非典型硬下疳因其受到种种因素的干扰或影响，导致梅毒螺旋体入侵皮肤黏膜的部位和入侵处的损害与典型硬下疳有所不同。影响因素很多。

（1）硬下疳形态与梅毒螺旋体入侵的数量和免疫有关：大量梅毒螺旋体接种在无免疫力的志愿者中可以产生梅毒螺旋体阳性的溃疡，小量梅毒螺旋体接种可能仅出现一个梅毒螺旋体阴性的小丘疹损害（丘疹样硬下疳）。因此，对于生殖器、肛门及口腔等敏感部位的丘疹性损害要警惕丘疹样硬下疳（图2-18，图2-19）的可能。

（2）硬下疳形态与治疗有关：有些患者冶游后紧张，一见到外阴生殖器有损害就擅自内服或外搽各种消炎杀菌药物，或者找庸医接受不合理不适当的治疗，出现红肿、痒、痛等症状的急性亚急性皮炎改变（图2-20），严重者类似蜂窝织炎（图2-21）。造成诊断困难，此时一定要结合病史做认真的检查，不要漏诊。

（3）硬下疳形态与多种伴发症有关：由于性接触传染时（有时不只一次）不只一种病原体感染，甚至多种病原体先后掺杂以致呈复杂的局面，常使硬下疳与生殖器疱疹、尖锐湿疣或软下疳或疥疮一起存在，造成硬下疳形态与典型者不同，呈现混合型硬下疳（图2-22）。

（4）硬下疳形态与发病部位有关：一般生殖器、肛门是梅毒螺旋体常侵犯的部位，其所发生的硬下疳大多为典型的硬下疳。但也有不少是非典型者，在尿道内的硬下疳并非罕见，因其较隐蔽容易被忽视，往往在尿道口处见到少许脓性或血清样分泌物；也有的在尿道口旁阴茎头处呈现淋球菌样脓肿性溃疡（图2-23）常误诊成淋病。直肠、肛门段硬下疳也不典型，容易误诊，凡生殖器区或男性同性恋直肠、肛门附近各种各样的溃疡，都要想到硬下疳的可能（图2-24）。子宫颈、阴道内硬下疳干净典型者诊断较容易（图2-17）。但此处环境复杂并受到各种因素的干扰，硬下疳呈糜烂型、溃疡型、弥漫性硬肿型。糜烂型、溃疡型常与宫颈糜烂或溃烂相混淆。弥漫性硬肿型可与宫颈癌和宫颈树胶样肿相混淆。MacDonald对233例宫颈糜烂患者做梅毒有关检测，发现42.5%为梅毒所致，其中66%用暗视野荧光法检出梅毒螺旋体，81.8%验出梅毒血清阳性。即使在女性外阴，尤其在大、小阴唇间或小阴唇与阴道口之间的间隙处其硬下疳更隐蔽（图2-25），甚至在阴道入口前呈大而糜烂的溃疡（图2-26）更加被蒙蔽，稍为疏忽就易误

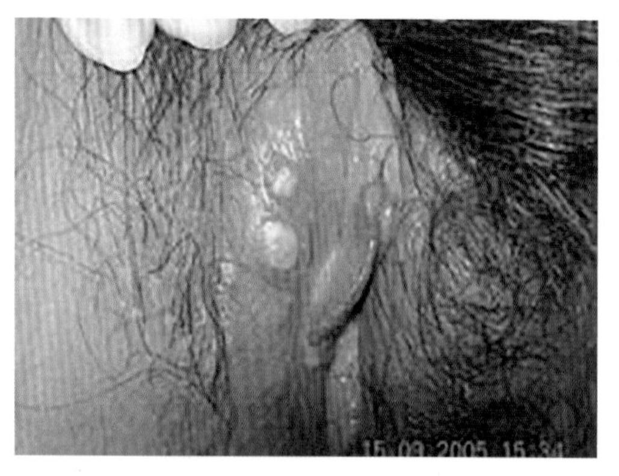

图2-18　大阴唇丘疹样硬下疳

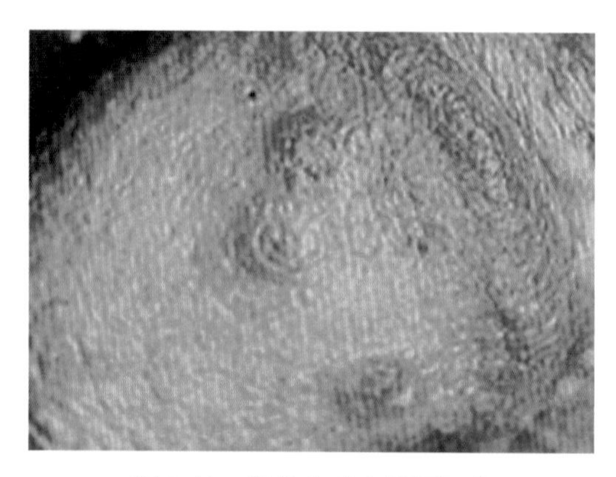

图2-19　阴茎头丘疹样硬下疳

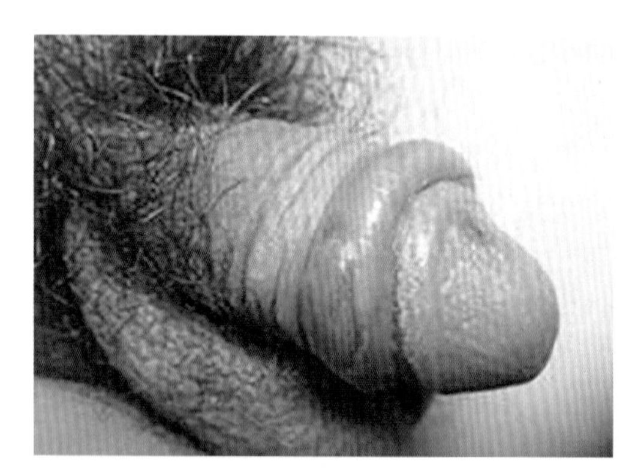

图2-20　包皮阴茎头急性炎症性硬下疳

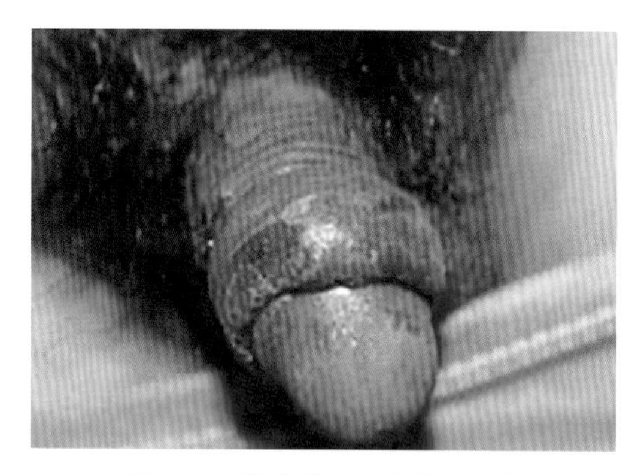

图2-21　阴茎蜂窝织炎状硬下疳

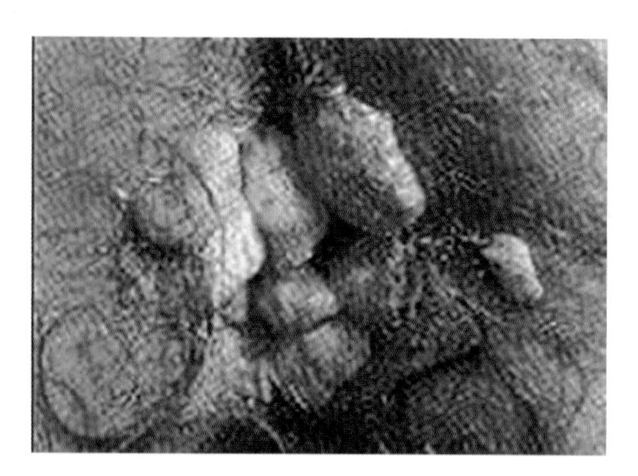

图2-22　尖锐湿疣扁平湿疣念珠菌感染混合型硬下疳

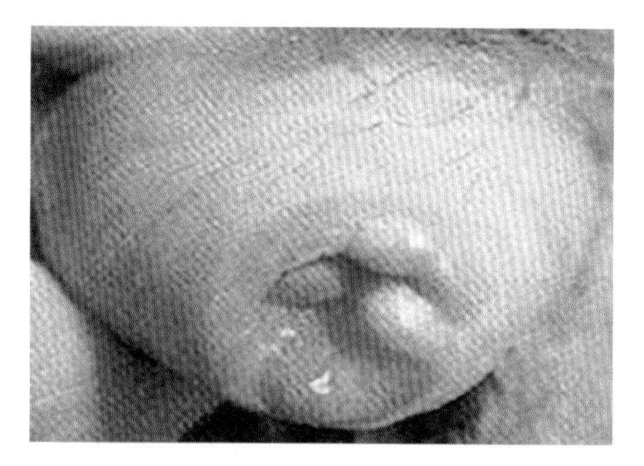

图2-23　类似淋球菌样脓肿性溃疡的硬下疳

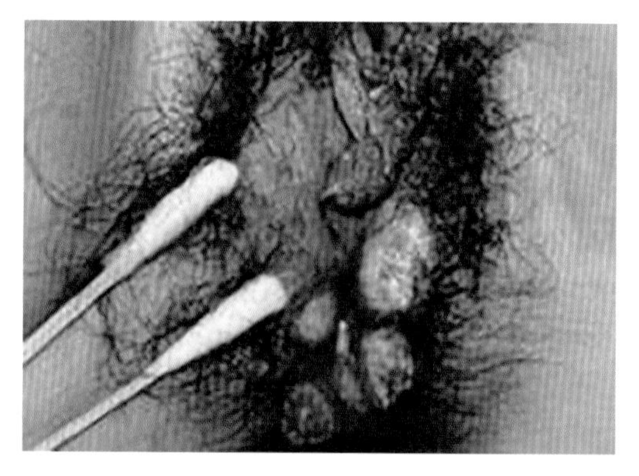

图2-24 肛周多发混合感染性硬下疳

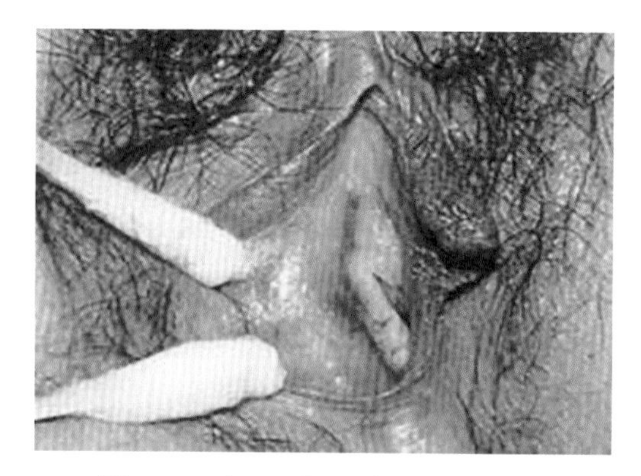

图2-25 小阴唇与阴道口之间硬下疳

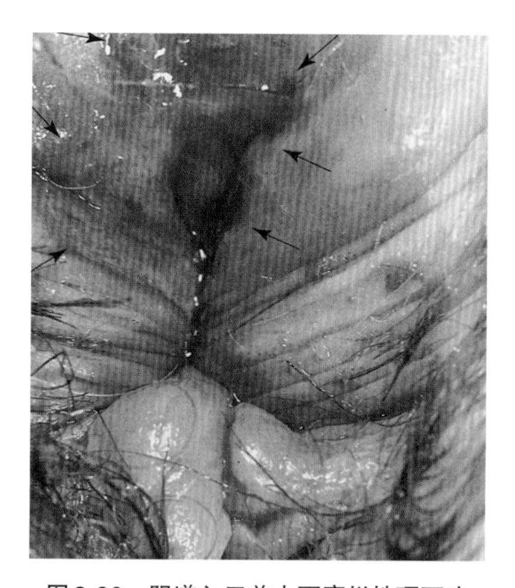

图2-26 阴道入口前大而糜烂性硬下疳

诊及漏诊。由此可见，宫颈阴道内这些特殊部位的硬下疳极不典型，因其能自行消退，一不留神极易错失机会而漏诊。对可疑者做梅毒有关的实验室检查非常重要。

此外，非生殖器、肛门部位的硬下疳也不少见。由于口交接种引起的嘴唇硬下疳和接吻被梅毒螺旋体感染所致嘴唇硬下疳常见于下唇（图2-27，图2-28），无论男女已非属少见。同样无论异性恋或是同性恋也可以通过口交被梅毒螺旋体感染，口腔部位发生硬下疳，如舌尖上硬下疳（图2-29）和口腔内壁硬下疳（图2-30）。还有少见的面部尤其是眼睑硬下疳，多发于上眼睑，呈边缘清楚轻度浸润，鼻软骨样硬度，不痛不痒也无压痛，表面潮红、糜烂且有少量脓性分泌物（图2-31）。若在眼角两侧可发生浸润性结节，同时伴同侧近卫淋巴结无痛性肿大。偶有耳、下颌部同样被梅毒螺旋体接种而导致颏部无痛性硬下疳（图2-32）。乳房特别是女性乳房也较易通过性行为被梅毒螺旋体传染产生硬下疳（图2-33），该患者为女性，42岁，右侧乳头不明原因3周前发现一硬结，不痛不痒，很快侵蚀整个乳头而形成溃疡，因怀疑乳房Pagets病而做活检，结果为梅毒性病变（图2-34）。即做梅毒血清学检测为TRUST 1∶16，TPPA 1∶2560，经行规范驱梅治疗，2周溃疡已愈合（图2-35），6个月后TRUST转阴。患者经3年以上随访观察已彻底痊愈。手指硬下疳（图2-36）、腋窝硬下疳（图2-37）等各处的皮肤黏膜，如颈部、股部、臀部、脐周等处均有可能，只要通过接触感染了梅毒螺旋体都可以发生硬下疳，不过这些部位硬下疳更不典型，不容易想到，也不容易见到，往往被忽视而不能确诊。

有些硬下疳虽然发生在常见的生殖器部位，但损害呈水肿性，表面出现条纹状皲裂，形似非典型的生殖器疱疹（图2-38），甚至自觉痛痒，这更容易被误诊；同样有的阴茎上的损害，往往受细菌的入侵、食物刺激及衣物的摩擦等，其损害处之炎症常较典型硬下疳显著，有时甚至局部红肿表面有脓性或血清样分泌物（图2-39）；所谓外伤性硬下疳是因剃刀刮伤等外伤感染，而梅毒螺旋体约需3周潜伏期，故患者伤处已愈合先形成瘢痕，然后再在瘢痕基础上发生硬下疳，这是所谓瘢痕性硬下疳，是一种特征性表现。这些类型的硬下疳，一定要提高警惕，可疑时尽快做梅毒相应的有关检查而进行确诊。

（5）硬下疳形态与其隐蔽或被忽视有关：所谓隐蔽就是硬下疳发生在非暴露部位，一般视诊看不见，要通过内镜等辅助工具检查才能发现，如直肠硬下疳，因其不典型易被误诊，所以凡生殖器区域或男性同性恋患者直肠附近的任何溃疡，都要排除是否是非典型硬下疳。同样尿道内硬下疳并非罕见，由于常有少许血清样或脓液样溢出往往被患

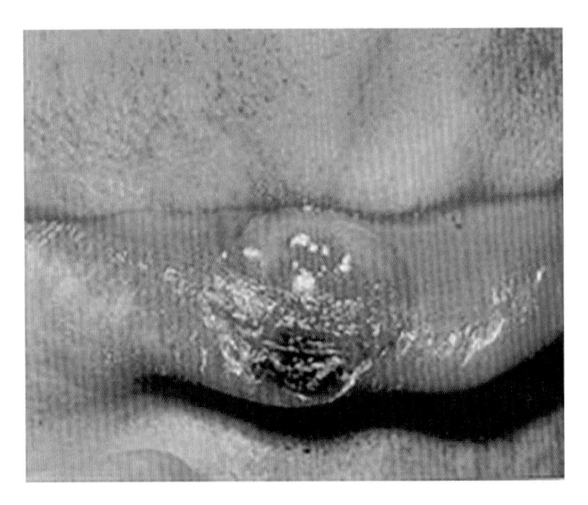

图2-27　右下唇硬下疳

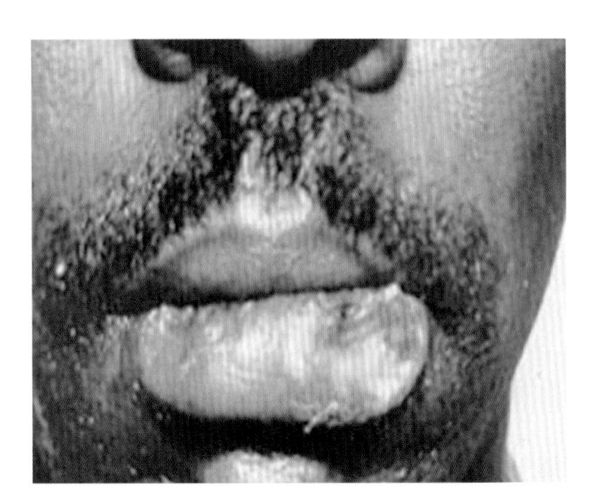

图2-28　左下唇硬下疳

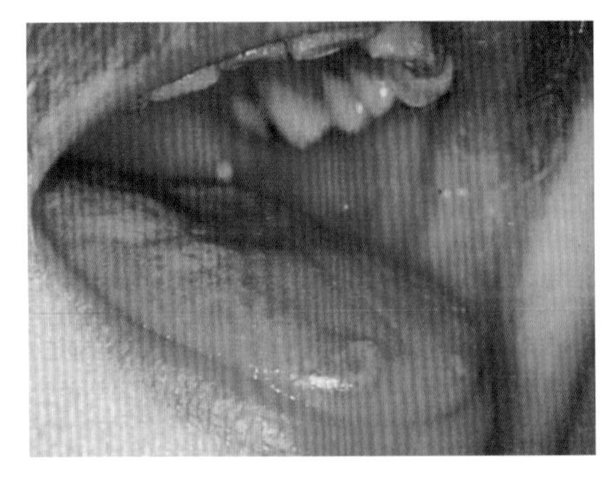

图2-29　舌尖偏右非典型硬下疳

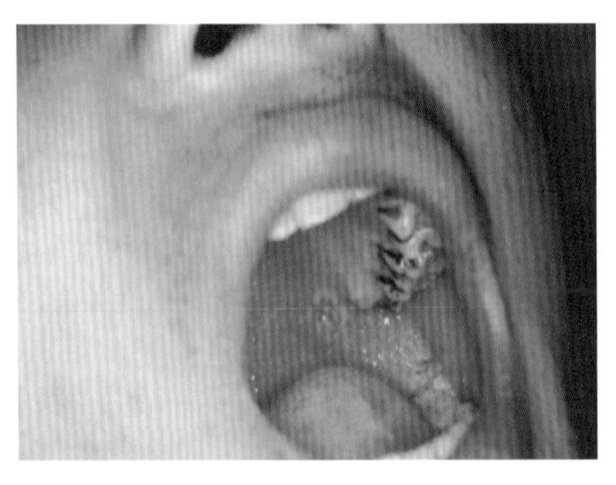

图2-30　口腔内硬下疳

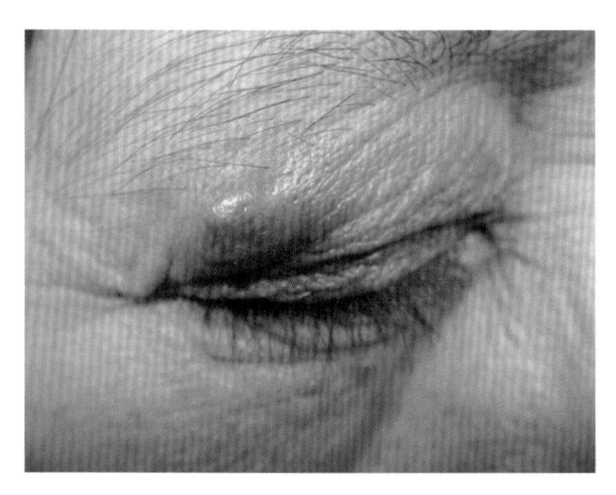

图2-31　右上眼睑硬下疳

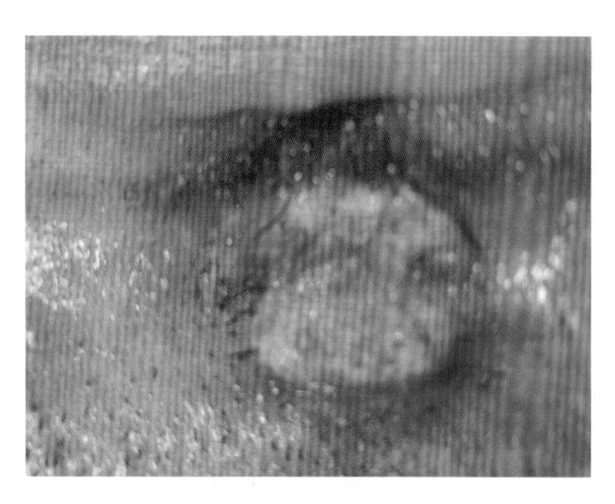

图2-32　颏部硬下疳

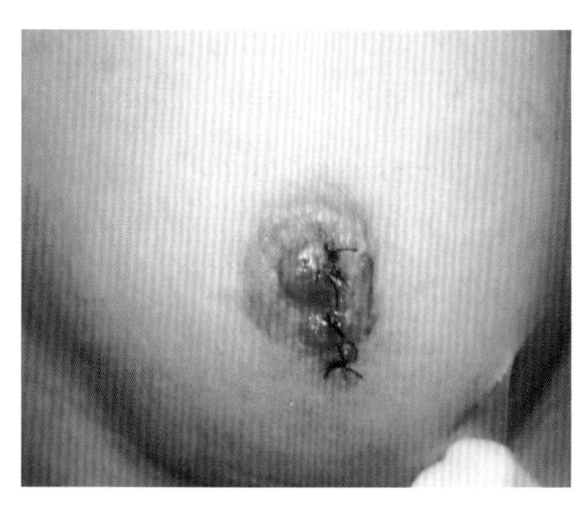

图2-33　右乳头硬下疳

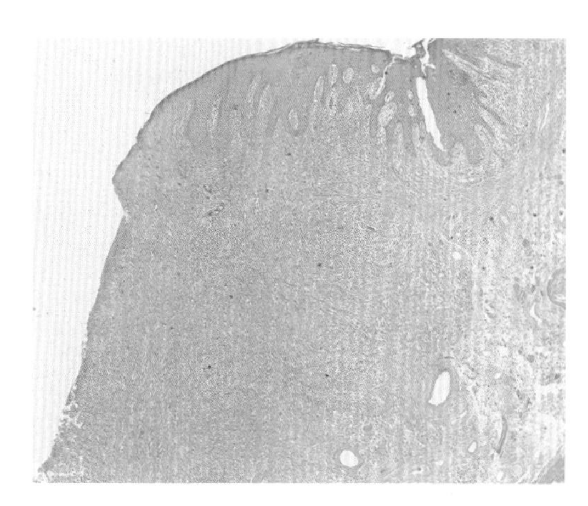

图2-34　梅毒性病变

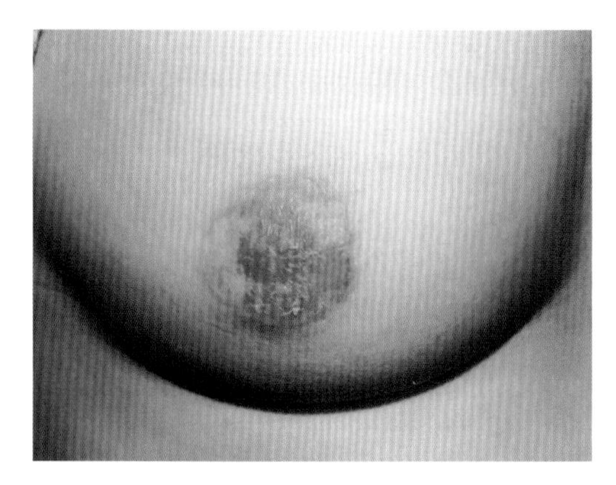

图2-35　溃疡基本愈合

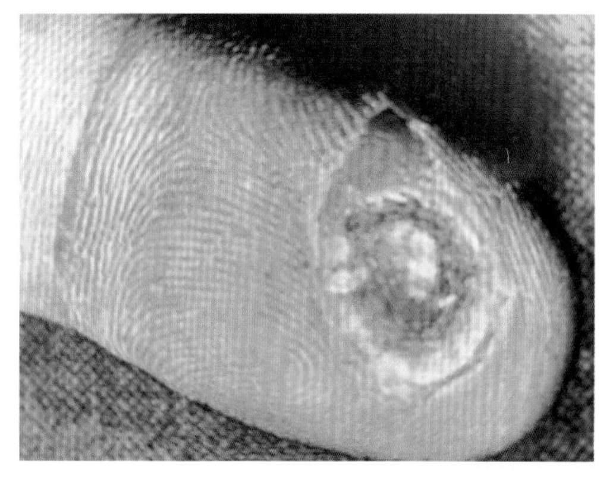

图2-36　手指硬下疳

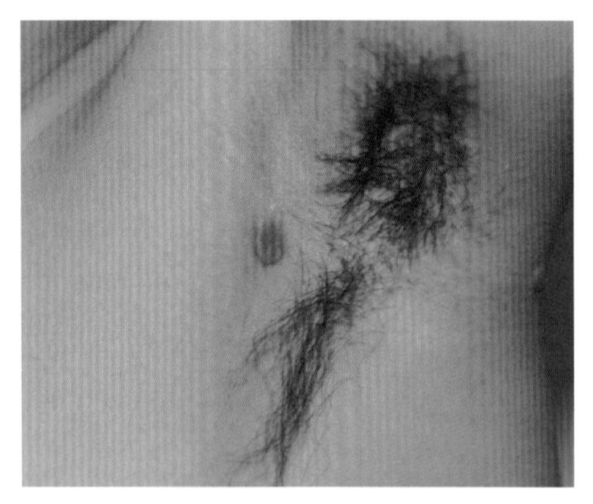

图2-37 腋窝硬下疳

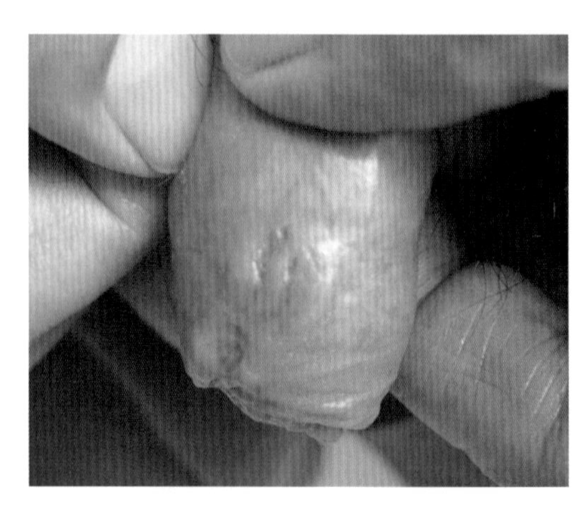

图2-38 阴茎非典型硬下疳

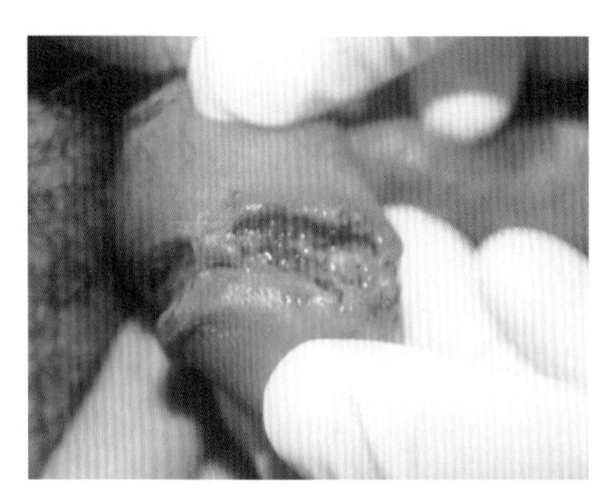

图2-39 阴茎冠状沟下疳表面脓性或血清样分泌物

者以尿道炎的症状主诉来诊，从而诱导医师误诊为非淋菌性尿道炎等，此时阴茎前尿道触诊可摸到硬结而无触压痛等体征，尿常规无发现白细胞，借助尿道镜可见到边界清楚的小溃疡。咽喉部硬下疳更隐蔽更不典型，更容易被忽视，若有可疑一定要做排除工作以免漏诊。梅毒初发时没有硬下疳，称植入性梅毒，常因轻微创伤或因输入含有梅毒螺旋体的血液而发病。女性生殖器硬下疳可小到不被注意。也有所谓从无下疳的病例，可能其损害细小又无症状而被忽略。

3.特殊型或异型硬下疳

（1）多发性硬下疳（multiple chancre）：多发性硬下疳较少见，但近年来研究发现，多发性硬下疳病例增多，有报道占31.8%（2～3处者19.2%，4～7处者7.2%，10处以上者则为5.4%）。数目一般3～10个，但国外有学者曾报道1例有20个硬下疳损害的梅毒病例，国内叶兴东等报道最多14个硬下疳。作者见到1例阴茎包皮阴茎头部位有5个小的硬下疳（图2-40）和阴囊有6个大小不等的硬下疳（图2-41）。前者是口交传染，后者为桑拿时被嘴巴吸引所致。多发性硬下疳发生大多与患者多处感染梅毒螺旋体，或感染梅毒螺旋体后搔抓等方式而自我接种所致。男性好发于阴茎的包皮、冠状沟、系带或阴茎头上。女性多发生于阴唇和子宫颈。皮损特点与典型硬下疳相似。

（2）混合性硬下疳（mixed chancre）：合并有杜克雷（Ducrey）嗜血杆菌感染引起的软下疳者则称为混合性硬下疳。硬、软下疳可先后出现而同时存在。常见于热带和亚热带地区，在我国少见。因软下疳潜伏期短，溃疡发生于感染的3～5天，初起为炎性小丘疹，2～3天迅速变成脓疱，破溃形成溃疡，呈圆形或卵圆形，大小不等，直径1mm至2cm，边缘潜行状，参差不齐，质软，底部覆盖灰黄色渗出物和脓苔，易出血，疼痛明显。数目多为1～2个，但可因自身接种而形成多个卫星状溃疡（图2-42）。但该溃疡同时出现为质硬的梅毒性溃疡时，则是混合性硬下疳。此时取其早期溃疡底部渗出或淋巴结抽出液做涂片，进行革兰染色，可见阴性短棒状链杆菌，状似“鱼群状”，而质硬的溃疡损害取材则还可见到大量梅毒螺旋体。

（3）崩蚀性硬下疳（phagedenic chancre）：崩蚀性硬下疳是梅毒的严重型，多发生在患者抵抗力极其低下，如合并恶性肿瘤、系统性红斑狼疮或感染HIV等情况下。其是指由硬下疳合并细菌感染引起的严重组织破坏而致瘢痕形成（图2-43）。该溃疡愈合较困难，由于合并其他细菌感染，因此梅毒性硬下疳消退后，往往要加用青霉素外的其他抗生素进行治疗，而且还需经一段时间溃疡才能逐渐愈合。

（4）复发性硬下疳（chancres redux）：复发性硬下疳是指由于治疗不充分或不规范，硬下疳部分消退后再次出现，可能因青霉素剂量不足或疗程不够或非青霉素治疗未能完全控制或杀灭局部病灶的梅毒螺旋体所致，复发处损害可查到大量梅毒螺旋体。常伴近卫淋巴结肿大。

（5）复发性假性硬下疳（pseudochancres redux）：是在以往患过硬下疳的部位发生了树胶肿，在病情进行过程中出现慢性难愈性溃疡，局部损害处已无梅毒螺旋体。近卫淋巴结也无肿大。

（6）硬性水肿性硬下疳（hard edema chancre）：为一种深在的硬下疳，往往在外阴阴唇或阴茎一侧肿胀伴象皮样硬度，表面可轻度潮红但完整，可有轻度肿胀感，无疼痛。触之呈鼻软骨样硬，但无压痛（图2-44）。

（7）吻合性硬下疳（anastomotic chancre）：常见于皮肤对叠接触处，对叠一侧或一处先发生硬下疳，由于另一处对叠接触被传染而出现硬下疳，疳疳对应而非对称，大小形状也不尽相同。经规范驱梅治疗后均能先后愈合。如阴茎包皮与阴茎头吻合性硬下疳（图2-45）。

（8）HIV感染性硬下疳（HIV infects chancre）：HIV感染与引起生殖器溃疡的性传播疾病关系密切，肯尼亚和扎伊尔的研究表明，有生殖器溃疡的人比无生殖器溃疡的患者更易感染HIV，危险性增大2～5倍。硬下疳易于发生HIV感染的机制可能是溃疡破坏了表皮或黏膜的屏障功能，易于感染或传播。还有研究发现硬下疳部位含有大量活化的单个核细胞，可作为HIV的靶细胞，梅毒螺旋体受抗原刺激后使HIV活化。HIV感染可使梅毒进展加快，甚至出现急进恶性梅毒。在HIV感染时有严重的免疫抑制，可出现异常的临床表现和病程。如出现不典型的硬下疳或者同时合并二期梅毒疹（参见本章第五节）。HIV感染性硬下疳损害面较大较深，且边缘也不大规则，表面常有明显的糜烂、渗液、渗血（图2-46）。

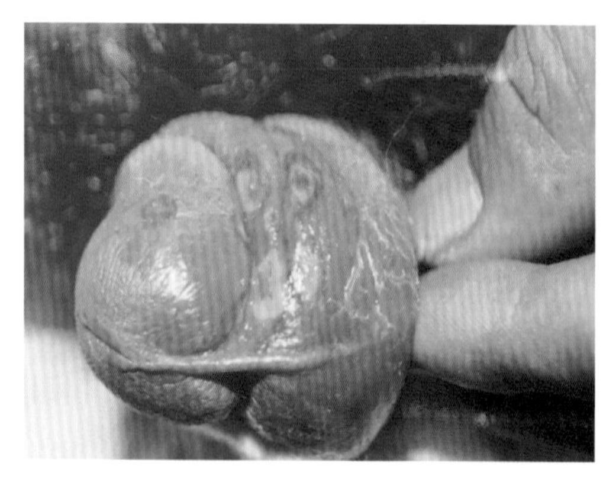
图2-40　阴茎头包皮多发性硬下疳

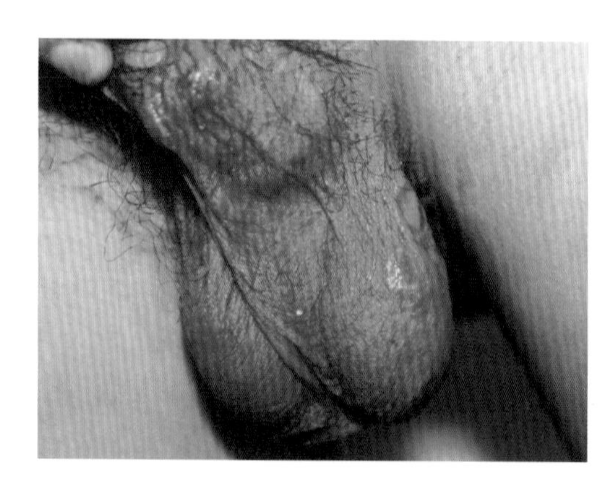
图2-41　阴囊多发性硬下疳

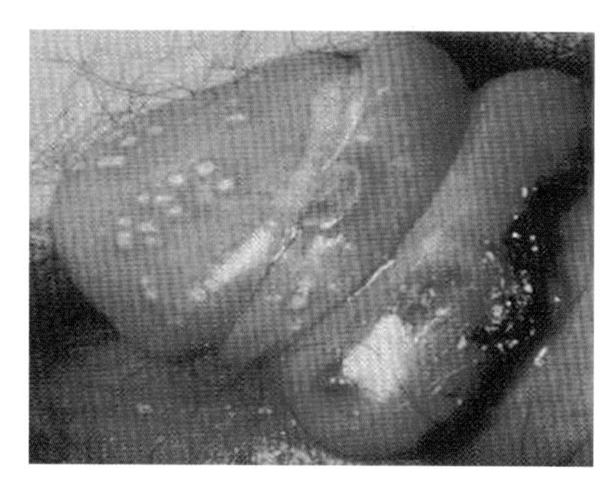
图2-42　卫星状软下疳

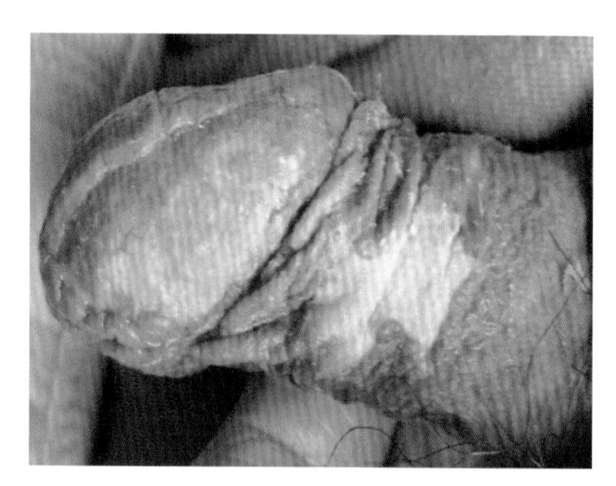
图2-43　阴茎崩蚀性硬下疳

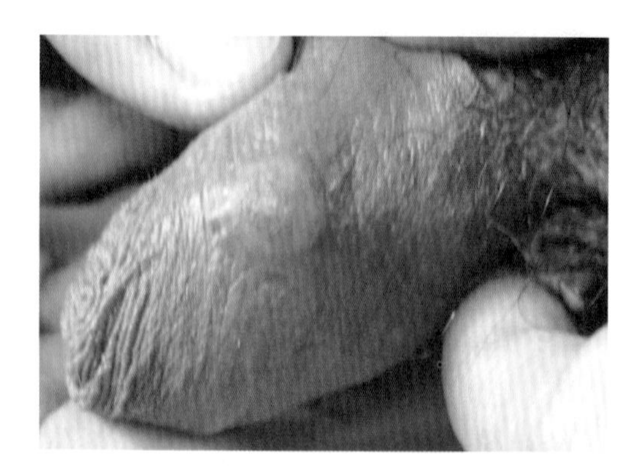
图2-44　阴茎硬性水肿性硬下疳

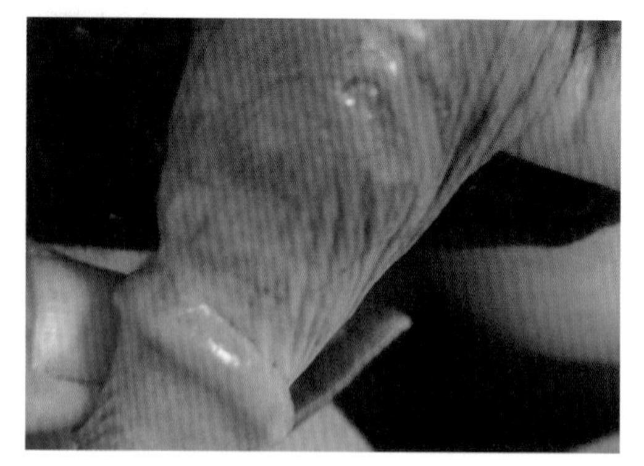
图2-45　阴茎包皮与阴茎头吻合性硬下疳

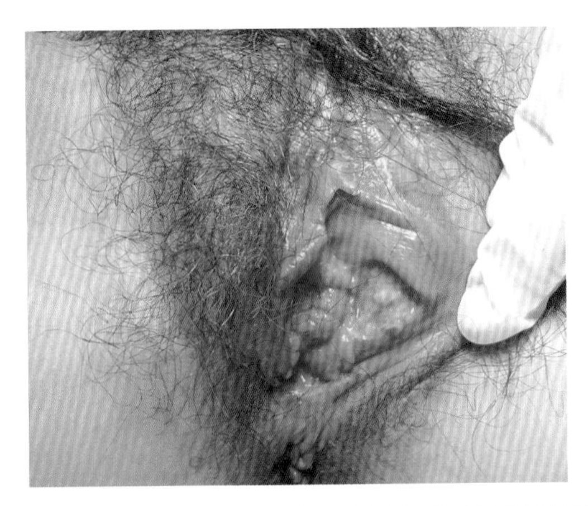

图2-46　HIV感染性硬下疳（左侧小阴唇大而深的溃疡）

## 二、二期梅毒

二期梅毒一般都发生在感染后7～10周或硬下疳出现后6～8周，平均7周，一般不早于3周。但若患者感染梅毒螺旋体的数量大、菌株毒力强或患者抵抗力差，也可于3周内发疹，否则一般在感染后6～12个月甚至更长时间后发疹。自硬下疳消失到二期梅毒皮疹出现前的无症状期也称为第二潜伏期。梅毒螺旋体先经淋巴系统播散，引起不同程度的全身无痛性淋巴结肿大，继而进入血液循环，形成梅毒螺旋体菌血症，从而播散全身。在此过程中可出现头痛、发热、关节酸痛等全身症状，梅毒螺旋体也可随之在身体任何部位器官发生病变，从而使该脏器出现梅毒性损害。同样道理，由于梅毒螺旋体可附着于皮肤、黏膜等处的微小血管上，或因其毒素作用等而引起的皮肤黏膜损害，称为二期梅毒疹。

二期梅毒主要是侵犯皮肤黏膜为多，患者常因皮肤黏膜各种损害而就诊于皮肤性病科，故梅毒绝大多数被皮肤科发现和诊治。但这并不能说明梅毒螺旋体首先侵犯皮肤黏膜，亦可以先侵犯或同时侵犯骨骼、感觉器官和神经系统及内脏系统等全身各个器官。二期梅毒可以累及全身各个部位，但其损害分布各有不同。如Cole调查了2269例梅毒损害所分布的部位是：皮肤1840例占81.1%，咽喉823例占36.3%，生殖器451例占19.9%，中枢神经系统224例占9.9%，秃发162例占7.1%，眼90例占4.0%，而内脏只有4例占0.2%。显现皮肤是有症状梅毒受侵犯最多的部位。其他学者调查结果大同小异。总之一期梅毒都可以侵犯全身各器官，二期梅毒更是如此，因此，即使未发现皮肤损害，但梅毒血清学检测证实为梅毒时要注意其他器官有无梅毒损害的可能，尽量做好排除后再做出潜伏梅毒的诊断。至于梅毒螺旋体侵犯了哪些部位，比例是多少？梅毒在发生发展过程中，由于性行为方式多样化，治疗方法五花八门，尤其不规范治疗甚至乱用抗生素等原因，导致梅毒病程、病情多变难治，不易观察随访，故已基本很难准确统计到发病部位的具体数据。

### （一）二期梅毒的前驱症状

二期梅毒早期，由于梅毒螺旋体菌血症，特别是皮肤黏膜病变严重的病例，可伴有一定的前驱症状。其可发生在二期梅毒疹之前，也可与二期梅毒疹同时发生，其症状轻重程度与疾病的活动状态有密切关系。在梅毒病程中只有二期梅毒有明显的全身症状，表现如下。

1.发热　发生率为5%～8%，多发生在二期梅毒疹之前。多为低热，体温37.5～38℃。但二期梅毒是玫瑰疹样梅毒疹，尤其是脓疱性梅毒疹者可出现高热，可达40℃，当皮疹出现后，一般体温会自然下降而恢复正常。然而，发热时由于皮疹未出现，很难想到是由梅毒引起的，或常当作感冒进行治疗。即使出现皮疹，也往往未加注意，不一定能想到是梅毒所致，尤其是非皮肤病性病专科医师，就是性病医师也要结合皮疹认真检查分析最后确定。

2.头痛、头晕　发生率约为10%，多表现为局限性或弥漫性全头痛，以夜间为重，也可呈持续性头痛。有时头晕单独出现，也可以和头痛同时发生。头痛和头晕大多由脑膜刺激所致。

3.全身肌肉、骨骼酸痛　胸骨、肋骨、肩胛骨、胫骨等处轻度胀痛，骨膜受累可出现压痛或触痛。疼痛的显著特点是夜重昼轻。包括头痛在内典型者半夜或凌晨出现剧烈疼痛，即所谓“鸡鸣痛”。

4.咽喉痛　二期梅毒可以发生黏膜病变，引起咽喉黏膜水肿从而导致疼痛等不适。

5.其他症状　部分患者可出现厌食、恶心、呕吐、乏力、瘙痒等症状。

以上这些症状常见于日常多见的相应常见病中，并无特异性。即使怀疑为梅毒疹，这些前驱症状也不易被证实是否由梅毒所致。事实上临床医师在诊断二期显性梅毒时，只注重梅毒血清学的检测，除非患者主动主诉不适，否则很少过问发热、头晕、疼痛等前驱症状，更极少主动去给患者测体温等检查。30多年来，在诊断二期显性梅毒过程中，经过提示或启发患者，发现不少患者或多或少、或轻或重是有前驱症状的。尤其是发病较急，皮疹泛发的患者较明显。这一点要引起临床医师的重视。

### （二）二期梅毒的皮肤黏膜表现

1.二期梅毒疹的发生率　有80%～95%的患者发生梅毒疹。绝大多数为斑疹，尤其是暗红斑，其次丘疹、斑丘疹，甚至斑块。再者为结节、脓疱、水疱；偶可坏死或溃疡者。这些皮疹大多数表面有鳞屑、结痂或糜烂、渗液等。其临床表现及其病理改变，从斑疹—丘疹—斑丘疹—斑块—结节—脓疱—溃疡呈现一个炎症反应从轻到重的疾病谱现象。虽其病理改变不易确诊梅毒，但其病理变化是随着炎症的轻重表现显示从非特异性到特异性的病理组织象，可为临床提供诊断依据。但是，这些皮疹与相应的皮肤病各种同样皮疹极其相似，单就皮疹表现极难鉴别，因此一定要结合病史、临床表现和梅毒血清学检测等综合分析才能做出正确诊断。虽然现在很难见到青铜色皮疹，但是有的皮疹稀奇古怪，局部呈大片状（图2-47）、线条状色素斑（图2-48）或全身性不规则性体癣状皮疹（图2-49）。这样的患者往往令人意想不到是二期梅毒疹，若有疏忽，容易漏诊或误诊。

2.二期梅毒疹的发生机制　二期梅毒疹临床表现多样，其发生机制也比较复杂，可从以下3个方面说明。

（1）梅毒螺旋体直接侵入：一期梅毒后，梅毒螺旋体可通过血液循环侵入皮肤形成

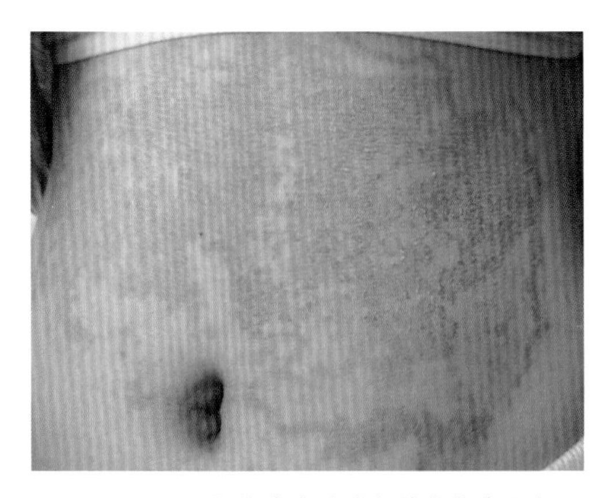

图2-47　二期梅毒疹（腹部片状色素斑）

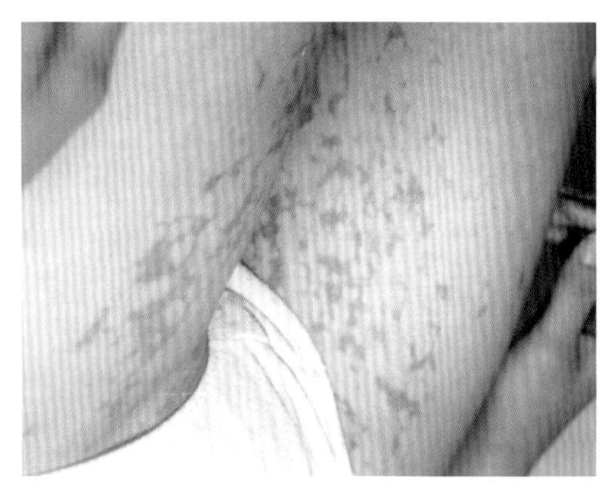

图2-48　二期梅毒疹（双大腿线状色素斑）

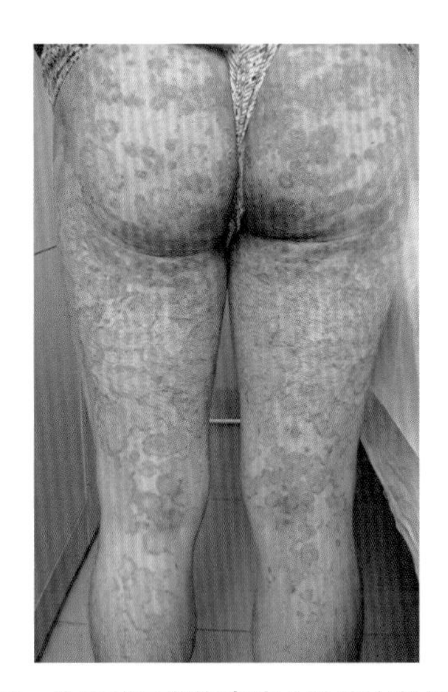

图2-49　体癣状二期梅毒疹（孙建方教授提供）

病灶，引起淋巴细胞和浆细胞等炎症细胞在血管周围浸润。病变内有不同数量的梅毒螺旋体，大多数在表皮内，真皮乳头的血管周围亦可见梅毒螺旋体。梅毒疹与硬下疳发生机制虽然基本相同，但因为硬下疳是梅毒螺旋体从外直接接触侵入而产生，只有接触处才发生皮疹，所以数目少而局限，炎症反应较梅毒疹剧烈，局部浸润明显，容易出现溃疡。而梅毒疹是由于梅毒螺旋体通过血行播散再侵入皮肤形成的，故皮疹多而对称，局部反应较轻，不易溃破，尤其是早发二期梅毒疹。

（2）免疫因素：从梅毒螺旋体进入真皮到这些皮疹的出现，需经3周以上，发生时间上的迟延，以及受累处未能发展为类似一期硬下疳那样的损害，提示系某种程度的体液或细胞免疫所致。

（3）各种皮疹的病理基础：直接侵入皮肤的梅毒螺旋体数量的多少与患者局部免疫功能的强弱，决定各种二期梅毒皮疹的病理变化，如丘疹鳞屑性或称银屑病样梅毒疹，其机制为小动脉内膜炎造成血管阻塞和缺血引起，可导致中心坏死而成脓疱性梅毒疹，溃疡与痂皮堆积，形成蛎壳样病损；毛囊性梅毒疹，由于梅毒螺旋体侵入可导致秃发；扁平湿疣中有更多的梅毒螺旋体侵入，更具浸润性，较晚期皮损反映了细胞免疫的增强。

3.二期梅毒疹的临床表现　二期梅毒的皮疹形态多样，轻重不等，局限或泛发全身，掌跖部常被累及。几乎无痒无痛，发展也较慢，可存留数周至数月。临床上见到的皮疹形态多样，稀奇古怪，不痛不痒者，除了考虑麻风、皮肤结核和（或）结核疹、某些深部真菌病、结节病和某些皮肤肿瘤外，一定要想到二期梅毒疹。二期梅毒疹可分为二期早发梅毒疹和二期复发梅毒疹两类。

（1）二期早发梅毒疹：未得到治疗的患者，一般于感染后6周至6个月可发生二期梅毒疹，这是一期硬下疳后第一批出现的皮肤黏膜损害。二期早发梅毒疹是一期梅毒进展到二期梅毒的标志，也是二期早发梅毒的皮肤表现。二期早发梅毒疹具有以下特点。

1）早期皮疹多为对称性、或多或少的播散性、浅表性、非破坏性的斑疹性损害，其后为丘疹、斑丘疹、鳞屑性丘疹，偶尔呈毛囊炎样或蛎壳疮样损害。

2）肛门、外生殖器部位可发生扁平湿疣，一般较晚且可单独发生，可有轻微痒痛感。

3）可出现梅毒性白斑及脱发。

4）可累及黏膜（黏膜斑），多见于口腔及阴道。

5）模拟各种皮肤病的损害出现，大部分二期梅毒疹无破坏性，损害内含有大量梅毒螺旋体，传染性强，梅毒血清阳性率最高。但不经治疗也可自行消退。

二期早发梅毒疹可以表现出各种各样的皮肤病样损害，从而使皮疹种类繁多，有时可隐约不清，有时特别明显，往往与相应的各种皮肤病难以辨认。因此，在诊断时要认真细致，切忌粗心大意。各类二期早发梅毒疹分述如下。

①斑疹性二期梅毒疹：斑状梅毒疹又称梅毒性玫瑰疹（syphilitic roseola），是最常见的早发梅毒疹，为二期梅毒最早出现的皮疹，最早出现在硬下疳发生后的6～8周，占二期梅毒疹的25%左右。发疹迅速，发疹数天已经比较明显。其可以短暂存在，也可持续数月。呈圆形或椭圆形的玫瑰色斑疹，直径1～2cm，互相不融合（图2-50），不痛不痒，但少部分患者可出现轻度瘙痒。皮疹好发于躯干以及四肢近端内侧，躯干前面和侧面，尤其是腹部（图2-51）。泛发时也可波及颈部、颜面，常对称分布，表面有少许糠状鳞屑，极似玫瑰糠疹，近年来躯干背部也常见到（图2-52）。有些斑疹暗红或暗褐色，呈色素性玫瑰疹样并可泛发全身（图2-53～图2-55）。但也有红斑、暗红斑疹呈对称性仅发生在掌跖部位，这样的患者也不少见。一位22岁女性患者，未婚，2016年5月2日来诊，主诉双手掌散发对称性淡红斑无自觉不适1个多月（图2-56），有同居史6个月（男友后来追诊确诊有硬下疳），自述本人也认真看过，未发现身体其他部位有皮疹。但再经全身皮肤检查，发现双足底有明显对称性玫瑰红斑（图2-57）。随后给患者进行了梅毒血清检测，结果TRUST 1∶64，TPPA 1∶2560。给予规范驱梅治疗，1周后双掌跖部皮疹开始消退（图2-58），2周后双掌跖部皮疹消失（图2-59）。3个月后梅毒血清检测TRUST 1∶32，半年后复检TRUST 1∶4，9个月后TRUST阴转。而TPPA均为1∶2560。2019年初结婚时复测TRUST阴性，TPPA 1∶2560。2020年3月产一正常男婴（TRUST阴性，TPPA 1∶640，后者为TPPA胎传假阳性，并非先天性梅毒）。本人TRUST阴性，TPPA 1∶2560。现丈夫正常。因此，若见到掌跖部位新发的对称性红斑、

暗红斑甚至淡褐色斑，不知不觉中发现，不痒不痛等二期早发梅毒疹的特征性表现，临床医师一定要高度重视，进一步做梅毒的有关检查确诊。

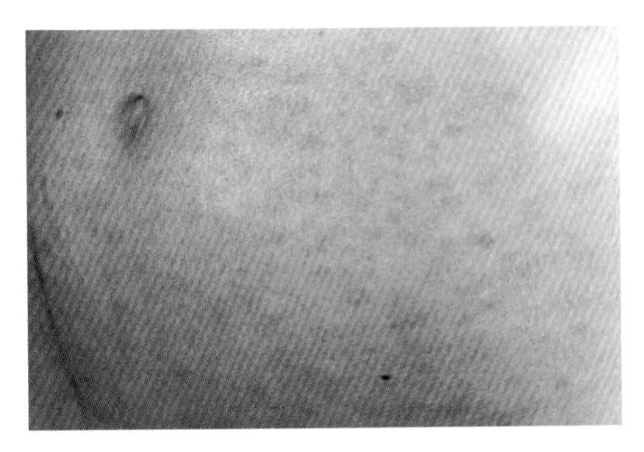

图2-50　腹部梅毒性玫瑰疹

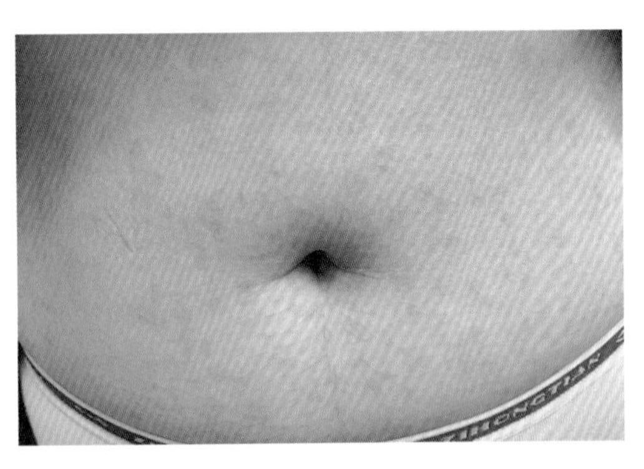

图2-51　腹部梅毒性玫瑰疹

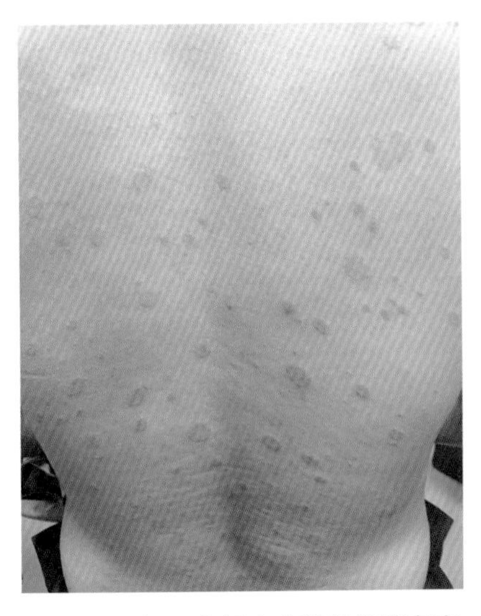

图2-52　躯干背部玫瑰糠疹样梅毒疹

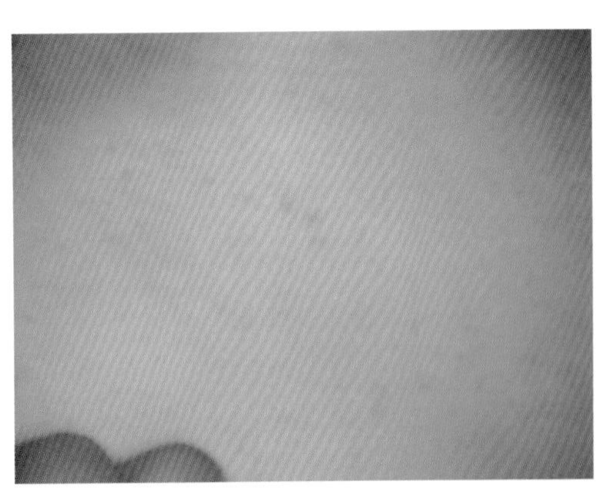

图2-53　胸前梅毒色素性玫瑰疹

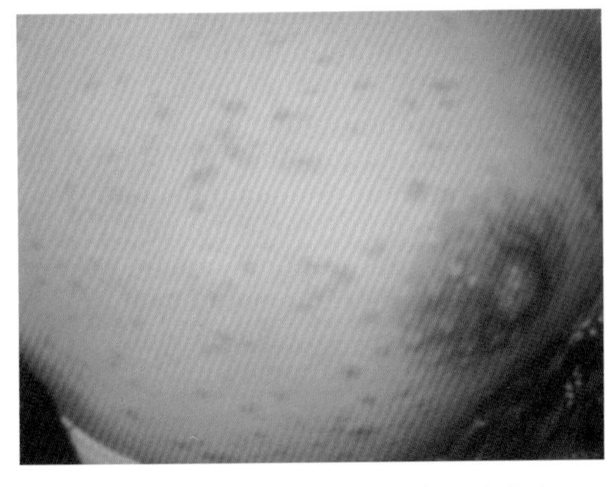

图2-54　右乳房周围梅毒色素性玫瑰疹

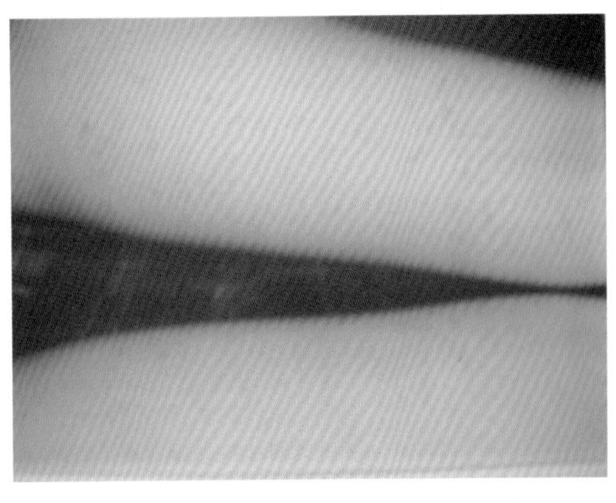

图2-55　双上肢梅毒色素性玫瑰疹

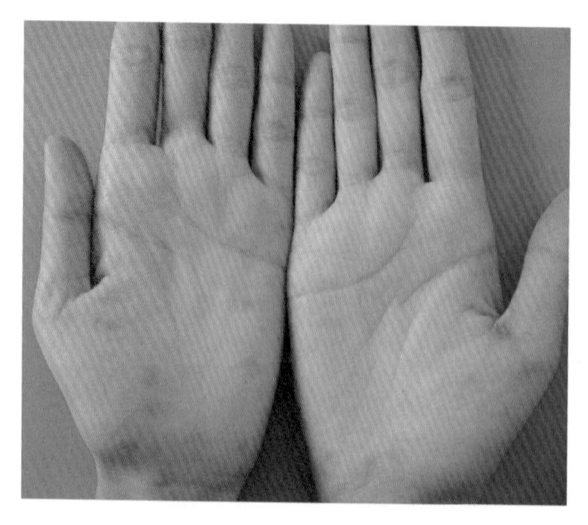

图2-56　双手掌对称性淡红斑

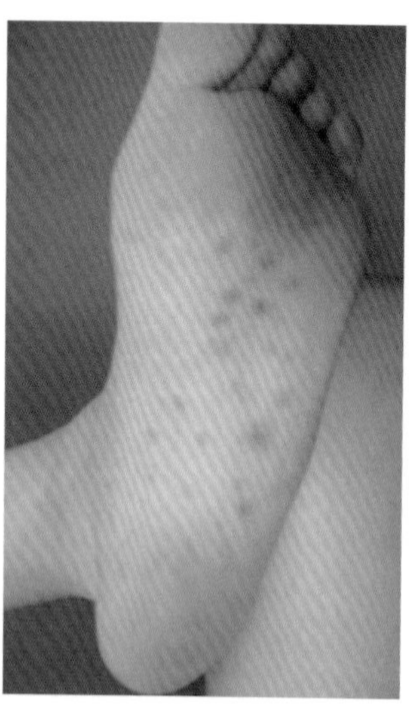

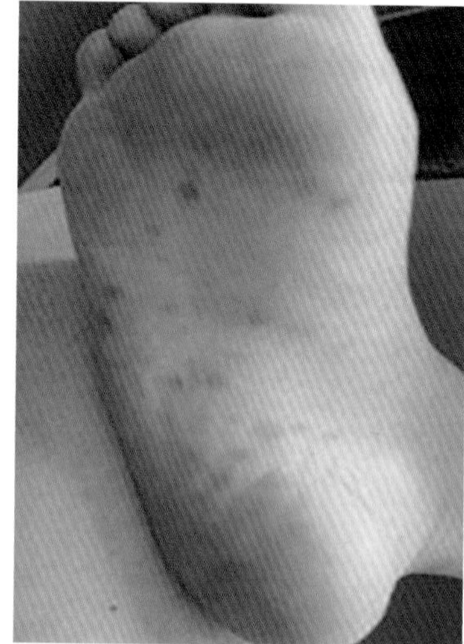

图2-57　双足底对双称性玫瑰红斑

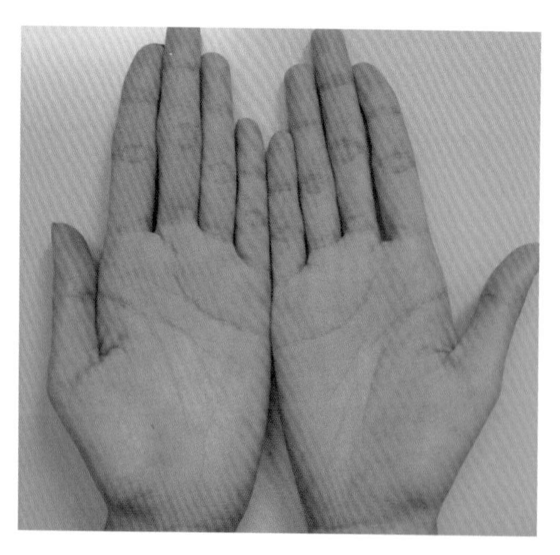

图2-58　双手掌皮疹基本消退

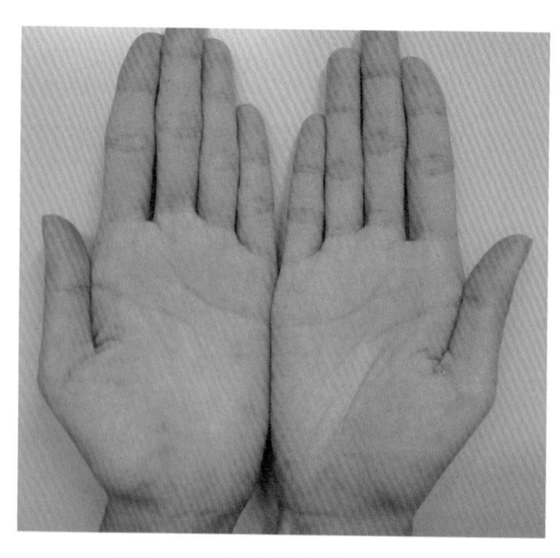

图2-59　双手掌皮疹完全消退

也有的大斑片样二期早发梅毒疹散布全身，斑疹边缘清楚，有鳞屑，类似副银屑病或银屑病治疗后的斑片或泛发性固定性药疹消退过程中的损害（图2-60）。一女性48岁患者，因躯干、四肢起暗红斑微痒2个月余，皮疹不断增多并扩大。先后经多家医院分别作为前述3种诊断并做了相应的对症治疗，其中以泛发性固定性药疹用了地塞米松静脉滴注约1周后，皮疹变淡，无新发疹，患者无痒无痛，激素减量至2周后停用。但近1个月来，体重增加，皮疹无消退，反而斑疹边缘脱屑。就诊时这种皮疹自然被怀疑为梅毒。做性病有关检查，HIV、SHV1、SHV 2均为阴性，TRUST 1∶128，TPPA 1∶2560。随即进行了规范的驱梅治疗，2个月后皮疹完全消退。3个月后复查TRUST 1∶32，TPPA 1∶2560；6个月后TRUST 1∶4，TPPA 1∶2560；1年后TRUST阴性，TPPA 1∶2560。随访3年TRUST阴性，但TPPA 1∶2560，已是血清学治愈，停止随访。

通常，掌跖梅毒疹较为常见，也是主要临床特点之一，往往与其他部位的皮疹同时发生，但大多后于其他部位的皮疹，不少患者仅单独发于掌跖部位。单独发生时是在二期梅毒后期，相当于感染1～2年内。先是质硬的丘疹，微红色或淡褐色，逐渐演变为淡黄色或污白色。3～5天后丘疹中央出现角质剥脱，边缘扩大固着，周边有红色或暗红色晕，中心游离，形成鳞屑性、斑疹性环状梅毒疹，对称而不融合。这些掌跖部对称性无明显自觉症状的鳞屑性红斑、暗红斑、暗褐色斑常是二期早发梅毒疹特征性损害，乍看起来极似典型的手足癣或银屑病的掌跖部鳞屑性皮疹（图2-61）。此时一定要认真

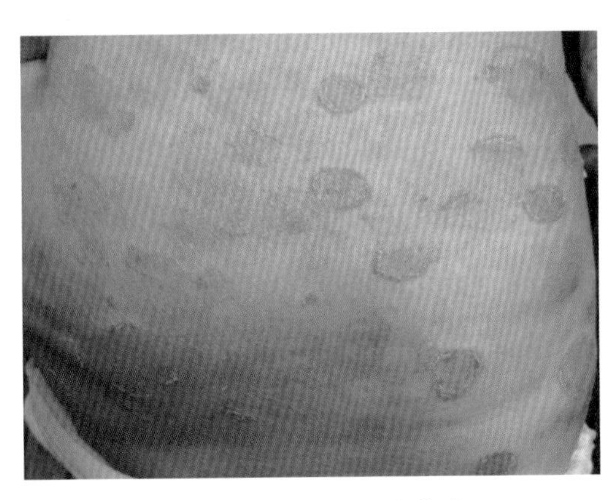

图2-60 银屑病样梅毒疹

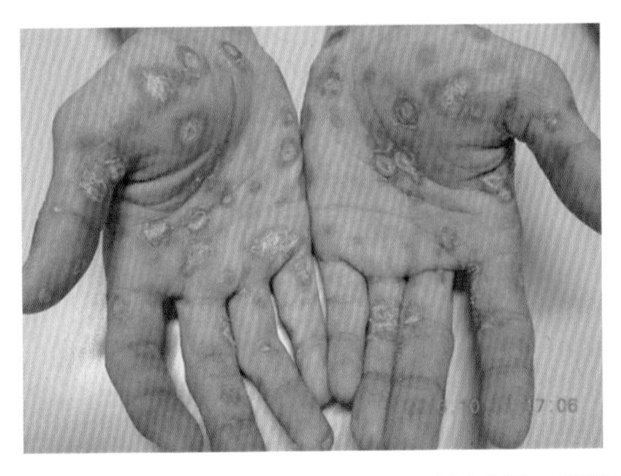

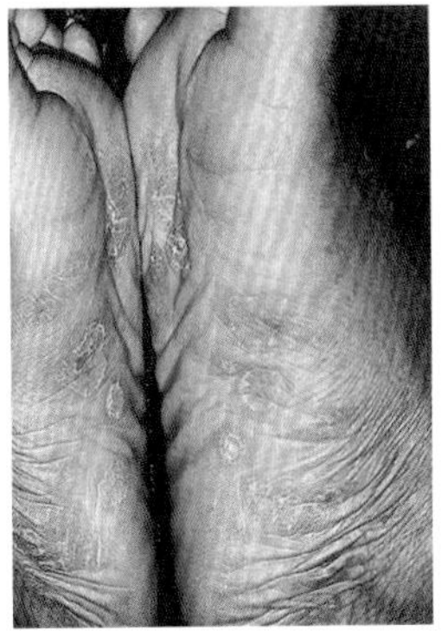

图2-61 双手足癣样二期梅毒疹

鉴别（参见第4章第二节）。掌跖梅毒疹除斑疹、丘疹外，也有对称性水疱疹或脓疱疹，极似掌跖脓疱病（图2-62）。掌跖部斑疹性性损害可多可少，大小不均，由于绝大部分患者无任何自觉不适，尤其是在足底部（图2-63），不知道何时发疹，患者常在洗脚时偶然发现而就诊从而确诊梅毒。

二期早发梅毒疹也可呈荨麻疹样改变，类似风团状，时淡时现，持续两三天，无任何自觉不适，颜色从淡红色或玫瑰红色到棕红色不等。常发生于双下肢，但也可以见于躯干，尤其是腹部（图2-64）。极少数情况下可引起网状青斑样损害。皮疹可发于躯干前面和侧面，多见于四肢近端内侧，无任何不适，多在2～3周消退，可遗留色素沉着或色素脱失斑。

斑疹型二期早发梅毒疹其组织学表现是非特异性的，一般表现为表皮正常，真皮血管周围少量淋巴细胞浸润，几乎没有浆细胞。

②丘疹型二期梅毒疹：较多见，约占二期梅毒疹的40%，多在感染后12周发生，或发生在梅毒性玫瑰疹消退后，也可与梅毒性玫瑰疹同时发生。

A.小丘疹型二期梅毒疹：也称梅毒性苔藓，发生较晚，一般在感染后1～2年发病，

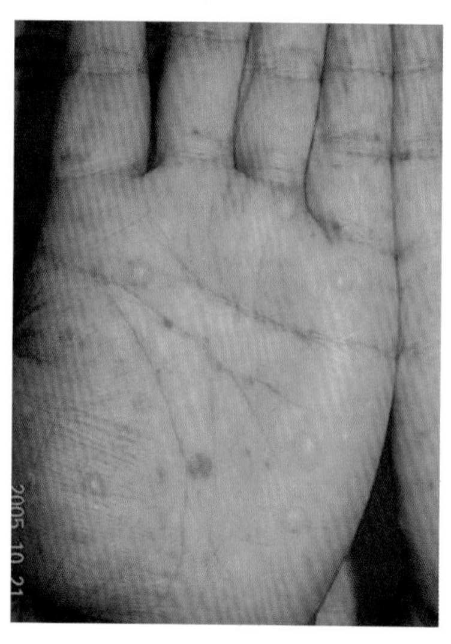


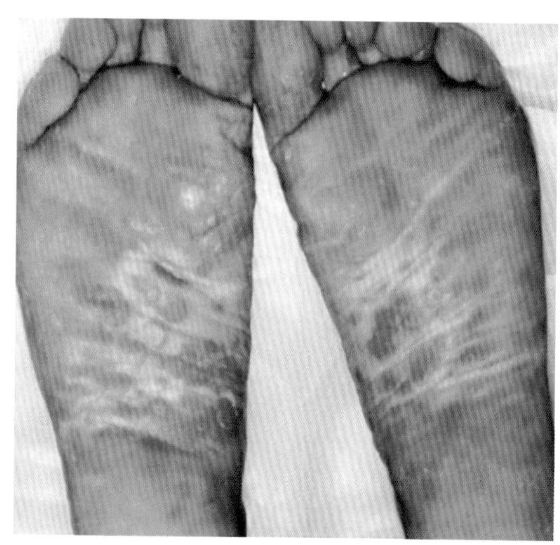

图2-62 掌跖脓疱病样梅毒疹

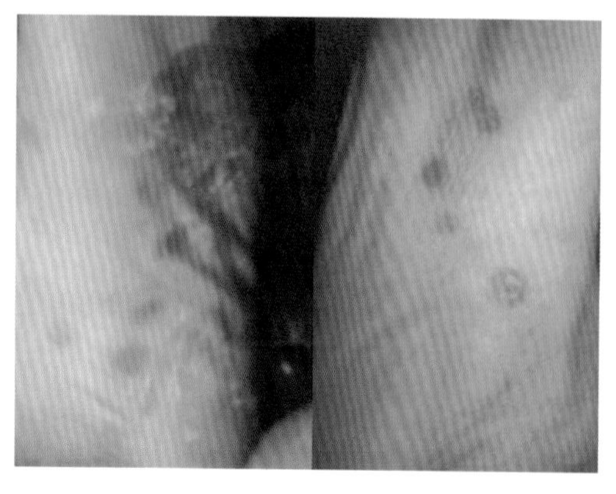

图2-63 掌跖银屑病样梅毒疹

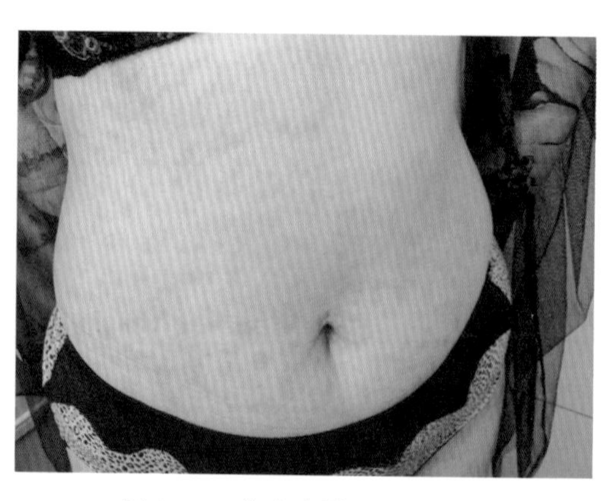

图2-64 荨麻疹样二期梅毒疹

且持续时间较长，未经治疗者2～3个月不消退。皮疹粟粒大小直径3～5mm，大多与毛囊一致，呈圆锥状，常为坚实的尖顶小丘疹，可散在、密集分布甚至苔藓化，呈淡红色或褐红色，表面可有鳞屑或结痂。发生在面部时极似粟丘疹（图2-65）。出现在手掌时形似角化型湿疹。皮疹在上肢时与带状疱疹极难区别（图2-66）。或有时散在呈毛囊炎样分布于腹部（图2-67），密集分布于躯干，丘疹表面有鳞屑时为丘疹鳞屑性二期梅毒疹（图2-68）。此外，有些小丘疹密集时可排列成环状或弧形，称为环状梅毒疹（图2-69）。环状梅毒疹多发生于黑种人。常见于面颊部，尤其是接近于口角部，可形成环状、弓形或回状稍隆起的浸润性嵴状隆起，表面可覆有少许鳞屑。嵴状隆起由许多细小的丘疹组成。发生在口角或鼻唇沟等处可形成中心性糜烂。小丘疹样二期梅毒疹与相应的皮肤病极为相似，但其不痛不痒，梅毒血清学阳性等可以鉴别。

B.大丘疹型二期梅毒疹：直径0.5～1cm。半球形浸润丘疹，初起呈红色，以后呈铜红色、灰褐色或火腿色，常高出皮面，浸润明显，边界清楚，表面光滑，晚期可出现鳞屑，当其脱屑时，在丘疹边缘可形成特征性的领圈状鳞屑。皮疹好发于颜面、躯干（图2-70）、四肢（图2-71）、阴囊、阴唇、肛门、腹股沟等处，也常见于掌跖部位（图2-72），具有特征性的掌跖部损害为质硬的黄红色斑，用钝针接触时可产生剧烈的触痛，称为Ollendorf征阳性，有诊断意义。若丘疹明显，基底浸润，表面有较多白色或灰白色的鳞屑及结痂，痂皮不易剥离，痂下有表浅糜烂，周围有红晕，外观上类似银屑病，称为银屑病样梅毒疹（psoriasiform syphilid），但患者常无痒痛感。此类梅毒疹并不少见，有的只发生于手足，尤其只局限于掌跖部位，常容易误诊。1996年8月，笔者曾接触过一例21岁男性患者，该患者掌跖部起鳞屑性丘疹近2个月，经按银屑病、湿疹或扁平苔藓诊治不但未见好转，反而不断增多。接诊时所见皮疹只在掌跖部，表现如同上述（图2-73）。患者诉两年前开始有不洁性交史，发病以来无任何自觉不适。于左足底外上缘做活检，表皮呈银屑病样改变，真皮毛细血管增生，内皮细胞肿胀，管腔有栓塞，其周围大量淋巴细胞浸润，并有少量浆细胞和中性白细胞（图2-74），符合梅毒改变。RPR 1∶64，TPPA 1∶2560，确诊为银屑病样二期梅毒疹。即行规范驱梅治疗的同时追诊到其中一个女性伴证实是潜伏梅毒。2周后复诊治疗时丘疹缩小变平，鳞屑已明显减少，部分皮疹消退，颜色变淡（图2-75）。3个月后复诊，皮疹已基本消退，大部皮疹消失，部分呈色素沉着斑（图2-76），RPR 1∶32，TPPA 1∶2560。1年后皮疹无复发，RPR阴转，TPPA 1∶2560。

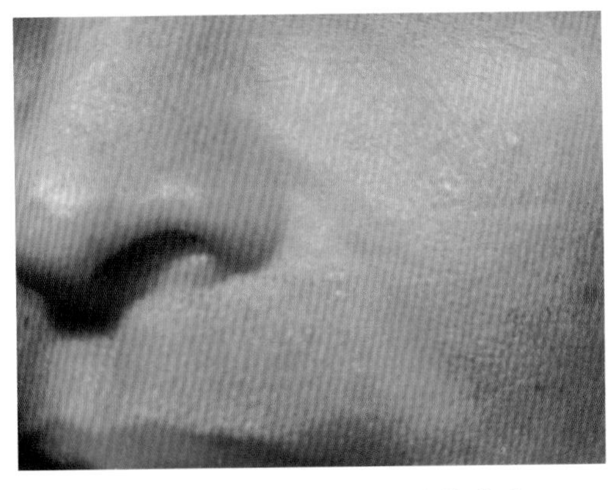
图2-65　面部粟丘疹样二期梅毒疹

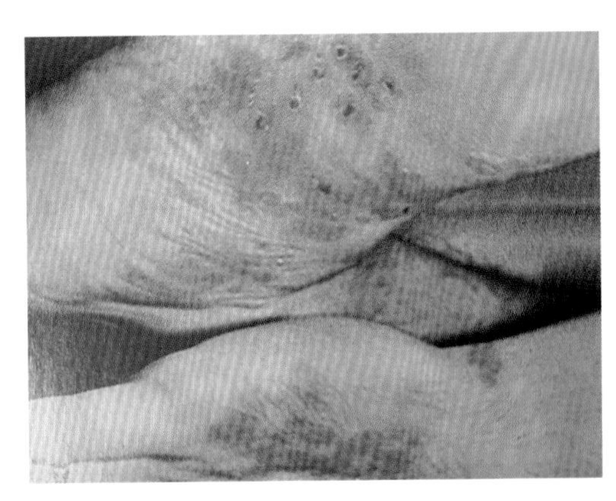
图2-66　带状疱疹样二期梅毒疹

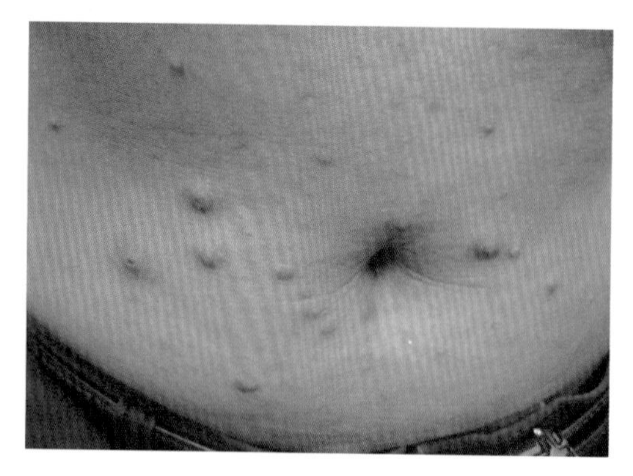

图2-67 腹部毛囊炎样二期梅毒疹

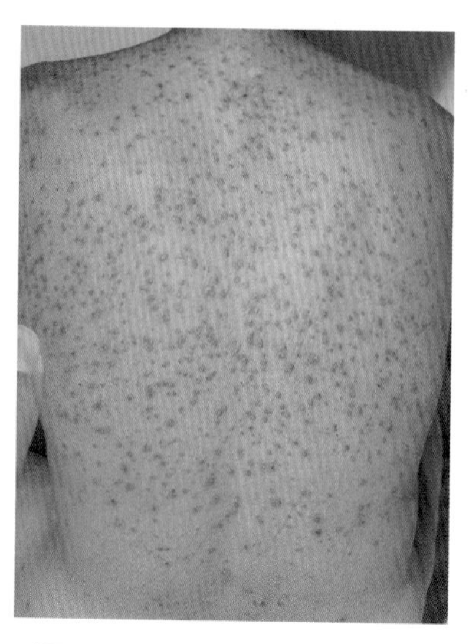

图2-68 丘疹鳞屑性二期梅毒疹

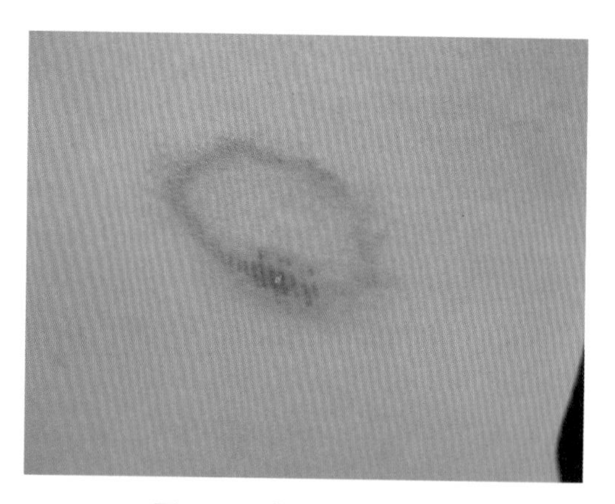

图2-69 背部环状梅毒疹

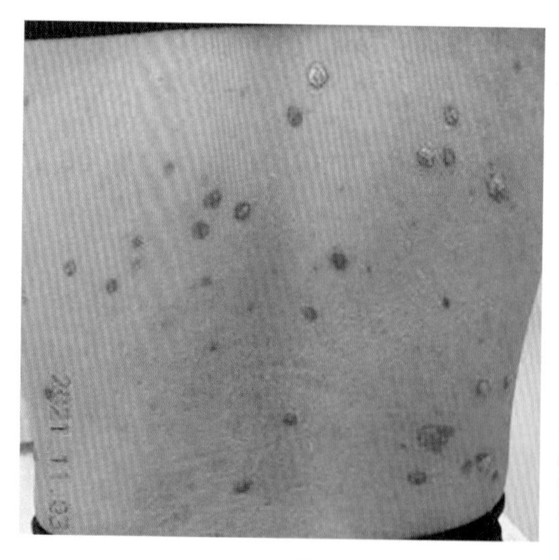

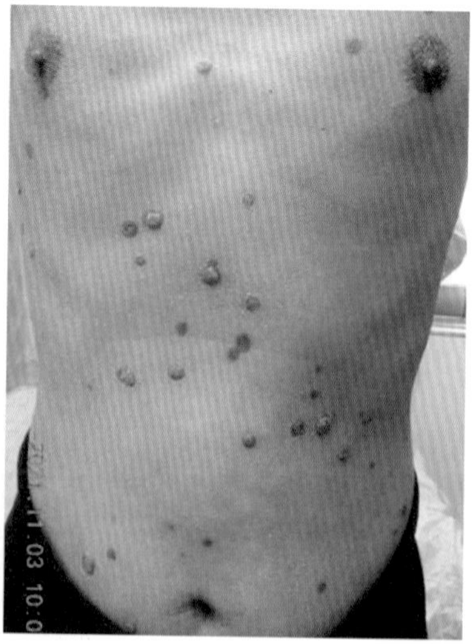

图2-70 躯干大丘疹型二期梅毒疹

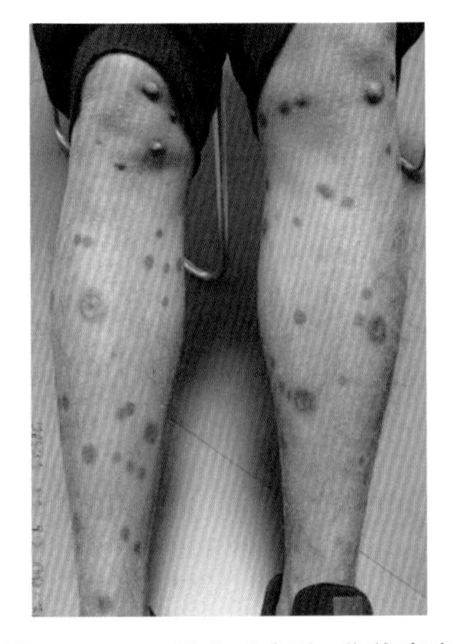

图2-71　双下肢大丘疹型二期梅毒疹

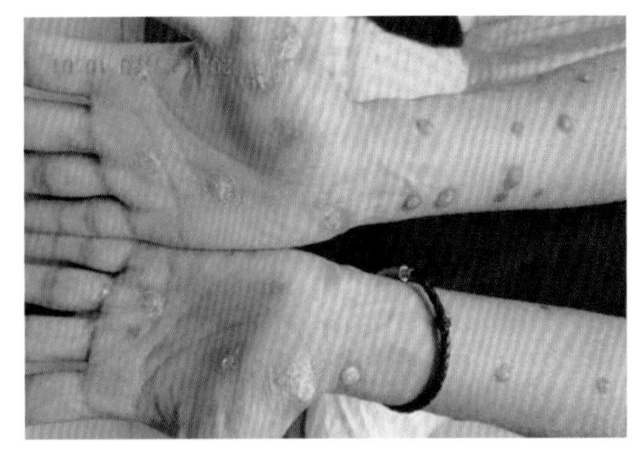

图2-72　双上肢大丘疹型二期梅毒疹

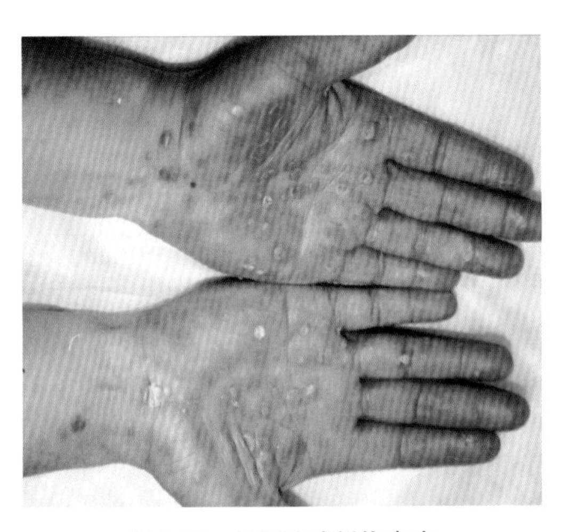

图2-73　银屑病疹样梅毒疹

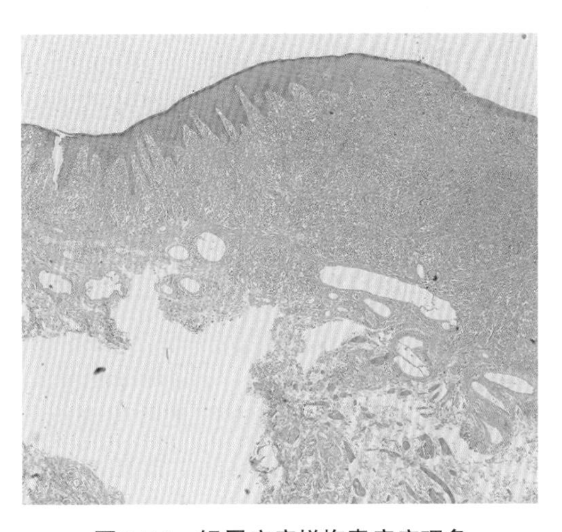

图2-74　银屑病疹样梅毒疹病理象

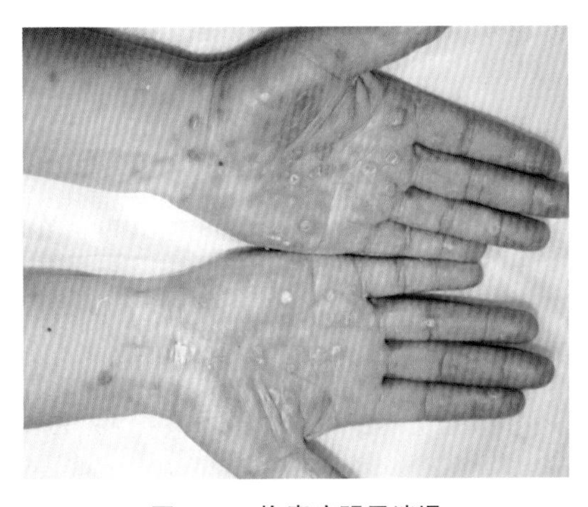

图2-75　梅毒疹明显消退

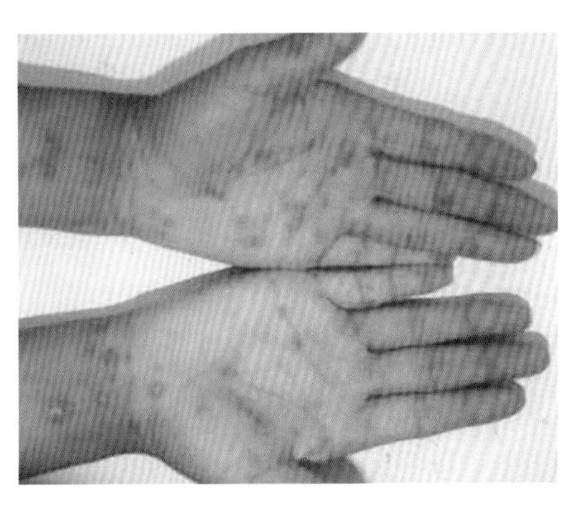

图2-76　梅毒疹基本消退

③斑丘疹型二期梅毒疹：直径约1cm，紫红色，分布与梅毒性玫瑰疹相同，但其很难在2～3周消退，消退较慢。有的斑丘疹不断增多扩大逐渐形成环状损害，形似环状肉芽肿。笔者曾接诊一男性患者，26岁，面部、阴茎头起环状的红色斑丘疹伴微痒10天来诊。既往体健，否认性病史，否认药物过敏史。查体：面部散在分布、大小不等、环状的红色斑丘疹，边缘隆起，基底浸润，表面有黄色结痂（图2-77），阴茎头也有同样损害（图2-78）。薄膜现象、点状出血征阴性。实验室检查：皮屑真菌镜检阴性，真菌培养阴性；血清：RPR 1∶64阳性，TPHA阳性，HIV阳性。皮损暗视野显微镜检查，见梅毒螺旋体（图2-79）。诊断为斑丘疹型二期梅毒疹。即行规范驱梅治疗，1周后复诊时皮疹大部分消退（图2-80）。因此，二期梅毒疹变化多端，形似斑丘疹、结节、斑块，可形成环状、马蹄状等损害时，要想到梅毒疹的可能，一定要做有关检查，以免误诊。

扁平湿疣（condyloma latum）是典型的斑丘疹性二期梅毒疹，并具有特征性。约10%的二期梅毒患者发生扁平湿疣，女性多于男性。尤其是二期复发梅毒时更为多见。湿疣损害内含大量梅毒螺旋体，传染性强。好发于外生殖器、肛门周围等皮肤皱褶多汗和潮湿部位。损害初起为扁平隆起的湿性丘疹，逐渐扩大或融合成斑丘疹或斑块或呈扁平、分叶的疣状损害（图2-81），其基底宽而无蒂，表面湿润、光滑或肥厚，常覆有灰白色、暗褐色或暗红色薄膜。直径0.5～3.0cm，损害可以孤立1个，也可以10～20个。多发者常见于肛门（图2-82）和外阴（图2-83），疣体形状、色泽基本一致，互不融合，但大小不一，损害不甚对称。多者可以群集成大片，外观极似外阴大汗腺痒疹或神经性皮炎（图2-84）。要注意与后两者相鉴别。该患者微痒，以致误诊为外阴大汗腺痒疹或神经性皮炎及湿疹，反复对症治疗无效，皮疹不断增多就诊，经活检后符合梅毒损害改变，做梅毒血清学检测后确诊为扁平湿疣，经规范驱梅治疗痊愈。亦有个别患者疣体聚集形如乳头状（图2-85）。此时要与尖锐湿疣相鉴别（详见第4章第二节）。此类患者常于二期复发梅毒时出现，可能是细胞免疫力增强，类似晚期梅毒损害。虽浸润明显，但不向深部浸润。少数患者因某些因素刺激除有微痒、灼热或微痛外，一般无自觉症状。除肛门、生殖器外，也可见于腋窝、脐部、腹股沟等处，少见于指（趾）间、甲沟、鼻翼和口腔等部位。这些部位的扁平湿疣若要确诊，除梅毒血清学支持外，尚需损害的病理支持，尤其是组织学检查到梅毒螺旋体。

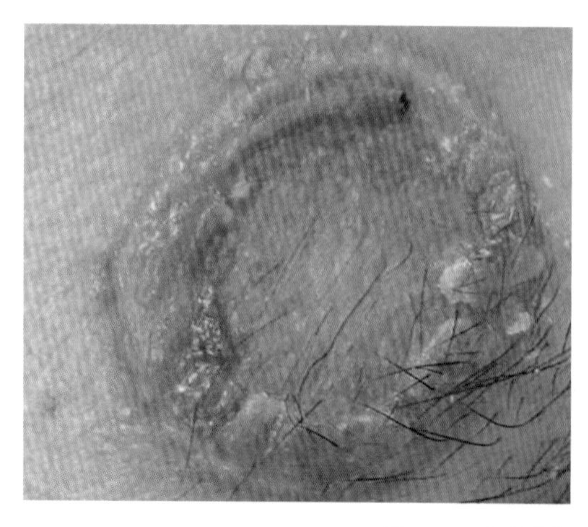
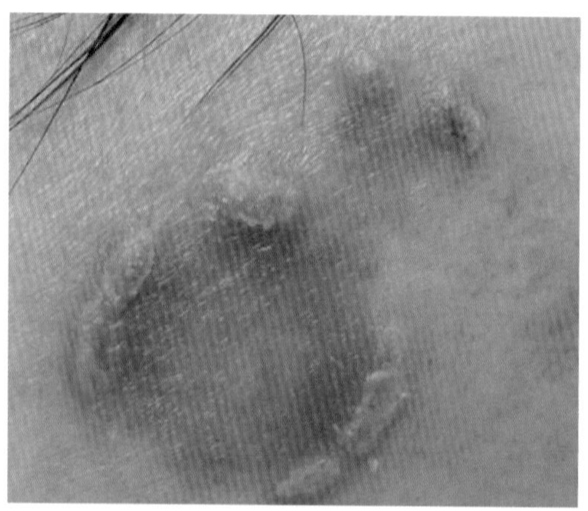

图2-77　面部斑丘疹型二期梅毒疹

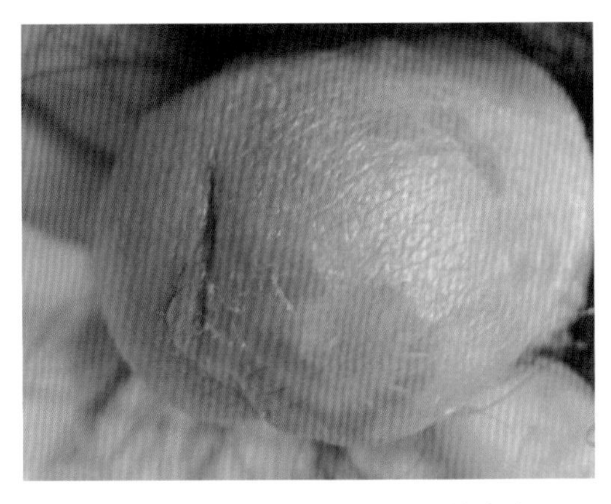

图2-78　阴茎头斑丘疹型二期梅毒疹

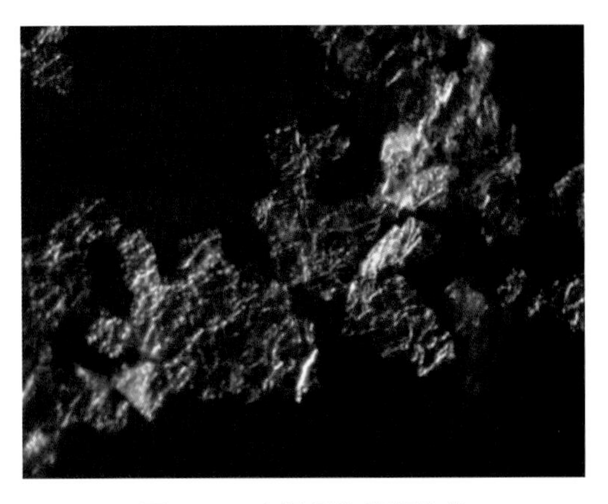

图2-79　皮损见梅毒螺旋体

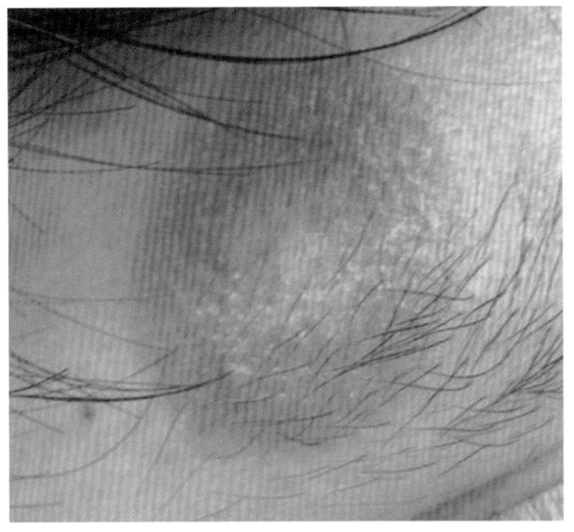

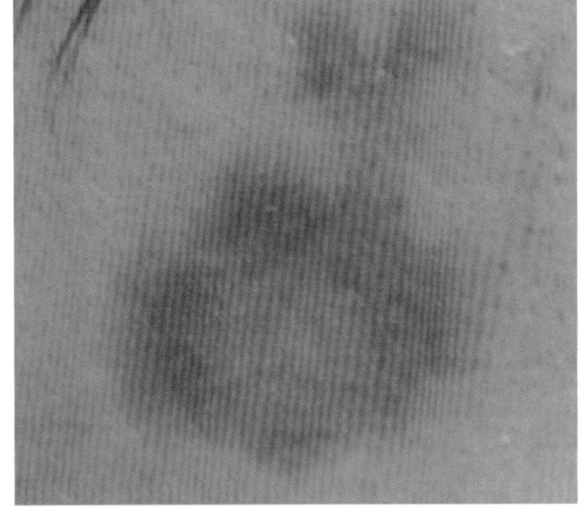

图2-80　面部皮疹大部分消退

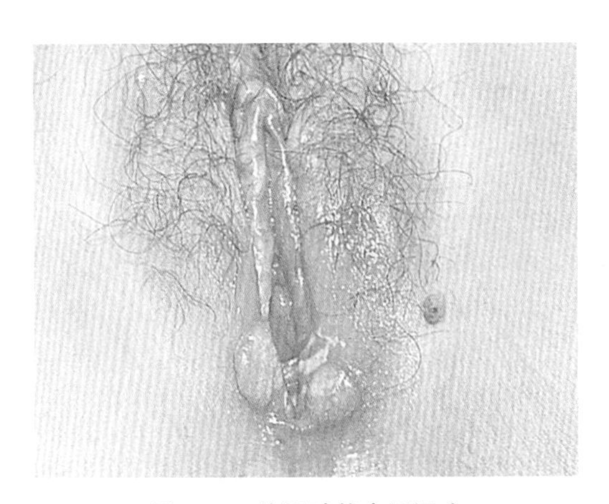

图2-81　外阴叶状扁平湿疣

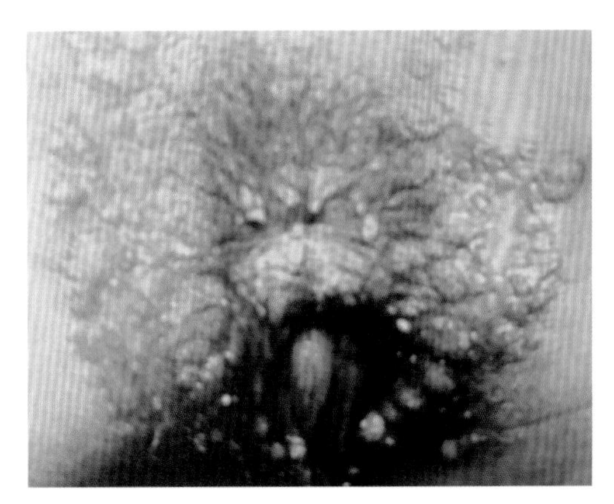

图2-82　肛周多发性扁平湿疣

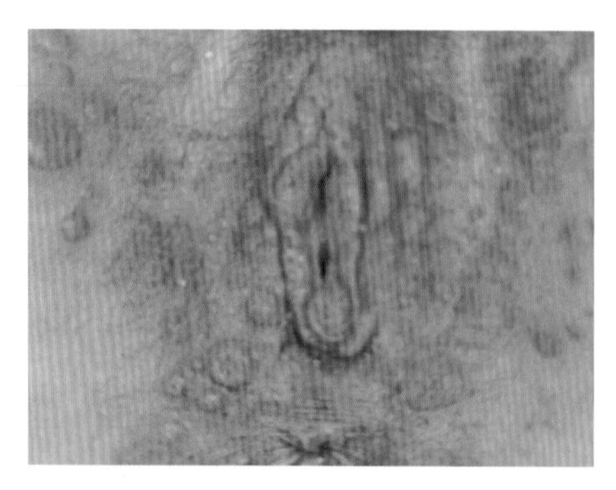

图2-83 外阴多发性扁平湿疣

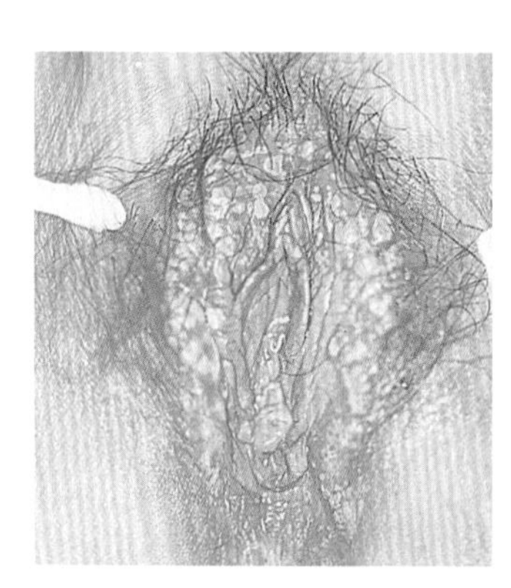

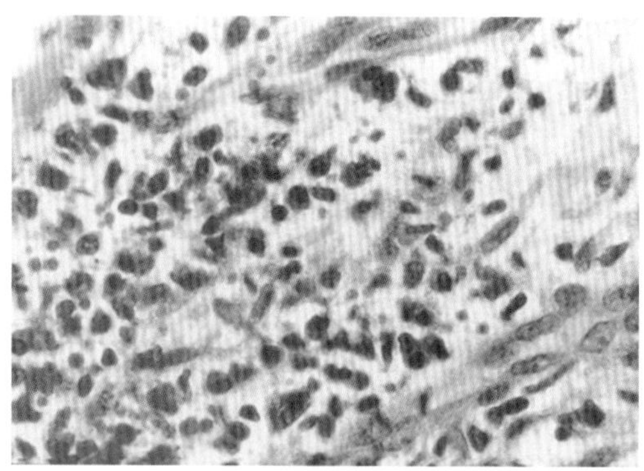

图2-84 外阴群集扁平湿疣及病理

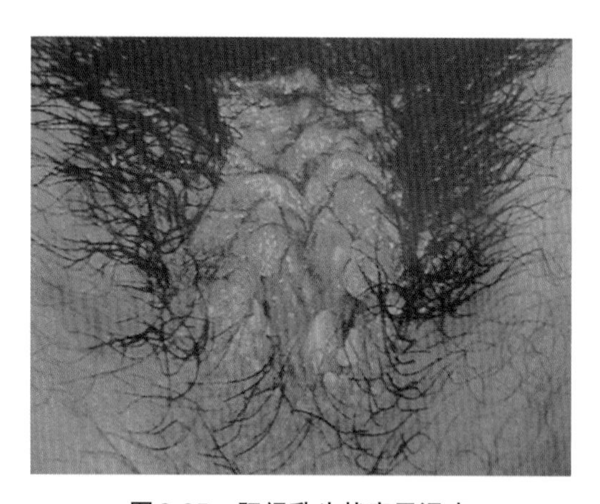

图2-85 肛门乳头状扁平湿疣

伞房花形梅毒疹是一种少见的丘疹型梅毒疹，多发生在二期梅毒晚期。中央有一大丘疹，周围绕以一组很小的卫星状丘疹。

④丘脓疱疹型二期梅毒疹：较少见，约占二期梅毒疹的4%。初起为无症状性丘疹，随后丘疹顶端发生脓疱，内含淡黄色脓液，干涸后结淡黄色或铁锈色痂，有渗血者结血痂，痂脱落后形成小瘢痕。部分损害周边不断出现丘脓疱疹而呈圆形或椭圆形溃疡，边

缘呈环形堤状隆起。多发生于营养不良或身体虚弱者，尤其AIDS患者。常对称发生于掌、跖部位、四肢和躯干。

患者男，29岁，躯干、四肢发现丘脓疱疹，无明显自觉症状2个月，视力下降1周就诊。2个月来丘脓疱疹不断增多向周边发展扩大隆起，中央结痂，皮损出现结痂后稍痒，无痛感。既往体健，有非婚性行为史。查体：躯干、四肢见数十个0.5～3.5cm圆形或椭圆形溃疡，溃疡边缘界清，呈堤状隆起，中央显淡黄色、暗红色或铁锈色结痂（图2-86，图2-87）。

实验室检查：皮屑真菌镜检阴性，TRUST 1∶128阳性，TPPA阳性，血清HIV阳性。病理检查：表皮角质层被片状变性坏死中性粒细胞及浆液覆盖，棘层轻度肥厚伴上皮脚延长，棘细胞间有小脓疱形成。真皮血管内皮细胞肿胀，管腔变窄，个别有血栓堵塞。血管周围有大量以浆细胞为主的弥漫片状炎症细胞浸润（图2-88，图2-89）。符合梅毒疹改变。

诊断：a.丘脓疱疹型二期梅毒疹；b. AIDS。

治疗：苄星青霉素240万U，双侧臀部注射，每周1次，共3次。1周后复诊视力渐好转，2周复诊时皮疹明显消退（图2-90，图2-91），视力恢复约80%（患者很可能合并视神经梅毒）。

⑤脓疱型梅毒疹（pustular syphilid）：是二期梅毒疹中少见的损害，脓疱广泛分布于躯干和四肢，并可累及面部，特别是前额。脓疱常发生在红色浸润性损害基底上，内含淡黄色脓液，干涸后结痂，形成表面结痂下小溃疡，长期不消退。可有痤疮样、蛎壳样等损害。患者多有营养不良或身体虚弱，同时伴有较重的全身症状。可以泛发于面部、躯干及四肢，一般为直径0.5～2.0cm大小的圆形或椭圆形暗红至鲜红色斑块，边界清楚，表面覆盖红褐色或黑褐色痂，痂较易剥脱而露出中央凹陷面，轻度糜烂并有少许浆液渗出，极似蛎壳样银屑病（图2-92）。既无疼痛，也无瘙痒，且组织病理表皮虽有角化过度，部分表皮突延长，真皮大量浆细胞浸润，且有时呈团块状，这是梅毒的特征，而银屑病无此病理改变。同时患者梅毒血清学检测结果RPR 1∶64，TPPA 1∶2560，证实为蛎壳样二期梅毒疹。经规范驱梅治疗后痊愈。

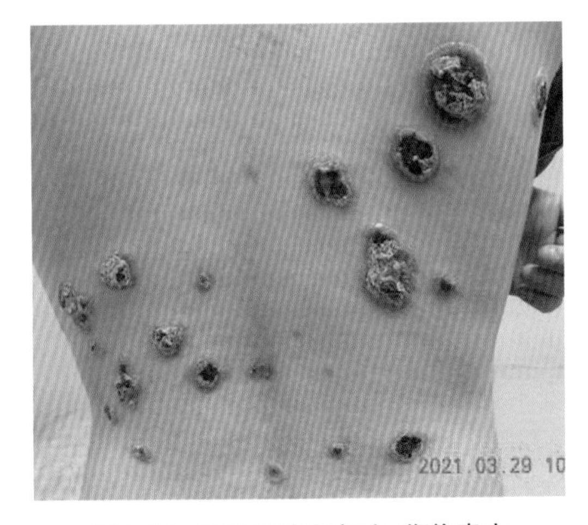

图2-86　背部丘脓疱疹型二期梅毒疹

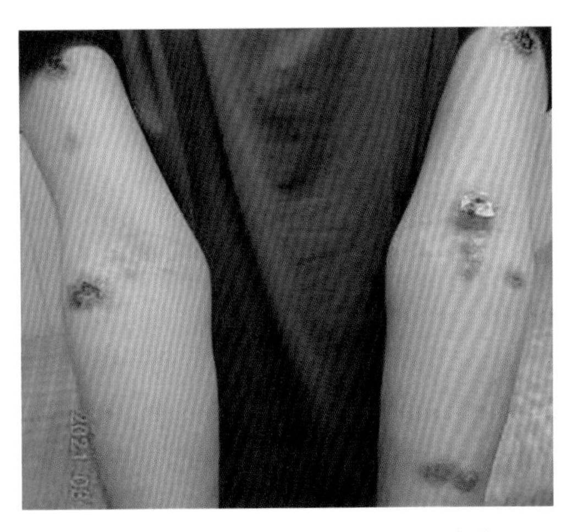
图2-87　上肢丘脓疱疹型二期梅毒疹

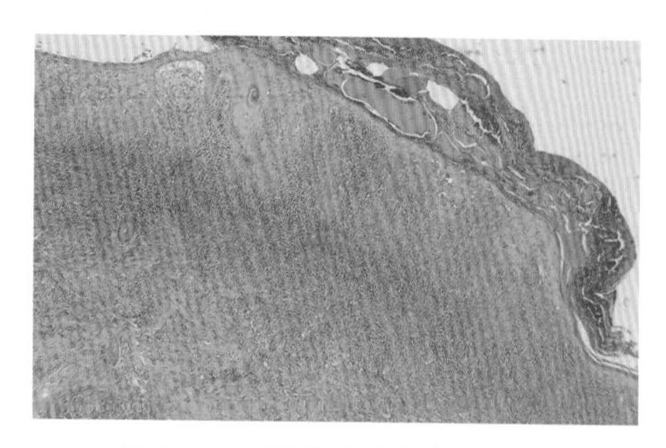

图2-88　丘脓疱疹型梅毒（低倍）

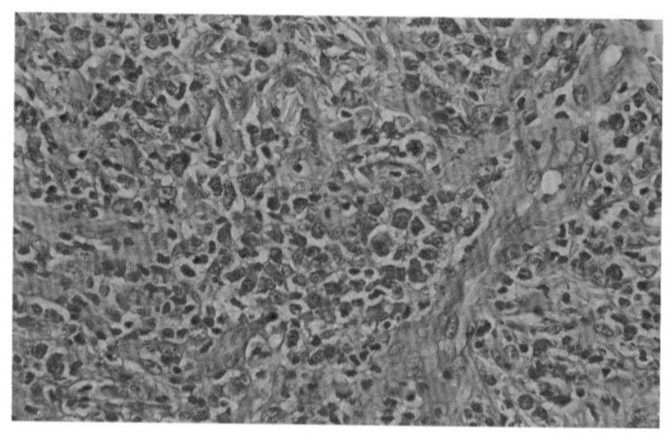

图2-89　丘脓疱疹型梅毒（高倍）

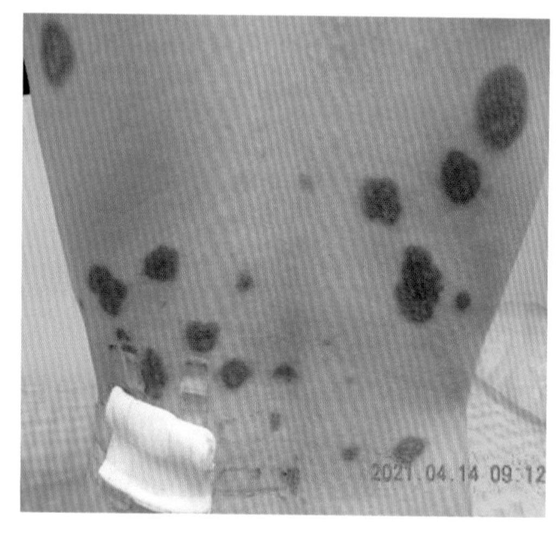


图2-90　背部梅毒疹明显消退

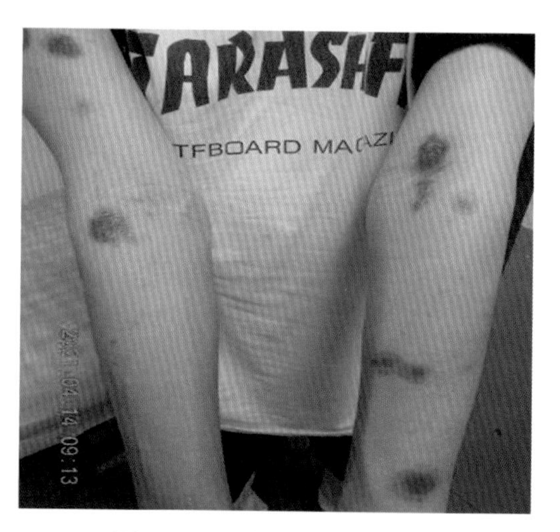

图2-91　上肢梅毒疹明显消退

⑥水疱型二期梅毒疹：此型患者罕见，故很多著作和文献中极少描述。皮疹发生于手足及全身各个部位，可相对对称。可以是小水疱类似汗疱疹，也可以是大疱类似天疱疮。水疱隐现，均无痒痛等自觉症状，不易察觉，往往发现时已呈剥蚀或糜烂面。2002年5月初，一位妊娠18周的25岁孕妇在产检时发现身体各处皮肤有水疱糜烂性损害转来就诊，自述皮疹近半个月前已不知不觉发生，逐日增多，不痛不痒，几乎散布全身（图2-93），既不像湿疹，也不像天疱疮或其他皮炎，且无自觉症状，再加上妊娠，无疑要排除梅毒，结果梅毒血清学检测RPR 1∶128，TPPA 1∶2560，再追查其丈夫也是现症梅毒患者。夫妻均经规范驱梅治疗痊愈。

⑦黏膜二期梅毒疹：约1/3的二期梅毒患者发生黏膜损害。见于口腔、舌、咽、喉或生殖器部位。最常见的早期黏膜损害为梅毒性咽喉炎和弥漫性咽炎，后者可伴有扁桃体炎和喉炎，表现为局部红肿、糜烂甚至溃疡，可出现声音嘶哑甚至失声。口腔及舌黏膜还可以出现或大或小、边界清楚的红斑，表面糜烂，或覆盖白膜，甚至伴发二期结节溃疡性梅毒疹（图2-94），结节损害内含大量梅毒螺旋体。该患者驱梅治疗2周后明显消退，舌表面梅毒性白膜消失，舌后侧结节已变平且轻度萎缩（图2-95）。

在大丘疹性梅毒疹发生的同时，口腔等处黏膜尤其舌体可出现边界不清的浸润性红斑，表面覆盖有细软的潮湿膜或显灰白色的糜烂面（图2-96），往往漱口、刷牙时容易碰损渗血，但则无疼痛，这是二期梅毒的特征性黏膜损害。此外，还有各种梅毒性舌炎，表现为非对称性、厚薄不均，表面可光滑、粗糙或肥厚的黏膜白斑，不易刮除（图2-97）。同样无任何自觉症状，极似白念珠菌性舌炎，此时一定要注意与之鉴别。该患者舌体上白膜不断增多已2个多月，反复多次念珠菌检测均呈阴性，同时按念珠菌感染治疗亦无效，从而做梅毒有关检查而确诊，最终获得治愈。

⑧梅毒性白斑（syphilitic leukoderma）：早期梅毒性白斑较少见，加上对其认识不足也不能及时发现，有的患者不知不觉自行消失，也有些患者随着其他梅毒的治疗而治愈。事实上梅毒性白斑并非少见。女性多见于男性，可分为原发性和继发性两种。原发性梅毒性白斑是由于梅毒螺旋体侵犯所致的损害，常对称分布，为圆形、椭圆形或不规则形，可大可小，也可以是大片状，大多边缘清楚，表面光滑，无明显脱屑，也无任何自觉不适。白斑多见于外阴、肛周（图2-98）及大腿内侧，也常好发于颈部，亦可见于腰背、腋窝等处。有时与白癜风很难区别（具体参见第2章第四节）。经规范驱梅治疗后可恢复正常肤色。也有的病例未经治疗也会恢复。继发性梅毒性白斑是二期梅毒疹消退后留下的白斑，原发梅毒疹经规范驱梅治疗后一段时间也可恢复正常。

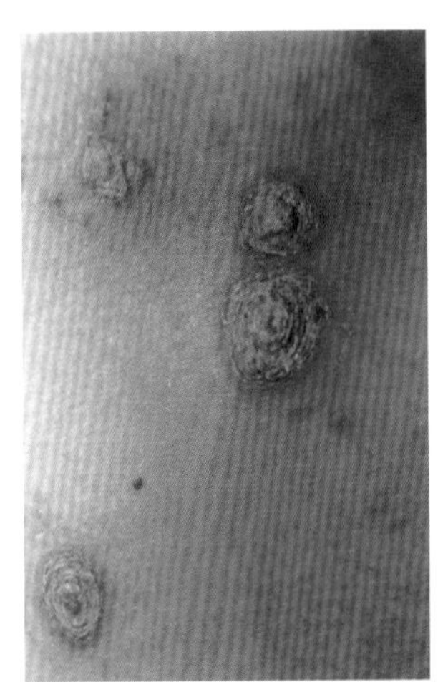
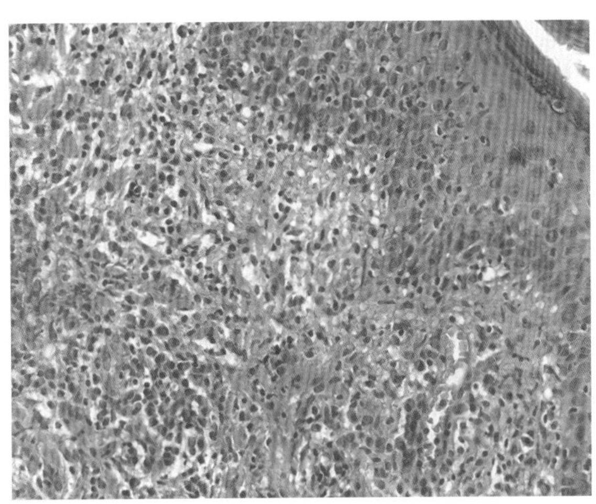

图2-92　蛎壳样梅毒疹及病理

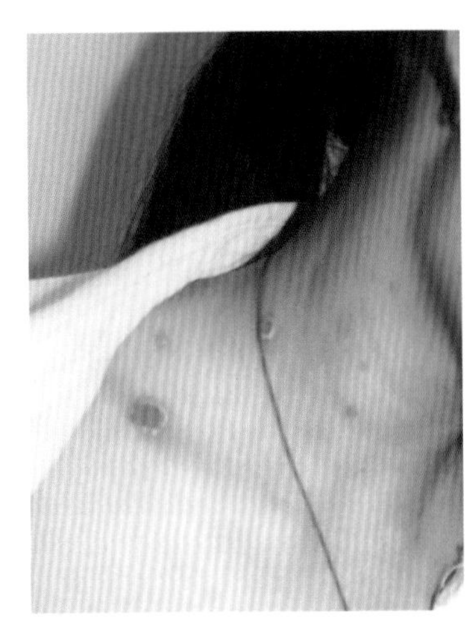
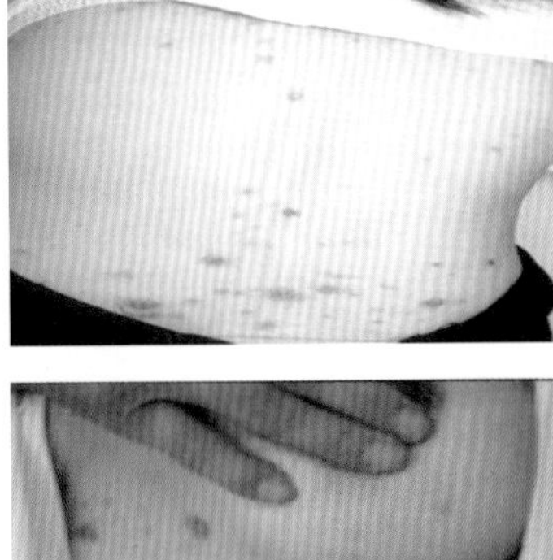
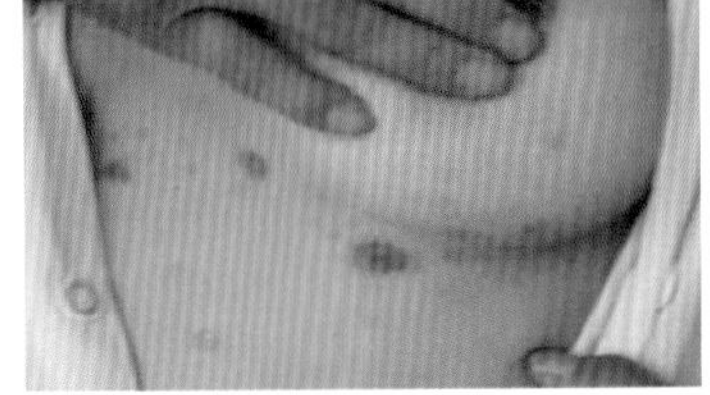
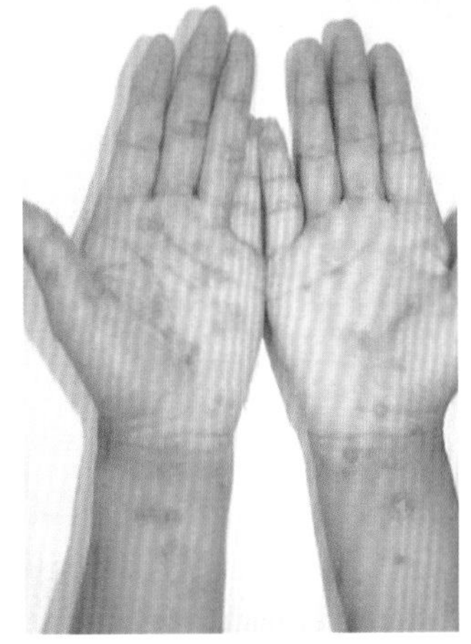

图2-93　天疱疮样二期梅毒疹

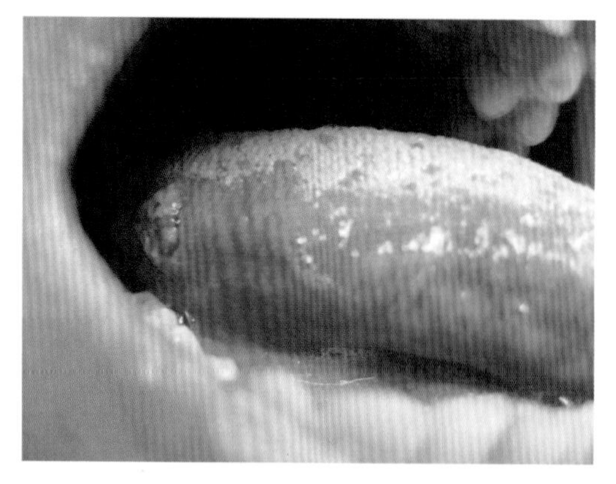

图2-94 舌二期黏膜、结节溃疡性梅毒疹

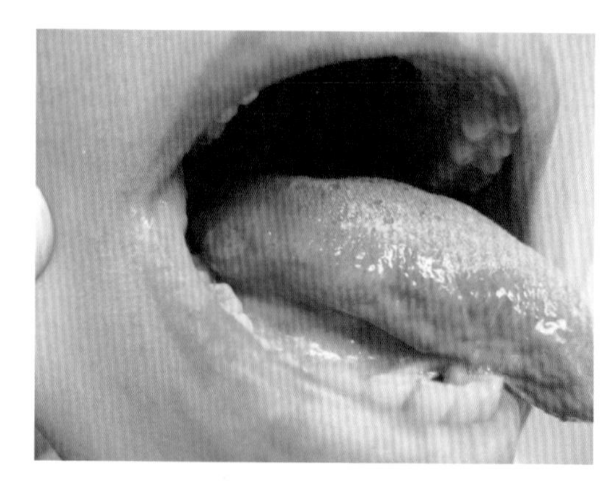

图2-95 驱梅2周后口腔损害基本消退

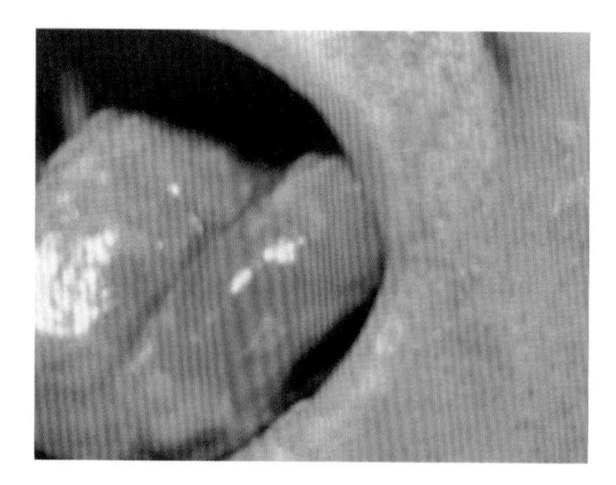

图2-96 口腔黏膜二期梅毒疹

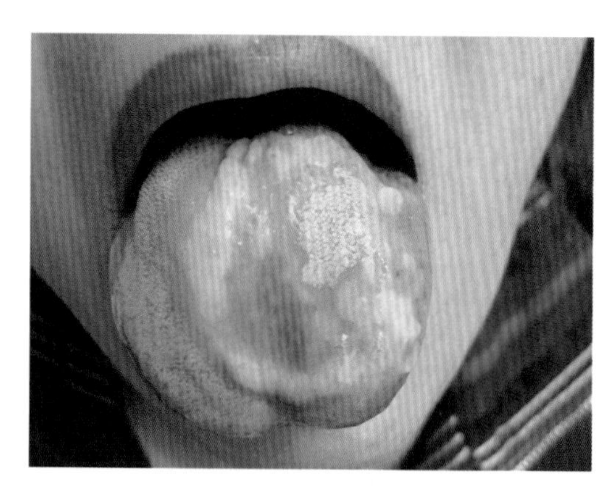

图2-97 念珠菌舌炎样二期梅毒疹

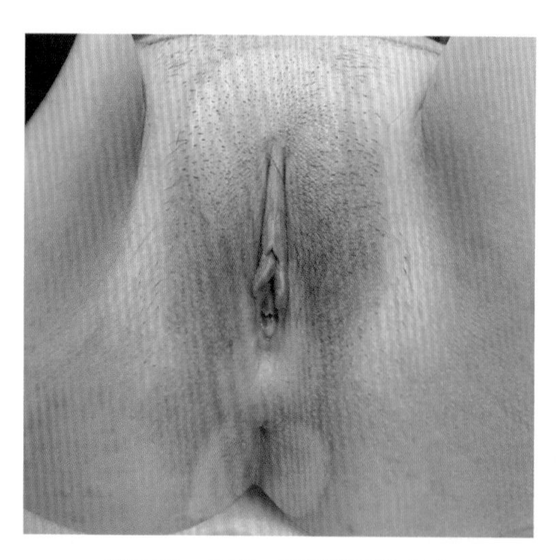

图2-98 外阴、肛周梅毒性白斑

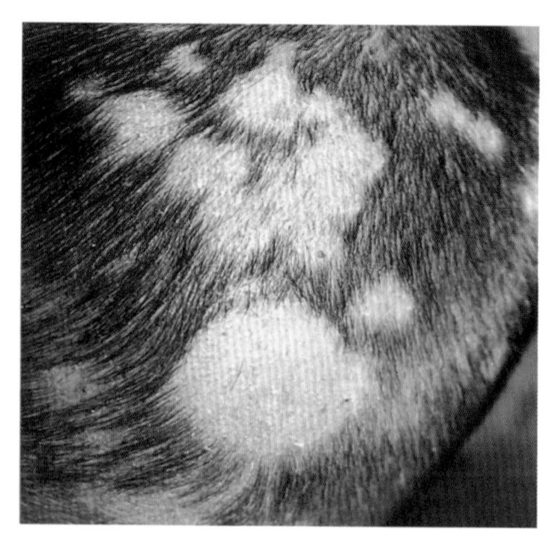

图2-99 头癣样梅毒性秃发

⑨色素性梅毒疹（syphilitic pigmentation）：又称梅毒性色素沉着斑。多为二期梅毒疹消退后继发性色素沉着，表现为黄豆大小、不规则的灰黑色斑。部位不定，常与其前的二期梅毒疹尤其玫瑰疹型和丘疹型梅毒疹的发病部位及其大小相适应（图2-48，图2-53，图2-54）。原发梅毒疹痊愈后，其色素沉着斑也会随之消失。

⑩梅毒性秃发（syphilitic alopecia）：约10%的二期梅毒患者出现梅毒性秃发。这是由于梅毒螺旋体侵犯毛囊漏斗下部至峡部稍上方的外毛根鞘处（这些部位局部有大量的梅毒螺旋体和相应一致的细胞浸润）或累及颈交感神经所致，毛发区域微细血管阻塞，供血不足，从而引起毛发脱落。但由于梅毒螺旋体未侵入毛乳头，局部也无相应的细胞浸润，故推测造成梅毒性秃发可能与梅毒螺旋体侵入部位有关，之所以不完全性脱发斑片为多，也许是梅毒螺旋体未侵入毛乳头而侵犯毛囊较上部位的原因。患区头发可表现为梅毒性斑秃，约为0.5cm或更大的秃发斑，大小不等，表面可有灰白色鳞屑，不痛不痒，形似头癣或银屑病（图2-99），或似脂溢性脱发（图2-100），此时注意与头癣、银屑病造成的脱发或脂溢性脱发区别。梅毒性斑秃也可表现为弥漫性脱发，形如虫蚀状，面积较大，长短不一，头发稀疏。梅毒性秃发严重者眉毛、腋毛、胡须及阴毛都可脱落。但由于其未侵入毛乳头，故其不是永久性脱发。若能及时治疗，头发可以在6～8周再生。似脂溢性脱发（图2-100）患者同时还有二期梅毒疹,TRUST 1∶128阳性，TPPA阳性，经规范驱梅治疗4个月后，TRUST滴度下降的同时，头发基本再生至正常（图2-101）。有些患者即使不治疗头发也可以再生。

⑪梅毒性甲病（syphilitic nail disease）：可表现为甲沟炎和甲床炎。甲沟炎主要表现为甲沟单侧或两侧局部红肿，可有轻度压痛，但一般疼痛不剧烈。晚期可形成糜烂、溢脓或溃疡，并可出现甲变形及厚甲。梅毒螺旋体可同时或单独侵犯甲床引起甲床炎，甲床内细胞浸润性炎症，表现为甲床肿胀、指（趾）端红肿，甲板下肿胀，呈红色或铜红色，晚期甲变厚、浑浊（图2-102）、纵沟、破碎、变形、残缺甚至脱落。这些改变都要与各种甲真菌病认真鉴别。甲真菌病病程进展缓慢，可累及多个指、趾甲，常先后伴有手、足癣，真菌镜检阳性，真菌培养阳性。而梅毒性甲病虽然临床表现明显、严重，但患者常无明显自觉症状。真菌镜检阴性，梅毒血清学检测为双阳性。梅毒性甲病也可自行消退，并可重新生出正常的甲板。若能及早确诊、及时治疗，一般恢复良好。

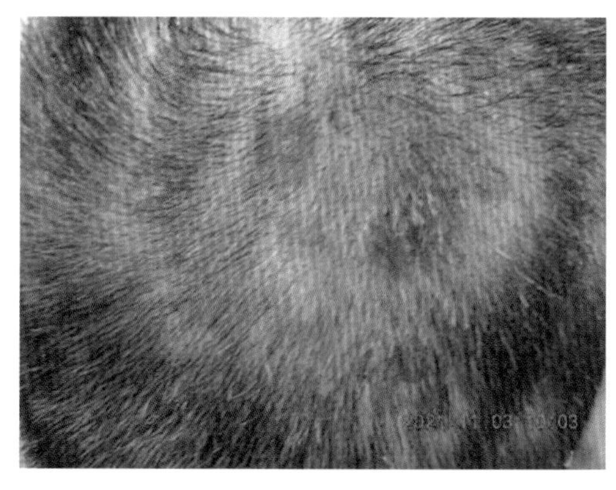

图2-100　脂溢性皮炎样梅毒性秃发

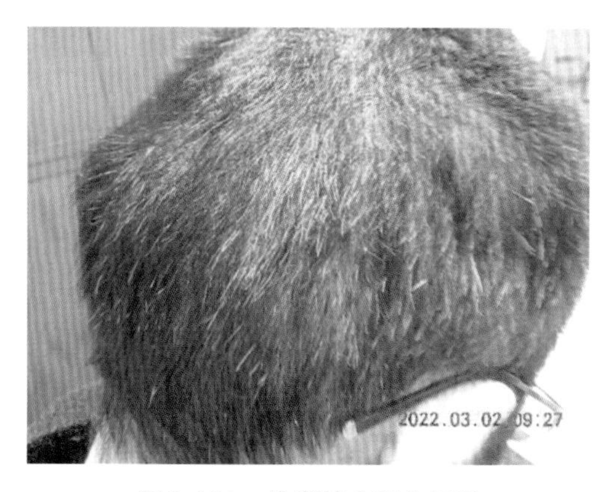


图2-101　头发基本再生正常

（2）二期复发梅毒疹：二期早发梅毒疹经2～3个月后可自行消退或治疗后更早消退。25%的未治疗的患者可复发，多在1～2年复发，称为二期复发梅毒疹，也是二期复发梅毒的皮肤表现。但是，由于我国政府重视防治，在全体医务人员的共同努力下，大多数梅毒患者都获得了治疗，因而二期复发梅毒疹少见，且临床表现也不典型，给临床诊断带来很多困难。因此，必须认真观察，注意发现，才能及时诊治。一般二期复发梅毒疹的特点如下。

1）皮肤、黏膜均可发疹，损害与二期梅毒疹相似，但数量少，皮疹较大，形状奇异，可呈环形、半月形、花朵形、蛇行状等，局限分布，不对称，对组织的破坏性大。

38岁男性患者，两年前因早发二期梅毒疹曾做了治疗，但从未复查过梅毒血清学，1个月前发现左侧大腿有一环状掌紫红斑，无任何不适，皮疹不断扩大、增多来诊。其单侧左大腿玫瑰花朵形的奇特皮疹（图2-103），加上曾患过梅毒，其妻同期也患梅毒，自然怀疑为二期复发梅毒疹，后经各种有关检查确诊，经规范驱梅治疗而痊愈。愈后大多留下色素沉着，个别遗留浅表瘢痕。

很多二期复发梅毒疹与二期早发梅毒疹不易鉴别，也很难与一般常见的皮肤病区分，但其常局限在某一部位。如单一侧乳房环状麟屑性二期复发梅毒疹（图2-104），腹部单一性青铜色斑块状二期复发梅毒疹（图2-105），一侧胸前结节溃疡性二期复发梅毒疹（图2-106）等。这些损害都有其独特之处，诊断时一定要注意发现。然后结合病史、性接触史及治疗史和梅毒的各项有关检查，尤其是病理组织学检查和找到梅毒螺旋体等而确诊。

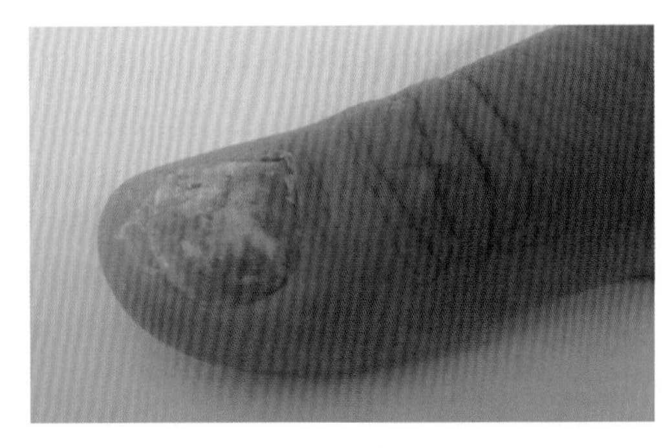

图2-102　梅毒性甲病

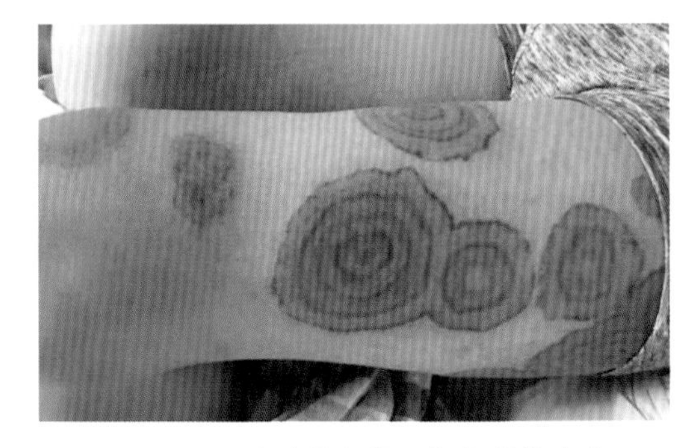

图2-103　玫瑰花朵状二期复发梅毒疹

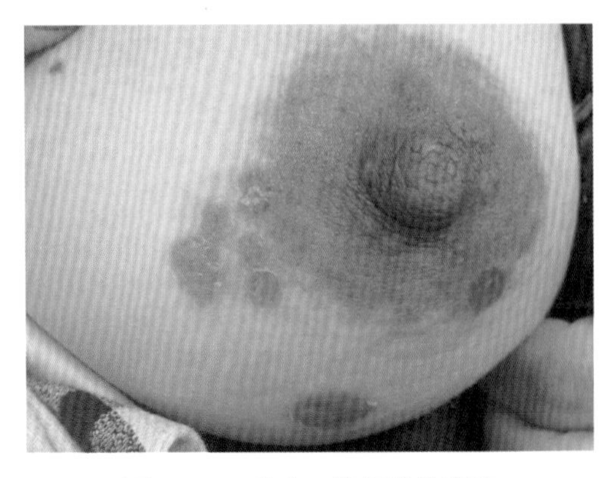

图2-104　乳房二期复发梅毒疹

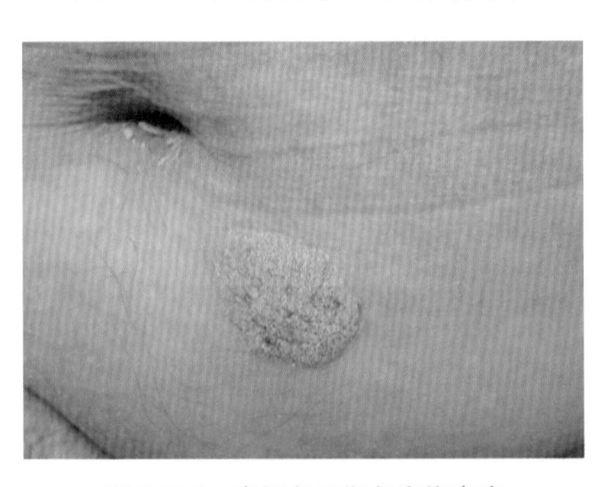

图2-105　青铜色二期复发梅毒疹

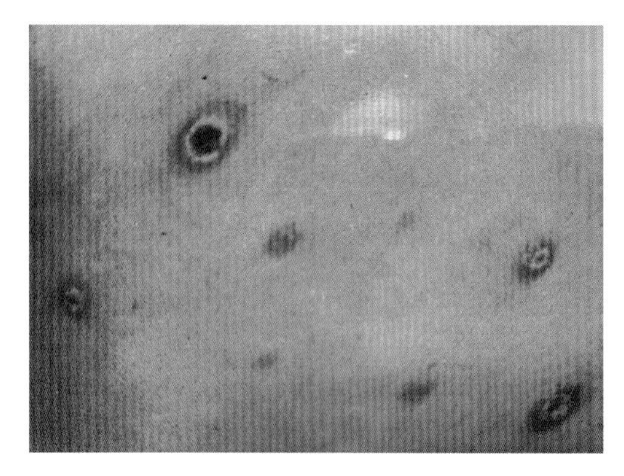

图2-106　右胸丘疹坏死性二期复发梅毒疹

2）好发于前额、口角、颈部、掌跖和会阴及皱襞部位。掌、跖皮损常见暗红色斑疹，基底轻度浸润，表面尤其是边缘显成圈状鳞屑，损害大小不一，也不对称，亦无自觉症（图2-107），有诊断意义。

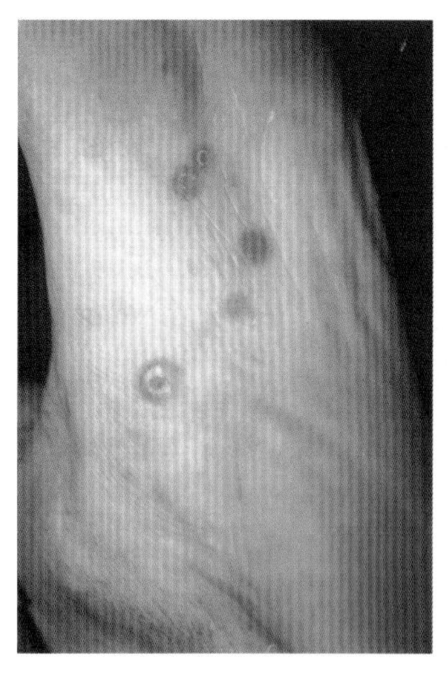

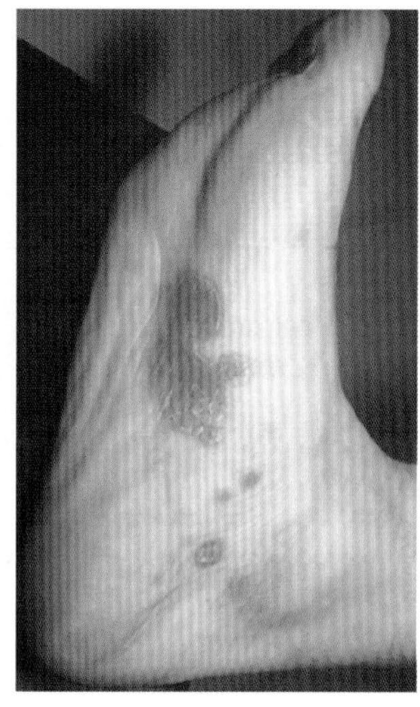

图2-107　双足底二期复发梅毒疹

3）二期复发梅毒疹浸润性强，持续时间长。

4）多因未治疗或治疗不彻底（不正规治疗）或免疫功能下降所致。

5）皮疹同样无痒无痛等自觉症，损害含有多少不一的梅毒螺旋体。

二期早发梅毒疹与二期复发梅毒疹的区别：前者发病时间较早，一般在梅毒螺旋体感后8～12周，后者1～2年；前者皮疹多形、对称、多而泛发，浸润较轻，持续时间较短，一般2～3个月自行消退，不留痕迹或有轻微色素沉着，而后者皮疹形态奇异，不对称，少而局限，浸润较重，持续时间较长，愈后常有色素沉着甚至浅表瘢痕。虽则如此，有时在临床上不易区别，但只要能确诊为二期梅毒疹，即可立刻进行驱梅治疗。

（3）恶性梅毒：恶性梅毒（malignant syphilis，也称nodulo-ulcerative syphilis）是由梅毒螺旋体感染引起的二期梅毒变异表现。大都有明显的前驱症状如发热、头晕、头痛、肌肉酸痛及近卫淋巴结肿大等。皮疹多形（斑疹、丘疹、斑丘疹、斑块、结节、脓疱、结痂甚至溃疡坏死等），分布广泛，几乎全身各处皮肤和黏膜，发展迅速，是较为严重的一种少见的感染现象（图2-108，图2-109）。组织病理视各种损害的不同稍有差异，一般为表皮增生，棘层不规则增厚，真皮血管内皮细胞水肿，红细胞外渗，血管壁纤维蛋白沉积，血管周围和附属器周围有混合浆细胞、淋巴细胞和组织细胞的肉芽肿性炎症性浸润（图2-109）。免疫组化染色可发现大量梅毒螺旋体。恶性梅毒的诊断标准有4条：①疾病发生在梅毒早期，具有特征性临床表现，主要初发为丘疹、脓疱，迅速扩大形成圆形或椭圆形、边缘锐利的溃疡，中心覆盖黑色或蛎壳样结痂，常分布于面部、四肢甚至躯干。常伴发热、头痛、肌肉酸痛、淋巴结及肝脾大。②梅毒血清非特异性梅毒螺旋体抗体（如TRUST）呈强阳性。③常有严重的吉海反应。④驱梅治疗反应良好，皮损愈合迅速。

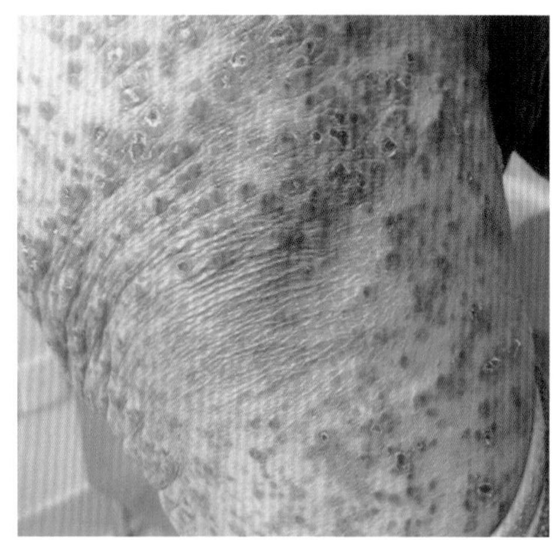
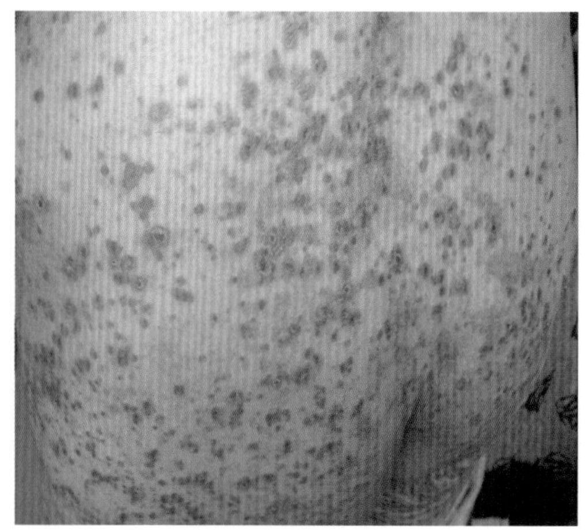

图2-108　恶性梅毒（1）

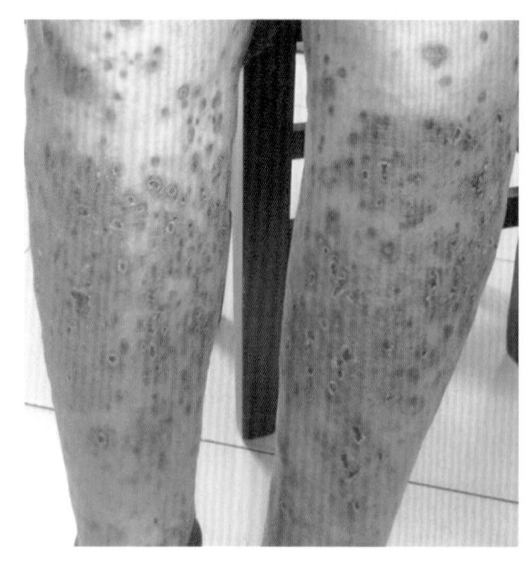
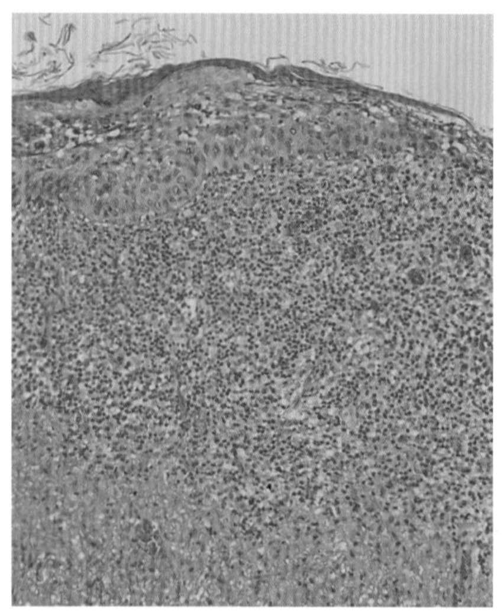

图2-109　恶性梅毒（2）

恶性梅毒是一种罕见的二期早发梅毒疹。HIV还没有广泛流行前，恶性梅毒的发病率很低，但是，随着HIV的广泛流行，因HIV感染能够改变梅毒的自然病程及临床表现，可发生恶性梅毒，从而使得恶性梅毒发病率也随之增高。本病发生发展的病理生理机制尚未完全明了，被认为是一种宿主依赖性反应，而感染来源的性伴侣可以不出现如此严重的临床表现。这可能是由于患者体液免疫和细胞免疫缺陷造成的，这也说明AIDS患者多见的原因。恶性梅毒与一般梅毒还有两点区别值得关注，其一是发疹部位常缺少早期梅毒常见的掌跖部损害，其二是与晚期梅毒不同，恶性梅毒是早期梅毒，其损害尤其是溃疡发生在疾病的早期，为多发，无中心愈合倾向，覆盖有蛎壳样棕黄色至黑色的痂皮。

### （三）二期梅毒的骨骼表现

二期梅毒中梅毒螺旋体进入血液循环，播散全身，侵犯骨骼时可引起相应的表现，称为二期梅毒骨骼表现。梅毒螺旋体侵入骨骼或关节腔，引起骨和关节损害，最常侵犯的部位是颅骨、胫骨、胸骨和肋骨，也可侵犯其他大小关节。以骨膜炎最为常见，关节炎次之。亦可见骨炎、骨髓炎、腱鞘炎和滑囊炎。一般表现为局部肿胀及触痛，其程度与侵犯的部位与性质而异。疼痛夜间或休息时较重，白天活动时较轻。

1.骨膜炎　最常见，约占二期梅毒的骨系统损害中的75%。其是由梅毒螺旋体进入血液循环侵犯骨膜所致，多为多发，也可仅累及一处。好发于四肢的长骨，如胫骨、腓骨、肱骨和尺骨等，也可累及短骨、扁骨、颅骨、肩胛骨等。受累骨膜可增厚、隆起，局部有明显压痛，呈典型的夜间或休息时疼痛较重，白天活动时较轻。

2.骨炎　少见，约占梅毒骨损害的4%。其是由梅毒螺旋体进入血液循环侵犯哈弗管骨内衣所致，多为多发，也可仅累及一处。好发于四肢的长骨，可导致骨皮质的骨质增生，患部钝痛难忍，轻叩击则疼痛加剧。也可呈针刺样痛，伴有触痛。X线检查在骨外层可见到不规则新骨形成。

3.关节炎　比较常见，仅次于骨膜炎，是由梅毒螺旋体侵犯关节所致。好发于四肢的大关节，常见于肩、肘、髋、膝及踝关节等处，多呈对称性，也可侵犯脊椎和小关节，但较少见。主要表现为关节肿胀、酸痛和压痛。同样是夜间较重，运动后逐渐减轻。关节腔常有积液。但X线检查多无明显改变。

4.骨髓炎　极其少见，约占梅毒骨损害的1%，多表现为针刺样痛，伴有触痛。X线检查在骨海绵层可见稀疏毁坏，周围有新骨形成，骨髓管因内生骨或骨外层加厚而变小。

5.滑囊炎　罕见，是由梅毒螺旋体侵犯滑囊所致，好发于膝滑囊，表现为滑囊肿胀、积液，波动感，也可有轻度酸痛。

6.腱鞘炎　极其少见，好发于手指及足趾处，可有肿胀、疼痛和积液。

### （四）二期梅毒的眼部表现

二期梅毒中眼部表现比较少见。约5%未经治疗者出现眼受累。Cole等国外学者统计早期梅毒中，有2%～8%伴有眼部损害。可发生于任何年龄，但以20～40岁居多，男女比例为2∶1。以虹膜炎、虹膜睫状体炎、脉络膜炎及视神经炎最常见。

1.眼睑二期梅毒　比较少见，男性发病率较高，多单侧发生，呈慢性经过。可出现斑丘疹、色素改变和眉毛脱落。睑板弥漫性增厚，结膜面紧张，可露出平整光滑的睑板。

2.结膜二期梅毒　比较常见，临床表现变化多端，前葡萄膜炎最多见，表现为非肉芽肿性或肉芽肿性巩膜睫状体炎或巩膜结节。可出现结膜充血、水肿等单纯结膜炎改变，也可见巩膜环状炎症。此外，结膜表面也可出现丘疹、鲜红胶状块或铜红色斑等皮损。

3.角膜二期梅毒　比较少见，多表现为单侧或双侧角膜炎，常局限于角膜的某一象限，慢性病程，良性经过和预后。

4.泪腺及泪腺管二期梅毒　二期梅毒极少累及泪腺及泪腺管。偶尔累及时也多无明显症状。

5.虹膜睫状体二期梅毒　最常见的梅毒眼部改变。临床上可出现急性虹膜睫状体炎，多呈浆液性或纤维素性炎症，角膜后壁沉着物，房水闪光试验强阳性。虹膜肿胀、充血，并伴有蔷薇疹、红色丘疹及小结节。梅毒螺旋体侵犯虹膜毛细血管时可导致血管炎，可遗留虹膜萎缩区。值得注意的是，在驱梅治疗后48小时内，可能由于梅毒螺旋体大量死亡，释放内毒素可导致一过性虹膜睫状体炎。其是吉海反应在眼部的表现，多伴有发热、乏力等全身症状。多在12～24小时自行消退。

6.脉络膜二期梅毒　最常见的眼部梅毒之一。多发生在硬下疳后3个月至2年，维持时间长，需6周甚至更长时间才能消退。多两眼同时受累，呈渗出性脉络膜炎。多有视觉紊乱和视力减退，外观可无异常表现，但在镜下可见眼底有散在斑点。早期为灰黄色，边缘不清。后期渗出物机化成纤维组织，破坏脉络膜，萎缩成白色斑点，周围有黑点沉积。

7.视网膜二期梅毒　多表现为播散性脉络膜视网膜炎，最常见的体征是视网膜出血。镜下可见玻璃体混浊，视网膜水肿或灰暗，眼底动脉变细，眼底后极部或围绕视盘附近视网膜播散性灰黄色渗出斑或地图样形态。若进行荧光血管造影检查，显示脉络膜斑驳状强荧光，血管渗漏，视盘高荧光。早期病变区背景荧光增强，后期视网膜深层荧光光素减少，色素上皮剥离。

视网膜二期梅毒可以单独单侧发生的。一位58岁女性患者，左眼复视近6年，其后视物模糊不清，时伴头晕，但无头痛，无恶心、呕吐等。精神、食欲、睡眠基本正常。随着时间推缓，视力不断下降，直至失明。反复到多家医诊治未果。检查眼底造影显示视网膜微细血管扩张伴渗漏（图2-110）。因原因不明而做了梅毒血清学检查，结果为RPR 1∶32，TPPA 1∶2560。头颅CT检查未发现异常（追诊其65岁丈夫10年前有不洁性交史，但一直未发现症状，也无诊疗过。梅毒血清学检查查RPR 1∶64，TPPA 1∶2560。诊断为潜伏梅毒）。患者不愿做腰穿，未能排除有否合并视神经梅毒，按神经梅毒方案进行驱梅治疗。1个月后视力有所恢复,3个月后视力仍有好转，且复视已消失。梅毒血清学检查RPR 1∶16，TPPA 1∶2560。检查眼底造影示视网膜微细血管扩张已不明显，未见渗漏现象，但视物仍不清。半年后视物较前清楚，RPR 1∶2，TPPA 1∶2560。夫妻同时治疗。继续随访之中。

8.视神经二期梅毒　比较少见，多发生于视神经颅内部位。分为视盘神经炎和球后

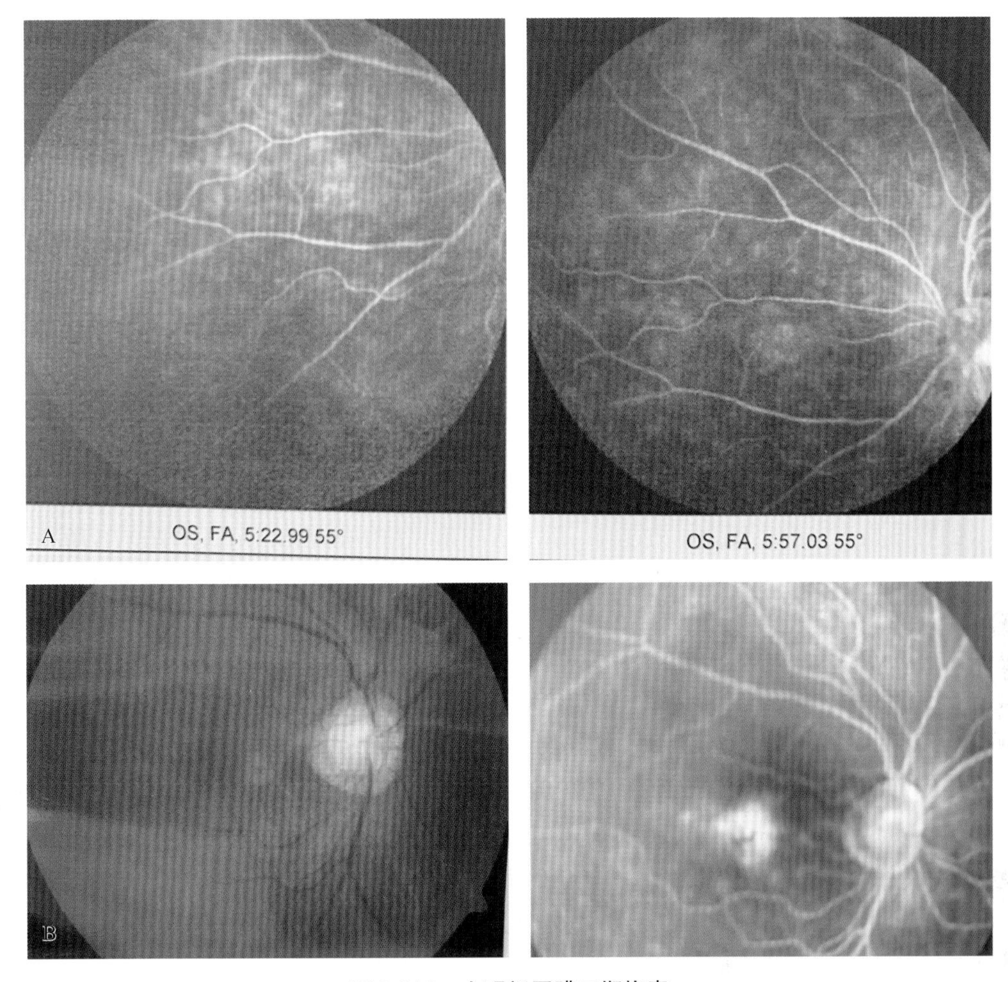


图2-110 左眼视网膜二期梅毒

A. 视网膜微细血管扩张伴渗漏；B. 脉络膜斑驳状强荧光，视盘高荧光

神经炎。前者可出现视力下降，视野不规则或向心性收缩。镜下可见视盘红肿，边缘不清。动脉变细、弯曲变形，静脉异常充盈。视网膜常有扇形出血。后者可出现视野中央性盲点，眼睛活动时伴有疼痛。视力减退由视野中心向外进行，严重者1周内可成全盲。早期镜下多无特异性改变，晚期可出现视盘红肿，动脉变细，静脉异常充盈。

### （五）二期梅毒的神经系统表现（具体参见第2章第六节）

二期梅毒中梅毒螺旋体进入血液循环，播散全身时，常在早期就可侵犯神经系统。有研究发现在15%～40%的早期梅毒患者的脑脊液中可以查到梅毒螺旋体，提示我们在早期梅毒中神经系统的受累常见而普遍。主要表现为无症状性神经梅毒、梅毒性脑膜炎和脑血管梅毒。

1. *无症状性神经梅毒* 患者无任何临床症状和体征，但脑脊液检查可发现异常。多表现为脑脊液中白细胞增多［（10～100）$\times10^6$/L，且基本全是淋巴细胞］。蛋白0.5～1.0g/L，90%以上的患者VDRL阳性，其阳性可以确诊，但阴性不能排除神经梅毒。

2.急性梅毒性脑膜炎　急性梅毒性脑膜炎占神经梅毒的6%，发病急，多发生于感染后数周至数月。在早期有症状神经梅毒中，此型最常见。脑膜富含血管和淋巴管，早期在血管周围有大量淋巴细胞和浆细胞浸润，晚期可出现纤维细胞极化或动脉内膜炎，血栓形成，导致血管闭塞和脑梗死。其主要临床表现如下。

（1）脑神经麻痹：约占40%，可侵犯多根脑神经，特别是第Ⅲ、Ⅵ、Ⅶ、Ⅷ对脑神经。其临床表现与病灶部位有密切关系。以眩晕、耳鸣、听力减退、面肌瘫痪、眼外肌瘫痪、咽下困难、声音嘶哑等常见。其中20%的患者可发生感音神经性耳聋。常先发生于耳鸣，1～2周发生耳聋。听力减退发生率高，但不伴有前庭受累的表现或其他梅毒临床表现，脑脊液检查也可完全正常。

（2）颅内压增高：1/3的梅毒性脑膜炎患者可出现颅内压增高，是由于血管栓塞导致急性脑水肿所致。但如累及大脑凸面，可出现颅内压增高和局灶性大脑受累的症状。临床表现为癫痫发作、失语、偏瘫等，也可出现颈强直、意识模糊、视盘水肿等症状。

脑脊液检查主要表现为压力增高，脑脊液中单核粒细胞增多［（10～200）$\times10^6$/L］。蛋白增高，可达2g/L，球蛋白含量明显增高。绝大多数患者VDRL阳性，但如仅侵犯第Ⅷ对脑神经，则VDRL多为阴性。

3.脑血管梅毒　可在感染后数月出现，多与急性梅毒性脑膜炎并存。主要侵犯脑动脉，可导致动脉管壁增厚、狭窄、供血不足，并出现相应的临床症状，如头痛、头晕、眩晕、眼花、失眠、记忆力减退等，继而出现偏瘫、本体感觉障碍、失语、癫痫发作等。

脑脊液检查可见淋巴细胞增多［（10～100）$\times10^6$/L］。蛋白0.4～2.5g/L，VDRL多为阳性。

### （六）二期梅毒的淋巴结表现

二期梅毒可引起广泛性的全身淋巴结肿大，发生率为50%～85%，又称为梅毒性多发性硬化性淋巴结炎，多发在二期梅毒前驱症状出现期。有调查结果显示，75%的二期梅毒患者可触及腹股沟淋巴结肿大，其次依次为腋淋巴结肿大（38%）、颈后淋巴结肿大（28%）、股淋巴结肿大（18%）、滑车上淋巴结肿大（17%）。

梅毒性多发性硬化性淋巴结炎多从颌下、颈后发生，继之肘、腋窝等处。大多为两侧淋巴结肿大，大小如花生、指头，表面光滑，质硬，孤立，可移动，与皮肤无粘连，不破溃和化脓。多在6～8周消退，但可随梅毒皮肤病变而反复。也可经驱梅治疗后，存在数月，甚至发展到三期梅毒才自然消退。

### （七）二期梅毒的其他内脏表现

二期梅毒除了上述部分内脏器官外，其他内脏器官均可受累，所造成的各个器官梅毒，无论是临床症状、体征，各种常规化验检查检测，甚至X线、CT、MR、PEK等检查往往无特殊异性，其表现都与各个器官的相关疾病如炎症、溃疡、结核、肿瘤、结节病等极难区别，比晚期梅毒的内脏损害更难。近年来不少患者入院前未能确诊，直到入院后，甚至手术后经有关梅毒方面的检查方能确诊。但也有些患者入院后经梅毒血清学检查证实有梅毒时，又把非梅毒的原有内脏器官疾病归属于梅毒，这样容易造成诊断上的紊乱，给患者终身带来不必要的损害。作为医务工作者不能等闲视之，应该重视学习和掌握梅毒的基本常识，特别是非皮肤性病科的其他科（尤其外科）的医师一定要提高警惕，对于那些病症不典型的患者，用该科疾病解释不了的患者，只要想到“梅毒”，下意识地做一些梅毒血清病检查，就会减少误诊，避免误治，否则，不但会危害患者，有时也会累及自己。

1. *肾脏梅毒* 肾脏梅毒临床表现多为一过性，常有不少病例被漏诊。肾脏二期梅毒主要表现为肾小球肾炎、急性肾病综合征、间质性肾炎、增生性肾炎、血红蛋白尿性肾病及极其罕见的出血性肾小球肾炎。其中表现为肾小球肾炎的临床表现主要为血尿、少尿、水肿等，实验室检查可发现轻度或中度肾功能不全，尿常规检查可见到蛋白、红细胞及管型。而急性肾病综合征型肾脏二期梅毒则主要表现为蛋白尿、低蛋白血症、明显水肿等。尿常规检查可见到大量蛋白及管型，但无血尿及肾功能不全。但可伴有高胆固醇血症、低白蛋白血症，白蛋白与球蛋白比例倒置等情况。部分还可发生低血压。

肾脏二期梅毒组织病理的特征性改变是肾小球免疫复合物沉积。免疫复合物中即有IgG和C3，也有螺旋体抗体。提示肾脏二期梅毒可能是一种免疫复合物沉积所致肾病，而非梅毒螺旋体直接感染所致。尤其值得注意的是梅毒螺旋体感染引起的冷溶血素，其是一种IgG抗体，可引起阵发性冷血红蛋白尿。

2. *肝脏梅毒* 肝脏二期梅毒临床表现类似于轻型病毒性肝炎，可有表现为发热、乏力、厌食、体重减轻等。多伴有掌跖部脱屑性红斑及全身淋巴结肿大。但与病毒性肝炎不同的是患者血清碱性磷酸酶明显增高。组织学改变无明显特异性，部分肝细胞受损，不伴胆汁潴留，可表现为肝巨噬细胞增生，局灶性坏死，门管区有多形核白细胞、淋巴细胞和组织细胞浸润。部分或可表现为粟粒性肉芽肿。

3. *胃、肠道梅毒* 胃二期梅毒临床表现无特异性，多表现为饭后上腹痛、饱胀、恶心和呕吐及体重减轻等，多发生于合并HIV感染者，可呈浅表性胃炎、肥厚性胃炎，甚至胃溃疡改变。在胃镜下可见到黏膜皱襞粗大、糜烂。有类似淋巴瘤样改变或蜂窝织炎改变。

肠二期梅毒临床表现与侵犯的部位及程度有关。肠二期梅毒可在肠黏膜发生斑疹、结节、糜烂甚至溃疡等各种损害。常见于结肠或直肠，其临床表现与侵犯的部位及程度有关。一例51岁男性患者，半个多月前开始出现肛门坠胀、里急后重感等不适，大便次数增多，便中带有黏液和少量鲜血，病情逐渐加重，便血量增多，并出现尿频、尿痛，有灼热感。患病期间，精神、食欲尚可，但体重减轻约2kg。即拟“直肠癌”收住院。入院后，直肠指检距肛缘约3cm处触及一菜花样肿物，表面凹凸不平，质硬，固定，无明显触痛，占据肠腔一圈，沿直肠纵轴约4cm，指套血染。肠镜检查：距肛门3cm深处直肠一侧见一约4cm×2cm结节状肿块，表面充血糜烂，附近及周围黏膜充血水肿，可见散在糜烂或多发浅溃疡，表面覆白苔，溃疡间见多处肉芽增生（图2-111）。组织病理：肿物内见大量淋巴细胞、浆细胞、中性粒细胞浸润，淋巴滤泡形成，局部溃疡，未见异型细胞及淋巴上皮病变（图2-112）。实验室检查：TRUST 1∶16，TPPA阳性，粪隐血阳性。诊断为二期梅毒结节溃疡性直肠炎。经规范驱梅治疗3周后，病情明显好转，直肠损害基本消失，表面平滑、质软，仍有点状充血和线条状浅色瘢痕（图2-113）。这种二期梅毒结节溃疡性直肠炎和结肠炎其临床表现、内镜检查和X线检查等均与同部位的炎症性或肿瘤性疾病极为相似，故应认真鉴别。

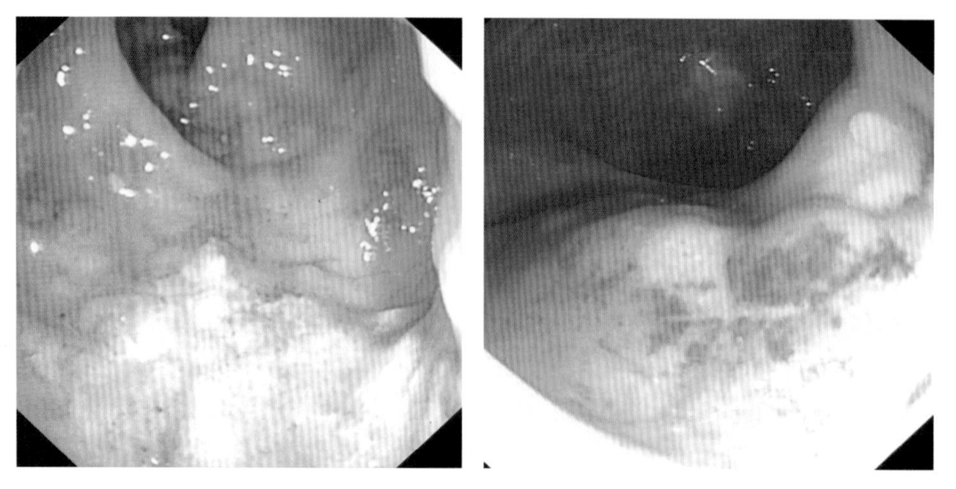

图2-111 二期梅毒结节溃疡性直肠炎

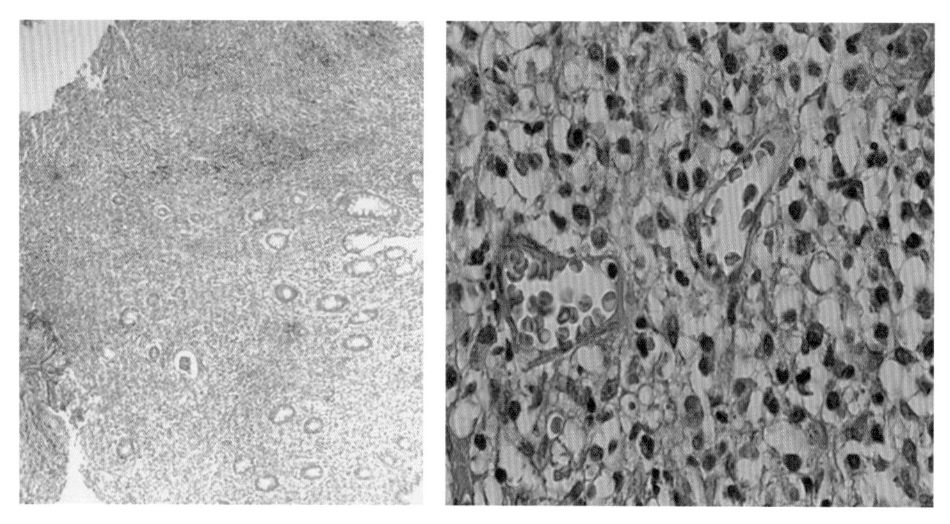

图2-112 梅毒性直肠炎组织病理

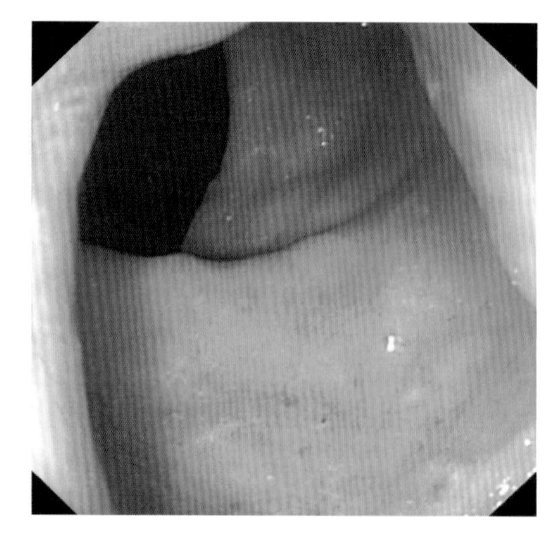

图2-113 直肠损害消失，遗一线条环状瘢痕

4.膀胱梅毒　二期膀胱梅毒在膀胱内可形成梅毒性红斑、丘疹或溃疡等，可出现血尿及尿中白细胞，但易于忽视和漏诊。

5.心脏梅毒　二期梅毒时期可患良性梅毒性心肌炎，表现心功能不全，心电图出现心脏传导阻滞图形。

6.胸膜、肺梅毒　早期胸膜、肺梅毒往往发生于一侧，先出现胸痛、胸闷、呼吸困难，病情逐渐加剧，疼痛难忍，精神不振，睡眠欠佳，影响食欲，体重下降，但无发热。体检时局部叩诊实音，呼吸音消失。肺功能检查呈重度混合型肺通气功能障碍，患侧呼吸运动减弱，胸部X线呈肺实变及胸腔积液，胸部CT检查示胸腔可见少量甚至大量积液，可呈包裹性，可伴肺不张。从临床及各种体格检查与肺部肿瘤，尤其肺癌很难区别，只有通过胸腔积液化验或病理组织检查，而确诊为梅毒。此类患者能及早发现，驱梅治疗效果较好。且可以治愈。

其他还有梅毒引起的耳、鼻、喉等病变。

## 三、三期梅毒

三期梅毒（tertiary syphilis）亦称晚期梅毒。梅毒的特点之一在于复发，即使最早获得规范的治疗，仍有约5%的复发率。未治疗或治疗不彻底者复发率更高。也有患者无临床症状且保持健康状况三五十年，甚至终身也未发现复发，直至尸检时才发现梅毒病状仍然存在。因而三期梅毒可以是梅毒病程演变过程中之必然。一般来说，二期梅毒结束后，在正常情况下要有6个月至1年的无症状潜伏期，亦称第三潜伏期。晚期梅毒与早期梅毒以2年时间为分界线。晚期梅毒最早可在感染2年以后出现，绝大多数在感染后3～4年发生，若治疗不规范或不充分，可以延长到5～10年甚至更长的时间。三期梅毒属于晚期显性梅毒。三期梅毒除皮肤黏膜发生病变外，常侵犯内脏而发生心血管系统梅毒、神经系统梅毒及呼吸系统、消化系统、骨骼系统等全身各脏器梅毒。约40%未经治疗的梅毒患者可发生一种或另一种活动性晚期梅毒，其中15%患者发生晚期良性梅毒（late benign syphilis），良性梅毒一般是指梅毒螺旋体侵犯非致命的组织与器官，例如皮肤黏膜、软组织、骨骼、软骨或睾丸等。10%～25%为心血管梅毒，10%为神经梅毒。

三期梅毒发生较晚，因人而异，与机体免疫功能、精神状态、营养、外伤等有关。但发生原因主要是治疗不当或未经治疗和治疗不彻底，机体对体内残余梅毒螺旋体的变态反应有关。在皮肤损害中，虽然极难找到梅毒螺旋体，但动物接种可为阳性，因此本期传染性极弱或无传染性。但对机体组织的破坏性大，一旦重要器官系统受累，则可造成残疾，甚至死亡。

### （一）三期梅毒的皮肤黏膜表现

在未治疗的梅毒中，约有15%发展为晚期良性梅毒。晚期皮肤黏膜梅毒约占晚期良性梅毒的28.4%。但随着社会的进步，医疗卫生条件的改善，尤其在发达的国家和我国当今已属少见。临床上有各种各样的表现，但一般损害有如下几下特点：①有树胶肿性（梅毒性肉芽组织）浸润所致的硬结；②数目少，常局限于一处，分布不对称；③自觉症状缺如或轻微；④可形成溃疡，有中心愈合、溃疡向四周蔓延的倾向，可呈环形、多环形、马蹄形或肾形；⑤破坏性大，愈后有萎缩性瘢痕，边缘有色素沉着。三期梅毒皮肤黏膜的主要表现如下。

1.结节性梅毒疹（nodular syphilid） 多发生于梅毒螺旋体感染后3～4年，为浸润性小结节，质硬，直径0.3～1.0cm，半球形或扁平，呈棕色、古铜色，早期表面光滑，后期附有少许鳞屑。自觉症状轻微或缺如。分布局限，不对称，常见于前额、臀、面部、肩部及肩胛间、四肢及外生殖器等部位，排列呈环形、蛇形或肾形。结节的演变为两种结局，一种是结节无坏死、不破溃，逐渐变平吸收，遗留萎缩斑，长期留有深褐色色素沉着（图2-114）。另一种是结节中心坏死，形成小脓肿，破溃后发生浅溃疡，从而形成结节性梅毒疹，愈后遗留浅瘢痕，瘢痕周围有色素沉着，萎缩处光滑而薄，其后边缘又发生新的小结节。这是本症特征之一。新旧皮疹此起彼伏，旧结节消退或未完全消退，新的结节又起，结节可持续3～6个月，如此此起彼伏，可迁延数年（图2-115，图2-116）。图中患者42岁，司机，先是阴茎头起结节，其后脓肿，溃破，不断扩大，形成瘢痕，后发展到阴茎包皮冠状沟，边烂边好边瘢痕。在门诊用中西结合内外治疗了3年10个月，终于在2013年10月治愈，但最终仍留下永不消失的萎缩瘢痕（图2-117）。梅毒血清学反复多次检测，由初诊时的TRUST 1∶32的滴度逐渐降低到痊愈后的阴性，而TPPA始终在1∶（1280～2560）。

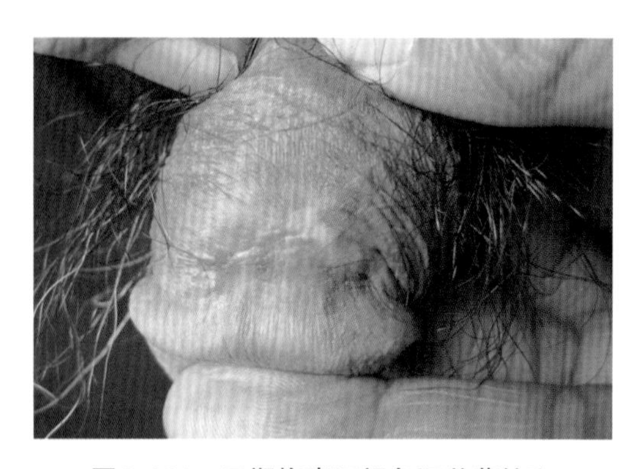

图2-114　三期梅毒深褐色沉着萎缩斑

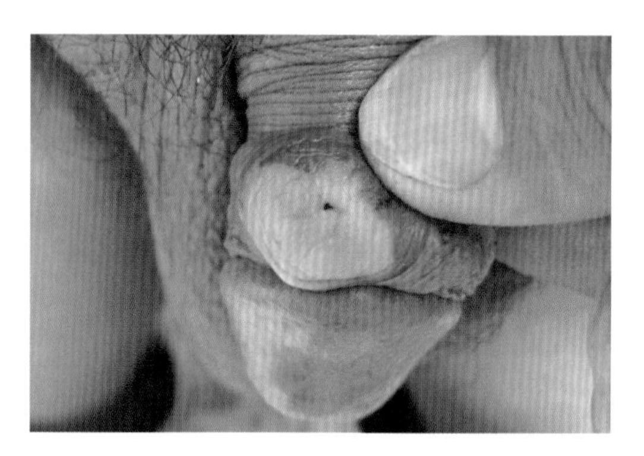

图2-115　结节溃疡性梅毒疹

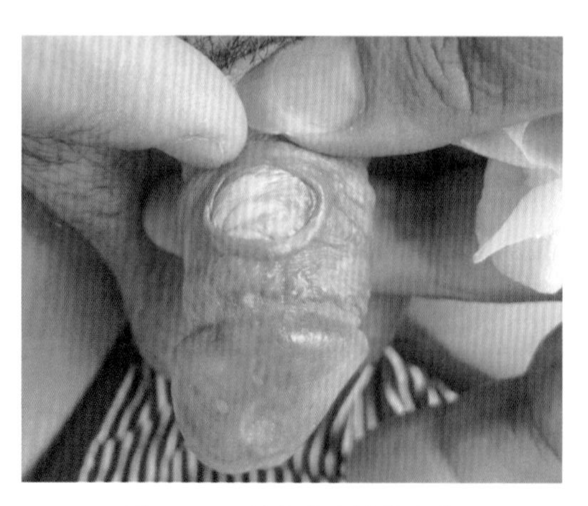

图2-116　结节溃疡性梅毒疹

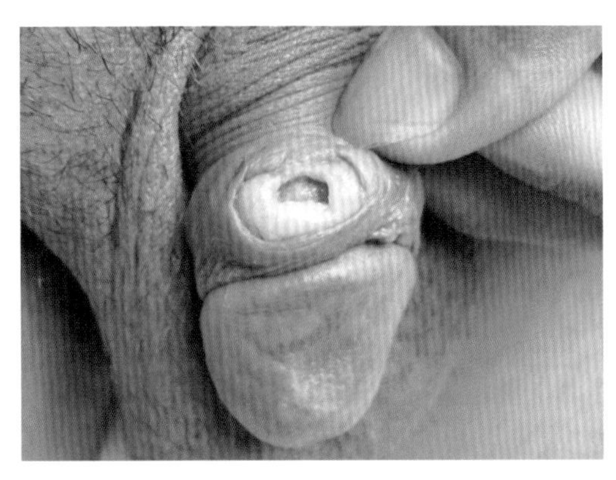
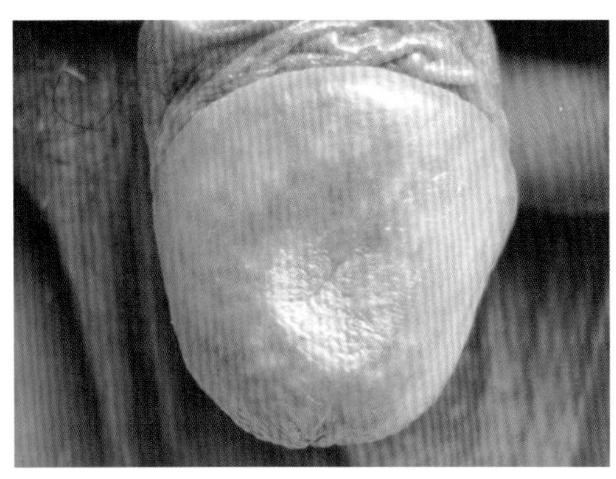

图2-117　结节溃疡性梅毒疹愈后瘢痕

三期结节性梅毒疹可有如下4种表现。

（1）集簇状分布：初发时3～5个结节，以后附近不断出现类似结节，可以增生到10个左右，相距较近，孤立而不融合，而分布呈集簇状。

（2）环状分布：结节开始时集簇状，随着病情变化，结节、溃破、结痂，部分结节中心部虽然可消退，但周围仍处于活动状态，边缘损害不断向外扩展，而呈单环状甚至多环状排列。

（3）匐行状分布：原发集簇状结节出现中心部位或部分消退，可形成萎缩性薄疤，发展有带状或条状，而一部分边缘处于活动状态而向一个方向发展、扩大，一边逐渐消退，一边出现新的结节而不断扩张，故形态可呈匐行状分布，或弧状分布、蛇状分布等现象。单独的损害可呈斑状浸润，表面暗红或有破溃，结痂，其边缘潜行发展，形似寻常狼疮（图2-118），此时要认真鉴别（见第4章）。

（4）肥大状分布：开始为小结节，其后结节互相融合形成硬的浸润性斑块，浸润深浅不一，而形成表面凹凸不平的硬性肥大性肿块，常见于掌跖部，也可见于手背（图2-119）及其他部位，愈后可不留明显瘢痕，但遗留有长期的色素沉着。

2.*三期梅毒性树胶肿*（cerebral gumma）　亦称梅毒瘤或梅毒肿，是晚期梅毒的典型损害，也是三期梅毒的标志。多在梅毒螺旋体感染后3～5年发生，也有长达15年者。树胶肿主要发生在皮肤黏膜，对皮肤、黏膜破坏性大。开始时为皮下组织深部小硬结，无自觉症状。初发硬结可移动，无粘连，以后逐渐增大，与皮肤粘连，形成浸润性斑块，暗红色。2～6个月中心逐渐软化破溃，发生多孔性或单发性穿孔，从穿孔中溢出浓稠的分泌物，为黄色或乳黄色的黏性很强的胶样物质，因其外观很像阿拉伯胶，故称树胶肿。若为单孔性病变，最初为皮下结节，随着结节逐渐增大，2～6个月中心出现软化坏死，形成边缘锐利的溃疡，其基底为紫红色肉芽组织，表面分泌带有血性的树胶样脓液（图2-120）。如果是多孔性病变，这些孔可互相连通，随着表面坏死皮肤的脱落，形成大溃疡。出血性脓液并逐渐变深及扩大，常一边愈合，一边继续发展而形成肾形或马蹄形的穿凿性深在溃疡。溃疡外缘皮肤可有色素沉着。一般1～3年吸收并遗留大小不等，深浅不一的萎缩性瘢痕（图2-121）。这种扩展愈合是本症的特征之一。树胶肿可多发或散发，非对称出现，损害数目不多，但常为弧立性病变。不治疗经6个月或更久可以自愈，愈后其瘢痕常呈萎缩状，表面干燥，失去光泽。常发生于受外伤及化学刺激以后。多见于四肢伸侧、头面部、胸部、下腹及臀部等部位。尤其是发生于四肢、小腿部位，其树胶肿为结节性溃疡时，表面结黑痂，极似结节性多动脉炎（图2-122），此时应与之鉴别，其最主要的鉴别要点是前者无痛，而后者疼痛明显（见第4章）。头面部的鼻及眼周也是树胶肿好发的部位，多个树胶肿可以群集，无痛无痒，缓慢发展逐渐形成溃疡（图2-123）。胸部树胶肿可以较大，溃疡深而呈穿凿性，表面有胶状分泌物（图2-124）。但同样无明自觉症。

上腭及鼻中隔、口腔黏膜树胶肿可侵犯骨质，排出死骨，产生上腭穿孔，鼻翼、鼻中隔穿孔及马鞍鼻（图2-125），软腭穿孔、悬雍垂破坏，瘢痕性收缩，引起吞咽困难及发音障碍。少数可发生喉树胶肿而引起呼吸困难、声音嘶哑。舌可发生浅表性舌炎及树胶肿性溃疡。这些部位的树胶肿都给患者造成严重的破坏性毁容，即使痊愈，也会给身心带来巨大的不良影响。树胶肿若不出现中心软化坏死，也可不发生溃疡，只是表面皮肤呈暗红色，有少许鳞屑，以后逐渐吸收而消退，可留有轻度萎缩性瘢痕，这种结局较轻。

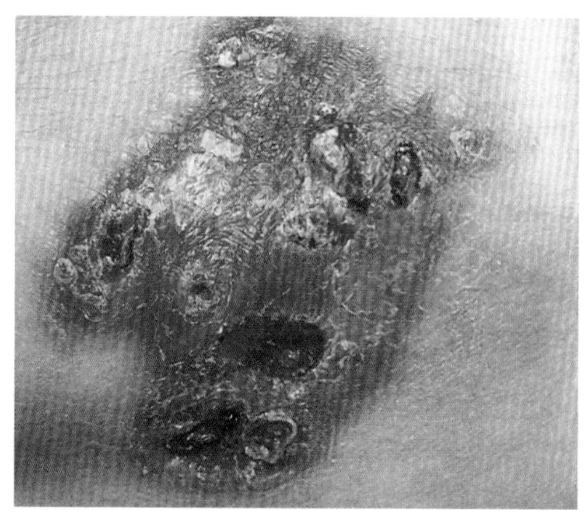

图2-118　潜行状结节性梅毒疹

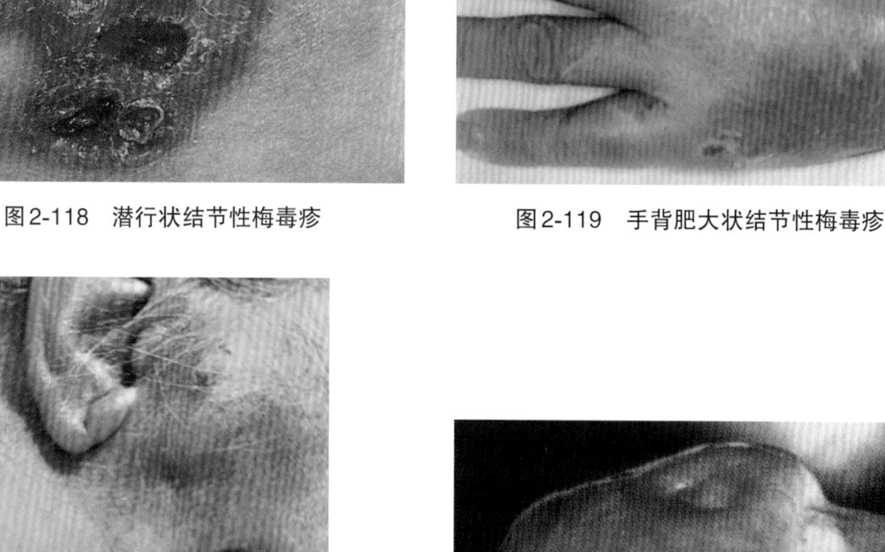

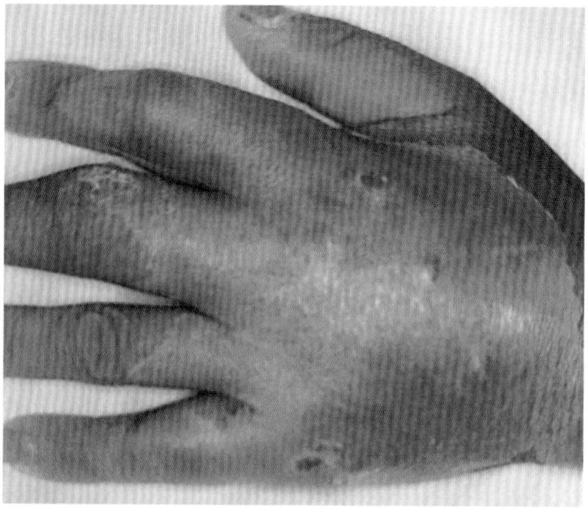

图2-119　手背肥大状结节性梅毒疹

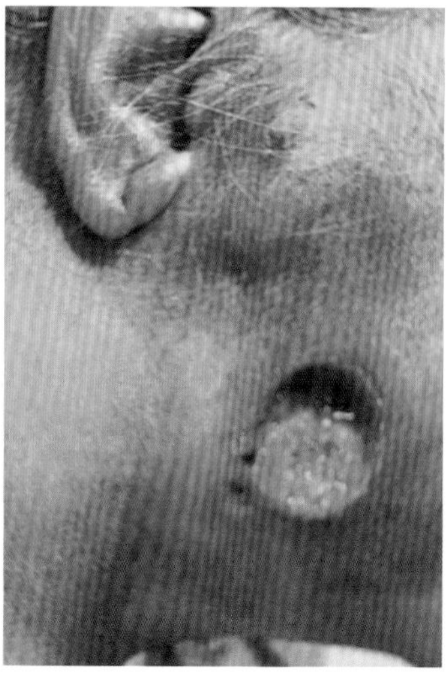

图2-120　下颌树胶肿

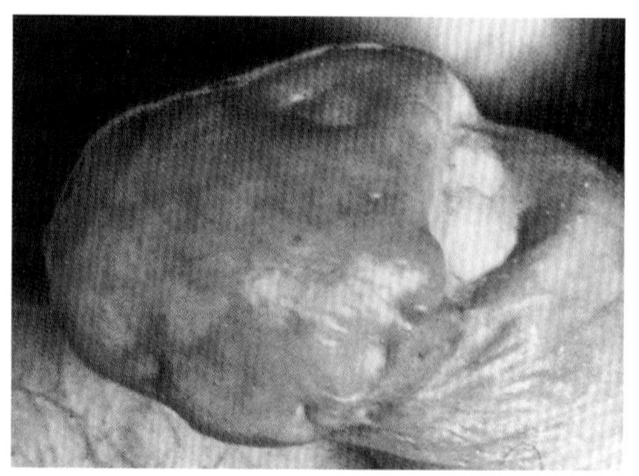

图2-121　阴茎阴茎头树胶肿后萎缩性瘢痕

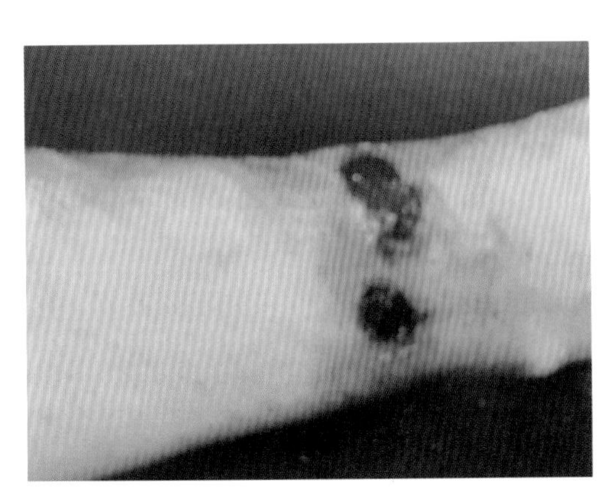

图2-122　小腿树胶肿

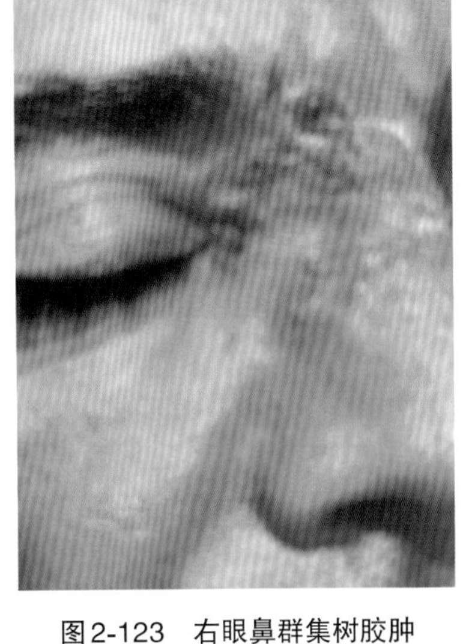

图2-123　右眼鼻群集树胶肿

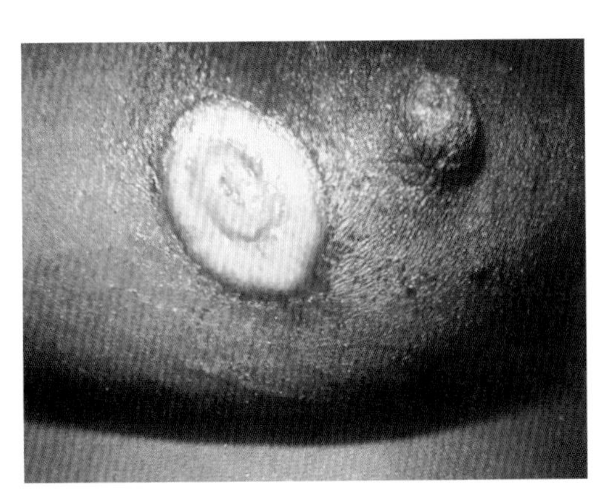

图2-124　胸部乳头旁树胶肿

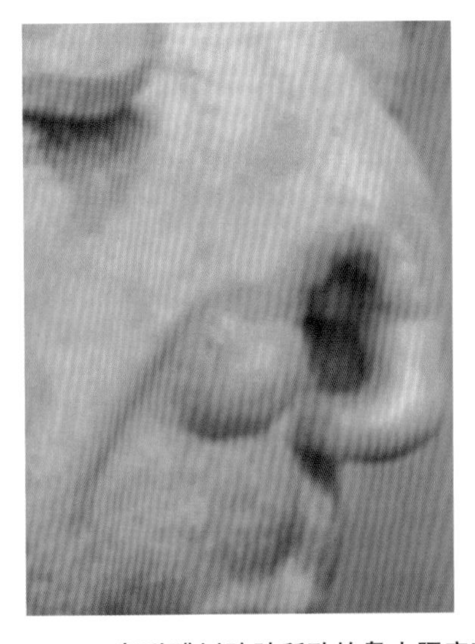

图2-125　鼻黏膜树胶肿所致的鼻中隔穿孔

3.硬化性损害（sclenosing lesion）为树胶肿浸润所致，有硬化、鳞屑及色素沉着，但无隆起和肿胀，溃疡则少见。其可分为两种：一种是硬化型皮肤损害。初起为紫红色斑点，逐渐增大成斑片，略凸起于正常皮肤，边缘弯曲成蛇形，表面角质较厚，坚硬，压迫时稍有痛感，无其他自觉症状。常发生于足跖部位，发展缓慢，不破溃，治疗后可逐渐消退。另一种是硬化型黏膜损害。发生于唇、舌部位，表面有灰白色薄膜，其余与皮肤损害相同。

### （二）三期梅毒的骨骼表现

良性晚期梅毒除皮肤黏膜发病率高之外，骨骼发生率也很高，包括骨病、关节、肌肉、腱鞘梅毒等。

1.晚期骨梅毒（late osseous syphilis）包括骨膜炎、骨炎等。

（1）骨膜炎：以骨膜炎为常见，常侵犯长骨，与二期梅毒相似，但损害较少，疼痛较轻，病程较慢。X线检查示骨髓有破坏及增生性变化，骨质密度疏松尤为明显。骨膜或骨质可并存树胶肿损害或骨赘。

（2）骨炎（osteitis）：发生率低，多发于长骨、肩胛骨及头骨。局部疼痛、触痛，可触及坚硬骨肿。其次是骨树胶肿性骨炎，常见于扁骨，如颅骨，可形成死骨及皮肤溃疡。X线检查示骨层增厚，呈增殖与破坏并存的现象。

2.晚期关节梅毒（late joint syphilis）

（1）晚期关节炎　按损害发生部位，分为两型。

1）滑囊周树胶肿性关节炎（perisynovial gummatous arthritis）：多见于膝关节，在滑囊周及韧带，有大小不等无痛硬结，滑囊可有渗出性肿胀，无炎症现象。若树胶肿侵入滑囊，引起关节软骨纤维性病变，将发生关节活动障碍。

2）骨关节炎（osteo arthritis）：罕见。由关节骨端发生树胶肿性骨炎引起，关节肿大，微痛，运动稍受限制。滑囊可有渗液出现，形成窦道。

（2）滑囊炎：滑囊内存在渗液。

（3）脊髓痨性关节病（tabetic arthropathy）：因晚期神经梅毒脊髓痨引起的关节病，也称为Charcot关节病，不归为梅毒性骨关节病中（参见第2章第六节）。

### （三）三期梅毒的眼部表现

三期眼梅毒和二期眼梅毒的表现有相同之处，表现为虹膜炎、虹膜睫状体炎、脉络膜炎、视神经视网膜炎、视神经炎和间质性角膜炎等，有的是二期眼梅毒病变进展或恶化而来，有的原本是晚期梅毒的病变，如眼部树胶肿，但其究竟是二期还是三期眼梅毒需要结合其他梅毒的时间和表现来确定。

1.三期眼睑梅毒　眼睑部可出现结节性梅毒疹和树胶肿，后者可累及眼睑、眼球及眼眶。树胶肿性眶蜂窝织炎可引起突眼、视神经水肿和视神经炎。眼睑树胶肿性溃疡可造成眼组织缺损，愈合留有瘢痕。

2.结膜梅毒　发生象皮肿少见，若发生则多发生于球结膜，近角膜边缘如豆样大小，块状粉红色，表面光滑，无疼痛，可自行消失，也可侵及角膜，导致失明。

3.三期角膜梅毒　表现为梅毒间质性角膜炎，也称梅毒实质性角膜炎。2%～10%晚期梅毒患者可以发生此病变。可从角膜中心或角膜边缘开始，发生深层的浸润性白斑，其后逐渐在中心或向中心发展，巩膜的血管可以自角膜边缘长入角膜，局部呈密集平行短毛刷状的血管浸润。此种浸润性炎症可于数周内达到高峰，造成角膜呈乳白色而不透明，同时角膜由于明显的血管翳，使其呈鲜红色。初发病变的患者可出现视野缺损，晚期因有角膜血管翳导致视力丧失。

4.三期巩膜睫状体梅毒　一般二期梅毒可引起虹膜睫状体炎，而三期梅毒为睫状体树胶肿，树胶肿则可蔓延并贯穿巩膜。也可导致前房积脓、眼压增高而出现继发性青光眼，患者可有眼痛、视力障碍，甚至失明。

5.三期视网膜、脉络膜梅毒　表现为视网膜脉络膜炎，系脉络膜树胶肿性浸润所致，眼底镜检查可见新鲜白色渗出物与嵌入黑柴油边缘的陈旧性白色瘢痕相间的损害。视野中央有盲区。黄斑区内视网膜混浊，玻璃体也混浊而导致失明。

6.三期梅毒继发性视神经萎缩　可发生于梅毒性脊髓痨，也可发生于树胶肿性脑膜炎、脑树胶肿及球后视神经炎。患者视力渐渐减弱，视力高度减弱时瞳孔可扩大，对光反射消失。若病情发展较快可在1～2个月完全失明，检查其视野缩小，往往先出现绿色、红色或蓝色缩小，最后为白色缩小。检查眼底时视盘呈白色，边缘清楚（图2-126）。脑脊液VDRL试验可呈阳性或阴性。如VDRL试验阴性，又无脊髓痨的表现，则很难确定视神经萎缩是由梅毒引起的。

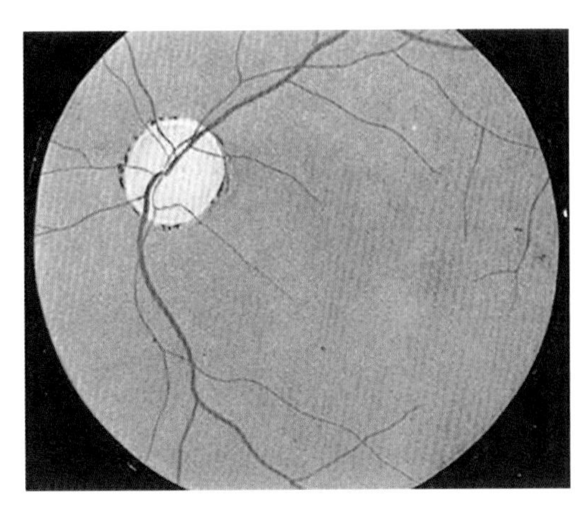

图2-126　三期视神经梅毒眼底改变

7.三期梅毒视神经炎　三期梅毒性脑底脑膜炎、脑树胶肿、脑血管神经梅毒和视神经树胶肿可出现三期梅毒性视神经炎。其症状为视盘红肿并有渗出物，边缘不清楚，动脉缩小，静脉则充血，视盘及视网膜有扇形出血，陈旧者可发生继发性神经萎缩，视力不断减弱，视影逐渐缩小，盲区不断扩大。其视力高度减弱时，瞳孔会扩大，对光反射迟钝。抗梅治疗引起吉海反应时，可致视力进一步减弱，甚至失明。

8.阿-罗瞳孔（Argyll Robertson pupil）　见于脊髓痨及麻痹性痴呆，常为双侧性。其发生率可高达80%，表现为瞳孔不圆性缩小，对光反射消失，但辐辏及闭睑反应存在。虽有调节功能，但药物散瞳不能完全扩张。此外患者常伴有膝腱反应消失等其他脊髓痨的临床症状。

二、三期梅毒的眼部表现很多是由神经梅毒的病变所致，更详细的描述可参见本章第六节。

### （四）三期梅毒心血管系统表现

早期梅毒时，梅毒螺旋体可以进入血流至主动脉壁，由于升主动脉淋巴组织较多，发生病变多数位于该部，罕有侵入心肌或心内膜者。晚期梅毒时，临床发现有10%～30%未经正规治疗的梅毒患者最终发生心血管梅毒病变。如果早期梅毒进行充分正规治疗，梅毒性主动脉炎发生率仅为0.4%；相反，未充分治疗者则发生率为17.5%，且尸检发现率达70%～85%。梅毒螺旋体对心血管的不可逆损害是晚期梅毒重要致死原因之一。晚期梅毒患者，尸检发现梅毒性心脏病者占55.7%。心血管梅毒占晚期梅毒的10%～39.4%，其中85%为梅毒性主动脉炎。Oslo曾经报道了887例未治疗的成年

（＞15岁）后天性梅毒患者，其中303例男性患者中有14.9%发生了心血管梅毒；584例女性患者也有8.0%发生了心血管梅毒。其中常见的是梅毒性主动脉瓣关闭不全，男女患者分别占7.3%和3.3%。其次是主动脉瘤，男女患者分别占2.6%和1.5%。而单纯性主动脉炎男性低于女性，分别占1.5%和2.6%。有的患者梅毒性主动脉炎死后才发现。由此说明，后天性梅毒及时发现，及时规范驱梅治疗，对于预防心血管梅毒的发生极其重要。

在晚期内脏梅毒中，心血管梅毒占90%以上。从世界范围看，心血管梅毒死亡人数占心血管病死亡总数5%～10%。1956年国外报道梅毒性心脏病的死亡数占各种心脏病死亡总数的15.1%。从梅毒螺旋体感染人体开始，到造成梅毒性心血管病变从而出现临床症状和体征，究竟需要多长时间？各方面报道差异是很大的，一般为10～30年，也有报道最短发病期1～2年，最长达50年者。由于多种原因，各个患者的具体病程不同，观察病情的角度不同，患者所说病史、发病时间、感染时间的准确性不一定正确等，所以这一界限很难确定。近年来HIV感染者梅毒不断增多，各种自身免疫病、恶性肿瘤等患者梅毒也不断增多，由于这些患者免疫功能低下，常导致梅毒一期、二期、三期临床症状和体征的界限非常不典型。除了出现不典型临床症状和体征外，各期症状可能相继或同时出现，完全打破过去9～10年才能发生心血管梅毒的概念。只要有梅毒螺旋体入侵人体，随时都有导致梅毒心血管疾病的可能。此外，随着梅毒患者的增多，男女心血管梅毒发病的比例也有变化，以往男女发病比例为（4～5）∶1，男性发病人数明显高于女性，当时以为是女性血液中含雌激素较多，雌激素可以减弱梅毒螺旋体的活动和毒性。但是近20年来已有报道女性患者超过男性，这说明女性心血管梅毒患者在增多。25%～50%梅毒性心血管病患者伴有中枢神经系统梅毒，而也有50%左右中枢神经系统梅毒患者中伴有心血管梅毒。梅毒性心血管病患者究竟是男多于女，还是女多于男？梅毒性心血管病患者伴发神经系统梅毒者有多少？有待临床医师更多的检查和发现。

梅毒螺旋体可从完整的黏膜或从微伤的皮肤感染，从而侵入人体。在一期梅毒时梅毒螺旋体已经侵入淋巴结，并进入血液循环。在早发二期梅毒时，大量梅毒螺旋体在血液循环中形成梅毒螺旋体血症，并进入体内各脏器从而造成各部位脏器的梅毒性病变。心血管也在所难免，所以梅毒性心血管疾病也不少见。心血管梅毒往往有其一定的自然病程，首先是梅毒螺旋体的入侵。梅毒螺旋体在梅毒早期时经血流至主动脉壁，由于升主动脉有大量的淋巴管和滋养血管，因而该部位是病变多发之处。梅毒螺旋体最常入侵主动脉内膜层的小滋养血管，引起慢性小的炎症，有浆细胞和淋巴细胞浸润，随着炎症发展引起主动脉中层肌肉和弹性组织广泛的片状坏死，正常组织被纤维组织所代替，最后发生钙化。主动脉中层的坏死及其瘢痕的形成，使主动脉呈现“树皮样”外观，此为梅毒性主动脉炎的特征性表现。同样，梅毒螺旋体入侵感染后的炎症可以使主动脉瓣纤维环受到广泛损害，导致主动脉瓣显著扩大并伴随瓣叶的分离而造成主动脉瓣反流。其后或同时主动脉窦近端的梅毒性主动脉炎可能累及冠状动脉口，炎症沿着冠状动脉蔓延范围一般不超过1cm。但由于冠状动脉口的动脉内膜炎可造成冠状动脉发生闭塞。其后，梅毒性主动脉炎症使中层发生病变，主动脉弹性纤维被破坏，主动脉变得越来越薄，从而造成主动脉扩张和膨出而形成主动脉瘤。通常发生在主动脉壁的某一处，呈囊状隆起，但还可以发生弥漫性或纺锤状扩张。从梅毒螺旋体入侵主动脉壁和瓣环到出现以上所述严重的病理损害，一般需要5～50年时间，可称为梅毒性心血管病的潜伏期。

其潜伏期可短至1～2年，也可长到50年，通常5～15年。尽管经充分的驱梅治疗，梅毒性心血管病变也可能继续进展，严重的主动脉瓣反流最终导致左心衰竭。一般可依据梅毒性心血管疾病病理和临床分为如下5种类型。

1. 单纯性梅毒性主动脉炎　首先梅毒螺旋体经纵隔、肺门淋巴组织进入主动脉根部的营养血管，由于升主动脉有较丰富的淋巴管和营养血管，病变常由升主动脉开始。梅毒性主动脉炎实质上是一种慢性主动脉中层炎症，以浆细胞和淋巴细胞浸润为主，破坏主动脉中膜、中层肌肉、胶原组织，同时弹性纤维组织坏死，纤维组织增生，导致闭塞性动脉内膜炎，从而造成主动脉扩张，瘢痕形成，并可形成钙化。

单纯性梅毒性主动脉炎是梅毒性心血管损害的最基础病变，其后出现的主动脉瓣反流、冠状动脉口狭窄和主动脉瘤等各种合并症均源于此。在梅毒早期，梅毒螺旋体往往可侵入主动脉，随着病情的进展，逐渐形成主动脉中层炎症。70%～80%未经治疗的梅毒患者有梅毒性主动脉炎的损害，且尸体解剖的发现率更是高达85%。之所以有如此高的发病率，除了与主动脉特别是升主动脉的组织解剖学特点有关外，也可能与主动脉的血流动力学有关。人的一生中从主动脉搏出的血量约有20万t，而且是高压脉冲式的冲击，无疑更进一步加重了对已受累主动脉的损害，因此梅毒性主动脉炎病理可见内膜呈“树皮样”变。然而，早、中期患者大多无明显临床症状和体征，即使有，也很难与其他病因所引起的主动脉病变相鉴别，极难做出诊断。晚期典型病例可在梅毒螺旋体感染十几年后，经X线检查时偶被发现。少数患者可出现心前区或胸骨后不适感或持续性钝痛，极少数疼痛明显。查体可闻及主动脉瓣区第二心音亢进或收缩期杂音；X线检查可见升主动脉增宽（图2-127），偶有升主动脉前壁、侧壁条状钙化；心电图无特异性变化。但上述症状、体征和检查结果均不具有特异性，常与其他心血管疾病导致的表现无法区别。因此对梅毒性主动脉炎的临床诊断比较困难。近年来尽管不断出现PET/CT检查等新技术，为早期诊断可能提供了新的希望，但也无特异性，尚须进一步紧密结合临床实践，不断总结提高。

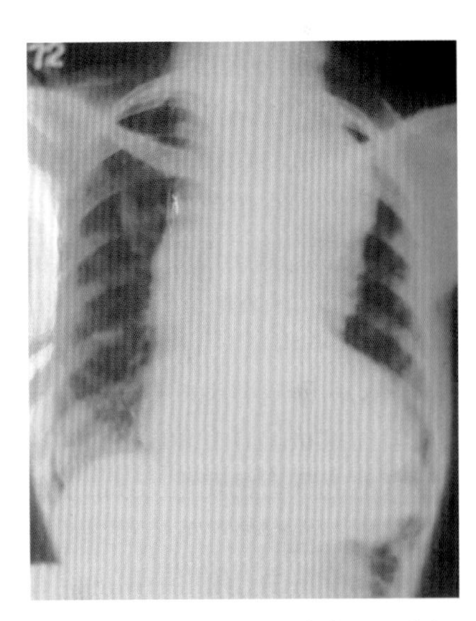

图2-127　梅毒性升主动脉明显增宽

2. 梅毒性主动脉瓣关闭不全　梅毒性主动脉瓣病变主要是主动脉根部病变引起主动脉扩张，主动脉瓣环中层的弹性纤维被破坏，主动脉瓣环不断扩张，随后主动脉瓣叶联合处分离，同时梅毒性瘢痕可波及主动脉瓣叶联合处，使瓣叶卷曲、缩短，从而导致主动脉瓣关闭不全及主动脉瓣反流。梅毒性主动脉瓣关闭不全是梅毒性主动脉炎最常见的并发症。此型的患者较多，约占87%。临床表现取决于主动脉瓣反流的严重程度和左心室代偿能力。早期无症状，或仅有轻微心悸，随后逐渐出现胸闷不适、呼吸困难，晚期可出现左心衰竭至左心室扩大，伴有冠状动脉口病变的患者可出现阵发性或劳力性气急气促，并伴有心绞痛。多数患者在左心衰竭出现后1～3年，很快进展成反复发作的肺水肿或右心衰竭。主动脉反流引起的是左心室舒张期容量负荷过重，因其室壁较厚，故对容量负荷增加的代偿能力很强，但10～20年无症状。然而一旦出现失代偿，病程将迅速进展，首先表现为最常见但无特异性的劳力性呼吸困难，逐渐出现最具欺骗性的端坐呼吸，之后可发生最具特异性的夜间阵发性呼吸困难，最终可呈现为最紧急的心源性哮喘或急性肺水肿。心脏叩诊向左下扩大，听诊部位选在主动脉瓣第一听诊区，该部位反流性杂音为舒张早期、高调、递减，呈叹气样，并向心尖部传导，取坐位、前倾、呼气后屏气时更明显。在明显梅毒性主动脉瓣关闭不全患者中，吹风样舒张期杂音可向左腋下传导，收缩期杂音除向颈部传导外，有时可在颈总动脉或锁骨上窝扪及收缩期震颤。此外，心尖部偶可闻及Austin-Flint杂音。反流明显者多伴周围血管征，即点头征、颈动脉搏动、水冲脉、枪击音、杜氏双重杂音、毛细血管及脉压增大等。心电图可表现为左心室容量负荷过重，或肥厚及劳损图形，标准导联及左侧胸前导联中，ST段下降和T波倒置。X线检查心影可呈靴形。超声心动图于胸骨旁左心室长轴面可见主动脉彩色反流束，且可定量。二尖瓣前叶可见舒张期高频震颤（Austin-Flint杂音的机制），左心房、左心室扩大，射血分数（EF）早期正常，晚期下降。心尖长轴面可测及主动脉反流速度。虽然现代超声心动图，特别是彩色多普勒非常容易发现主动脉瓣反流，具有很高的敏感性，但同样无特异性。

3.梅毒性冠状动脉口狭窄　梅毒性主动脉炎可累及冠状动脉开口处，造成内膜炎，形成狭窄或闭塞，使之逐渐缩小，血液流动减少，从而引起不同程度的临床症状。梅毒性冠状动脉口狭窄也是梅毒性主动脉炎的重要并发症。发生率占心血管梅毒的1/4～1/3。很少单独发生，而常与梅毒性主动脉瓣关闭不全和梅毒性主动脉瘤并存。约90%的本病患者伴梅毒性主动脉瓣关闭不全。年龄较轻，常小于50岁。天津医科大学总医院报道154例梅毒性主动脉炎住院患者中并发梅毒性冠状动脉口狭窄者共47例，占30.5%。也有报道在梅毒性主动脉炎100例尸检中，冠状动脉口狭窄者有26例，占26%。临床上，由于冠状动脉口狭窄形成较缓慢，加之侧支循环的逐渐形成，因此一些患者没有明显的症状。但大多数患者常有类似一般冠心病表现，主要为心绞痛，其发作持续时间较其他冠状动脉硬化所致的心绞痛为长，且晚上加重或以夜间发作为多，对亚硝酸盐疗效欠佳。心绞痛的发生也可与情绪激动、劳累、过度运动、精神紧张等因素有关。心肌梗死偶可发生；也可能出现猝死，但它往往与心力衰竭同时存在。心电图可见ST段下降，或下壁和前侧壁导联ST段压低，T波倒置。三维超声心动图检查有助于诊断心绞痛。

4.梅毒性主动脉瘤　梅毒性主动脉瘤发生率约占心血管梅毒患者的20%，是晚期心血管梅毒的并发症之一，也是梅毒性主动脉炎的第二常见重要并发症。约80%的主动脉瘤由梅毒引起，其发生机制是梅毒性主动脉炎使主动脉中层肌肉和弹性纤维破坏，主动脉壁变薄、变弱，另外由于主动脉腔内压力，使主动脉扩张和膨出，形成主动脉瘤。多见于中年男性，常发生在升主动脉、主动脉弓，少数在胸主动脉和腹主动脉等部位。一般呈囊状，也可呈梭形，大小在数厘米，甚至20cm以上，多单发。天津医科大学总医院154例住院心血管梅毒患者中，主动脉瘤10例，其中升主动脉4例，主动脉弓4例，胸主动脉1例，腹主动脉1例。梅毒性主动脉瘤的症状及体征取决于其所在位置、大小、对邻近组织结构的压迫及是否发生破裂等而定。现就各部位的梅毒性主动脉瘤分述如下。

（1）梅毒性升主动脉瘤：常称为体征性动脉瘤。多数情况下瘤体向上、向右及向前面长大（图2-128）。可在右侧第1及第2肋间局部隆起与搏动。如向左生长可压迫上腔

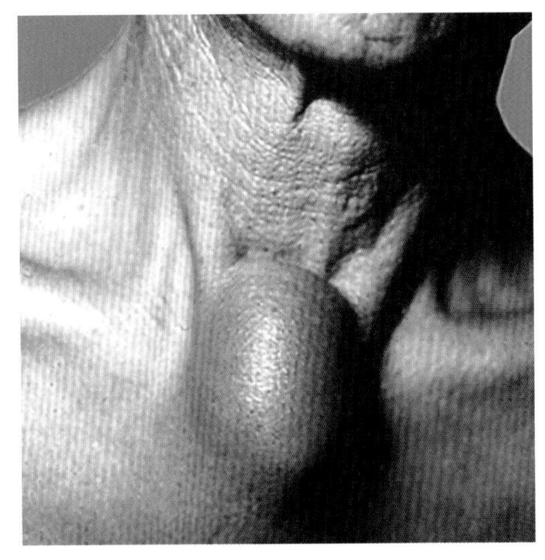

图2-128　梅毒性升主动脉瘤

静脉和头臂静脉，临床上可表现为上腔静脉阻塞综合征，出现面部水肿、青紫，眼球突出和球结膜水肿、颈部和上肢水肿，前上胸壁静脉侧支循环形成，甚至静脉怒张。如肿瘤压在右支气管或右肺，常引起气促及铜音咳嗽，少数情况下，可压迫肺总动脉而产生右心衰竭。上腔静脉阻塞综合征的常见原因是纵隔肿瘤，约占80%，且以恶性者居多。其次是纵隔炎症和上腔静脉本身由于白塞病等引起的病变。如表现上述证候，对于梅毒患者来说应该想到梅毒性升主动脉瘤的可能，须做全面的有关检查，综合分析而确诊。但在临床症状和体征及各种仪器检测均无法区别，往往通过手术后活检才能确诊。例如傅志宜教授的典型病例足以说明。患者男性，38岁，因突发呼吸困难、胸部锐痛，并伴心源性休克而入院。超声心动示窦管连接处以远的升主动脉严重扩张、主动脉瓣中度反流及大量心包积液（其内可见血栓形成）。CT造影示升主动脉增宽，达100mm，压迫右心房；曾疑主动脉解离破入心包，然未见到主动脉内膜撕裂或漂片。行急症Benthall术，术中未见主动脉解离。组织病理：在疑破入心包腔处的主动脉段的切片上，见其外膜内的血管滋养管周围有大量以淋巴细胞和浆细胞为主的炎症浸润，提示填塞系由于外膜血管撕裂所致。实验室检查示梅毒血清抗体试验阳性，诊断为三期梅毒并发主动脉瘤并破入心包导致心脏压塞。患者是以心脏压塞为初始征象的巨大梅毒性主动脉瘤。严格说来，没有手术的病理组织学结果的支持或局部病变发现梅毒螺旋体，单凭梅毒血清抗体试验阳性就确诊梅毒性升主动脉瘤还有欠妥之处。

（2）梅毒性主动脉弓瘤：主动脉弓瘤即使不大，因其位置也容易压迫周围结构，早期即可出现较多的相应症状，依据其压迫的部位不同而有不同的症状：压迫食管引起吞咽困难；压迫左侧支气管造成支气管狭窄或肺不张，引起胸闷、胸痛、咳嗽甚至哮喘等；压迫左侧喉返神经引起声音嘶哑、声带麻痹；压迫膈神经引起呃逆和膈肌瘫痪；压迫大静脉产生上腔静脉阻塞综合征；压迫头臂干开口处，引起两侧上肢脉搏强弱和血压不等；压迫交感神经区使一侧瞳孔缩小，而局部无汗等。极少数动脉瘤可破裂入肺或胸膜引起相应的症状。

（3）梅毒性胸主动脉瘤：可十分巨大而无任何症状和体征，也可压迫左侧支气管产生相应的临床表现；若压迫肺动脉，可导致肺动脉高压和右心衰竭。文献曾报道1例男性76岁患者，胸主动脉瘤呈11.5cm×11.4cm×18cm大小，产生压迫症状及伴胸主动脉广泛钙化而发生右心衰竭。有极少患者临床表现为腹痛和后背痛。

（4）梅毒性腹主动脉瘤：少见，一般发生在肾动脉上方，因压迫脊柱或其他器官可引起持续性或阵发性剧烈上腹部疼痛等，临床主要表现为腹部搏动性肿块。

5.梅毒性心脏（心肌）树胶肿　梅毒性心脏（心肌）树胶肿是心血管梅毒最少见的并发症。早在1845年，Ricord率先报道了梅毒性树胶肿，它可为先天性，也可为获得性。

依据其组织病理变化可分为：①弥漫性树胶肿心肌炎（diffuse gammatous myocarditis）。十分罕见，1916年Symmer 历经10年在4480例尸检中仅记录到4例，只占0.089%。1935年Sohual从1845—1935年的90年间尸检记载中仅发现7例。1936年Reifen报道1例临床上似急性心肌梗死的急性树胶肿心肌炎患者，其死前7周还出现了皮损。②局限性心肌树胶肿（localized gamma of myocardium）。较弥漫性树胶肿心肌炎常见，据O'daly在一系列尸检中局限性心肌树胶肿和弥漫性树胶肿心肌炎两者比例为3∶1。大体解剖上表现为质地坚韧如橡胶的苍白色团块，通常被全或不全纤维囊所包绕，大小变化很大，小者肉眼刚可看到，大者如鸡蛋大小。多单发，少有多发，常位于左心室心肌，特别是室间隔基底部，因而可干扰心脏传导系统，引发房室或束支传导阻滞。

自Ricord之后陆续也有一些零散的报道，如硬化-树胶肿病变致使前间壁心肌梗死，同时并诱发室速、室颤；也有并发心包炎、心内膜炎和心肌炎者。还有报道由于梅毒树胶肿影响三尖瓣、肺动脉瓣、二尖瓣，从而导致相应部位的功能改变。大块梅毒树胶肿累及右心室者也有报道。由于这些梅毒性心脏损害与其他非梅毒性心脏损害，无论在临床或各项辅助检查结果均无特异性，往往无法区别，故确诊极其困难，通常是尸检或活检后才能确定，属少见，尤其当代医疗技术水平的提高，对梅毒的及时诊疗，此类梅毒性心血管疾病更不多见。但也要提醒临床医师和影像医师高度警惕，耐心细致观察，跟踪追诊，以勉误诊或漏诊。

6.心血管梅毒诊断注意事项

（1）一定要有明确的梅毒感染病史：大多数患者在发病前会有冶游史（不洁性接触史）或曾患梅毒病史。但有些患者不一定承认，或有意隐瞒。不少则是隐性梅毒患者，没有典型一期、二期梅毒病史，仅检查时发现心血管梅毒，应引起注意。这就需要医者的询问技巧与病史的真实相结合才能达到明确梅毒感染史的目的。

（2）一定要有梅毒血清学试验的“双阳”史：所谓“双阳”，即非特异性梅毒螺旋体抗原试验（TRUST等）和特异性梅毒螺旋体抗体试验（TPPA等）均为阳性。在除外假阳性和假阴性的前提下，要确诊梅毒性心血管疾病时一定要有梅毒血清学试验的“双阳”史。前者试验结果对大多数心血管梅毒患者是阳性反应，但极少心血管梅毒呈阴性反应者，不能除外心血管梅毒，因为晚期梅毒患者越晚期越容易呈阴性。不过这些患者在以往的病史中或本质上应该是阳性的。同时还要注意试验的假阳性反应。而后者试验结果一定要是阳性，在排除假阳性前提下有诊断价值。若是阴性不要考虑心血管梅毒或可排除心血管梅毒。少数HIV感染者并发梅毒感染，梅毒血清反应可能有假阳性或假阴性反应，在心血管梅毒的诊断中应引起注意。

（3）组织病理检查：心血管梅毒组织病理检查对梅毒性主动脉炎、主动脉瓣关闭不全、梅毒性树胶肿等均有一定的诊断价值，若能在组织中发现梅毒螺旋体即可确诊。否则要结合上述两项进行诊断。但对活着的患心血管疾病的患者进行组织病理检查很难实施。因而绝大多数要通过心血管疾病做组织病理检查确诊梅毒者都是尸检实现的。期待今后科技发展能在不伤害患者的条件下进行活检。

（4）各种无创伤性辅助检查：心电图、X线、超声心动图及CT检查都有参考价值。随着全世界科学检查技术的迅速发展，磁共振检查对心肌、瓣膜、大血管组织分辨力高，能从不同角度直观立体分析组织结构和病变。超高速CT、PET/CT等技术具有无创伤、高时间分辨率、高空间分辨率等优点，尽管与其他原因所致的非梅毒性心血管疾病仍未具备特异性，但对梅毒主动脉病变的诊断有重要的参考价值。目前也开始对梅毒性心血管病免疫反应和炎症反应的特异性分子生物学指标进行研究，如白细胞介素（IL-2、IL-10）等变化。期待能辅助诊断各型心血管梅毒。

总之，心血管梅毒的确诊要通过以上四项，特别是前三项的条件进行综合分析再做最后诊断。

### （五）三期梅毒神经系统表现（具体参看本章第六节）

因其他疾病而广泛应用抗生素治疗可能使神经梅毒的表现与过去所描述的有所不同。

1.无症状神经梅毒　脑脊液检查有细胞数及蛋白异常或VDRL试验阳性，神经科检查未发现临床症状与异常的体征。可有或无其他器官或系统的梅毒表现。

2.脑膜血管梅毒

（1）灶性脑膜病毒：非常罕见，脑膜有树胶肿形成，症状与其他逐渐增大的脑部肿瘤相同。

（2）脑血管梅毒：发生于感染后7年。临床表现与动脉硬化性血栓形成的疾病相类似，可发生灶性神经系统表现，特别是偏瘫及失语。

（3）脊髓、脑膜血管梅毒：罕见。脑、脊髓最常受侵，有胸部神经根痛、四肢肌萎缩、感觉丧失、感觉异常、括约肌功能障碍等。

3.脑实质梅毒

（1）麻痹性痴呆：发生于感染后10～15年。可出现精神方面与神经方面的症状。血清VDRL试验常呈阳性，FTA-ABS试验95%以上病例阳性。大部分患者脑脊液VDRL及FTA-ABS试验也呈阳性。

（2）脊髓痨：发生于感染后10～20年，系脊髓后索发生变性所致。约30%患者血清VDRL试验阴性，FFA-ABS试验阳性。脑脊液检查：细胞数及蛋白量均增加，VDRL试验阳性。

夏科关节病，夏科关节病发生于大关节，如膝、髋、踝及脊柱关节，最常见的是膝关节。关节肿胀，关节腔内积液，形成骨赘，韧带及关节面软骨破坏，关节仅借关节间的软组织相连，致关节畸形，过度运动（做环形运动而无痛感），脱位及病理性骨折。

内脏危象：由于自主神经受累，患者可发生阵发性痛，并伴有其他症状。胃危象突然发生，上腹痛，恶心、呕吐、疼痛非常严重，可与消化性溃疡相混淆，持续性呕吐可导致电解质紊乱。危象可突然停止或持续数小时甚至数天，常可再次发生。

（3）视神经萎缩：罕见，常并发于脊髓痨，也可在其他神经梅毒时发生（具体参见三期梅毒继发性视神经萎缩）。

### （六）三期梅毒其他内脏梅毒

1.晚期呼吸系统梅毒　主要为梅毒性树胶肿，其可发生在呼吸道的任何部位，包括喉部、气管、支气管、肺部及胸膜等处，从而在不同部位梅毒性树胶肿引起相应部位的临床症状，但这些临床症状很难与其他原因引起相应部位的临床症状相鉴别。必须经过各种排除检查和梅毒血清学、病理学检测方能确诊。

2.晚期消化道梅毒　主要是梅毒树胶肿或梅毒性弥漫性浸润，若侵犯食管往往造成吞咽困难或食管异物感，若累及胃肠道则引起腹痛等腹部不适，或出现恶心、呕吐。结肠、直肠受累则表现为肛门下坠、胀痛或里急后重等现象。同样，单从临床症状和体征检查也极难与其他原因引起的消化道疾病区别开来。只有通过认真细致的排除工作，最终不定期是要做梅毒血清学及病理检查来确定。

3.晚期肝脾梅毒　少见，同样由于梅毒树胶肿或弥漫性浸润而引起肝脾大，可出现黄疸、间质性肝炎，最终导致肝硬化等。肝梅毒树胶肿又称肝梅毒瘤，多因早期梅毒未治疗、治疗不及时或治疗不彻底引起，经过10～20年进入晚期梅毒才出现。早期常无症状，后期可有右上腹隐痛、闷胀，甚至疼痛等不适，常伴食欲缺乏甚至消瘦。肝功能有损害，B超、CT等方法检查均显肝脏不同位置的占位性病变及肝脏近卫淋巴结肿大，从而以"肝癌"进行手术切除，经组织病理检查而确诊（尤其是对于特异性梅毒血清学试验阳性，而非特异性梅毒血清学试验阴性者更为重要）。组织学常可见到结核性结节，即中央大片干酪样坏死，周围有上皮样细胞、淋巴细胞和浆细胞浸润，周围小血管内皮细胞增生，伴血管周围炎症，缺少郎格罕巨细胞。后期可见结缔组织增生导致瘢痕形成，病灶组织中可找到梅毒螺旋体。就局部病变而言，肝梅毒树胶肿与肝结核的结核性结节鉴别有一定难度，尤其是病灶组织中未找到梅毒螺旋体时，更要仔细鉴别。典型者树胶肿术中可见肝脏呈弥漫性大小不等的结节，呈灰白色或淡黄色，质硬且有一定的韧性或弹性，镜下坏死不彻底，用特殊染色可显示其中残留的弹性纤维，而肝结核病则不是。树胶肿炎症反应较明显，常见较多浆细胞浸润，同时伴有闭塞性小动脉内膜炎和血管周围炎，且易于纤维化致广泛瘢痕形成，极少钙化。而结核则上皮样细胞多见，常有郎格罕巨细胞、血管闭塞及周围炎症较少见或不明显，容易显钙化。梅毒血清学试验呈双阳性，即使晚期非特异性梅毒血清学试验阴性，但特异性梅毒血清学试验一定为阳性。再者肝结核患者常有其他脏器，尤其是肺结核等病史，多数伴有低热、盗汗等毒血症状，结核菌素试验阳性等，借此可以鉴别。肝梅毒树胶肿与肝癌相鉴别时，若手术后较为容易，再经组织病理完全可以区别而确诊。若三者在临床上无法区别又未能手术时（如弥漫性病灶广泛），只要是梅毒血清学试验为阳性可先行规范驱梅治疗，若肿块缩小甚至消失便可确诊肝梅毒树胶肿。肝梅毒树胶肿进展和预后与其位置有一定关系，肝树胶肿接近表面，病变危害小，相反肝癌常发展扩大接近肝门，瘢痕收缩可导致门静脉高压从而引起静脉曲张破裂出血或腹水等增加死亡率。

4.晚期泌尿生殖系统梅毒　可因梅毒性弥漫性浸润，引起间质性睾丸炎、副睾炎及前列腺炎，由于浸润明显也可以造成睾丸肿大变硬呈球状且有弹性。而梅毒性树胶肿发生在睾丸亦同样引起睾丸肿大质硬像弹球，亦可发生梅毒性睾丸鞘膜积液。但常不痛，或疼痛不明显。睾丸、副睾等梅毒病变亦可影响生育。而肾、膀胱等部位和女性内生殖器偶尔也可发生晚期梅毒。

5.晚期内分泌系统梅毒　无论是梅毒性树胶肿，还是梅毒性弥漫性浸润累及垂体时都会引起垂体功能不足，侵犯甲状腺时则造成甲状腺功能减退。发生在肾上腺时同样引起肾上腺功能障碍，可出现原发性慢性肾上腺皮质功能减退症（艾迪生病，Addison disease）样临床表现。

对于晚期器官梅毒尤其是晚期内脏梅毒的诊断要注意非特异性梅毒血清学试验阴性患者不要漏诊。因为这些内脏梅毒本身与其对应部位的其他脏器疾病尤其是各种肿瘤、结核病等慢性疾病，无论在临床上，还是各种非创伤性检查都极难鉴别，此时梅毒血清学试验双阳性对梅毒的诊断有重要意义，哪怕只有特异性梅毒血清学试验阳性也有参考价值。此外，对神经梅毒均在二期、三期脏器梅毒中略做介绍，但是由于神经梅毒近年来发病率很高，病情特别复杂且有其特殊性，故另列一节进行详述（见本章第六节）。

## 第四节　潜伏梅毒

潜伏梅毒（latent syphilis）又称隐性梅毒，有梅毒感染病史，无临床症状或临床症状已消失，各系统物理检查及X线和超声等辅助检查均缺乏梅毒的相关表现。即除梅毒血清学试验阳性外，皮肤黏膜及内脏等各系统器官均无任何梅毒的征象。在抗生素问世以前，未经治疗的潜伏梅毒约有1/3的患者进展为显性梅毒。

### 一、早期潜伏梅毒和晚期潜伏梅毒

潜伏梅毒可分为早期潜伏梅毒和晚期潜伏梅毒。感染时间在2年以内（美国定为1年内）者称为早期潜伏梅毒，即在就诊的过去2年内，该患者：①确有梅毒血清学试验阳性；②确有过一期或二期梅毒症状；③其性伴侣为一期或二期梅毒或早期梅毒患者。该患者即可定为早期潜伏梅毒。

患者明确感染时间在2年以上者即为晚期潜伏梅毒。对所有其他病期不明或感染时间不确切的潜伏梅毒患者，均应按照晚期潜伏梅毒处理（晚期潜伏梅毒螺旋体的分裂缓慢，需延长疗程）。虽然早期潜伏梅毒的非梅毒螺旋体试验滴度一般比晚期潜伏梅毒要高（＞1∶32），但仅凭此不能可靠地区分两者并决定治疗的选择。

Oslo报道90%的潜伏梅毒患者二期梅毒复发发生在第1年，94%在两年内。早期潜伏梅毒会发生活动性二期梅毒。流行病学资料提示大多数梅毒感染的蔓延多发生于感染后1年内，以后则不断减少，至5年后基本不再感染。

在潜伏梅毒期间，梅毒螺旋体仍然在血液中存在，仍然可由供血者传给输血者。梅毒螺旋体同样由梅毒孕妇感染胎儿，从而引起先天性梅毒。

### 二、潜伏梅毒的流行病学

在通常情况下，现症梅毒非显则潜，也就是说除了显性梅毒，就是潜伏梅毒。既往李洪迥教授报道中国协和医院的4169例男性梅毒患者中，就有潜伏梅毒1480例，占35.5%；而1323例女性梅毒患者中潜伏梅毒比例更高，占了63.5%。随着梅毒发病率的增加，潜伏梅毒的发生率也随之升高，且成为梅毒中发病率最高的一种。据报道，全国2000年潜伏梅毒7946例占梅毒的9.91%，到2013年260 334例占梅毒的58.51%。2009年广州市上6个月梅毒为3591例，比2008年的2401例同期增加了49.6%，其中隐性梅毒高达2613例，占72.8%。近年来，某些省份报告潜伏梅毒占80%，甚至90%以上。尽管数据可能有差异，但足以说明潜伏梅毒的发生率越来越高。而且发现男性潜伏梅毒呈现一个发病高峰，即65岁以上年龄段；女性潜伏梅毒呈现两个发病高峰，即20～30岁和

65岁以上年龄段。潜伏梅毒大多在年龄偏大的患者中发现，往往是通过性伴侣的追诊、对其他性病的追查、体检或因其他疾病住院而做了梅毒血清学试验呈阳性才发现。

## 三、潜伏梅毒的原因

一般认为存在以下3种原因。

1.患者抵抗力较强　当梅毒螺旋体感染人体后，可诱发人体免疫力增强，在机体抵抗力较强时，致使体内大部分梅毒螺旋体被抑制或被杀灭。临床症状不明显，早期未出现硬下疳或二期梅毒疹，或症状在一定时期内消失，形成隐性梅毒。

2.治疗不当

（1）用药不当：当梅毒被误诊为一般化脓性感染而选用了非青霉素类抗生素治疗，尽管梅毒螺旋体暂时被抑制或绝大部分被杀死，患者当时未有明显症状和体征出现。但是由于驱梅治疗不彻底，易造成潜伏梅毒。

（2）用药剂量不足：血液及组织中不能达到有效的药物浓度，不能把梅毒螺旋体完全杀灭，或疗程不够，不能提供足够的时间维持药物的有效浓度，以随时杀灭残余的梅毒螺旋体，也可以导致潜伏梅毒。

（3）治疗方法不规范：治疗药物即便是青霉素，若不按时应用或时用时停，不能保证血液或组织中稳定的药物有效浓度，以致使残存的梅毒螺旋体得以繁殖，从而形成潜伏梅毒。

3.诊断不当　在梅毒血清学双阳的条件下，由于一期硬下疳不典型，患者无感觉或被医师忽视，故未能发现；二期梅毒疹因其与很多皮肤病相似，而被当作各种类似皮肤病诊治甚至“治愈”。这种显性梅毒就误诊成“隐性梅毒”。

## 四、潜伏梅毒的危害

1.潜伏在体内的梅毒螺旋体在一定条件下可引起各种组织的梅毒性病变。

2.若在妊娠期，则可感染胎儿。这是先天性梅毒的主要传染途径。由于是隐性梅毒，故容易延误诊治。

3.若于早期内症状再出现，谓之一期、二期复发性梅毒，此时患者的皮肤黏膜具有传染性，成为危险的传染源。

4.晚期潜伏梅毒危害可能更大，并可累及心血管、神经等系统，引起心血管梅毒和神经梅毒。

## 五、潜伏梅毒的诊断

1.潜伏梅毒的诊断依据

（1）有一期、二期或三期梅毒病史，或性伴侣有梅毒病史。

（2）无任何梅毒的临床症状和体征。

（3）非梅毒螺旋体抗原试验两次以上阳性，且梅毒螺旋体抗原试验阳性，脑脊液检查阴性。

（4）病原体检查：潜伏梅毒的梅毒螺旋体检查早期者阳性率高，常用血清标本高速离心集菌，涂片暗视野检测，阳性即可确诊，但阴性不能排除。

2.潜伏梅毒的诊断标准（美国CDC潜伏梅毒诊断标准）

（1）临床描述：梅毒螺旋体感染阶段之一，感染者体内存在梅毒螺旋体，但无临床症状或体征。潜伏梅毒依病程不同分为早期、晚期和病期不明。

（2）病例分类：可能报告的病例，无梅毒的临床症状和体征，但有下列情况之一。①既往未诊断过梅毒，一种非梅毒螺旋体试验阳性（如VDRL或RPR）及一种梅毒螺旋体试验阳性（如FTA-ABS或MHA-TP）；②既往梅毒已经治疗，目前非梅毒螺旋体试验滴度比上次试验滴度高4倍或以上。

3.潜伏梅毒的确诊条件

（1）梅毒血清学试验双阳性的现症梅毒（一定要排除梅毒血清学试验假阳性和梅毒血清固定）。

（2）皮肤黏膜无任何梅毒症状和体征。

（3）除皮肤黏膜外的身体其他系统均无梅毒的任何表现。

以上3条均符合者可确诊为潜伏梅毒。

## 六、潜伏梅毒的治疗

1.潜伏梅毒的治疗目的　防止晚期并发症的发生和发展，通常对其传染力的影响不大。

2.潜伏梅毒治疗方案　适用于无青霉素过敏，且脑脊液检查正常，非HIV感染者者。

（1）早期潜伏梅毒

1）成人推荐方案：苄星青霉素G 240万U，肌内注射，1周1次，共3次，总量为720万U。

2）儿童推荐方案：苄星青霉素G 5万U/kg，肌内注射，剂量不超过240万U，单次给药。

3）青霉素过敏方案：非妊娠期患者，可用一期和二期梅毒替代疗法进行治疗。

（2）晚期潜伏梅毒

1）成人推荐方案：苄星青霉素G 240万U，肌内注射，1周1次，共3次，总量为720万U。

2）青霉素过敏方案：多西环素100mg，每天2次或四环素500mg，每天4次口服，疗程均为28天。

3）儿童推荐方案：苄星青霉素G 5万U/kg，肌内注射，剂量不超过240万U，1周1次，共3次（总剂量不超过15万U/kg，总剂量不超过720万U）。

合并HIV感染者需做脑脊液检查，符合神经梅毒者按神经梅毒方案治疗。

## 七、潜伏梅毒防治的若干问题

1.首先要深入寻找和及时治疗潜伏梅毒　控制梅毒传播只有靠早发现和及时治疗一期、二期显性梅毒患者，以防梅毒进一步扩散传播。同样也务必深入寻找和及时治疗潜伏梅毒患者，以更好地防止发展为感染性病变。这一点极其重要。临床实践已证明，在所有梅毒患者中，潜伏梅毒患者占了大多数，而且不易被发现，也得不到及时治疗，致使病程迁延过久，不但是梅毒传染的主要根源，而且也成为梅毒发展及蔓延到全身各个器官（骨骼、呼吸、消化、生殖、心血管和神经等系统）梅毒的罪魁祸首。近20年多来，在我国，这些系统梅毒，特别是神经梅毒的明显增多就足以说明了。同时也说明我们对潜伏梅毒的防治工作远远不够。

2.其次是要深入发现　一旦发现潜伏梅毒，即使认为是早期，也要对所有潜伏梅毒患者应进行有无晚期梅毒的临床评估（尤其神经系统、心血管系统、骨骼系统、消化系统和呼吸系统等系统有无动脉炎、树胶肿等梅毒表现和梅毒性虹膜炎等）。若发现是晚期潜伏梅毒更要重视其防治。

3.再者要不断总结治疗经验　目前在临床实践中，对早期潜伏梅毒按早期梅毒治疗方案；晚期潜伏梅毒按晚期梅毒治疗方案。尽管临床经验证明青霉素治疗有效，且有不少患者经过规范的驱梅治疗获得治愈，但由于随访或追诊不够，加上不少不规范的治疗方法，甚至过长过度的用药等，究竟选择何种特定的方案更优，要不断总结治疗经验。

4.此外，如何处理遗漏治疗　如果在晚期梅毒的每周苄星青霉素240万U肌内注射，连续3周为1个疗程，在整个用药疗程中，若遗漏了一次肌内注射治疗，如何合理处理这种情况还不清楚。从药理学角度考虑，对于晚期梅毒和病程不清的潜伏梅毒，两剂苄星青霉素之间间隔10～14天尚可接受，可继续完成整个疗程。对于妊娠期的晚期潜伏梅毒则不行，如果在妊娠期遗漏了一次肌内注射治疗，应重新开始接受全部疗程的治疗。

5.潜伏梅毒患者是否要做脑脊液检查　潜伏梅毒患者往往病程不易确定，治疗可能有反复，因此，必要时要做脑脊液检查。

（1）发现下列情况应进行脑脊液检查：①有神经或眼病的症状或体征；②有活动性晚期梅毒的表现（如主动脉炎、树胶肿、虹膜炎、视力或听力改变等）；③存在治疗失败；④HIV抗体阳性；⑤伴有HIV感染的晚期潜伏梅毒或病期不明的梅毒。

（2）其他检查脑脊液指征：如果条件允许或无禁忌证和患者自己要求，即使不符合以上标准者，也可以做脑脊液检查。有学者建议对所有潜伏梅毒患者且非梅毒螺旋体抗体滴度＞1∶32的患者（因为RPR 1∶32或RPR＞1∶32的潜伏梅毒患者中存在中枢神经系统感染的可能性是其他患者的10倍。）进行脑脊液检查，以便排除神经梅毒。如果脑脊液检查的结果显示有神经梅毒者，应立即按神经梅毒进行治疗。

6.潜伏梅毒患者的随访　随访的目的是观察患者治疗后的效果，有无疗效或治愈。是否要进行复治。

（1）判断复治的指征：对患者在潜伏梅毒治疗后6个月、12个月、24个月时分别进行一次非梅毒螺旋体血清学定量试验。潜伏梅毒如遇到下列情况应该复治：①抗体滴度上升4倍；②最初较高的滴度（1∶32），在治疗后12～24个月未下降达4倍（即两个稀释度）；③出现梅毒进展的症状或体征，少数情况下，脑脊液检查阴性，也进行了复治。但血清学滴度持续不降。这种情况下，若发生血清抵抗，要在进一步寻找原因的同时进行复治。

（2）判断不再复治的指征：晚期潜伏梅毒患者初始TRUST滴度低，青霉素治疗不会有4倍的滴度下降，约有50%的这种患者在治疗后多年血清学持续阳性（低滴度）。除非患者的TRUST滴度升高或其梅毒症状和体征重新出现，否则不必对其再次进行治疗。若是血清固定，则无须干预。

7.最后是潜伏梅毒患者的转归问题

（1）晚期潜伏梅毒患者对梅毒螺旋体的重复感染已具有免疫力，一般极少重复感染。

（2）过去一般认为未经治疗的潜伏梅毒患者中，约1/3患者可以痊愈（或自愈），非特异性梅毒螺旋体抗体试验阴转；1/3患者则持续终身为隐性感染；另外还有1/3的患者发展为晚期梅毒。然而，现在越来越多、越敏感的抗梅毒螺旋体抗体试验方法的应用下，非特异性梅毒螺旋体抗体转阴是少见的。近70%未经治疗的潜伏梅毒不会发展成晚期显性梅毒，但自然痊愈的可能性仍属疑问。

## 第五节　HIV感染者梅毒

近年来，我国梅毒发病率呈不断上升趋势，人类免疫缺陷病毒（human immunodeficiency virus，HIV）感染者梅毒也随之增加。

HIV可引起获得性免疫缺陷综合征（acquired immunnodeficiency syndrome，AIDS）。该病毒入侵人体的主要靶细胞是T淋巴细胞（$CD4^+$），包括T4细胞、巨噬细胞、树突状细胞等，使机体细胞免疫功能部分或全部丧失，继而发生各种机会性感染及肿瘤。

梅毒螺旋体与HIV的传播途径基本一样，梅毒感染的高发人群也是HIV易感人群，梅毒尤其是早期梅毒，易引起性器官溃疡，导致性器官皮肤屏障破损、局部大量巨噬细胞和T细胞浸润、病毒入射量显著增加等均使梅毒患者更易感染HIV。梅毒的硬下疳有3个特点与此过程有关：①上皮屏障的裂口是HIV进入或存在的门户；②大量浸润的巨噬细胞和T细胞提供了富含HIV受体的环境；③梅毒螺旋体刺激巨噬细胞产生细胞因子可加快HIV的复制。研究还发现HIV感染可以在一定程度上改变梅毒的自然病程、增加神经梅毒发生的可能性和治疗复发的概率。Blocker系统回顾了HIV阳性患者中梅毒感染的流行情况，发现HIV患者梅毒的感染率明显高于正常人群，在男女HIV阳性患者中，梅毒感染概率为15.7%，而在男性同性恋中高达64.3%～90.0%。2006—2017年新加坡国家传染病中心数据显示，在1069例艾滋病病毒感染者中，梅毒发病266例，总患病率为6.2%，从2010年的1.21%上升到2017年的26.0%。国内报道，HIV 阳性者合并感染梅毒的概率为18.6%～26.2%。广州市第八人民医院在2016—2020年在6100例HIV感染者中合并梅毒感染的就有2179例，占35.72%，其中先天性梅毒2例；后天性梅毒2177例，其中一期梅毒68例，二期梅毒515例，三期梅毒78例，潜伏梅毒1516例。在后天性梅毒中，潜伏梅毒最多，占69.57%。这反映了我国HIV感染者合并梅毒有增无减，且以潜伏梅毒为最多，这与非HIV感染者的潜伏梅毒基本一致。尤其值得关注及重视。梅毒的介入增加了HIV的感染，同样HIV感染又促使了梅毒的感染与传播，从而导致了HIV感染者梅毒的发病率越来越高。而且HIV同时也改变了梅毒的临床过程、血清学判断和治疗反应，使得梅毒的感染与诊治更加复杂化。因此，梅毒与HIV感染间的高度流行病学联系已非简单的合并感染所能解释的，梅毒合并HIV感染的诊治也应与单纯的梅毒感染加以区别。如何做好HIV感染者梅毒的诊、治、防，值得我们高度重视和进一步观察及研究。

### 一、HIV感染者梅毒的临床表现

1.皮肤黏膜的表现　HIV感染梅毒患者大部分无明显皮肤损害或皮肤损害不典型。

一期梅毒表现为单个硬下疳，常发生于外阴、生殖器部位，阴茎的硬下疳可呈大而湿疹化的溃疡（图2-129），或大而深的溃疡，表面明显水肿伴糜烂渗液（图2-130），并伴疼痛，与软下疳相似。也可有大小不等、先后发生的多个溃疡（图2-131，图2-132）。而个别也同样出现疼痛。而大部分为潜伏梅毒或表现二期梅毒疹。特别是男性同性恋患者，二期梅毒疹常见于手掌、前臂和躯干（图2-133），且很多没有看到一期梅毒的临床表现。可出现梅毒性脱发，呈弥漫性、斑片状或虫蚀状（图2-134）。二期复发梅毒也较常见，皮疹形态与二期梅毒近似，皮损数目较少，分布较局限，如双手掌单发一两个不对称的大小不等的、形状不一的淡红色、淡褐色斑，边缘清楚并有少许鳞屑（图2-135）。无任何自觉不适。也可见到一、二期梅毒共存在者，如一期阴囊硬下疳与躯干二期梅毒玫瑰疹同时存在（图2-136）。

由于梅毒血清学检查容易出现假阴性，常导致梅毒的漏诊，延误了治疗而使病情恶化，较易发生恶性梅毒。也可出现结节溃疡性梅毒疹（图2-137），这种结节溃疡性梅毒疹与结节性血管炎，尤其是结节性多动脉炎极为相似，要认真鉴别（具体参见第4章第二节）。梅毒疹不痛不痒，后两者疼痛明显，常可鉴别。无痛无痒性溃疡仍需要与麻风相鉴别。部分患者还可表现为蛎壳疹样溃疡性皮肤损害（图2-138）。

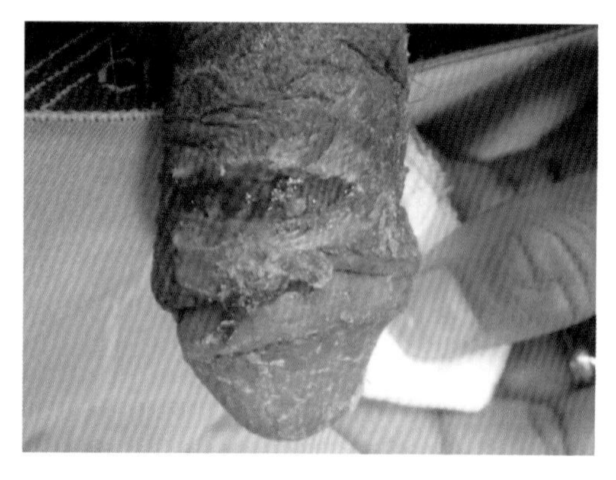

图2-129　阴茎硬下疳大而明显湿疹化

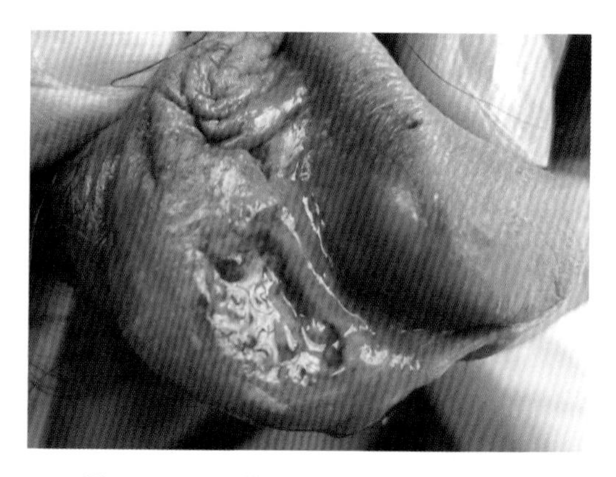

图2-130　阴茎大而深的水肿性硬下疳伴糜烂渗液

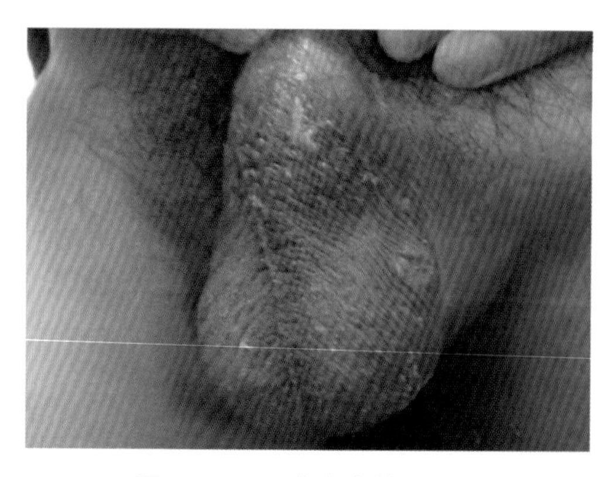

图2-131　阴囊多发性硬下疳

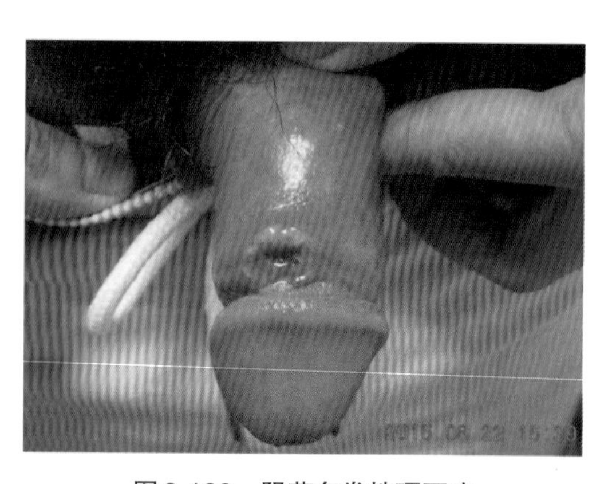

图2-132　阴茎多发性硬下疳

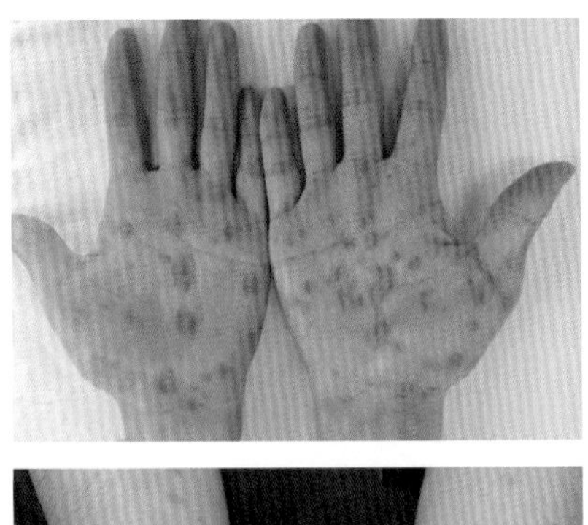
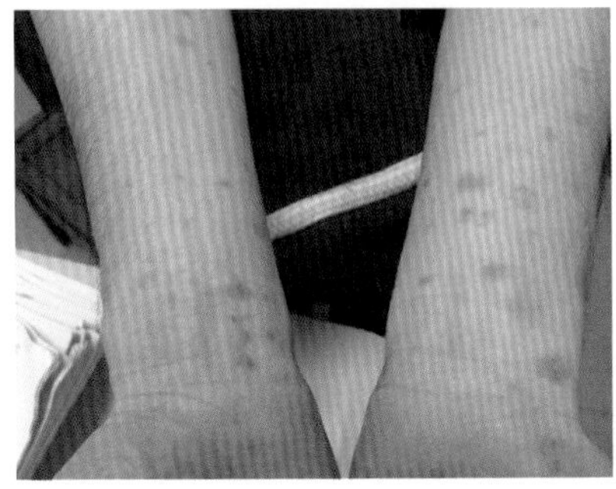
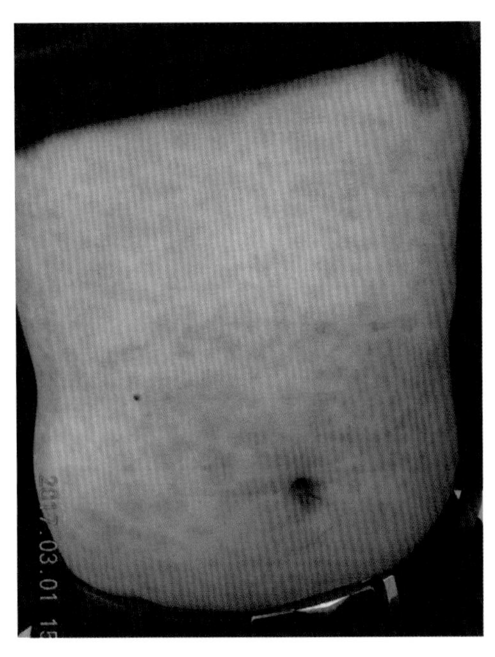

图2-133　双手掌、双前臂、躯干二期梅毒疹

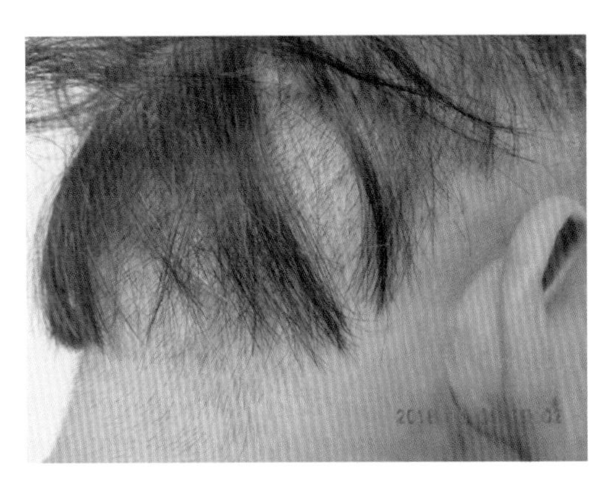

图2-134　HIV梅毒性脱发

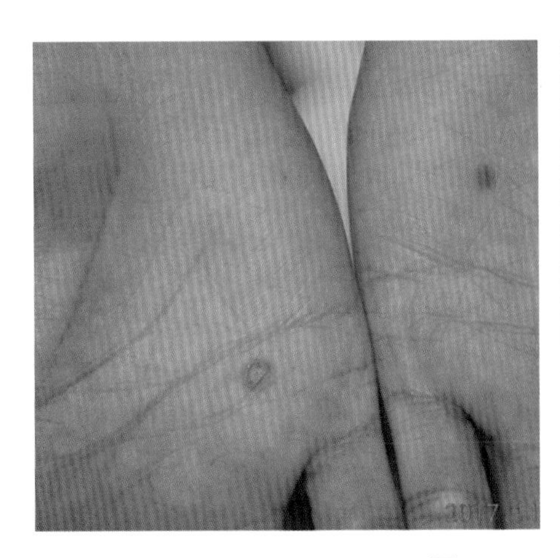
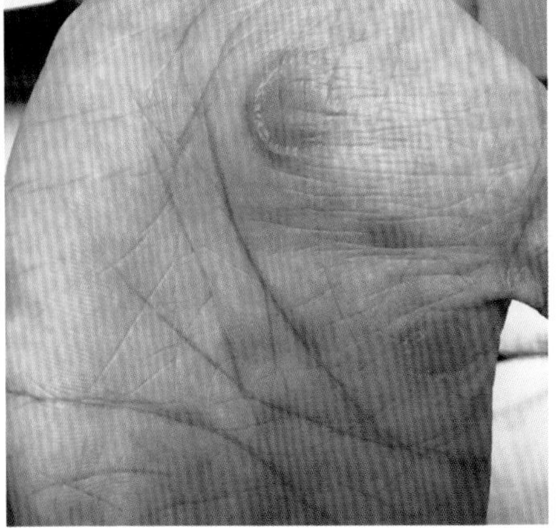

图2-135　手掌二期复发梅毒疹

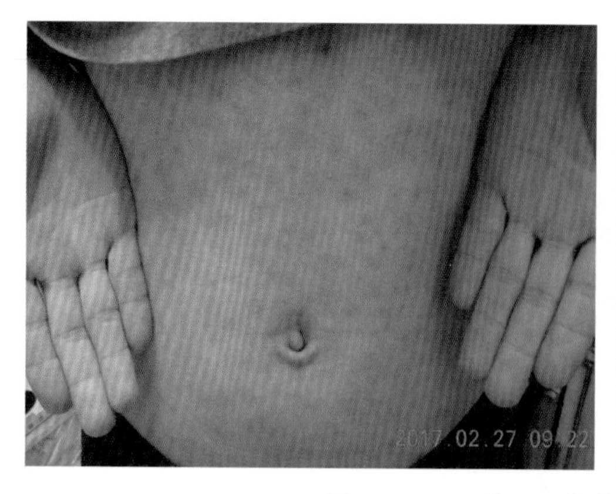


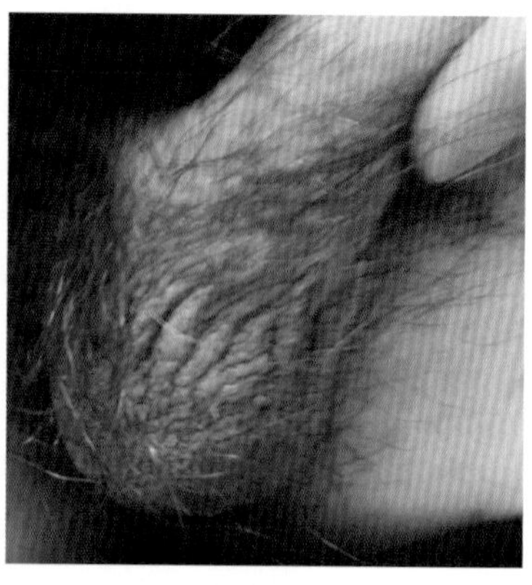

图2-136 一期、二期梅毒疹共存

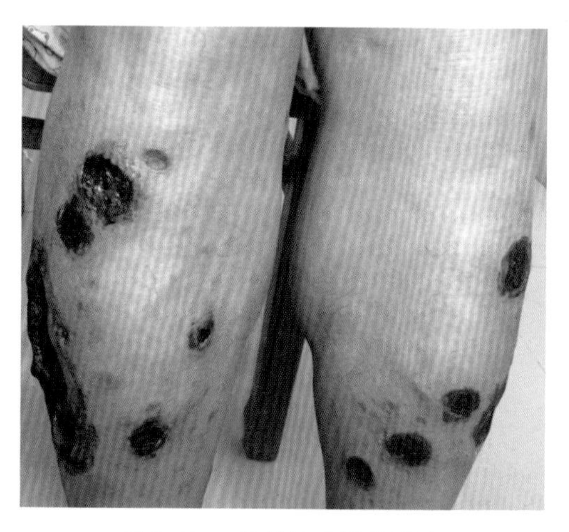

图2-137 结节溃疡性梅毒疹

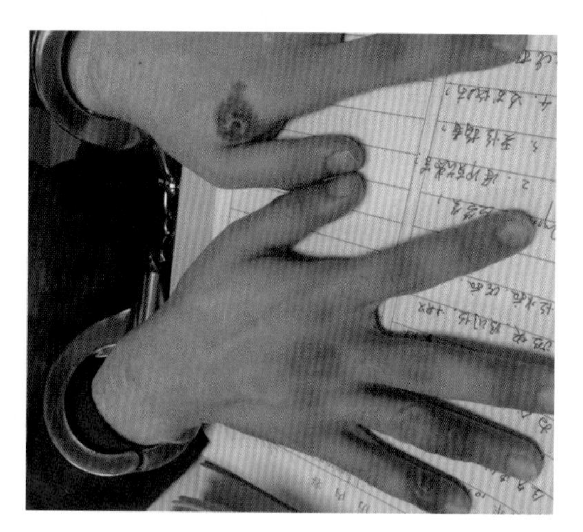

图2-138 蛎壳疹样溃疡性皮肤损害

2. 中枢神经系统的表现 HIV可导致脑膜病变，致使梅毒螺旋体易穿过血脑屏障，引起神经梅毒。而且可发生于HIV感染者病程的各个阶段。HIV感染者早期梅毒出现神经损害的概率大大增加，治疗失败率也较高。

HIV感染患者神经梅毒的发病率高达23.5%，较单纯的梅毒患者高出约2倍。合并HIV的梅毒患者中枢神经受损后主要表现为头痛、听力丧失、视神经萎缩及瞳孔改变、脊髓症状，甚至卒中等。而性格改变是晚期梅毒患者合并HIV感染最普遍的症状。HIV患者普遍存在神经认知障碍，如合并梅毒感染症状则更为严重。HIV感染者梅毒中枢神经系统的表现与非HIV感染者神经梅毒的表现大同小异（详见本章第六节）。

3. 骨关节损害 HIV感染者梅毒初始即可表现为关节炎，但合并HIV感染的一、二期梅毒患者却很少发生典型的梅毒骨炎和骨髓炎。

4. 眼部损害 HIV感染的梅毒患者由于梅毒血清学检查可为阴性，易造成误诊、漏诊及延误治疗，而且HIV本身可引起多种眼部损害，故HIV感染使梅毒患者的眼病表现更加复杂，治疗更加困难。合并HIV感染的梅毒患者可出现视盘炎、视神经炎、球后视神经炎，且常伴有中枢神经损害。研究表明，梅毒患者合并HIV感染所引起的眼部疾病即使给予系统的青霉素治疗，也常有复发。

5. 口腔损害　HIV感染者梅毒引起的口腔损害非常少见，但仍应重视。二期梅毒口腔损害多表现为湿性溃疡，呈水肿性糜烂面（图2-139）。此时要与疱疹病毒感染、黏膜天疱疮等相鉴别。HIV阳性可使这种损害加剧，产生各种形态各异的溃疡。二期梅毒口腔损害可表现为扁平丘疹、斑块，表面可见糜烂、结痂，也可和外生殖器扁平湿疣同时存在，这些扁平湿疣与口腔扁平湿疣一样，表面可见糜烂、结痂现象（图2-140）。

6. 其他器官损害　HIV感染梅毒患者心血管损害报道较少，主要是腹主动脉、颈动脉受累，并产生动脉瘤。胸膜、肺、肾也有受累的报道。所有这些器官所患梅毒的临床表现与非HIV感染者一样，无特异性可鉴。

7. 常与其他性传播疾病并存　HIV感染梅毒患者合并其他性传播疾病较常见，在合并生殖器疱疹时，外生殖器、会阴、肛门可反复出现水疱、糜烂，疼痛明显，且糜烂面愈合时间较长。尤其肛门硬下疳，肛周生殖器疱疹同时存在（图2-141）。合并尖锐湿疣时，临床表现和HIV阴性者近似，但男同性恋HIV感染者中，早期潜伏梅毒患者多表现为肛周、肛管疣体（图2-142），二期梅毒患者肛门巨大尖锐湿疣（图2-143）并不少见。有时几种性传播疾病同时存在（图2-144）。图2-143患者HIV感染后已进行治疗，由于

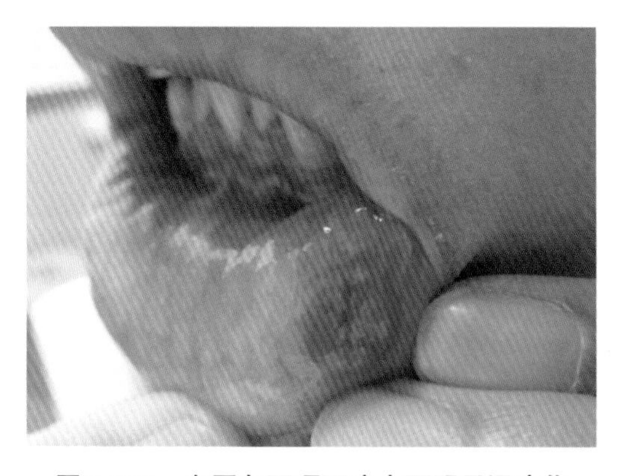

图2-139　左口角下硬下疳大而明显湿疹化

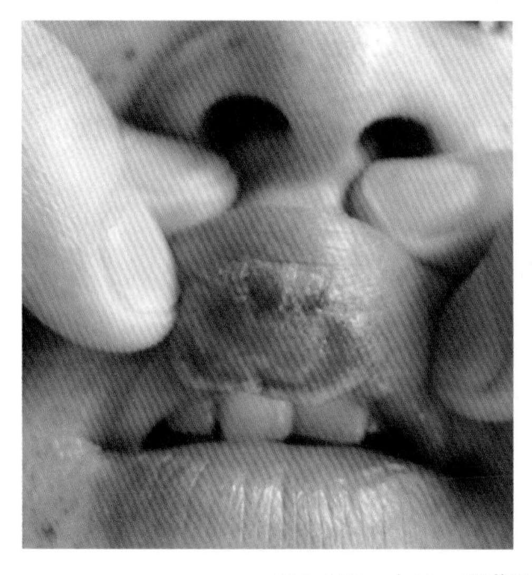

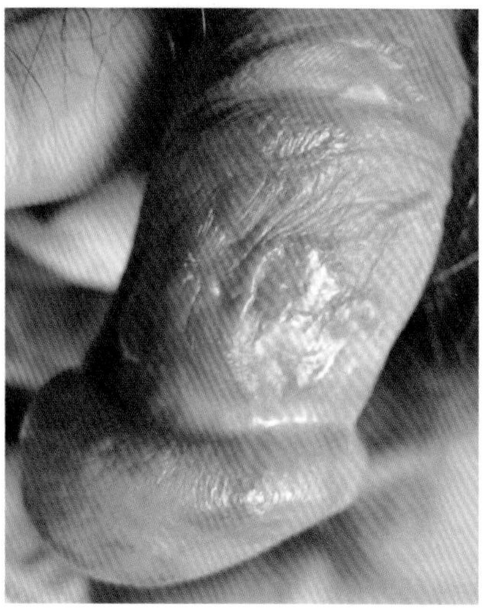

图2-140　上唇、阴茎同时存在扁平湿疣

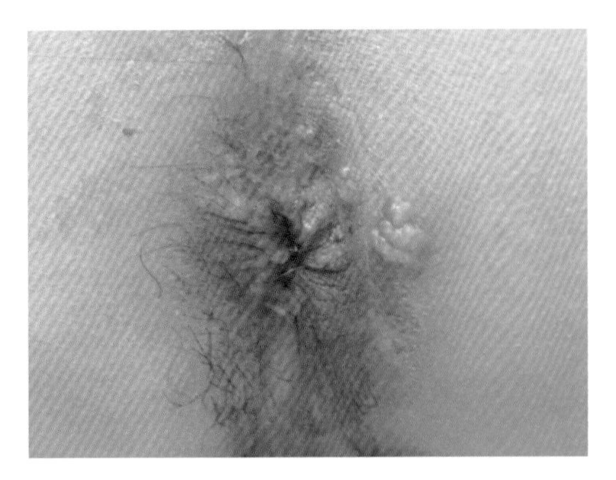

图2-141　肛门硬下疳并生殖器疱疹

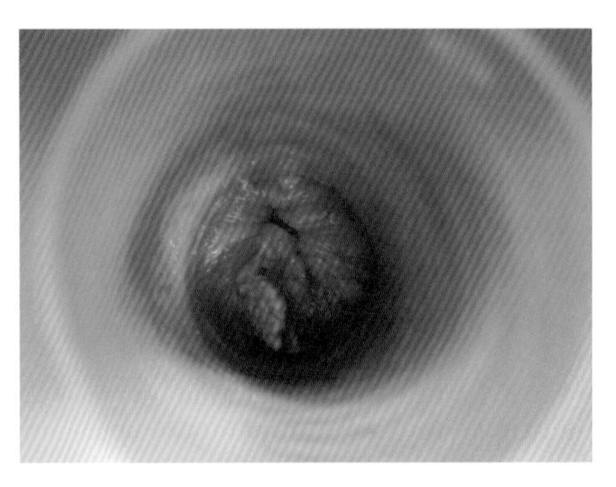

图2-142　肛管尖锐湿疣

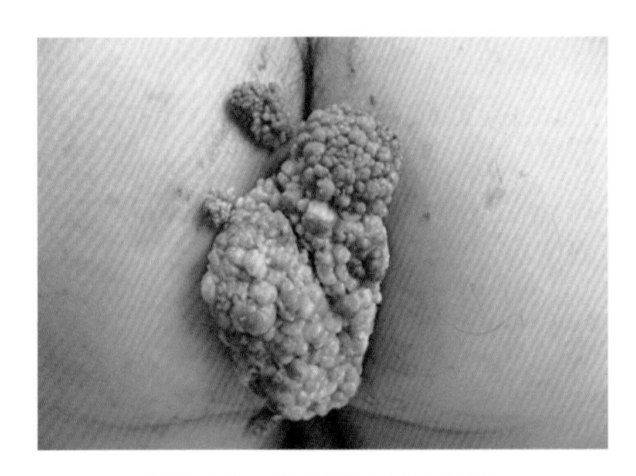

图2-143　肛周巨大尖锐湿疣

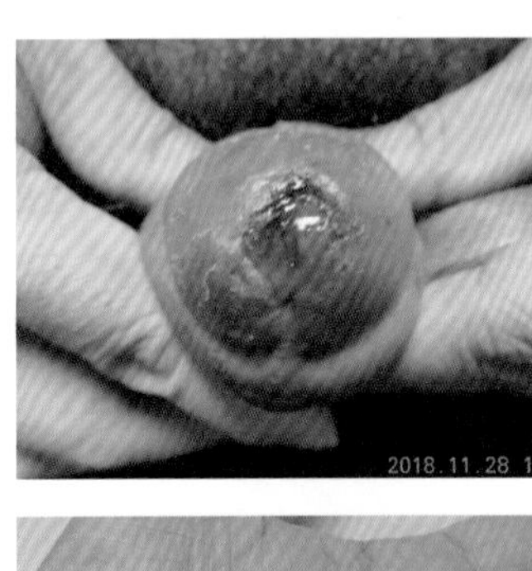

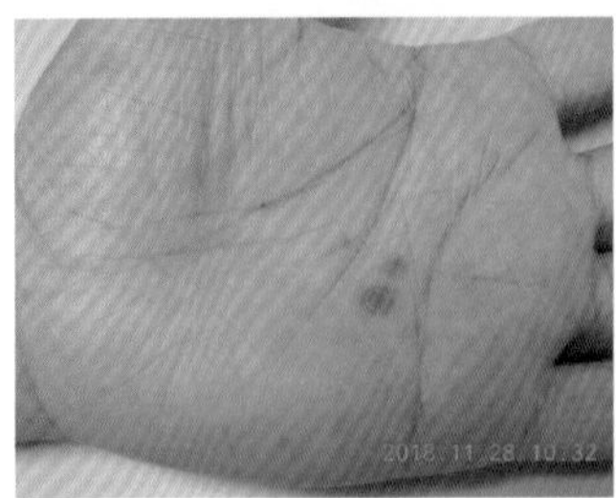

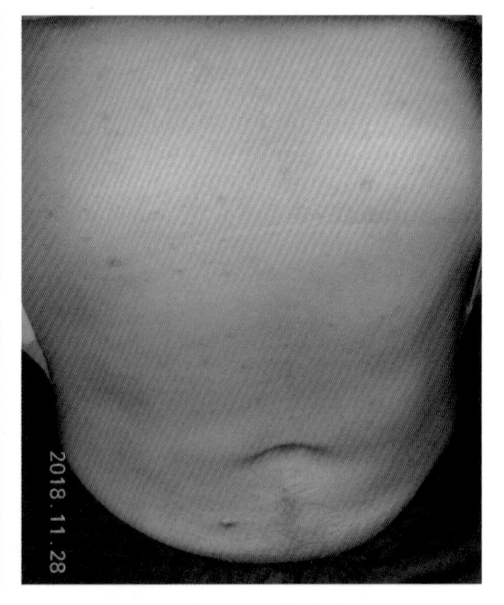


图2-144　非淋菌性尿道炎、生殖器疱疹、二期梅毒共存

各种原因，尿道炎反复发作未愈，而在尿道及尿道口周围和阴茎头起疼痛性水疱、糜烂，与此同时躯干、手掌等部位出现皮疹。经尿道拭子检查沙眼衣原体阳性，抽血检测HSV2型IgG、IgM阳性，TRUST 1∶64，TPPA阳性。随即进行综合治疗，病情逐渐好转。

## 二、HIV感染者梅毒的实验室检查

在HIV感染者梅毒的实验室检查中，如暗视野显微镜检查或组织活检直接检测病原体或荧光抗体标记检测等与非HIV感染者梅毒的检测一样（参见第3章），但梅毒血清学检测略有异同。

研究资料证明，合并HIV感染的梅毒患者血清学检验与未感染HIV的梅毒患者血清学检验存在差异。这些差异包括：①一期梅毒、二期梅毒血清学检测阴性率增高；②由前带前滞现象引起非螺旋体抗体检测假阴性增高；③治疗后非螺旋体抗体滴度下降失败比例升高；④治疗后特异性梅毒螺旋体抗体试验可阴转；⑤梅毒血清学反应可反常，如滴度比预期更高，或呈假阴性结果或阳性反应推迟出现或假阳性。血清固定时滴度仍较高。

血清学检测一直是临床诊断及判断梅毒疗效的重要依据，尤其是无临床症状或临床表现不典型梅毒患者的重要诊断指标。而由于HIV的合并感染，导致了梅毒患者血清学检测的不典型及复杂化，有时血清学检测未必能起到真正的诊断作用。据大量研究证实，HIV患者血清检测中可能存在假阳性，而同时HIV合并感染可导致梅毒患者的血清学标志出现假阴性，故临床上应该认真进行鉴别。如HIV感染者中有典型梅毒症状和（或）体征，但梅毒血清学筛查试验阴性时，应对生殖器溃疡或其他损害部位进行取材，应用暗视野显微镜检查或组织活检直接检测病原体或荧光抗体标记检测。尤其要注意HIV感染者中梅毒症状或体征不典型，甚至出现瘙痒、疼痛时，不要忽视做梅毒血清学试验，包括特异性梅毒螺旋体抗体试验和非特异性梅毒螺旋体抗体试验。对阴性者确有怀疑时，进一步对生殖器溃疡或其他损害部位进行取材，应用暗视野显微镜检查或组织活检直接检测病原体或荧光抗体标记检测等方法进行确诊。

## 三、HIV感染者梅毒的鉴别诊断

HIV感染者梅毒的诊断比非HIV感染者梅毒更困难，无论是一期硬下疳还是二期梅毒疹，其临床表现更复杂。皮疹多形性与相应的皮肤病无法区别，尤其是一般的梅毒疹通常无自觉症状，但HIV感染者梅毒疹可出现痒痛等不适，有的甚至剧痒。一例32岁男性HIV感染患者，全身散在或密集大小不等的红斑、暗红斑，边缘稍高起，表面有少许鳞屑，伴剧痒5个月余（图2-145），曾按“体癣、股癣”“湿疹”内服、外用药物治疗，瘙痒无减轻，皮损无改善。化验检测：皮屑多次多处镜检查真菌均阴性，HIV阳性，TRUST 1∶64阳性，TPPA阳性。诊断：①HIV感染；②二期梅毒。经苄星青霉素规范治疗2周后，瘙痒消失，皮疹明显消退呈色素沉着（图2-146）。此时要注意不能因为皮疹似体癣又伴剧烈瘙痒就排除梅毒。AIDS患者常用的抗病毒药物如奈伟拉平、EFV等在服药1～4周后时会发生药疹（图2-147），常与HIV感染者的二期梅毒疹极为相似（图2-148），两者临床上几乎无法区别。特别是二期梅毒疹伴有瘙痒时与药疹的鉴别更显重要。此时一定要做梅毒的有关实验室检查，特别是常规梅毒血清学检测等，认真进行鉴别，以免误诊误治，造成不良后果。

同样，当梅毒患者血清学检测不典型及复杂化，甚至出现假阴性时也不要排除梅毒。尤其要注意前带前滞现象引起非螺旋体抗体检测假阴性。一定要结合病史、临床症状体征、化验结果等综合分析，再做定夺。

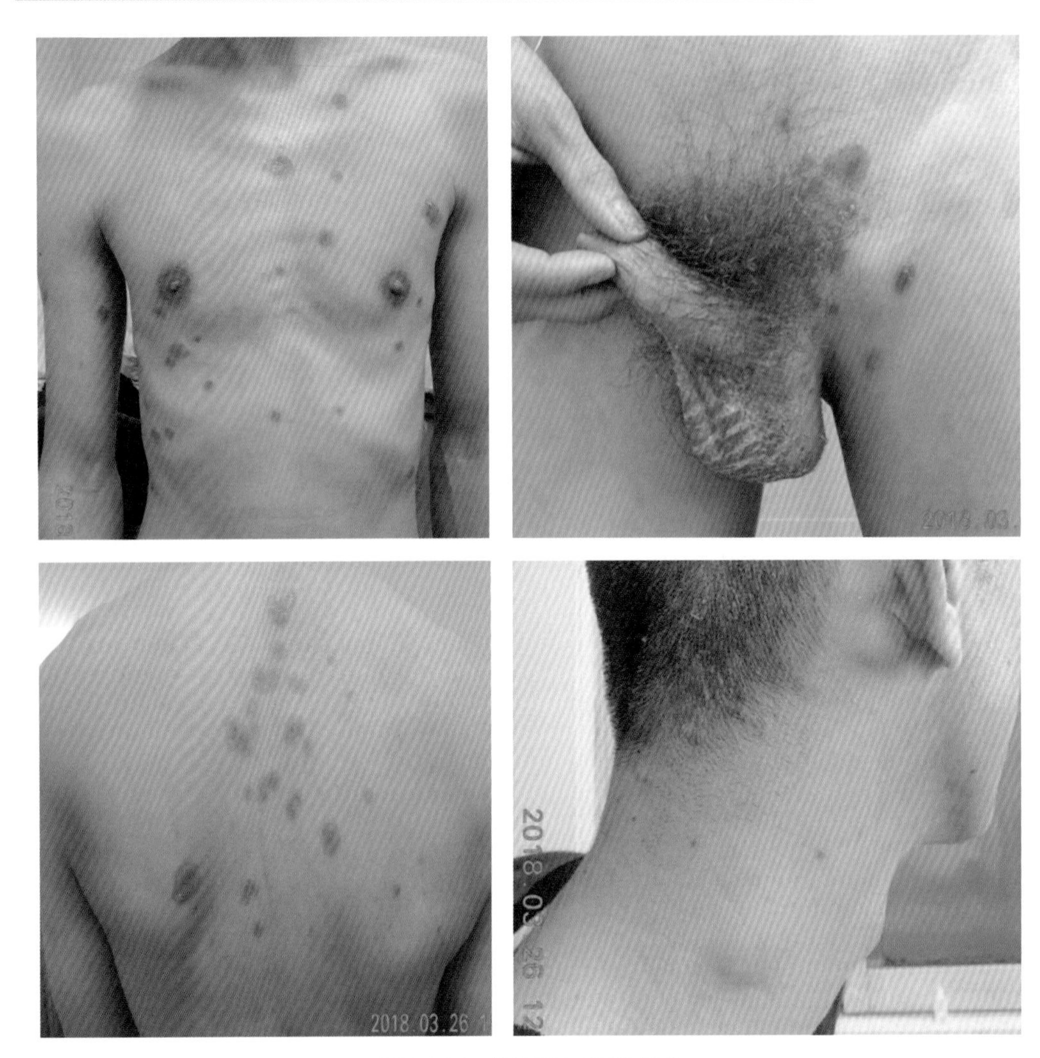


图2-145 体癣样二期梅毒疹

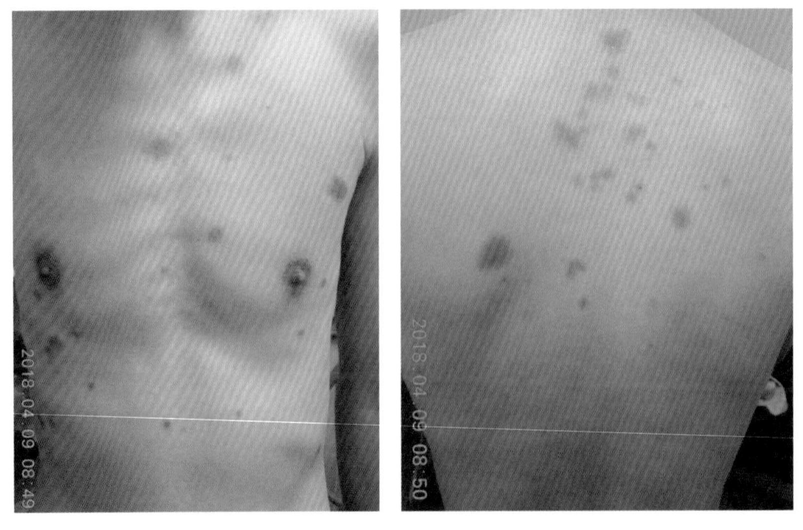


图2-146 二期梅毒疹治疗后色素沉着

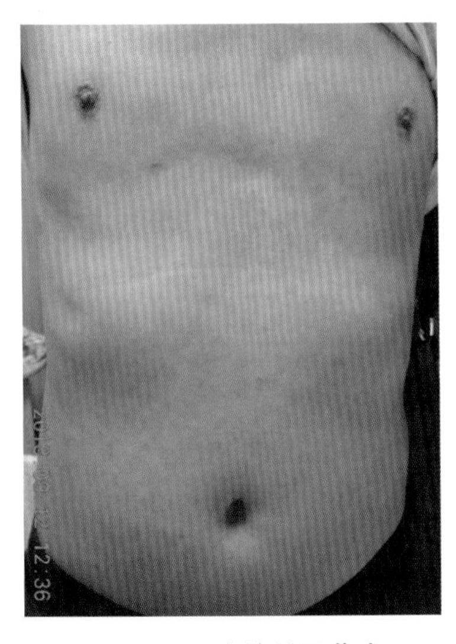


图2-147　奈伟拉平药疹

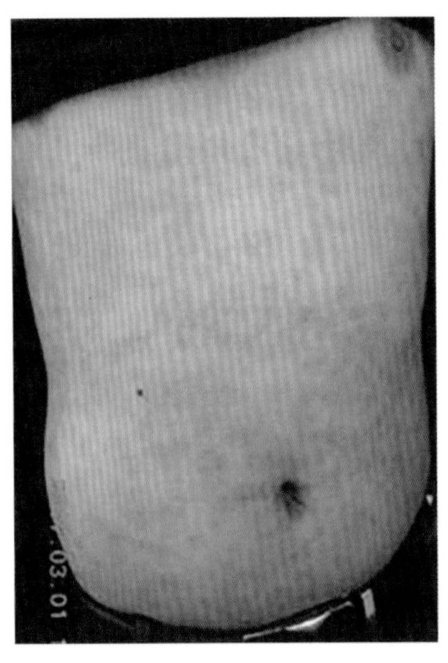


图2-148　二期梅毒疹

## 四、HIV感染者梅毒的治疗

青霉素是所有梅毒患者的主要治疗药物。治疗原则是足量、足疗程，即及早发现、及时规范治疗。治疗后要经过足够时间的随访。

目前国内还没有HIV感染者梅毒推荐治疗指南。

对于梅毒合并HIV感染患者，是否需要制订一种特殊的抗梅毒治疗计划，是一个实际问题。至于如何更好地治疗HIV感染患者，要按AIDS专家的方案进行。

对HIV感染者梅毒的治疗，无论早期梅毒、晚期梅毒、潜伏梅毒、神经梅毒、妊娠梅毒、心血管梅毒或先天性梅毒等均应参照非HIV感染者各种梅毒的治疗方案进行规范治疗（参见第5章）。

HIV感染者早期梅毒加强治疗方案的大样本试验，包括在传统治疗方案的基础上，加服阿莫西林和丙磺舒等联合治疗，其无效率始终没有下降。加大青霉素的剂量和（或）延长疗程也有未治愈者。有数据显示，在治疗HIV感染者一期梅毒和二期梅毒时，苄星青霉素G、阿莫西林、其他抗生素剂量增加或延长疗程，并不能提高其疗效。因此，对于HIV感染者梅毒患者，尚无确切的资料证明一定需要加强疗法。但是加强随访和观察比加大驱梅药物剂量更为重要。

1. HIV感染者的一期梅毒和二期梅毒治疗后的随访：建议在治疗后第3、6、9、12、24个月应进行临床和血清学评估，以发现治疗失败者。符合治疗失败评判标准（即持续或复发的体征或症状，或者非梅毒螺体试验滴度升高达4倍或以上，且持续大于2周）的患者与HIV阴性患者的管理方式相同，应对患者进行脑脊液检测，并根据结果进行治疗。此外，可考虑对治疗后12～24个月，非梅毒螺旋体试验下降不到4倍或没有下降的患者进行脑脊液检测和重新治疗。如脑脊液异常并符合神经梅毒之诊断者，则按神经梅毒的治疗方案进行治疗。如果脑脊液检测正常，推荐的治疗方案：苄星青霉素G，240万U，每周1次，共3次。脑脊液检测阴性，并重复治疗，血清滴度也不下降，一般不建议额外治疗，但应进行临床和血清学监测。

2. HIV感染者的潜伏梅毒治疗后的随访：在完成治疗后第6、12、18、24个月应进行临床和血清学评估。如果在任何时间出现临床症状，或者非梅毒螺旋体试验滴度持续（＞2周）升高达4倍或以上，应对患者进行脑脊液检测，并根据结果进行治疗。如果24个月后，非梅毒螺旋体试验滴度下降未达4倍，虽然初始滴度较低（＜1∶8）的患者滴度可能不会降低，但可以考虑进行脑脊液检测，并根据结果进行重新治疗。重新治疗后血清滴度仍不下降，暂不清楚是否需要额外治疗或复查脑脊液，在这种情况下，一般不建议再进行治疗，但要继续进行血清学和临床监测。

3. HIV感染合并神经梅毒患者治疗后的随访：仍然以青霉素为首选治疗药物，而且用量必须保证在脑脊液中也能达到杀菌浓度。据研究，每天肌内注射普鲁卡因青霉素联合口服丙磺舒可作为合并HIV感染的潜伏期梅毒患者一线用药。而当HIV阳性患者有神经梅毒表现时，不管临床上或影像学上有无异常，同时脑脊液检查有无异常，大剂量静脉注射青霉素为首选。合并HIV感染的梅毒患者在接受治疗后，多数VDRL或RPR可能会长期持续阳性，但此并不意味治疗不充分，目前指南建议在治疗后第一年内每3个月进行1次血清学检查，此后终身每年复查1次。如果VDRL或RPR检测提示滴度上升4倍以上，考虑梅毒复发或再次感染，应再次治疗。

4. HIV感染合并妊娠梅毒患者治疗后的随访：HIV感染者梅毒患者要采取避孕措施，不应妊娠。一旦妊娠，梅毒螺旋体更容易通过胎盘，使胎儿发生感染。未经治疗的梅毒妇女，病期＞2年，即使经性接触已无传染性，但妊娠时仍可传染给胎儿。HIV和梅毒螺旋体均能传染胎儿，致使胎儿患一种甚至两病共患，危害更大。尤其是患早期梅毒的母亲发生流产、死胎、新生儿死亡率很高，一般胎儿保不住，即使保住，也很难正常成长，对家庭、社会都是负担。因此，HIV感染者妊娠梅毒也应在治疗梅毒的同时终止妊娠。所有HIV感染的妇女应进行梅毒评估，并根据梅毒感染的相应阶段使用青霉素进行驱梅治疗。其治疗后应按第一条的要求进行随访。

对HIV感染者妊娠梅毒的所有性伴侣应同时进行检查和治疗。一期梅毒，通知其近3个月的性伴侣；二期梅毒，通知其近6个月的性伴侣；早期潜伏梅毒，通知其近2年内的性伴侣；晚期潜伏梅毒，通知其配偶或过去数年的所有性伴侣；先天性梅毒，对其生母及其性伴侣进行检查。若发现患梅毒的性伴侣也应立即进行规范治疗。未治愈前避免性交等性行为。

总之，如何治疗更好，怎样才能达到治愈目的？目前尚无一套完整的方案，都应结合患者的具体情况进行合理施治。

5. 对于青霉素过敏的患者，多西环素可作为二线用药，虽然目前尚不清楚多西环素是否能达到足够的脑脊液杀菌浓度，但治愈率较高。阿奇霉素具有抗梅毒螺旋体活性，半衰期长，可每天1次使用，但尚未达到共识。据部分研究显示，头孢曲松钠具有抗梅毒螺旋体活性及透过血脑屏障能力，但还需要大量临床试验验证。红霉素虽也作为HIV阴性患者的二线药物，但因其不易透过血脑屏障，故在合并HIV的梅毒患者中，不推荐使用。

6. 吉海反应：合并HIV感染的梅毒患者吉海反应发生率相对低（和HIV阴性患者相似），症状也相对较轻。注意观察，必要时做一般对症处理。

梅毒患者合并HIV感染时，使得梅毒的临床表现、血清学检验方面均不典型，甚至更加复杂，因此，在临床工作中，对于合并HIV感染者确诊梅毒时一定抓紧治疗。虽然难治，但只要及时、足量、规范治疗同样是有效的，也是可以治愈的。

下面的实例可以说明。

病例1：男，26岁，阴囊、阴茎起鳞屑性红斑、淡红斑1个月，无明显自觉不适。自认为生“癣”，自购达克宁软膏外涂，皮损一直不但未见好转，反而增多且有扩大而来诊。检查阴囊、阴茎可见密集的淡红斑、红斑，呈圆形或椭圆形，直径0.5～2.5cm，边缘尚清，部分轻度高起呈环形，基底轻度浸润，无触、压痛，表面有少许白色鳞屑（图2-149）。

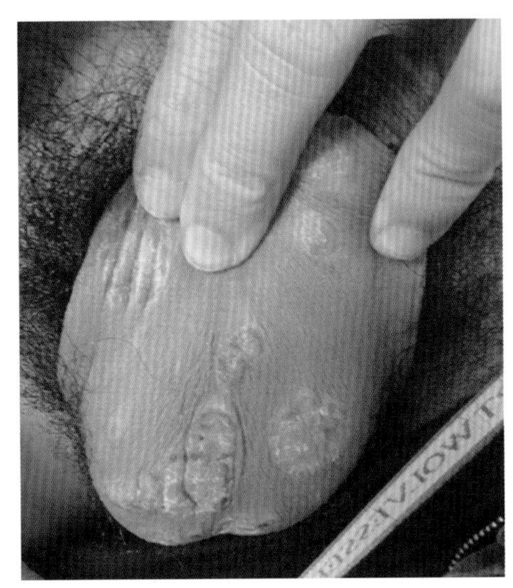
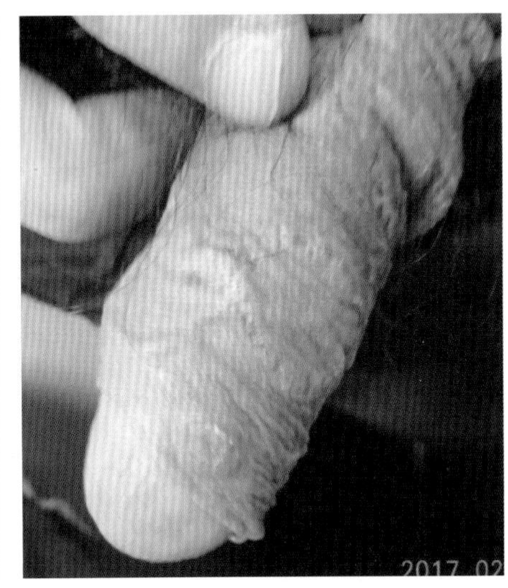

图2-149　病例1治疗前

患者未婚，既往身体尚健，有吸毒史，有青霉素过敏史。

实验室检查：TRUST 1∶128，TPPA阳性，HIV阳性。

诊断：①二期梅毒；②AIDS。

治疗：生理盐水250ml＋头孢曲松钠 2g，静脉滴注，每天1次，治疗14天后阴囊皮疹基本变平、消退，鳞屑消失，阴茎皮疹完全消退，肤色基本正常（图2-150）。同时与AIDS治疗随访中。

病例2：男，22岁，肛门红色斑丘疹，稍觉疼痛2个月。

查体：肛门潮红，见近10个大小不一的淡红色斑丘疹，部分表面轻度糜烂，个别有少许渗液，触之较坚实，轻度浸润，无压痛，感觉无异常（图2-151）。

患者未婚。有肛交史，HIV阳性，已服抗病毒药。

实验室检查：TRUST 1∶128，TPPA阳性，HIV阳性。

诊断：①扁平湿疣；②AIDS。

治疗：苄星青霉素 240万U，分两侧臀部肌内注射，每周1次，共3次。

治疗第10天来复诊时肛门潮红消退，其上大部分扁平丘疹部分消退、部分变平（图2-152）。治疗17天后，扁平丘疹明显消退，皮疹基本变平并呈色素沉着（图2-153），疗效显著。

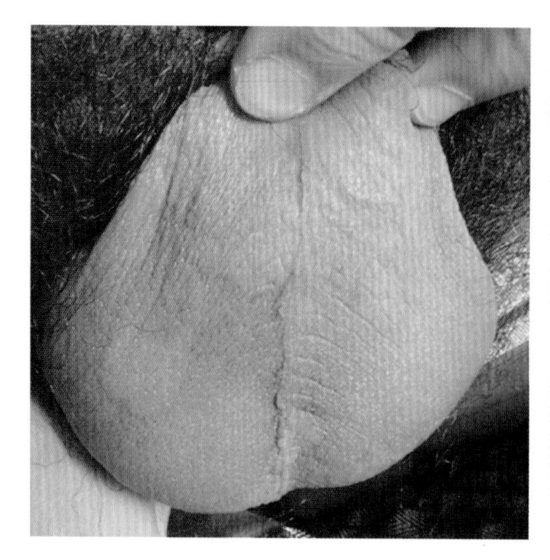
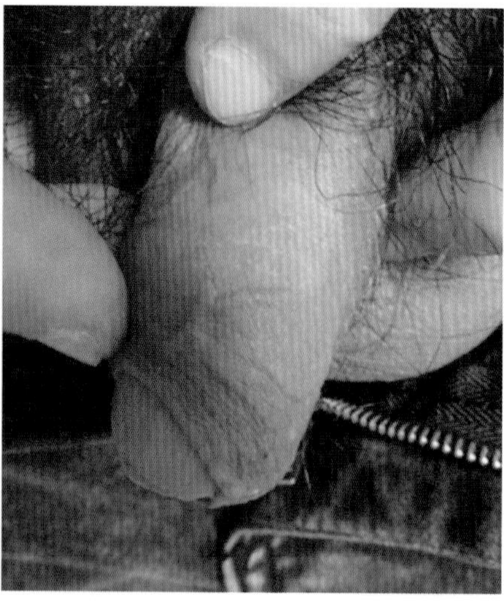

图2-150 病例1治疗后

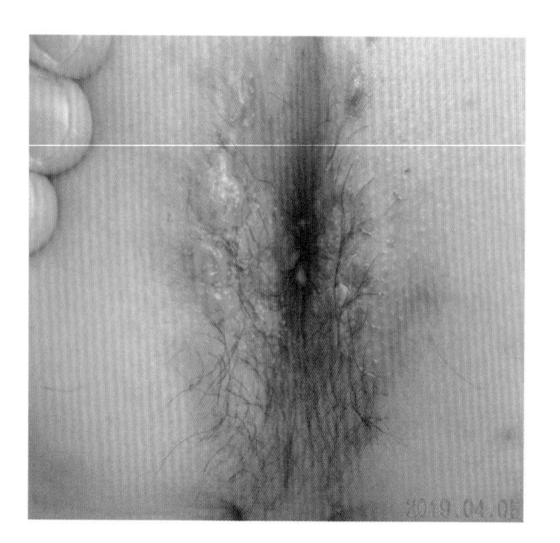

图2-151 病例2治疗前

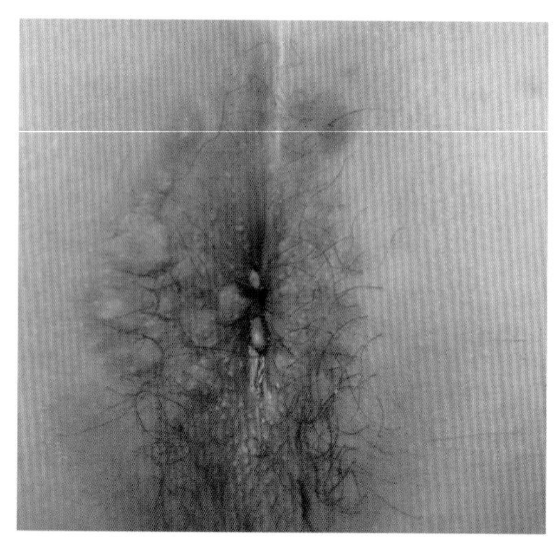

图2-152 病例2治疗10天后

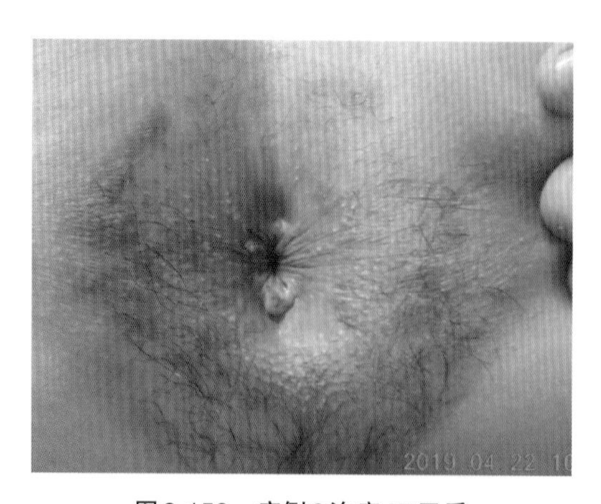

图2-153 病例2治疗17天后

病例3：男，已婚，38岁，AIDS病已4年，发现早发二期梅毒玫瑰疹已2周（图2-154），TRUST 1∶128，TPPA 1∶2560。此患者第一次肌内注射苄星青霉素240万U后，第2周来肌内注射时，皮疹已完全消退（图2-155），第3周完成治疗后，随访3个月TRUST 1∶32，TPPA阳性。HIV感染者合并梅毒同大多数患者一样，3～6个月后TRUST开始下降并逐渐阴转至血清学治愈。

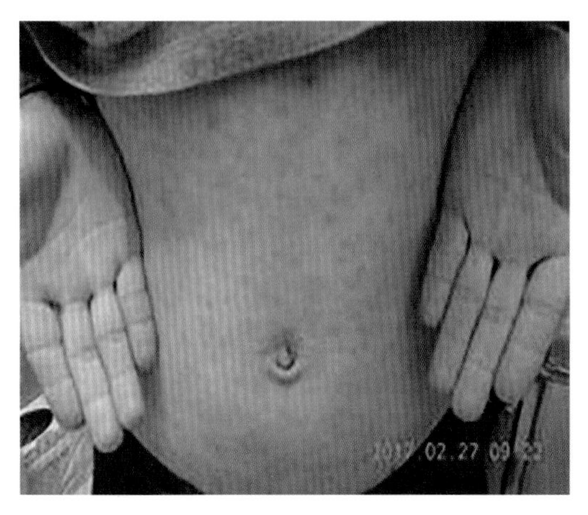


图2-154　病例3治疗前

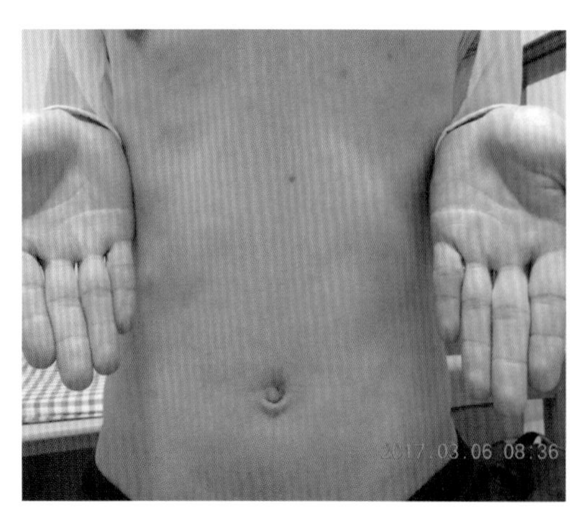


图2-155　病例3治疗1周后

尽管HIV感染者梅毒临床表现、血清学检测有一定的复杂性和特殊性，但万变不离其宗，也就是AIDS患者同时患了梅毒。只要我们认真负责，正确对待，敢于担当，就一定能做好AIDS和梅毒的防治工作。事实上，HIV感染者梅毒并不可怕，只要及时确诊，及时规范治疗，不但皮疹可以消退，临床症状消失，而且有些患者皮疹可以很快消退。

梅毒患者常规要查HIV，HIV感染者一定要查梅毒，常规做梅毒血清学检验，关键是及时发现HIV感染者梅毒。这样梅毒才能尽快得到规范治疗。治疗后上述四个针对性随访比治疗本身更为重要。

# 第六节　神经梅毒

## 一、神经梅毒的概述

神经梅毒（neurosyphilis）是梅毒螺旋体在全身系统性播散的同时侵犯神经系统引起神经组织和血管病变而导致神经系统功能障碍的一种慢性、持续性、隐匿性性病。神经梅毒实质上就是由梅毒螺旋体对中枢神经系统侵犯造成慢性、隐匿性脑膜炎症的结果。梅毒螺旋体感染使脑脊膜、脑脊膜血管、大脑或脊髓发生病变，引起几种不同的临床症候群。

在前青霉素时代，神经梅毒在整个梅毒病谱中占有重要地位，如在美国波士顿市医院的226例中，神经梅毒占29%。

在青霉素时代，HIV流行前神经梅毒已十分少见，表明在世界范围内使用梅毒的推荐治疗方案，已成功防止了晚期合并症的发生。1976年是美国疾病控制中心（CDC）单独记录神经梅毒病例数的最后一年，在上报的总计71 761例梅毒中，共有神经梅毒2903例，占4.05%。

但是近年来作为神经梅毒早期形式的急性梅毒性脑膜炎，已随着HIV感染而增加，而较晚期神经梅毒的树胶肿、眼病和耳合并症、轻瘫等，亦不断有新的病例发现。特别是HIV感染人群，报道的早期梅毒病例数量已有所增加。所以专家们预测晚期梅毒包括神经梅毒的数量也会有所增加。有一种现象值得注意，神经梅毒的临床表现已从脑实质损害（麻痹性痴呆、脊髓痨）转向慢性脑膜血管病变，在AIDS患者中更为明显。HIV感染改变了梅毒和神经梅毒的发病率。美国1981年报道了艾滋病，原发性和继发性梅毒从1981年的13.7/10万上升到1989年的18.4/10万，增加了34%，仅1985—1989年，增加了61%。早期未经治疗的梅毒患者，约有10%最终发展为神经梅毒。在已感染HIV的人群中，约有15%可有梅毒血清学检查阳性，其中1%有神经梅毒。近几十年里，发现了易感人群为年轻男同性恋者。在美国白种人患神经梅毒比黑种人多，而男性神经梅毒的发生率是女性的2倍。

各期梅毒，甚至一期梅毒，都可累及中枢神经系统。几乎所有梅毒患者，都有中枢神经系统感染，但80%患者可经免疫系统自发清除中枢感染的梅毒螺旋体，这就可以解释大多数中枢神经系统受累的患者没有症状的原因。约1/3没有自发清除梅毒螺旋体的患者会出现有症状的神经梅毒。有学者认为，RPR 1∶32或RPR＞1∶32的梅毒患者中存在中枢神经系统感染的可能性是其他患者的10倍。然而，在二三十年来，我们在诊治数以万计的各期各种梅毒中，尚未真正意识到有这么多的中枢神经系统感染了梅毒螺旋体。事实上，近几年神经梅毒猛增足已证明了这一点。由此推而广之，梅毒得不到及早发现，及时治疗，尤其是RPR＞1∶32的梅毒患者存在其他系统梅毒螺旋体感染的可能性也是很大的，更应引起临床上的重视和关注。

目前我国神经梅毒发病率高于欧美国家。由于神经梅毒的临床表现与其他原因引起的相应神经系统疾病类似，致使神经梅毒的诊断极为困难，不少患者由于误诊而手术或尸检后才能确诊。因此，神经梅毒确切的发病率迄今尚未明确。虽则如此，在我国医务工作者的共同努力下，诊治和报告的病例已越来越多。笔者收集了从2002—2011年不完全统计在各种杂志上报告的后天性神经性梅毒病例，加上笔者所诊断的病例共1541例，其中男性1197例，女性344例，男∶女比例为3.5∶1，年龄最小18岁，最大89岁。虽然，严格按神经梅毒绝对标准要求，不能说是百分之百确诊，但绝大多数应该是神经梅毒。从本组数字来看，这10年神经梅毒之多是我国历史上空前的，其造成的危害是很大的。更有甚者由于误诊误治开颅开脊造成的瘫痪、失语等不良后果。其后笔者又统计了2017年和2018年国内62种杂志有关神经梅毒的文章中有100篇，共报道了神经梅毒1837例，尽管有部分病例确诊尚存欠妥之处，但此数字是惊人的，超过上组10年的1541例。至少也显示我国神经梅毒近10余年来是迅速猛增的。因此，如何更好、更准确地诊治神经梅毒成为当务之急。

神经系统梅毒常与躯体梅毒共存。梅毒螺旋体一旦侵入神经系统，引起的病变很弥散，脑膜、脊髓膜、神经根可同时或先后受侵，其后可侵犯脑实质及脊髓等部位。症状视其所侵犯神经系统的部位而定。但梅毒螺旋体侵入人体后无孔不入，常不是单一系统或一个器官受害。此点可作为诊断梅毒时的参考。

## 二、神经梅毒的发病机制

梅毒感染早期，神经系统已受到侵犯，脑脊液中可以检测到梅毒螺旋体。Lukehart等用一、二期梅毒患者的脑脊液行兔睾丸接种实验，受种兔发生梅毒性睾丸炎。有资料佐证了并非晚期梅毒才可发生神经系统受累。梅毒螺旋体从初疮向全身扩散之际，已穿透血脑屏障或由魏尔啸-罗宾（Virchow-Robin）隙进入中枢神经系统。接种梅毒螺旋体后数分钟即可在淋巴结内检测到梅毒螺旋体，数小时内梅毒螺旋体可由血液播散至全身。在许多梅毒患者的脑脊液中可检测到梅毒螺旋体，但此时可能还检测不到包括细胞数增高在内的脑脊液异常改变。研究显示，即使脑脊液其他检测正常，超过25%的早期梅毒患者采用PCR等检测方法可在脑脊液中检测到梅毒螺旋体。各期梅毒均可发生中枢神经系统损害。尽管其中大多数患者可能无症状，但约有40%的早期梅毒患者和25%的潜伏梅毒患者至少有一项符合神经梅毒诊断标准。

梅毒螺旋体以其黏多糖酶为受体，与血管内壁细胞膜上的透明质酸酶相黏附，分解后者的黏多糖，以供给自身合成螺旋体荚膜。黏多糖是血管支架的重要基质部分，被梅毒螺旋体分解后，血管壁即受到损伤和破坏，从而引起血管塌陷，造成闭塞性动脉炎、动脉内膜炎、动脉周围炎、动脉瘤等，使远端供血不足。梅毒螺旋体感染，还产生以浆细胞为主的炎症细胞浸润、水肿，更加重了局灶性供血不足。神经细胞的萎缩脱失、髓鞘断裂、轴突破坏，以及神经胶质细胞的增生肥大或萎缩，主要继发于上述闭塞性动脉炎等造成的远端供血不足。

许多梅毒患者神经系统被梅毒螺旋体侵犯，但并非所有患者均发生脑脊液异常或神经梅毒，未经治疗或治疗不规范的神经梅毒患者，其自然病程可分为自然消退、无症状性脑膜炎、急性梅毒性脑膜炎，此后可再次进入自然消退或无症状神经梅毒状态，或演变成脑膜血管梅毒、脊髓痨、麻痹性痴呆等。梅毒螺旋体感染后为何一部分患者出现症状，而另一部分患者却可终身保持无症状状态，甚至梅毒螺旋体被自然杀灭，其原因尚不清楚。

自1912年以来人们已经从血清、脑脊液及梅毒溃疡性皮损标本中发现并成功分离出了Sea8-4、Bal7、Bal73-1、UW085B、UW099B和Nichols等多种梅毒螺旋体株。近年来，不少研究者通过家兔、猕猴等动物血液及脑脊液的实验研究和直接在晚期神经梅毒患者脑脊液的实验观察，从不同梅毒螺旋体株或从基因的水平上进行了分析。这些研究证明了梅毒螺旋体的侵神经性。而且进一步显示了Nichols株为神经系统感染的优势株。尽管优势株有较强的侵神经性，但这只是外因，外因必须通过内因起作用。所以，作为患者宿主细胞的免疫力也会起到决定性作用。二期梅毒未经治疗后期，高达70%的患者中枢神经系统被梅毒螺旋体侵犯，但不是所有患者都会发展为神经梅毒。梅毒螺旋体可以在神经系统内被清除。除了外因外，其清除机制与内因，即机体的细胞免疫功能有关，尤其是$CD4^+$T淋巴细胞在中枢神经系统梅毒螺旋体的免疫应答中起重要作用。

虽然有研究表明机体的细胞免疫应答可能在清除梅毒螺旋体的过程中起十分重要的作用，但神经系统究竟如何消除梅毒螺旋体却知之不多。中枢神经系统被梅毒螺旋体感染后，是否出现临床表现，除了与梅毒螺旋体未能清除有关外，还与局部神经实质能否代偿有关。病变发展到失代偿后，即可出现临床表现，成为显性神经梅毒。

## 三、神经梅毒的病理

可分为间质损害与实质损害两类病理改变。间质改变主要为脑膜、脊膜和小动脉的淋巴细胞、浆细胞等炎症细胞浸润，脑膜、脊膜变厚，小动脉管腔狭窄甚至闭塞，引起脑软化、脊髓炎和神经炎。实质改变常见脑、脊髓神经细胞变性，数量减少，胶质细胞增生，大脑皮质、脊髓后索及后根萎缩，原发性视神经萎缩颇为常见。

1.脑膜梅毒　脑组织及脊髓蛛网膜下腔有大量渗出物，在脑基底部（脚间池及视交叉池）常有渗出物沉淀，故脑神经常受损害。若第四脑室的中间孔及外侧孔受阻，或间池、视交叉池及环池受阻，可引起脑室对称性扩大，呈现脑积水病变。树胶肿极为少见。显微镜检查可见蛛网膜下腔的渗出物以淋巴细胞及浆细胞为主。脑及脊髓的边缘也可有单核细胞浸润及胶质细胞增生，血管周围有单核细胞浸润。

2.脑脊膜血管梅毒　好发部位在大脑中动脉、前动脉、脉络膜前动脉、小脑后下动脉及脊髓前动脉，这些动脉常被梅毒螺旋体侵犯。早期动脉的血管有淋巴细胞和浆细胞浸润，血管闭塞后引起中层脂肪变性坏死，平滑肌及弹力组织遭破坏，血管内膜也有大量淋巴细胞及浆细胞浸润，血管内膜纤维细胞增生，外膜纤维化，纤维呈向心性增殖，造成管腔狭窄、血栓形成甚至动脉梗死。最后导致脑和脊髓软化。光镜下可见神经细胞退行性变性或消失，晚期可见胶质增生，为大量星形细胞及纤维所组成。

3.脊髓痨　脊髓后根尤其是胸段下部及腰骶节段发生变性和萎缩，脊髓鞘有退行性变和消失现象，继而间质增生。脊髓后索的轴索及髓鞘发生退行性变及胶质增生。约15%患者可有慢性间质性视神经炎，其他脑神经也可受损。因损害了光反射的传入纤维，可发生阿-罗瞳孔。由于神经营养障碍可并发夏科关节及穿透性溃疡。

4.脑脊髓梅毒　慢性梅毒性脑膜炎导致脑实质变性。脑萎缩以额叶最为明显，渐向枕叶发展。皮质神经细胞减少，星形细胞数目增加，小脑胶质细胞也增多并变大，形成棒状细胞。用特殊染色法，约50%未经治疗的病例脑标本中可在脑皮质与基底核处找到梅毒螺旋体。有时脊髓也可出现脊髓痨的病理改变，则称为脊髓痨麻痹。

5.神经系统树胶肿　表现为大小不等、多发性病灶，小的不构成明显的症状，大的则可造成瘤样占位性病变，出现相应的神经症状及体征。其病理改变与结核相似，中心部可出现干酪样坏死，但坏死不完全，仍可见血管的影像，通常还保留网状纤维。坏死灶周围多呈淋巴细胞和浆细胞浸润，可见到上皮样细胞及郎格罕多核细胞，病灶周围及邻近组织内有闭塞性血管炎改变。

## 四、神经梅毒的分型及临床表现

神经梅毒的分型历来不统一，也很难统一。各国有各国的指南分型，有分4型者，也有分5型者，甚至有6型者。各种分型大同小异，各有优缺点。我国2007年指南分为4型，即无症状神经梅毒、脑膜神经梅毒、脑膜血管梅毒和脑实质梅毒，而欧美分类也各有不同一般分为5型，即在上述四型的基础上从脑实质梅毒中分出一个树胶肿样神经梅毒。由于有些患者单有梅毒性视神经萎缩的表现，故有学者把它列为第6型神经梅毒。2006年美国CDC将神经梅毒分为两类：①可能神经梅毒（probable neurosyphilis），是指脑脊液的实验室检查异常，如白细胞异常增加或蛋白质异常增高，但脑脊液-VDRL阴性的梅毒患者；②确证神经梅毒（confirmed neurosyphilis），指脑脊液-VDRL阳性的梅毒患者。2008年欧洲将神经梅毒分为6种：①无症状神经梅毒；②有症状神经梅毒；③视神经梅毒；④听神经梅毒；⑤脑脊膜血管神经梅毒；⑥脑实质神经梅毒。

梅毒的分期有早期和晚期，因此大多数学者习惯将神经梅毒按受累的时间和累及的组织分为早期神经梅毒和晚期神经梅毒。早期神经梅毒是指由梅毒螺旋体引起的单有脑脊液异常而无累及脑组织的无症状神经梅毒和梅毒螺旋体仅侵犯脑脊膜及其血管等间质引起的神经梅毒，包括脑脊膜梅毒、脑脊膜血管梅毒；晚期神经梅毒则是指梅毒螺旋体侵犯脑和脊髓实质引起的神经梅毒，包括麻痹性痴呆和脊髓痨及脑脊髓树胶肿等。但早、晚期神经梅毒的划分在时间上很难明确。对有症状的神经梅毒而言，脑脊膜梅毒、脑脊膜血管梅毒、脑实质梅毒是一个病谱，常有重叠现象。早期神经梅毒患者，脑脊液异常可在梅毒螺旋体感染后第1周出现，也可在数月内出现，可有或无神经系统受损的表现。梅毒螺旋体首次侵犯神经系统后，未经治疗或治疗不当，或患者个体免疫功能的差异和梅毒螺旋体的毒性强弱等，其感染可自行消退或产生无症状梅毒性脑脊膜炎，或发展为急性梅毒性脑脊膜炎。其后，这种病变仍可保持无症状状态，或病变进一步发展成脑膜血管梅毒、脊髓痨或麻痹性痴呆。因此，多长时间为早期，什么时间才是晚期确实不易确定。

尽管按早期和晚期神经梅毒的分型有其不足之处（时间不易确定和临床表现可能重叠），但能把以上各种分型都囊括其中，较能全面而又准确地反映神经系统梅毒的病理变化及临床表现，对诊断和治疗神经梅毒起着非常重要的作用。因此本书仍以早期神经梅毒和晚期神经梅毒进行分型，同时，结合神经系统疾病传统的先定位后定性诊断方法进行分类，更为适应当前神经梅毒诊疗形势。

1.早期神经梅毒

（1）无症状神经梅毒：指无任何神经系统症状和体征，梅毒血清学试验阳性（非梅毒螺旋体抗原试验及梅毒螺旋体抗原试验阳性），并存在脑脊液实验室检查异常（白细胞计数≥$5\times10^6$/L，蛋白定量＞500mg/L），且无其他引起这些异常的原因，脑脊液性病研究实验室玻片试验（VDRL）阳性。以往资料报道，无症状神经梅毒约占临床诊断为神经梅毒病例的1/3，30%的二期梅毒患者有脑脊液异常改变。本组统计无症状神经梅毒占9.60%（148/1541）。在未治疗的梅毒患者中，脑脊液异常的发生率在感染后12～18个月达高峰，无症状神经梅毒是神经梅毒的最初阶段，虽然无症状或未发现症状，但此型梅毒已有病理改变，且变化多样，主要是脑膜已存在淋巴细胞和单核细胞浸润，少数可有小动脉炎或脑炎的病理表现。事实上已有炎症病变，尽管这种炎症通常有自限性。但无症状神经梅毒未经治疗或感染持续存在，可发展到各型有症状的神经梅毒。脑脊液如果异常持续5年以上，又未能做治疗者，有80%以上患者发展为有症状神经梅毒。因此，对可疑患者能及时做1次以上的脑脊液检查，可以早期发现无症状神经梅毒，早期及时治疗，不但达到无症状神经梅毒治愈的目的，更重要的是阻止了其发展为有症状神经梅毒的不良后果。无症状神经梅毒，无论CT或MRT等影像学检查一般显示脑实质无明显变化。

诊断无症状神经梅毒的依据是脑脊液异常，而无临床症状和神经系统的异常体征，可有或没有其他器官系统的梅毒表现。笔者共诊治了32例无症状神经梅毒患者，均无任何神经系统的症状体征，亦无皮肤等其他系统的梅毒表现，都是由于梅毒血清抵抗患者做了脑脊液检查而确诊。其中6例做了头颅CT检查，4例做了MRI检查，均未发现异常。均经住院治疗，1年后痊愈23例，两年后痊愈4例，5例失访。无症状神经梅毒若能早期确诊，及早充足的驱梅治疗，疗效很好的。

（2）梅毒性脑膜炎：本病病变在脑膜，性质是由梅毒螺旋体引起的炎症反应。本次统计梅毒性脑膜炎占8.5%（132/1541）。一般在2年内发病，是早期有症状神经梅毒最常见的一型。由于脑膜富含血管和淋巴管，早期在血管周围有大量的淋巴细胞和浆细胞浸润，故出现脑膜炎的表现。约1/3的患者有颅内压增高，表现为头痛（尤以夜间为甚）、头晕、恶心、呕吐，颈项强直，克氏征阳性等脑膜刺激征。也可出现精神异常和视盘水肿，可伴有发热、全身乏力等不适，这些症状出现可急可慢，但一般较其他细菌引起的脑膜炎要轻。约40%的患者有脑神经受累。而且可侵犯多根脑神经，尤其是第Ⅲ、Ⅵ、Ⅶ、Ⅷ对脑神经，出现相应眼睑下垂，瞳孔扩大，对光反射迟钝，外展不能，面神经麻痹。眩晕、耳鸣、听力减退，甚至一夜之间听力丧失等相应的脑神经炎的症状。有时可同时多根脑神经受累，而造成麻痹，称之为梅毒性脑底脑膜炎，可伴痉挛发作（或癫痫样发作）、意识模糊、智力减退、工作能力下降、性绪不稳定，甚至失语等。脑脊液检查表现为压力增高，单核粒细胞增多［（10～200）$\times 10^6$/L］，蛋白增高，可达2g/L，绝大多数患者VDRL阳性。

梅毒性脑膜炎患者早期CT或MRI检查无明显异常病变。增强检查有时可见脑膜的线状强化。但对于一般患者尚难肯定为异常。病情发展到一定程度后，MRI检查脑膜和脑表面$T_1$WI信号，有时能显示比脑脊液略高信号和较弥漫的线性$T_2$WI高信号，明显强化可显示邻近脑组织肿胀，或者第四脑室外侧孔及正中孔因纤维结缔组织封闭而发生的梗阻性脑积水。有的患者MRI检查显示脑膜广泛增厚，$T_1$WI基底池内脑脊液信号比脑室内信号高，这只能提示有梗阻存在。

梅毒性脑膜炎可以癫痫样发作为首发症状，例如一位52岁男性患者反复抽搐2个月，于2014年2月6日以癫痫入院诊治。其间检出梅毒血清学双阳性，而诊断癫痫和潜伏梅毒，并做了对症处理和规范驱梅治疗后，未见癫痫发作，于3月16日出院。3个月后患者家人发现其反应迟钝，记忆力下降，情绪不稳定，无故发脾气等。同时又出现癫痫发作（脑电图亦显示癫痫波型）。复查RPR 1∶64，6月28日再次入院。再经脑脊液检查颅内压增高，潘氏试验阳性，蛋白质、白细胞数均升高，RPR 1∶8，VDRL 1∶8，TPPA 1∶640。头颅CT和MRI显示脑萎缩及脑膜增厚（图2-156），余未见异常。诊断为梅毒性脑膜炎。即行规范的神经梅毒治疗方案，好转后出院。出院后基本上每3个月复诊复查1次，口服奥卡西平和七叶神安分散片等综合治疗，原有症状明显改善，癫痫发作症状减轻，次数减少。TRUST 1∶4～1∶8，TPPA 1∶2560。直至2019年10月14日复查TRUST 1∶16，TPPA 1∶2560。再次入院诊治。脑脊液检查颅内压正常，潘氏试验阴性，蛋白质、白细胞数均正常，TRUST 1∶2，VDRL阴性，TPPA 1∶40。头颅CT或MRI检查结果与前相仿。考虑患者未痊愈，故再行一次水剂青霉素钠G 400万U静脉

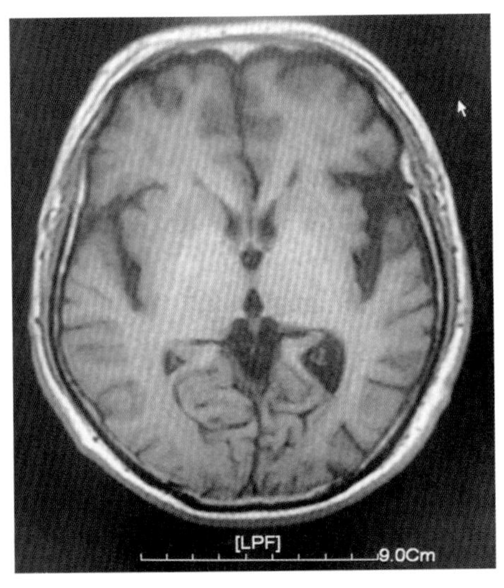


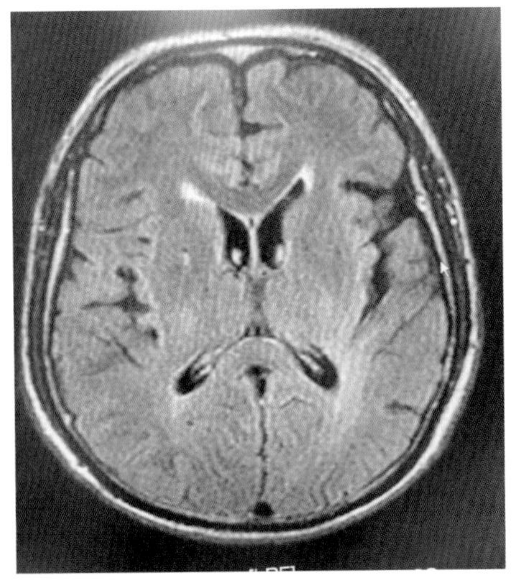

图2-156　梅毒性脑膜炎脑膜增厚及脑萎缩

滴注1次/4小时×21天，结束后给予长效青霉素240万U肌内注射（分两侧臀部）1次/周×3次。出院后门诊继续每3～4个月复诊复查1次。2018年8月6日和2020年3月23日分别复查头颅CT和MRI显示侧脑室扩张，脑沟脑裂增深、增宽。提示脑萎缩更明显，呈老年性脑改变。2020年9月7日复查脑电图未见明显异常。直至2022年3月9日，患者无明显变化，只是体重增加一些，时有失眠，能做家务等轻体力活动，但3个月左右仍有一次癫痫小发作，癫痫小发作改服丙戊酸钠缓释片后有好转。TRUST仍在1∶2～1∶4，9年来始终TPPA 1∶2560。癫痫既是梅毒性脑膜炎的症状之一，也是其常见的后遗症，笔者见过数例男女性梅毒性脑膜炎的病例，同样有癫痫后遗症，较难彻底治愈，常请神经内科协助治疗。

（3）梅毒性脊膜炎：本病病变在脊髓膜，是由梅毒螺旋体引起的炎症反应，极少单独发生，大多数为梅毒性脑膜炎蔓延而来。即梅毒性脑膜炎同时引起梅毒性脊膜炎。本次统计梅毒性脊膜炎占2.21%。大多数炎症累及脊神经根而引起相应脊髓段的神经根炎，表现为相应节段的放射性疼痛和感觉减退、感觉异常，甚至感觉缺失，腱反射减弱或消失，时有大小便障碍，严重时可出现肌萎缩、强直性软瘫和颈项强直等。不少患者坐骨神经根受累，常出现坐骨神经痛的临床表现，新中国成立前我国此型梅毒较常见，容易误诊为腰椎的其他疾病。

梅毒性脑脊膜炎病程早期无论CT或MRI等检查也无明显异常发现。病情发展到一定程度可显示脊膜广泛性增厚或相应病变节段性增厚。

（4）脑脊膜血管梅毒：本病病变部位为脑和脊髓的血管，是梅毒螺旋体引起的脑血管和脊髓血管的炎症反应。此时常有不同程度的脑脊膜受累。本组统计脑膜血管梅毒469例，占30.43%，而脊膜血管梅毒共有27例，占1.17%，脑脊膜血管梅毒共496例，占32.19%，脑血管梅毒是神经梅毒最多的一种，几乎占了神经梅毒的1/3。

此类神经梅毒一般在梅毒螺旋体感染2～3年发病。但也有2个月至12年不等。其主要组织病理改变是中、小动脉内膜炎和周围炎，以淋巴细胞、浆细胞浸润为著，最终造成管腔狭窄、栓塞等。临床症状则视受侵血管供应的相应部位脑或脊髓病变而定。如一侧大脑动脉炎症反应，可引起对侧肢体不同程度的偏瘫、感觉障碍，若是主侧半球还可以伴失语等相应的定位体征。可同时头痛、头晕、眼花、失眠、记忆力减退，甚至癫痫发作等，也可有兴奋、多言、夸大等精神症状，严重时可出现脑血管意外（尤其青壮年患者发生时，更要高度怀疑系梅毒所致）。若发生在脊髓血管，较脑膜血管少见，基本病理是慢性炎症经过，可发生横贯性脊髓炎，出现双下肢瘫痪，伴大小便潴留，往往未被注意。但有时发病很急，一夜之间可发生瘫痪。这些临床表现与其他原因引起的横贯性脊髓损伤无法区别，患者多见于年轻人。虽然梅毒性脊髓血管炎与其他原因的血管炎很难分辨，但一旦驱梅治疗则恢复较快。此外，根据受累血管部位病变可出现双下肢伸直性痉挛性瘫痪及肌萎缩等。

脑膜血管梅毒在未出现脑梗死前，通过动脉造影、MRI检查可见相关动脉的不规则显影，管壁较平滑。出现脑梗死后，CT显示不均匀或均匀的低密度梗死灶，底边多呈向外的三角形、扇形，边界由不清晰到清晰。MRI显示典型的$T_1$WI低信号、$T_2$WI高信号及$T_1$FLAR高信号表现，有的患者除前面表现外，还出现DWI高信号，提示为急性梗死病灶，均为脑膜血管型即是非特异性的血管炎表现。有的患者Gd-DTPA增强，显示病灶呈斑片样及皮质脑回样强化。但是也有的患者往往为多发性病灶，MRI检查时主要表现为双侧或单侧顶叶、额叶、颞叶或基底节区呈点片状稍长$T_1$、长$T_2$信号灶，注入GaDTPA后未见强化。这可能与脑膜血管梅毒的病情程度、侵犯部位及范围有关。有些患者其CT或MRI的影像学表现与病毒性脑炎极为相似，因为$T_2$高信号原因似不十分明确，但一般认为是脑膜血管的侵犯，$T_2$高信号代表水肿和胶质增生，而水肿本身有多种原因，可以是脑膜血管的血脑屏障通透性增高所造成的血管源性水肿，也可以是脑实质缺氧或脑膜炎反应所造成的细胞毒性水肿，最终因蛛网膜颗粒阻塞形成间质水肿，而胶质增生促发于感染引起的小血管缺血改变。虽然，梅毒螺旋体和疱疹病毒为不同的病因，但都是感染了脑膜血管所造成的病理过程。因而其影像学也就较为相似。甚至临床表现也相似，鉴别十分困难。一般来说后者起病较急，常有发热，症状较重，同时大都有占位效应。而前者发病缓慢，常表现颞叶轻度萎缩伴颞角轻度扩大。因此，要密切结合病史、临床表现，尤其梅毒血清学及脑脊液的有关检查而进行确诊。

笔者见到一对夫妻（男51岁，女48岁）双双因脑膜血管梅毒导致脑血管意外引起脑出血造成了肢体偏瘫者。虽然确诊神经梅毒，经规范驱梅治疗而获得治愈，但是他们的右侧肢体偏瘫始终和其他原因所致的偏瘫一样留下了近10年的后遗症。

2.晚期神经梅毒（late neurosyphilis） 晚期神经梅毒是指脑和脊髓实质梅毒。病变在脑和脊髓实质性改变，由梅毒螺旋体直接和间接引起。可分为下列几型。

（1）麻痹性痴呆（paresis）：本病潜伏期较长，既往15～20年，甚至长达30年者，但近年来亦有4～7年发病者。由于其潜伏期长，临床症状与其他原因引起的麻痹性痴呆极难区别，病程一般循序渐进，隐匿发展，不易为人注意，很难将其与梅毒联系，经过多少学者苦心研究，才知其为晚期梅毒的一种表现。直到1913年野口氏在患者脑中发现了梅毒螺旋体，才能证实是梅毒病之一。本病病变在大脑皮质及脑实质，性质也是梅毒螺旋体引起的弥漫性损害。本病占所有梅毒患者的3%～5%。新中国成立前占我国精神病院患者的10%，新中国成立初期在北京医学院精神病院患者中占1.23%。本组统计，1541例神经梅毒中有362例麻痹性痴呆，占23.49%。本病为大脑皮质及脑实质弥漫性损害，从而导致进行性精神症状和神经症状。精神症状表现为注意力不集中，判断能力、记忆力、智力及认知功能呈进行性下降，并可以出现人格改变、烦躁、兴奋、抑郁、妄想、多言、语无伦次；但有时表情淡漠，沉默寡言。与此同时常觉疲乏无力、嗜睡、呼之不应及情绪变化无常等。随着病情的发展，出现精神病样症状和痴呆，甚至有多次以精神病被收入精神病医院者。

一例61岁女性患者，因时常怀疑有人要害她，此症状已6年，6年来无故说他人偷自己东西，对周围环境常存戒心，怀疑被他人用手机等方法监视自己，以致行为古怪，情绪不稳，较易激惹，糊言乱语，无故骂娘。注意力不集中，智力、自知力及记忆力逐渐下降，常隔空对话或对牛弹琴，房内随便尿尿，甚至有自残、自杀行为。近1周来精神症状明显加重而以精神病收入精神病院。入院体查：自动体位，问之对答部分切题，思维迟缓且不连贯，空间定向力不准确，可查获幻听、幻视、被害妄想和物理影响妄想等。左腕部可见多浅表刀割伤痕，其中一条约5cm长，表面见血痂。神经系统检查未发现异常，心、肺、肝、脾、肾正常，彩超发现巨大子宫肌瘤。经查梅毒血清学检查TRUST 1∶8，TP-Ab阳性。因患者无法配合脑脊液检测，经多科室会诊，按神经梅毒（麻痹性痴呆）进行了规范的神经梅毒治疗，5天后精神症状明显减轻，2周后完全消失。患者6年来的各精神障碍得以治愈而出院。

神经症状方面有言语和书写障碍、发音不清，可出现共济失调，癫痫发作（包括小发作和大发作，甚至呈癫痫持续状态），舌、手震颤，出现偏瘫、偏盲等局部性脑症状，也可出现瞳孔缩小、不等大，对光反射消失、调节反应存在等阿-罗瞳孔表现。还可出现各种腱反射不对称性亢进，掌颌反射阳性和锥体束征等。

麻痹性痴呆病灶为多发性，常见于双侧额叶、颞叶及脑室周围白质区等，也可以单侧发生，MRI显示局部脑回不同程度的萎缩，以颞叶前部明显，脑沟裂增宽，双侧脑室呈对称性扩大，常显示为多发性斑片状长$T_1$、长$T_2$异常信号。

患者男性，56岁，因记忆力下降1年，加重8个月于2008年12月12日入院。

患者1年前无明显诱因出现记忆力下降，以近事记忆力下降明显，曾以“抑郁症”进行治疗无效。8个月前上述症状明显加重，并出现表情冷漠，行动无力，容颜疲劳，精神不振，步态蹒跚。入院时，四大生命体征检查正常，发育正常。神情萎靡，表情冷漠，语言不畅，音调变浊。检查合作，应答切题，全身皮肤未见异常性皮疹，未见浅表淋巴结肿大。心、肺、腹部检查未发现异常。

神经系统检查：MMSE（简易精神状态检查）评分19分，右上肢肌张力增高，Romberg征（＋），直线行走试验（＋），步态蹒跚、步基宽，右上肢协同动作差。四肢肌力基本正常，未引出病理神经反射。头颅MRI除双侧脑室呈对称性扩大外未发现其他阳性变化。

血液学检查，RPR 1∶64，TPPA 1∶2560。

脑脊液检查，颅内压80mm$H_2O$，常规WBC $60\times10^6$/L，N 2%，L 98%，生化：蛋白0.65g/L，糖、氯化物正常；潘氏试验（＋），RPR 1∶2，VDRL 1∶4，TPPA 1∶2560，FTA ～ ABCIgG（＋）。抗酸杆菌、隐球菌、念球菌检查均阴性。

诊断：麻痹性痴呆。

治疗：青霉素钠G 400万U静脉滴注1次/4小时×14天，结束后给予长效青霉素240万U肌内注射（分两侧臀部）1次/周×3次。经治疗10天后，患者症状明显好转，记忆力增强，精神睡眠好，表现自如，语言音调恢复正常。MMSE评分由入院时的19分升到23分，行走步态较前平稳，四肢肌力正常，Romberg征阴性。

出院后6个月，临床症状基本恢复正常，复查血清RPR 1∶4，TPPA 1∶2560。再过1年后，复查RPR阴性，TPPA 1∶1280，脑脊液复查均阴性，患者已完全恢复正常。

该患者因否认冶游史，经反复追问仍无法确定，何时染病。从血清学看RPR 1∶64，估计病情不长，颅脑MPI检查除双侧脑室扩大外，尚无出现脑萎缩等其他病变。由于及时诊治，故预后较好，因此及早诊断，及时治疗是治愈神经梅毒的关键。

下一个病例也足以说明及早诊治的重要性。

患者女性，52岁，菜农。1个多月前早上卖菜回家后与往常不同，不吃不喝又不言，躺下就睡，呼之不理。2021年5月4日7点半卖菜时，无何诱因出现四肢无力，虽能发声，但不会对答，精神欠佳，但无头痛、头晕、抽搐、呕吐等现象。到当地医院就诊，即时完善颅脑CT为轻度脑萎缩，脑白质变性。经输液后，10时左右，四肢无力消失，行动精神如常。5月18日14时症状又复发且逐有加重，以主诉“发作性四肢无力，意识障碍16天”，于2021年5月20日入院。查体：体温37.3℃，神志清醒，查体欠合作，对答基本不切题，时间、地点、任务定向力差，12对脑神经未见异常，四肢肌力基本正常，肌张力不能配合检查，双上肢腱反射、膝反射、跟腱反射均不同程度亢进，未引出神经病理反射。脑电图显示癫痫样放电。经脑脊液检查：潘氏试验阳性，蛋白质、白细胞数均增高。涂片均未找到细菌和真菌；TRUST 1∶8，TPPA 1∶1280，VDRL 1∶8，梅毒血清学检查TRUST 1∶32，TPPA 1∶2560，2021年5月25日颅脑MRI显示左侧大脑半球稍肿胀，双侧岛颞叶、左侧丘脑、左侧额顶枕叶见多发斑片状条状稍长$T_1$、$T_2$信号影，FLAIR序列呈稍高信号，DWI序列部分病灶呈稍高信号，部分病灶增强扫描见脑回样强化；此外，双侧额颞顶叶、基底节区、放射冠、半卵圆中心及侧脑室旁见多发斑片状稍长$T_1$、$T_2$信号影（图2-157）。提示：考虑感染可能性大，不除外神经梅毒；脑内多发性缺血灶，脑白质变性。

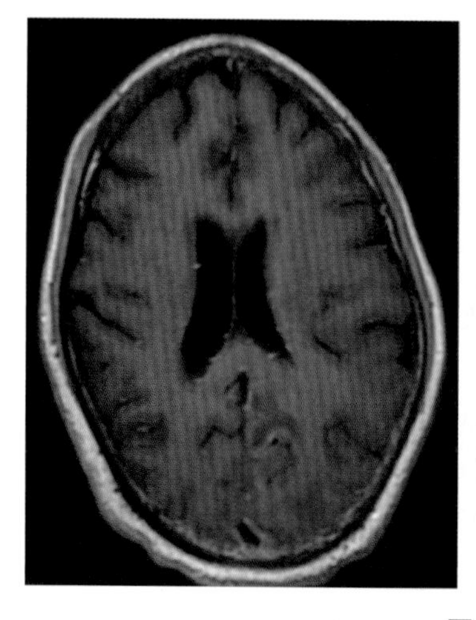
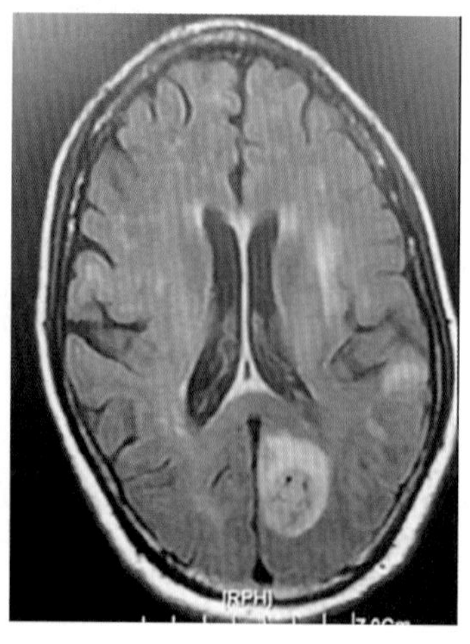
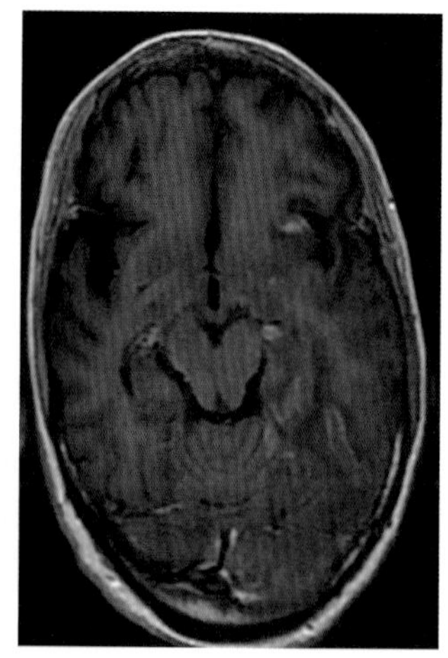

图2-157 脑实质多发斑片状病灶

按神经科的诊断方法先定位在大脑实质。而性质定性为脑炎。经血清和脑脊液梅毒有关检测结果提示梅毒螺旋体所致的脑炎。5月27日开始进行规范的神经梅毒驱梅治疗。

在这过程中，神经梅毒病情复杂，其可以模仿神经系统的各种炎症表现使之在临床上难以鉴别。此患者也不例外，根据患者的症状和体征及有关检查进行定性诊断时，由于脑脊液涂片均未找到细菌和真菌，结合临床表现，患者既无发热，也无头痛，首先排除细菌和真菌感染引起的炎症。其次要考虑病毒性脑炎、自身免疫性脑炎和副肿瘤综合征相关性脑炎。故做了与三者相关的脑脊液和血液项目检查。检查结果：脑脊液和血液病毒性脑炎抗体全套阴性，脑脊液和血液自身免疫性脑炎抗体全套阴性，从而排除了病毒性脑炎和自身免疫性脑炎。在副肿瘤综合征14项检测中，只有脑脊液和血液抗CV2抗体IgG阳性。为了进一步排除副肿瘤综合征，又做了全身PET-CT检查，提示颅脑病变部位同MRI所示位置相同（图2-158），考虑炎性改变可能性大，全身其他部位未见实质性高代谢恶性肿瘤影像改变，从而排除副肿瘤综合征相关性脑炎。根据患者的临床表现和体征，结合脑脊液检测结果和MRI及PET-CT检查所示，综合分析确诊为神经梅毒，再按神经梅毒的分型，最后诊断为麻痹性痴呆。

经规范神经梅毒治疗1个疗程后，患者症状明显改善，精神较前好转，饮食正常，基本能配合检查。6月10日复查颅脑MRI与5月25日颅脑MRI对比结果显示：双侧岛颞叶、左侧丘脑病灶范围，双侧额叶、左侧顶枕叶病灶范围较前较前稍缩小（图2-159）。9月13日复查梅毒血清学检查TRUST 1∶8（弱），TPPA 1∶2560。9月14日复查颅脑MRI与对比5月25日和6月10日颅脑MRI对比显示左侧大脑半球病灶范围较前稍缩小，强化不明显，相应脑回稍萎缩；右侧岛颞叶病灶较前已明显消退（图2-159），病情明显好转。11月3日复诊患者精神、体力均明显好转，但记忆力仍差，TRUST 1∶8（弱）。2022年2月21日复诊患者精神状态、对答反应等均无异常，但记忆力仍差，对以往熟人一时想不起。TRUST转阴性，TPPA 1∶2560。

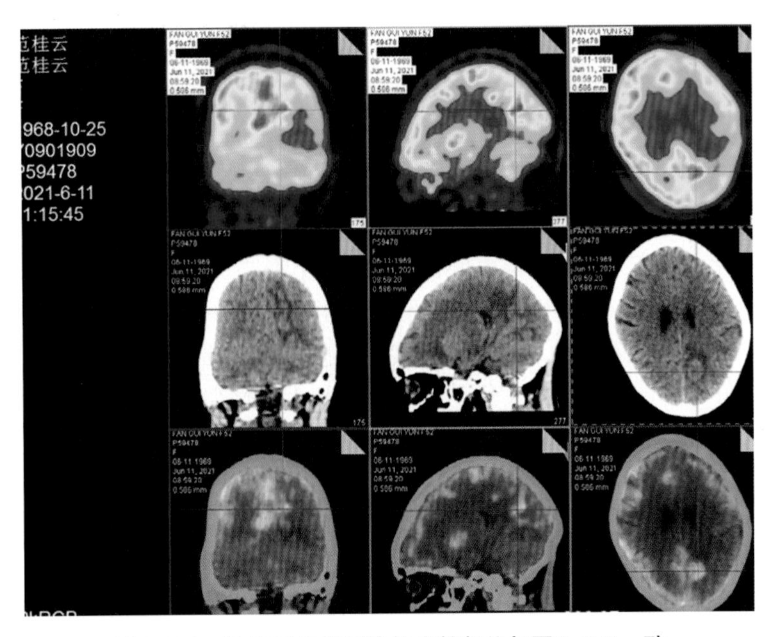


图2-158 脑实质多发斑片状病灶部位与图2-157一致

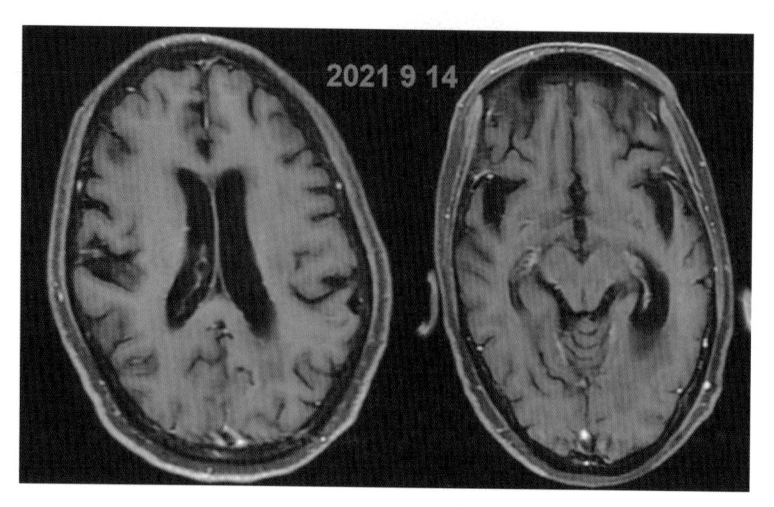


图2-159　显示与图2-157对比病灶已基本消退

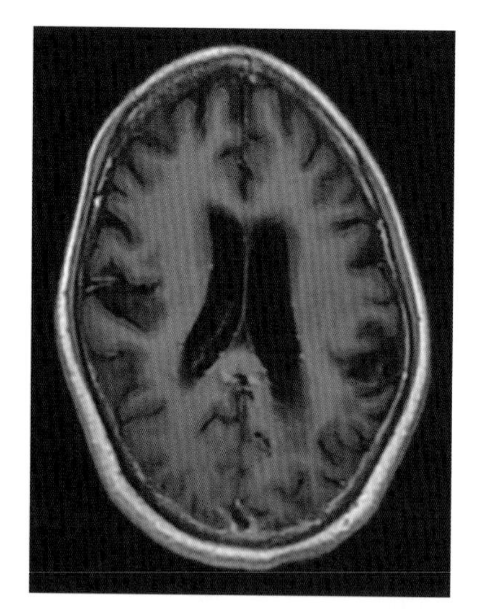

图2-160　颅脑MRI原病灶基本消失

2022年3月23日再次入院复查。病情继续好转，神清合作，对答切题。脑电图未见明显异常。心、肺、肝、脾等各项检查未发现特殊病变。全生化、女性肿瘤标志物等结果均正常。脑脊液：涂片未找到细菌和真菌及抗酸杆菌；潘氏试验阴性，蛋白质、白细胞数均正常。梅毒特异性抗体IgG弱阳性，IgM阴性，VDRL阴性。梅毒血清学试验TRUST 1∶4。脑脊液＋血液副肿瘤相关抗体11项均阴性。复查颅脑MRI原病灶基本消失（图2-160）。2022年5月25日TRUST 1∶2阳性，6月23日复查时，患者除记忆力差外，生活、行动基本正常。TRUST 1∶4弱阳性，TPPA 1∶2560。2022年8月31日复查时，患者精神状态、体力基本恢复正常，记忆力也明显好转，基本上能正常生活。TRUST已阴性，TPPA 1∶2560。

（2）脊髓痨（tabes dorsalis）：本病病变在脊髓，性质是梅毒螺旋体侵犯所致。本组统计脊髓痨共102例，占神经梅毒的6.62%，高于脊膜炎。本病常发生于梅毒感染后15～20年，但可早到3年，晚到30年，发病年龄35～60岁，男性多见，病变部位基本上在脊神经后根及脊髓后索，皆因梅毒螺旋体在脑脊液循环过程中较易停滞在后根和脊髓之间的夹角处，脊髓段中此夹角越小，越有利于梅毒螺旋体的滞留，越容易发生感染致病，腰骶段的夹角是最小的，故较易首先侵犯此段的后根，先于下肢开始发病，这是临床特点之一。若受侵的节段越多，病变部位越广泛，逐渐发展到上肢。由于后索和后根受到梅毒螺旋体的侵犯，局部发生变性及萎缩，而引起的一系列的临床症状。

本病最早的临床症状是疼痛，往往隐匿性发病，但常突然发作，疼痛非常剧烈，以电击样疼痛最常见，也可呈刀割样痛、针刺样痛，可同时或单独出现各种感觉异常，如束带感、蚁行感或其他感觉过敏症状。这些症状常先发生在下肢，先局部一个点或一个面，反复发作后，呈多点多面发作，发展到躯干、上肢。这些难忍而说不出的感觉异常呈发作性，可持续数分钟、数小时甚至数日而自行消失。若病变不到一定的程度时，很难检查到阳性体征。但最终会出现感觉（触觉、痛觉、温觉）减退或消失。此时与麻风杆菌引起的脊髓痨大同小异。而位置觉和震动觉障碍可导致宽基步态和Romberg征阳性，腱反射减弱甚至消失。也可出现共济失调、阿-罗瞳孔、排尿困难、尿潴留和性欲减退甚至阳痿。

本病还可出现各种危象，较常见是胃危象，表现为反复不可控制的呕吐，可持续数天，严重时吐出胆汁或带血的黏液，一般对症治疗，往往未能奏效，但可突然停止。发作时通过X线钡剂等方法检查可发现幽门痉挛现象；此外有肠危象，可出现腹部绞痛、腹泻等；咽喉危象时可出现咽喉异物感，有时患者发生猛烈不断的吞咽，甚至出现发作性呼吸困难；肛门危象时出现里急后重，被迫反复上厕所，但又无解出异常的大便；生殖泌尿系统危象时，可出现肾绞痛，排尿困难但极少有血尿。不少患者合并夏科（Charcot）关节病。夏科关节病是一种渐进性的、非感染性的破坏关节的疾病，最常见于足踝部。多累及髋、膝、踝关节，其特点为无痛性的关节肿胀变形（图2-161）。甚至远侧肢旋转而无痛觉，检查时可见骨性结构分解伴有骨折、关节半脱位或脱位等改变。而此种变化是由于失去了痛觉的关节，屡受创伤所致，并非梅毒螺旋体直接引起。有时患者发生肢端神经性穿凿性溃疡。1868年Jean Martin Charcot首次报道在三期梅毒脊髓痨患者中发现了这种疾病。1936年乔丹发现夏科关节病与糖尿病有相关性，现在发达国家已经证实糖尿病是夏科关节病最常见的病因。还有一些少见的病因如酗酒、脊髓空洞症、麻风病等。因此，当确认为夏科关节病的同时确诊系三期梅毒脊髓痨所致者，一定要排除这些疾病。

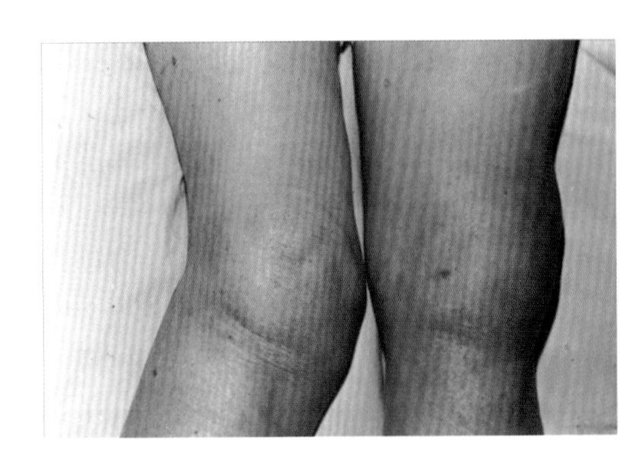

图2-161　夏科关节肿胀变形

脊髓痨做MRI检查可见到脊髓轻度增粗，或呈弥漫性肿胀，呈点状、片状、条状稍长$T_1$长$T_2$信号灶，增强后呈片状条状不强化灶等。$T_2$WI呈脊膜下低信号灶，$T_1$WI增强扫描呈高信号灶。

一例男性，55岁患者，因双下肢进行性无力10个月，加重伴四肢麻木5个月，于2008年5月16日入院。患者2007年7月无明显诱因出现双下肢乏力，行走脚踏棉花感。同年底双下肢无力加重，伴肌萎缩，同时自觉腰部束带感，腰背部闪电样疼痛，伴阳痿和视物模糊。经头颅CT、MRI检查未见异常，给予营养神经等药物对症治疗无好转，且症状加重而入院诊治。入院查体：全身未见皮疹，心肺等系统未发现异常，右眼外展不能，余脑神经正常，双下肢肌萎缩，肌力减退，以大腿肌肉明显。右上肢腕部以下、左侧$T_8$以下、右侧$L_1$以下痛觉减退，双下肢震动觉减退。双侧上肢腱反射对称存在，双侧下肢腱反射对称减弱，双侧巴氏征阴性，闭目难立征阳性。

既往史中，自认1992年和1996年曾有过不洁性交史，但无发现任何症状，从未诊治过。有烟酒嗜好，无肝炎等传染性疾病，很少服用抗生素类药物。

经梅毒血清学检查RPR 1∶32，TPPA 1∶2560，脑脊液RPR 1∶8，TPPA 1∶1280，VDRL 1∶8，蛋白质0.97/L，白细胞计数＞$5\times10^6$/L，潘氏试险阳性。

诊断：脊髓痨。随即按神经梅毒给予规范的驱梅治疗（水剂青霉素600万U静脉滴注，每天4次，共21天。其后再用长效青霉素240万U，分两侧臀部肌内注射，每周1次，连续3周）。完成治疗后患者自觉腰部束带感、腰背部闪电样疼痛已消失，已无视物模糊。其余所有症状均明显好转而出院。

（3）神经系统树胶肿：本病病变在大小脑或脊髓实质任何部位，系梅毒螺旋体感染所致。

树胶肿被认为是三期梅毒的特征性病变，神经系统同样可以发生树胶肿。主要是脑和脊髓树胶肿。近年来在国内已并非少见。本组统计中，脑树胶肿29例，脊髓树胶肿7例，共36例，占神经梅毒的2.34%。脑树胶肿病灶可以发生于脑组织的任何部位，如小脑、脑桥、桥小脑角、垂体、胼胝体和大脑的额叶、顶叶、颞叶及间脑和中脑等部位。脑树胶肿初发于蛛网膜或血管壁，往往先是较小的多发病灶，有的病灶小到仅在显微镜下才能观察到。这是由于梅毒螺旋体感染后首先引起梅毒性闭塞性小血管炎和血管周围炎，逐渐形成梅毒性炎性肉芽肿，其后进展到梅毒性树胶肿。感染之初范围较小，周围组织尚能代偿，往往无临床症状。梅毒树胶肿大多为单发，但多发者也不少。而较大的树胶肿就会引起占位性病变而出现临床症状和体征。首发症状可以是头痛、恶心呕吐、癫痫样抽搐等。也可以先有视觉障碍，如幻视、复视、视物模糊、视野缺损。或者眩晕、耳鸣或有吞咽困难、呛咳。还可以表现为语言不清，甚至失语等。也以单侧肢体无力、麻木或感觉减退为首发者，总之这些症状和体征的出现与局部病灶部位相适应，其症状的轻重亦与病灶的大小和周围组织受压程度相关。这与脑部其他占位性病变（如脑胶质瘤等）极易混淆，甚至应用目前各种先进的影像学技术也极难区分。对神经系统梅毒树胶肿来说，定位容易、定性难。同样道理脊髓树胶肿的发生、发展及占位性病变所出现的占位性症状和体征也与脊髓其原因引起的占位性病变一样出现相同的临床表现。首先出现单侧肢体的运动或感觉障碍，如一侧肢体无力逐渐发展到行走不便甚至瘫痪。而感觉障碍从麻木到触觉、痛、温觉缺失等进行性加重。也同样给诊断带来极大的困难，故目前能确诊的患者往往是手术切除活检或尸检后才最终定论。

脑梅毒树胶肿可发生在脑组织的任何部位，病灶呈单发或多发，呈大片状或结节状，CT扫描呈低或等密度区，可有环状强化灶。$T_1$WI上病灶呈类圆形或椭圆形，直径2.0～2.5cm，病灶中心的干酪样坏死显示低信号或等低混杂信号灶，其周围呈较大面积水肿造成的低信号区，且具有占位效应，干酪样坏死在$T_1$WI上为高信号或等、高、低、混杂信号。脊髓梅毒树肿同样可见到此现象。

现介绍1例脊髓树胶肿的患者说明。患者，女性，32岁，因双下肢进行性麻木，于2003年11月24日来诊。1年前开始，双下肢麻木，尤以右下肢为明显，未予注意，而麻木逐渐加重，并出现右下肢时有轻微乏力感。体格检查：体温36.7℃，脉搏88次/分，呼吸22次/分，血压110/70mmHg，发育正常，心、肺、肝、脾等未见异常，全身浅表淋巴结无肿大，肤色正常无特殊皮疹。

神经系统检查发现，双下肢痛温觉减退，两点辨别觉明显减退。双上肢肌力正常，左下肢肌力远端Ⅳ级，近端Ⅳ级，右下肢肌力均Ⅴ级，生理反射存在，未引出病理性神经反射。

体感诱发电位（SEP）提示脊髓腰、胸段受累。经两次MRI检查，$T_{7\sim9}$节段脊髓内占位性病变（图2-162，图2-163），考虑星形细胞胶质瘤可能性大，而入院诊治。

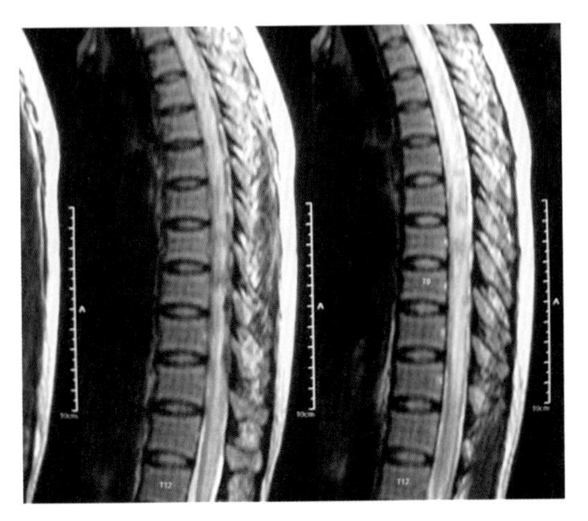

图2-162　$T_{7\sim9}$节段脊髓3个树胶肿

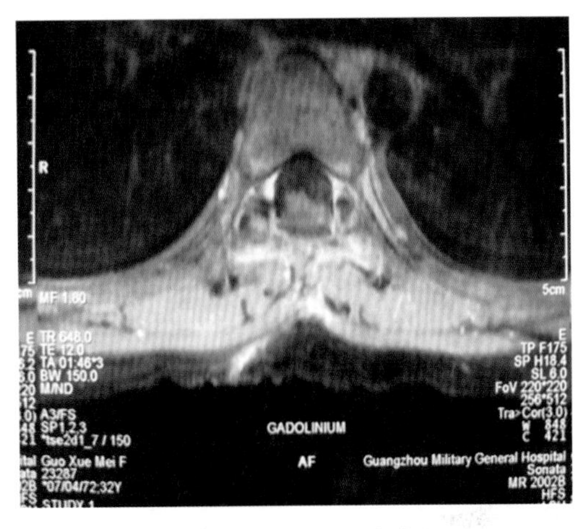


图2-163　脊髓树胶肿横断面

患者平素身体健康，无肝炎、结核等传染病史，无药物过敏史，否认性病接触史，先后于1994年、1995年生育一男一女，均上小学，身体健康。丈夫健在，否认有冶游史。

根据临床表现，MRI提示结果，主要考虑脊髓胶质瘤，有手术指征，而行手术检查及治疗，术中在约在第7脊髓后方可见1.0cm×0.7cm大小紫色组织，分切病变组织见鱼肉样病变，其下方同样见一样颜色组织。切取一小块组织送活检，当时报告为炎症性肉芽组织，而不做切除。彻底止血后，分层缝合各肌肉及各层皮肤组织。术后双下肢肌力下降，左下肢肌力Ⅳ级，右下肢肌力Ⅰ级（与切除病变偏右有关），左巴氏征阴性，右巴氏征阳性。当时应用新菌必治3.0g静脉滴注，8小时1次，每天3次，连续5天。经脊髓组织病理报告：不完全多发性干酪样坏死病灶，坏死灶周围有淋巴细胞和浆细胞浸润，间有上皮样细胞及郎格罕细胞，病灶周围及网状纤维组织内有闭塞性血管炎改变，符合梅毒性树胶肿。同时做了梅毒血清学检查：RPR 1∶4，TPPA 1∶1280，患者诊断为$T_{7\sim9}$段脊髓梅毒性树胶肿而做神经梅毒规范的驱梅治疗，住院23天后（2003年12月24日）出院。出院时，双下肢感觉有改善，左下肢肌力正常，右下肢肌力3级，巴氏征转阴性。2004年患者行走已基本恢复正常，只是右下肢走路过多时仍有无力感。梅毒血清学RPR阴性，TPPA 1∶640。脑脊液无异常。复查脊髓MRI，脊髓水肿已消失，局部病灶消退（图2-164，图2-165），2007年7月14日复查时，精神、食欲、睡眠均正常，生活可以自理，并能做家务。双下肢肌力均为Ⅴ级，触觉疼温觉基本正常，行走时右下肢肌力稍差。梅毒血清学RPR阴性，TPPA 1∶640。经说服其丈夫、两女均做梅毒血清学检查，前者RPR阴性。，TPPA 1∶1280。两女均阴性。2008年起已能参加体力劳动，2010年8月10日复诊，有好转。2010年11月，除走路稍有无力外，已恢复正常。复查脊髓MRI脊柱、脊髓已基本恢复正常（图2-166）。2021年9月8日，随访患者无异常，

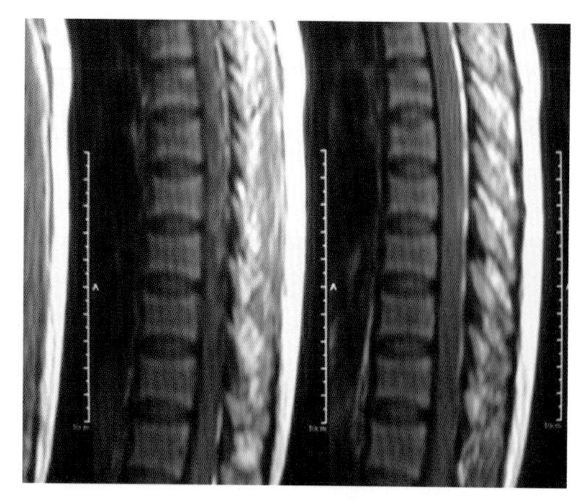

图2-164 $T_{7\sim9}$节段脊髓树胶肿已消退

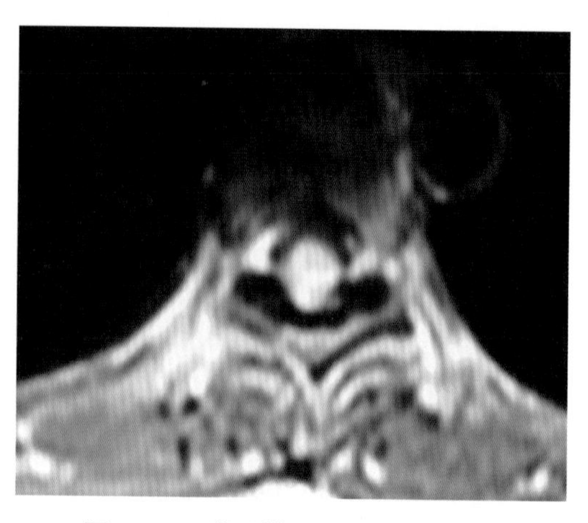

图2-165 脊髓横断面树胶肿已消退

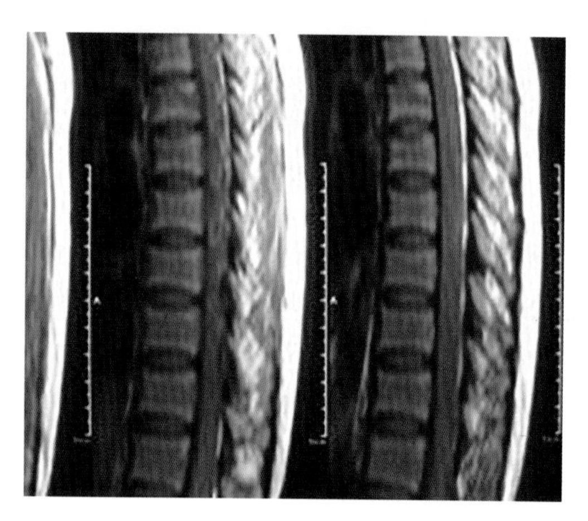

图2-166 $T_{7\sim9}$节段基本正常

血清学RPR阴性，TPPA 1∶640。虽则其丈夫一直隐瞒冶游史。但作者2007年7月14日劝其做梅毒血清学检查后，其丈夫有梅毒病史。而且时间是在其妻怀第二个女孩八九个月时。从而确定该患者是丈夫传染的。经过其两女的血清学检查未发现有先天性梅毒。其二女儿生于1995年12月。在此之前患者患梅毒而无胎传的可能性是很小的。若两小孩患梅毒而无任何症状如此健康的可能性不大。因此再结合其丈夫冶游史的具体时间，该患者被染上梅毒的时间应在1996年后。从1996年到2002年11月（最早症状）只有6年多，与以往神经梅毒10年、20年甚至30年发病相比有明显的提前趋势。这一现象在诊断神经梅毒，特别是梅毒树胶肿中值得高度重视。

（4）视神经梅毒（参见三期梅毒眼部表现节）：三期梅毒性脑底脑膜炎、脑树胶肿、脑血管神经梅毒和视神经树胶肿可出现三期梅毒性视神经炎。其症状为视盘发生红肿并有渗出物，边缘不清楚，动脉缩小，静脉则充血，视盘及视网膜，有扇形出血，陈旧者可发生继发性神经萎缩（图2-167），视力不断减弱，视影逐渐缩小，盲区不断扩大。其视力高度减弱时，瞳孔会扩大，对光反射迟钝。若遇到抗梅治疗引起的吉海反应时，可致视力进一步减弱，甚至失明。

三期梅毒继发性视神经萎缩常可发生于梅毒性脊髓痨，也可发生于梅毒性树胶肿、梅毒性脑膜炎及梅毒性球后视神经炎。患者视力渐渐减弱，视力高度减弱时瞳孔可扩大，对光反射消失。若病性发展较快时可在1～2个月完全失明，检查其视野缩小，往往出现绿色、红色或蓝色缩小，最后为白色缩小。检查眼底时视盘呈白色，边缘清楚（图2-168）。

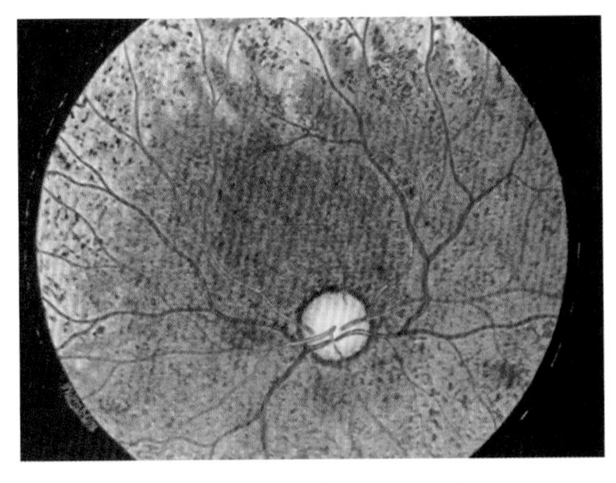

图2-167　梅毒性视神经炎

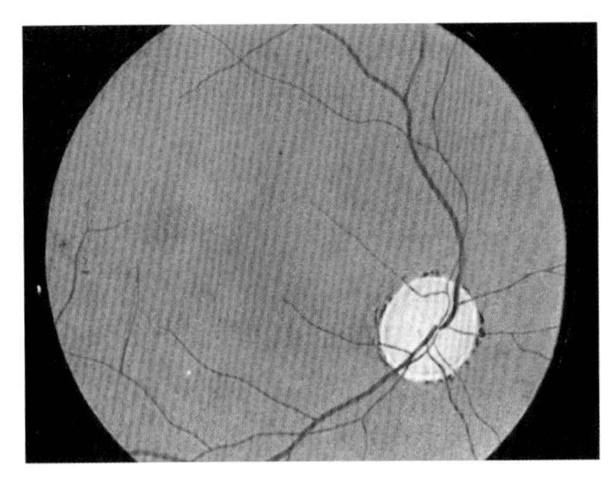

图2-168　三期梅毒继发性视神经萎缩

3.混合型神经梅毒　神经梅毒有其发病的自然病程。首先，神经梅毒包含梅毒螺旋体入侵后的一个连续过程。一期梅毒患者中，13%有脑脊液改变。在早期梅毒患者中，梅毒螺旋体可以从40%患者的脑脊液中被分离，甚至也有些脑脊液为正常者。梅毒螺旋体通常在感染后最初几周到数月内侵入中枢神经系统。如果第2年仍未累及神经系统，那么只有5.0%的患者发展成为神经梅毒；如果第5年末脑脊液检查仍正常，发生神经梅毒的可能性降至1.0%。早期梅毒螺旋体侵入中枢神经系统可产生炎症（有报告尸检可见轻微慢性脑膜炎及室管膜炎），导致脑脊液异常，但无临床症状，即所谓无症状神经梅毒。未治疗的无症状神经梅毒可以进展为有症状神经梅毒，前10年为20%，且随时间延长而提高。然后再从无症状神经梅毒发展演变为有症状神经梅毒，即进入脑间质及脑实质，从而引起包括有脑脊膜、脑脊膜血管和脑实质性梅毒。梅毒性脑膜炎多数患者不到1年发生，在神经梅毒早期，淋巴细胞和其他单核细胞浸润脑膜。炎症反应也可累及脑神经，同时出现该脑神经相应的临床症状和体征，并且引起轴索变性。梅毒性脑膜炎是有症状神经梅毒的最早表现，但也可表现为无症状脑膜炎，或发展成急性或亚急性显性梅毒性脑膜炎。脑膜炎可以无症状持续存在，经过数年后可发展成其他类型有症状神经梅毒，而也有某些脑膜炎可以自行缓解，甚至自然消退。若无缓解或消退，脑膜炎不断进展，经过5～12年发生脑脊膜血管梅毒。也就是炎症蔓延至脑脊膜血管发展成为弥漫性血管炎。当炎症累及脑脊膜小血管时，由于血管内皮增生，导致管腔阻塞，继而造成大脑和脊髓的缺血性坏死。此过程在脊髓可引起脊髓脱髓鞘、脊髓软化或引起横贯性脊髓炎。在脑膜血管型梅毒中，脑膜和血管可同时受累。病程再进一步发展，最终演变为脑实质性梅毒。即麻痹性痴呆、脊髓痨和树胶肿等代表神经梅毒的晚期阶段。

麻痹性痴呆：一般经15～20年发生，系梅毒螺旋体直接侵入大脑所致的脑、脊髓炎。在脑膜炎症反应后，淋巴细胞和浆细胞浸润大脑皮质小血管，有时延伸至皮质本身。大脑皮质的炎症反应可致皮质神经元脱失及胶质增生、脑膜增厚、大脑回萎缩。在麻痹性痴呆患者的大脑皮质中证实有梅毒螺旋体。而在其他类型的神经梅毒中，如无症状，脑膜、脑血管梅毒的脑脊液中及眼前房液中也能查到梅毒螺旋体。

脊髓痨：一般经20～25年发生，脊神经后根及脊髓后索变性及萎缩，同时视神经、三叉神经及舌咽神经感觉支亦可见受累及并发生变性、萎缩等病变。脊髓后索及后根不能检出梅毒螺旋体，有学者认为脊髓组织受到免疫攻击可能是脊髓痨患者脊髓后索功能丧失的原因。临床上多数表现似已“燃尽”，尽管都已反复接受过治疗，脑脊液已正常，但一些症状仍存在。

神经梅毒的发生短则1～2年，长至30年以上。各种神经梅毒首先由梅毒螺旋体入侵脑脊液后，均以脑膜炎为基础发病，而在各型神经梅毒中伴有或轻或重的活动性脑膜炎症状。在尸检中发现神经梅毒病变很少以一种形式存在，因为所有病例均起源于梅毒螺旋体感染的脑膜炎，通常有两种或更多种的症状，例如梅毒性脑膜炎与脑膜血管梅毒，脊髓痨与麻痹性痴呆共存。神经梅毒实质上就是一种能在大脑和脊髓造成血管和实质性损害的慢性脑膜炎。即使患者生前症状提示只有一个部位受损，但尸检常揭示脑与脊髓有广泛的损害。事实上，神经梅毒发病过程中，梅毒螺旋体入侵人体后，通过血液循环入侵到脑脊液，再侵犯脑脊膜、脑脊髓，进入脑脊实质，步步深入形成了神经梅毒的一个病谱。即是从无症状到脑间质，再从脑间质到脑实质的一个病变演变过程。因此，神经梅毒的分型，主要是根据患者的症状表现，结合主要的受侵部位而相对地人为性划分的。本书中4型早期神经梅毒和4型晚期神经梅毒就是这样分类的。这样有利于对神经梅毒综合病情的估计，对治疗、疗效和预后评价及追踪随访都有重要的意义。

由此可见，神经梅毒并非单一的，而是多种神经梅毒共存的。混合型神经梅毒指的是有两种以上神经梅毒同时存在，既可以在间质也可以在实质等部位损害，性质均是由梅毒螺旋体感染所致的炎症。本组统计中就有185例，占神经梅毒的12.01%。因此，在确诊神经梅毒的同时，最好能判断是哪一类型的神经梅毒。但是严格说来，神经梅毒不可能是单一的。无症状、间质或实质的神经梅毒中大多都是互相混合交错的，只不过是以哪一型神经梅毒为主。可以是脑膜神经梅毒与脑脊髓神经梅毒混合存在，也可以是麻痹性痴呆与梅毒性脑膜炎同时存在……。尤其是视神经梅毒往往是其他相邻的神经梅毒蔓延过来，或视神经梅毒延伸到邻近的神经组织而造成混合型神经梅毒。也就是说混合型神经梅毒可以是A＋B或B＋C，也可以是A＋C＋D等。所以，确定神经梅毒诊治的定位、定性诊断方法，划出一个混合型神经梅毒是很有必要的，也是有重要意义的。

一位63岁男性患者，于2021年6月初无明显诱因出现头晕，伴视物旋转、行走不稳、左右摇晃等症状，持续数分钟，坐定休息后逐渐减轻并好转，未予重视。4天后，在进食时症状重复再发作，并伴呕吐、出冷汗，自感昏昏沉沉，但无头痛、耳鸣、无意识不清、无晕倒、无肢体活动障碍等，持续10余分钟休息后可逐渐缓解，尔后仍反复发作，大多在上午9时左右。由于发作次数增多，症状逐次加重而于6月21日入院诊治。

患者高血压20余年。糖尿病12年余。有吸烟史，否认冶游史。体格检查未发现明显异常。

梅毒血清学检测：TRUST 1∶16，TPPA 1∶2560；脑脊液：潘氏试验阳性，白细胞、蛋白质、IgG、IgA均升高；VDRL1∶2阳性，FTA-ABS阳性；2021年6月23日颅脑MRI显示双侧基底节区、额顶叶、放射冠及半卵圆中心见多发斑点稍长$T_1$稍长$T_2$信号影。FLAIR序列呈稍高信号（图2-169）。增强扫描颅内软脑膜呈多发线样强化（图2-170）。颅脑MRA显示右侧大脑后动脉P1段走行僵硬，部分管腔狭窄，左侧大脑后交通动脉缺如，双侧大脑前、中、后动脉主干走行僵硬，管径不均，分支减少（图2-171）。

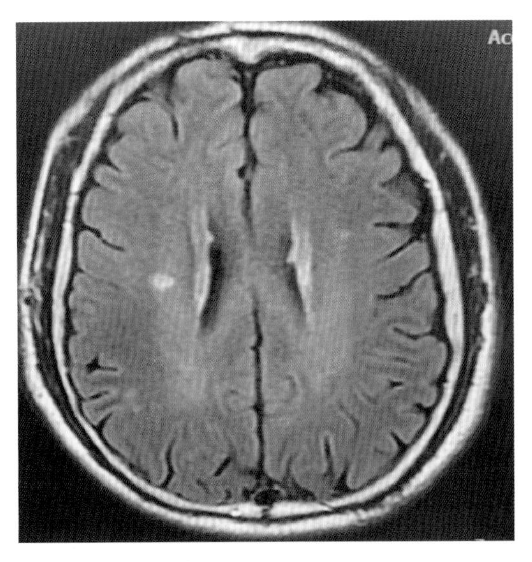

图2-169 脑膜血管梅毒

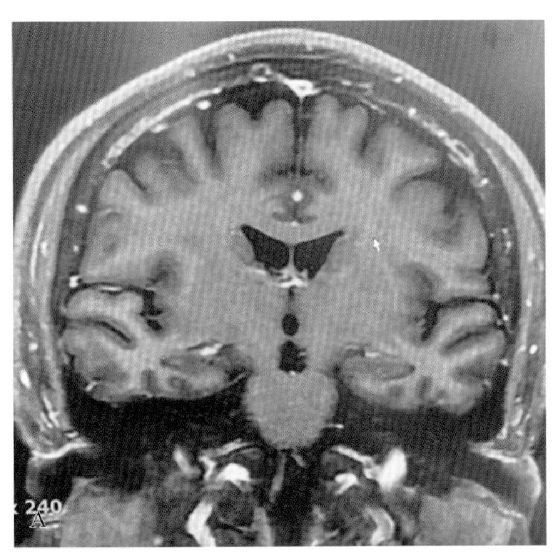


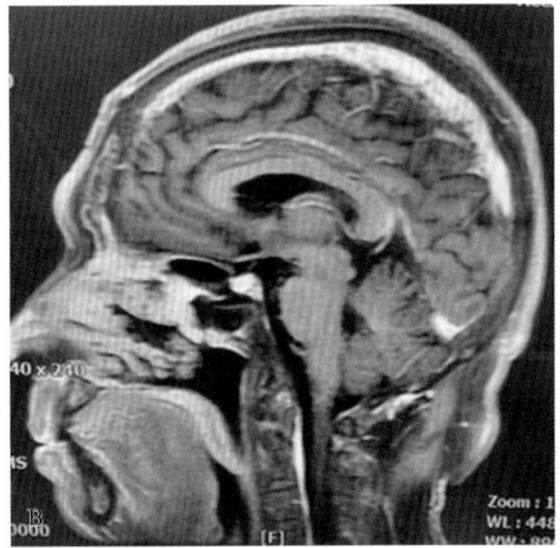


图2-170 梅毒性脑膜炎及脑膜血管梅毒

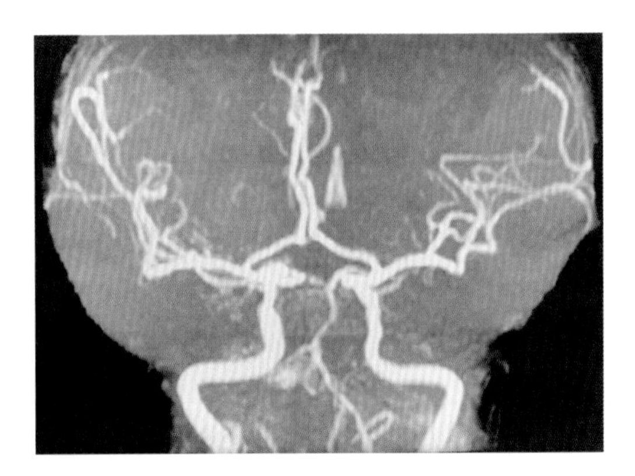

图2-171 脑膜血管梅毒

诊断：混合型神经梅毒（梅毒性脑膜炎和脑膜血管梅毒）。

按神经梅毒规范驱梅治疗后，临床症状消失，7月14日脑脊液复查所有阳性指标均已下降，于2021年7月16日出院。

出院后，因头晕再发3天，又于2022年1月17日入院。3天前患者无明显诱因出现头晕，伴视物旋转，多发于向右转头时，每次持续数分钟，向左侧转头后则逐渐好转。近3天来仍反复发作，呈昏沉感，休息数分钟可缓解。但无视物旋转、头痛、耳鸣及听力下降，也无意识障碍、四肢乏力等。查体与第一次住院时一样无明显变化。入院对症治疗，并行混合型神经梅毒方面的有关检查。结果：梅毒血清学检测示TRUST 1∶2，TPPA 1∶2560；脑脊液：潘氏试验弱阳性，VDRL原液阳性，颅脑MRI、颅脑MRA等复查基本未见变化。从本次临床表现和各种检查结果分析，病情较半年前好转，住院8天，头晕消失而出院。混合型神经梅毒仍未治愈继续随访。

## 五、神经梅毒的检查

1.神经梅毒的脑脊髓液检查　脑脊液检查对诊断神经梅毒（无论是有症状或无症状神经梅毒）非常重要，有时起决定性作用。当前在国内，由于医师不够重视，患者不愿意检查，该项检查尚难进入常规之中，随着神经梅毒病例的日益增多，越来越受到重视，若能常规普及进行脑脊液有关梅毒方面的检测，则能有效进行治疗和遏制神经梅毒的蔓延和发展为晚期神经梅毒。

（1）梅毒螺旋体检查：常规消毒，腰穿取脑脊液（CSF）的同时，测颅内压，取CSF 2～4ml，先1ml注入离心试管（其余留作化验用），5000r/min离心后取底物做暗视野或银染色涂片检查梅毒螺旋体。若阳性即可确诊。但由于其阳性率不高，即使是无症状神经梅毒，也只有20%左右阳性。阴性也未能排除神经梅毒。因此，有条件时取CSF行兔睾丸接种实验，受种兔发生梅毒性睾丸炎即可确诊。也可取用聚合酶链反应（PCR）或反转录聚合酶链反应（RT-PCR）检测CSF中的梅毒螺旋体基因，但其阳性结果与标本处理有较大的关系，能否诊断梅毒，尤其是现症梅毒，尚缺乏足够的依据，至少在一段时间内不能作为判愈的指标。

（2）非特异性梅毒螺旋抗体试验：脑脊液-VDRL试验是检测脑脊液梅毒的金标准，在排除血清污染的情况下，其阳性即可确诊为神经梅毒。但试验中的试剂反应成分中有胆固醇，由于脑脊液中胆固醇的含量远较血浆中的含量低，故其阳性率远低于血清，虽特异性高，但敏感性低，阴性结果也不能排除神经梅毒。

脑脊液-RPR或TRUST试验敏感性高于VDRL，但其特异性不如VDRL，目前国内较为普遍应用此法做检测，其阳性结果虽然不能代替VDRL，但其对神经梅毒的诊断也有重要的参考价值。在脑脊液检查时，若不能进行VDRL检测时，应做RPR或TRUST检测。

（3）特异性梅毒螺旋体抗体试验：此类试验主要是检测梅毒螺旋特异性IgG抗体，由于IgG抗体分子量较小，可以穿过血脑屏障进入脑脊液中，常用脑脊液做TPHA、TPPA、FTA-ABS（梅毒螺旋体抗体试验）等检测。其敏感性较高，不能判断是否现症神经梅毒。但可作排除诊断用，尤其是FTA-ABS，若是阴性基本排除神经梅毒。

（4）脑脊液常规检查：一般在做腰穿的同时，测颅内压。脑脊液中白细胞升高，尤其细胞数＞$5\times10^6$/L，蛋白定量＞0.5g/L，提示有感染存在，对判断神经梅毒有一定的价值。至于蛋白定量指标的应用尚要慎重。老年人中脑脊液蛋白含量相对高一些。此时需要计算IgG指数来判断IgG是否为颅内合成，对神经梅毒的诊断有一定的帮助。

（5）脑脊液tau蛋白检测：tau蛋白是一组微管蛋白相关蛋白，在神经系统中广泛存在，具有促进微管形成和稳定微管结构的作用，参与许多神经退行性疾病的发生发展过程。脑脊液中tau蛋白增加的水平可以作为神经系统受累的生物标记，可用来作为提示神经梅毒的检测指标之一。

（6）脑脊液中CXCL13检测：CXCL13是CXC趋化因子家族成员之一，主要由次级淋巴组织、淋巴结和树突状细胞分泌，在脑脊液B淋巴细胞的迁移和归巢中起重要作用。CXCL13对于HIV阳性者神经梅毒的诊断具有一定的提示意义。

（7）脑脊液的其他非梅毒螺旋体病原体的检查：在脑脊液的其他非梅毒螺旋体病原体检查，对于提示有感染存在时，尤其是其他指标尚未能确诊出神经梅毒时更为重要。因此，能通过这些检查排除其他细菌、病毒或真菌的存在，有利于神经梅毒的诊断。若有某种病原体感染时，也应注意有无混合感染的可能。

2.神经梅毒的影像学检查　CT扫描、MRI扫描、PECT扫描及MRA等各种检查在神经梅毒的不同病理阶段所累及的不同部位其临床症状和影像学表现都是多种多样的。这些梅毒病变所显示的影像学图像与其他原因（这包括炎症性、肿瘤性）显示影像学的图像极难区别。因此均不能为神经梅毒的诊断提供直接特异性依据。最后诊断仍有赖于实验室和病理检查。但影像学检查呈现高度怀疑的征象时对尽早发现和诊断神经梅毒具有重要的临床意义（各种影像学检查变化均在相应的神经梅毒中描述）。

3.电生理检查　由于神经梅毒病常出现精神异常、行走不便、感觉异常、听力障碍，甚至癫痫样发作等，因此不少患者做了动态脑电图描记术，脑电图检查、肌电图检查、诱发电位检查及电测听等电生理检查，同样可以出现受累病变的相应异常表现的图像，但这些对确诊神经梅毒均不具特异性。同样是仅供参考。或者是这些异常图像经临床分析，不能解释其他原因引起的变化，从而怀疑是否神经梅毒所致。提醒医师进一步检查，对诊断神经梅毒有一定的帮助。

4.梅毒血清学检查　凡是要诊断神经梅毒的患者，一定要做血清学的非特异性梅毒螺旋体和特异性梅毒螺旋体抗体检查，两者都是阳性对诊断神经梅毒有帮助。前者阴性不能排除神经梅毒，而后者阴性则可以排除神经梅毒。两者都是阴性更排除神经梅毒。

## 六、神经梅毒的诊断

因为神经梅毒尤其是无症状神经梅毒，极难预测，一来患者无感觉，或感觉不明显，无求医意向。二来医者不可能有先见之明，随便进行脑脊液检查。所以无症状神经梅毒往往从梅毒血清抵抗患者中或其他神经系统疾病的诊治中发现，笔者所诊断的患者大多是从前者追诊到进行脑脊液检测后确诊。因此，凡患有梅毒的患者，尤其潜伏梅毒患者，TRUST 1∶32以上或存在血清抵抗现象者，均应做脑脊液的有关检查，以免漏诊。至于有症状神经梅毒，则更为复杂。因为其临床表现、影像学等表现与同一部位的其他神经系统疾病炎症性疾病、肿瘤性疾病等极为相似，故极难鉴别。如何诊断有症状神经梅毒？在临床实践中用五步分析法，综合判断最后做出诊断。

1.怀疑有症状神经梅毒的患者，首先根据临床症状和体征结合影像学检查做出定位的诊断和定性的初步考虑。

2.再根据确定的部位对其他各肿瘤病等进行定性排查。该部位其他原因引起的炎症不像，该部位各种肿瘤也根据不足，这种“四不像”的结果，就要想到神经梅毒的可能。立即做梅毒血清学检查，包括非特异性梅毒血清学（如RPR）检查和特异性梅毒血清学（如TPPA）检查，若为阴性，可排除神经梅毒，若为阳性需做进一步检查确诊。

3.接着梅毒血清学的阳性结果，顺藤摸瓜做神经梅毒方面的脑脊液各项检查。若脑脊液检出梅毒螺旋体或VDRL阳性，即可确诊神经梅毒（包括无症状者），具体按照定位定性方法，确定是哪一种类型的神经梅毒。但若两者均阴性，尚不能排除神经梅毒。必须结合脑脊液的其他各项结果做具体分析。

4.紧接着对所做的有关脑脊液结果逐一进行分析。若脑脊液常规无异常，RPR筛查试验及TPPA、FPHA或FTA-ABS等确诊试验阴性，尤其是FTA-ABS试验阴性基本排除神经梅毒。相反，脑脊液常规结果符合神经梅毒的标准，其他非梅毒的病原学检查亦阴性，RPR阳性，TPPA等亦阳性，基本诊断为神经梅毒。若为有症状者再结合影像学检查进行定位诊断是哪一型神经梅毒即可。

5.最后由于神经梅毒临床表现极具模拟性，故极易造成诊断上的困难。因此，需要根据患者的临床表现、病史、性接触史、输血史、生育史、配偶及性伴侣有无梅毒史着手，进一步做认真全面的体格检查，再结合梅毒血清学结果，脑脊液检查结果及神经系统影像学等方面的结果，综合分析做出诊断。若能做活检也完全可以确诊。但为了确诊已开颅取标本是不可取的，不过有的患者因误诊等原因动了手术取材活检后即可确诊者，若已有的患者病故后尸检取病灶做病理组织检查，最后得到确诊。但愿不是用后两种方法诊断神经梅毒。所以医师一定要充分熟悉神经梅毒的过程、分型、各项有关检查，对临床上“四不像”的患者要高度怀疑神经梅毒，进一步做有关方面的检查。在确诊神经梅毒的同时，还要注意有无与神经梅毒相似的其他神经系统疾病同时存在。事实上，临床已有不少经梅毒血清学检测（血清和脑脊液检查等）已确诊神经梅毒患者的同时患有非梅毒性炎症、肿瘤等疾病。因此，在有条件的情况下，尽量做好排除诊断。

笔者对前面第3例麻痹性痴呆女性患者的诊断过程，先定位，后定性，与时渐进，逐一排查，最后确诊。再经治疗及疗效观察，追踪随访加以证实之例子足以说明神经梅毒诊断五步法的必要性。随着我国神经梅毒不断增多，经过认真细致的检查和观察随访等，相信我国神经梅毒的确诊率会不断提高，发现一套行之有效的诊疗方法。

## 七、神经梅毒的治疗

### （一）治疗目的

治疗神经梅毒的目的主要是在杀灭或清除包括神经系统在内的全身各部位所有梅毒螺旋体的同时，尽可能恢复被损害的神经系统的功能及尽可能减少后遗症。要做到这点规范的治疗方案极其重要。

### （二）治疗方法

1. *青霉素治疗*　有效治疗神经梅毒的抗生素必须具备以下条件：易穿透血脑屏障，能在脑脊液和脑组织中达到杀灭梅毒螺旋体的血药浓度；有长半衰期及半衰期后效应；受治患者的依从性高。因为梅毒螺旋体分裂繁殖时间长达30～33小时，治疗的抗生素必须血药浓度要足够，持续时间要足够长且不能间断，这样才能有效杀灭梅毒螺旋体达到治愈神经梅毒的目的。

1943年，自Mahoney等首次成功地使用青霉素治疗4例梅毒患者以来，青霉素仍被广泛用于治疗各期梅毒患者。80多年来仍然是梅毒治疗的首选药物。口服、肌内注射、静脉滴注这三种给药途径中，静脉滴注脑脊液中的浓度最高，前两种给药途径，脑脊液中难以达到有效的药物浓度。但青霉素的半衰期短，为保证治疗期间脑脊液中青霉素浓度持续数倍于最低杀灭梅毒螺旋体浓度，需持续静脉滴注或1天多次给药。其方法主要有3种，大同小异，笔者主张第三种即标准治疗方案。

（1）水剂青霉素：每天1800万～2400万U，每4小时1次或持续静脉滴注，连续10～14天；同时口服丙磺舒每天2g，共4次，连续10～14天。

（2）普鲁卡因青霉素：普鲁卡因青霉素240万U肌内注射，每天1次，同时口服丙磺舒0.5g，每天4次，连续10～14天。普鲁卡因青霉素血浆达峰时间1～4小时，有效治疗浓度可维持12～24小时，联合丙磺舒后脑脊液和脑组织中青霉素水平都升高，尤其脑脊液中升高更明显，从而更有效地治疗神经梅毒。

上述常规治疗后续以肌内注射苄星青霉素每次240万U，每周1次，连续3次。

（3）神经梅毒的标准治疗方案：水剂青霉素每天2400万U，每4小时1次或持续静脉滴注，连续14天；治疗后续以肌内注射苄星青霉素每次240万U，每周1次，连续3次。

Nitrini等对62例症状性神经梅毒患者给予青霉素每天2000万～2400万U，静脉连续滴注15～30天，平均随访30个月，好转率为58.1%，无变化者为35.5%，加重或转变成其他类型的神经梅毒者为6.4%。

Serragui等将16例神经梅毒患者分成两组，分别给予青霉素每天2000万U（每4小时1次），共21天，或每天3000万U（每6小时1次），共10天。从两组患者脑脊液的药物浓度及脑脊液细胞数、蛋白含量、性病研究实验室玻片试验（VDRL）检查等比较后得出，10天治疗组的疗效更佳。目前尚未见超过推荐剂量的青霉素改善神经梅毒患者预后的报道。

Gordon等对11例症状性神经梅毒伴HIV感染的患者给予水剂青霉素，每天1800万～2400万U（分6次），连续治疗10天。治疗后随访6个月，失败3例。其中1例梅毒性脑膜炎治疗后6个月发展成脑膜血管梅毒，给予重复治疗1次后效果仍然不佳，2个月后死亡。可见，标准剂量青霉素对伴HIV感染的神经梅毒患者治疗失败率较高，且治疗失败病例并非初始快速血浆反应素环状卡片试验（RPR）滴度最高或CD4计数最低者。

杨渝等对32例症状性神经梅毒患者用水剂青霉素（2400万U/d），分次给药，疗程14天。治疗后患者临床症状均明显改善。19例疗程结束后复查脑脊液，14例细胞数明显减少（73.7%），其中8例降至正常；12例蛋白下降（63.2%），其中6例降至正常；另外5例脑脊液生化无改善。

易芳等对40例神经梅毒患者用水剂青霉素1800万～2400万U/d，分次给药，10天为1个疗程，2个疗程后38例复查脑脊液RPR和TPHA，22例两项均阴性，16例仍有1项以上阳性。19例复查脑脊液白细胞数和蛋白质都有不同程度下降。除4例无症状神经梅毒外，34例患者症状有明显好转，2例无效。

陈俊抛等对120例神经梅毒患者用水剂青霉素1600万U/d，分2次给药，10～14天为1个疗程。治疗后续以肌内注射苄星青霉素每次240万U，每周1次，连续3次。24例失访，96例随访2个月至2年，其中2例蛛网膜下腔出血患者，1例手术后死亡，1例痴呆；23例大面积脑梗死和10例非大面积脑梗死患者均遗留不同程度的偏瘫、偏身感觉障碍或中枢性面舌瘫；9例非大面积脑梗死及3例以脑膜炎为主要表现者均基本康复；其余患者临床症状有不同程度的改善。

施海姗等将88例麻痹性痴呆患者按入院顺序，随机分为常规治疗组43例，用水剂青霉素2240万U/d治疗，14天后继之以肌内注射苄星青霉素每次240万U，每周1次，连续3次；延长治疗组45例，用水剂青霉素2240万U/d治疗，14天后继之以肌内注射苄星青霉素每次240万U，每周1次，连续6个月。经治疗后两组大多数患者在短期内症状好转，智能改善。但6个月后延长治疗组6个月复发率明显低于常规治疗组（$P<0.001$）。该学者认为常规治疗能在短期内杀灭相当数量的梅毒螺旋体，大大减少了梅毒螺旋体在体内的破坏作用，使患者临床症状获得相当的改善。但是不能彻底杀灭体内所有的梅毒螺旋体，仍有一定数量的梅毒螺旋体隐藏在体内，这也是很多患者病情反复的原因，因此，延长治疗可减少复发。

何奇檀等用神经梅毒的标准治疗方案治疗15例神经梅毒患者，5例麻痹性痴呆中2例合并肺部感染死亡；1例临床症状改善，脑脊液复查VDRL阴性；2例临床症状未改善，但脑脊液VDRL滴度已降低。7例脑血管梅毒治疗效果较好，除1例遗留左侧肢体行走不便外，其余均无明显后遗症，脑脊液复查VDRL阴性。3例脑膜神经梅毒治疗后临床症状消失，脑膜刺激征阴性，脑脊液复查VDRL阴性。

陈莉等用水剂青霉素1920万～2400万U/d治疗14天后，续以肌内注射苄星青霉素每次240万U，一周1次，连续3次。认为合并精神障碍者尽管脑脊液复查正常，但痴呆改善不明显；23例患者中有10例幻听、幻视、抑郁、躁狂等精神症状未根本改善，须长期用奥氮平等药物对症处理。

徐志鹏等用神经梅毒的标准治疗方案治疗10例神经梅毒患者，除2例无好转外，其余8例临床症状均有不同程度的改善。

荣在丽等用神经梅毒的标准方案治疗27例无症状神经梅毒患者，3～6个月后复查脑脊液，结果显示所有患者均基本恢复正常，尤其细胞数恢复正常较快，未发现进展为症状神经梅毒者。

Tadayuki Takata等用神经梅毒的标准治疗方案治疗单侧扩大性强直性瞳孔为早期弧立症状的神经梅毒疗效好，在治愈的同时不留后遗症。但延迟治疗即便治愈也留后遗症。

Ziad Khamaysi等用水剂青霉素（2400万U/d），分次给药，疗程14天。治疗了6例33～49岁的男性神经梅毒患者，其中4例疗效有改善；1例40岁患者治疗1个疗程（6个月）后，临床症状无改善，梅毒血清VDRL反而升高，脑脊液检测VDRL无变化，但TPHA原为阴性则转为阳性（1∶2560），再做1个疗程水剂青霉素治疗，2年后不明原因死亡；同样1例40岁合并HIV感染的患者同样治疗1个疗程，4年后不明原因死亡。

笔者从1998年开始，共治疗了100多例神经梅毒，治疗后随访了65例。

无症状神经梅毒32例（男5例、女27例），均是由于梅毒血清抵抗患者做了脑脊液检查而确诊。均住院用标准治疗方案治疗，23例半年到1年复查脑脊液常规正常，RPR阴性，TPPA阳性。此后患者不愿再做腰穿，但临床上无任何症状表现，1～3年后复查血清RPR阴性，TPPA阳性，且有12个女性患者已正常生育。其中女孩7个、男孩5个，年龄2～11岁，血清RPR阴性，TPPA阴性。发育均正常。9例失访。

梅毒树胶肿3例。1例32岁女性为脊髓梅毒树胶肿（见后病例）。2例男性65、78岁脑梅毒树胶肿患者，分别额叶和顶叶做了手术切除确诊后，给予标准治疗方案治疗，临床症状明显改善，经3年和5年随访未见复发。

15例麻痹性痴呆均用标准治疗方案治疗。其中1例女性，62岁，患者6个月后因急性黄疸性肝病，抢救无效死亡。1例男性，70岁，治疗后，症状已明显改善，但4周后患者不明原因高热39.5～41℃，对症处理无效，2周后不明原因死亡。1例83岁男性，确诊治疗6天后，家属要出院门诊治疗，但在远路途中不明原因死亡。1例85岁男性，相隔3个月治疗2个疗程后，经1～3年3次复查脑脊液常规正常，VDRL阴性，血清RPR阴性，但患者临床症状不但没有改善，部分症状反而加重。这除了年龄大自然老化外，治疗矛盾是主要原因。3例男性，5例女性，41～70岁，1个疗程后，临床症状均有不同程度的改善，但患者不愿做脑脊液复查，随访3年，2例血清RPR阴性，TPPA阳性，3例RPR 1∶2～1∶4。6例男性50～73岁，经1～2个疗程治疗，临床症状均有不同程度的改善，1～3年后，2例复查脑脊液常规正常，VDRL阴性，血清RPR阴性；4例不愿做脑脊液复查，2例血清RPR阴性，2例血清RPR由原来的1∶64、1∶32下降到1∶4和1∶2。

2例男性脊髓痨，分别是68岁和81岁，标准治疗方案治疗已4年和6年，临床症状在恢复中。一直不同意复查脑脊液，1例复查CT，结果较前有好转。

1例女性51岁梅毒性脑膜炎患者，仅有耳鸣、听力减退6个月，标准治疗方案治疗1个疗程后，不到2个月耳鸣消失、听力明显恢复，6个月后正常。1年后血清RPR阴性，其后每6个月复查1次，连续3次血清RPR均阴性。虽然患者不同意复查脑脊液，但笔者认为已痊愈。

1例女性48岁梅毒性脊膜炎患者，左下肢放射性疼痛和感觉减退、感觉异常，并伴局部肌萎缩、小便失禁。1个疗程6个月后，临床症状均有改善，小便已正常。

6例男性36～64岁的脑脊膜血管梅毒患者，除1例因脑血管意外而死亡外，均经标准治疗方案治疗1～2个疗程，临床症状均有不同程度的改善，2年后血清RPR阴性2例，2例RPR降至1∶4，1例无变化。

混合性神经梅毒5例，4男1女，年龄41～80岁。均经标准治疗方案治疗1～2个疗程，临床症状也有不同程度的改善，2年后血清RPR阴性3例，2例RPR降至1∶4。

对于青霉素过敏者，特别是针对青霉素皮试阳性又必须使用的患者，尽可能行脱敏后再治疗。可通过小剂量、短间隔、多次注射青霉素的方法进行脱敏，有限数量的肥大细胞与小剂量变应作用后缓慢脱颗粒，释放少量生物活性介质又不足以引起明显的临床症状，当耗尽致敏肥大细胞后再注射大剂量青霉素一般不会发生过敏反应。此脱敏治疗只对Ⅰ型变态反应有效，而对Ⅳ型变态反应无效。脱敏治疗口服法和静脉注射法效果无显著性差异，但口服法脱敏者全身不良反应少。行脱敏治疗者可出现轻微的不良反应，如瘙痒、风团、哮喘等，一般只需对症处理即可。严重者发生喉头水肿、休克，应立即进行抢救。因此行脱敏治疗一定要有完备的抢救措施。此外，必须注意青霉素治疗需在脱敏治疗完成后的12小时内进行，若超过此时间段则要重新脱敏治疗。脱敏治疗有一定风险，若确实需要，应与患者及其家属沟通好再治疗。

2. 替代治疗

（1）头孢曲松：头孢曲松有较长的半衰期和良好的血脑屏障渗透性及其对梅毒螺旋体的杀灭效果，是美国CDC唯一推荐的青霉素过敏患者的可替代药物，也是目前研究最多的青霉素替代药物。但是，它仍可能对青霉素有交叉过敏反应，CDC推荐的剂量为每天2g，肌内注射或静脉滴注共10～14天。笔者主张14～21天。

Shann和Wilson报道了1例61岁麻痹性痴呆男性患者接受头孢曲松每天1g静脉滴注，连续治疗3天，继续肌内注射每天1g，连续11天，共14天治疗后，随访3年后，血RPR滴度从1∶128下降至1∶16，脑脊液RPR转阴、脑脊液蛋白和细胞数也持续下降。患者症状也出现明显转好。

Dowell等对43例HIV阳性的无症状神经梅毒和潜伏梅毒患者给予头孢曲松每天1～2g，静脉滴注10～14天。其中28例（65%）好转，5例（12%）血清检查状况稳定，9例（21%）血清检测滴度升高，1例（2%）发展成症状性神经梅毒。

Marra等在30例伴HIV感染的神经梅毒患者中，14例用头孢曲松每天2g，静脉滴注10天；16例用青霉素每天2400万U（分6次）静脉滴注10天。治疗后经脑脊液的VDRL滴度、蛋白量、细胞数的改善等比较两组疗效，结果无统计学差异。提示HIV阳性神经梅毒患者头孢曲松是一种合理而又有效的替代药物。

国内已有不少因青霉素过敏的神经梅毒患者而用头孢曲松治疗者，其疗效亦与青霉素相当，也提示头孢曲松是一种合理而又有效的替代药物。

李延龙对1例34岁女性脉络膜视网膜梅毒的患者用头孢曲松钠2.0g加入生理盐水150ml，每天1次静脉滴注，共21天，之后再给予苄星青霉素240万U，每周1次肌内注射共8周，1个月后复查，无论视力、视盘等检查及临床症状均明显改善。

（2）多西环素：多西环素作为治疗早期梅毒的青霉素替代药物，因其有较高的亲脂性，半衰期长达20小时，且比口服青霉素更易渗入脑脊液，因此被试用于青霉素过敏的神经梅毒患者。方法：100mg，每天2次，连服30天。Yim等对5例神经梅毒或潜伏梅毒患者给予多西环素每天2次，共400mg，连续口服21天。虽然平均脑脊液浓度为血药浓度的26%。但疗效未能确定，故很少有人应用。

（3）米诺环素：盐酸米诺环素可以穿透血脑屏障，在脑脊液和脑组织中达到较高浓度。方法：100mg，每天2次，连服30天。De Maria等对3例青霉素过敏的神经梅毒患者给予口服米诺环素每天2次，共200mg，每月连续用药14天，连续治疗9个月。未见药物相关不良反应，1个月后患者临床症状、体征都得到改善，2例治疗后6个月脑脊液细胞数恢复正常，蛋白逐步下降，1年后脑脊液VDRL转阴。1例患者未完成所有治疗，疗效不佳。该治疗方案的缺点是治疗时间长，患者依从性较差。

（4）阿莫西林：阿莫西林可以穿透血脑屏障，可用于治疗神经梅毒，但半衰期较短需多次服用，一般1次1g，每天6次，加丙磺舒0.5，每天4次。Faber等对7例不同阶段的神经梅毒患者给予阿莫西林每天6次，共6g，加丙磺舒每天4次，共2g，连续口服15天，结果患者脑脊液中能达到一定的药物浓度，能杀灭梅毒螺旋体。但尚缺乏长期的治疗后随访。

（5）阿奇霉素：阿奇霉素半衰期长，组织渗透性强，在体外及动物实验中均有抗梅毒螺旋体的作用。而且临床上也有成功治疗梅毒的报道。方法：500mg，每天1次，连服30天。但可能由于其脑脊液渗透性差，故未见到阿奇霉素成功治疗神经梅毒的报道。

（6）四环素：500mg，每天4次，连服30天。肝、肾功能不全者禁用。

（7）红霉素：500mg，每天4次，连服30天。

3.*手术治疗* 神经梅毒原则上应做非手术治疗，但有下列情况时可行手术治疗：①神经梅毒性脑卒中威胁生命；②有明显神经压迫症状和体征，甚至危及生命的梅毒树胶肿；③单发较大的梅毒树胶肿非手术治疗无效。

当然，手术后仍须继续驱梅治疗。刘洛同等用水剂青霉素1800万U/d，治疗2例（1例男性38岁；1例女性40岁）开颅手术后而确诊的梅毒性脑树胶肿患者，2周后症状均逐渐好转。分别经12个月和18个月的随访，头痛等症状完全消失，肢体感觉障碍及肌力恢复正常，影像学检查未见复发。

作者用神经梅毒的标准治疗方案治疗1例32岁女性，因开脊手术后确诊为$T_{7\sim9}$节段脊髓梅毒树胶肿患者（参见前文介绍的1例脊髓树胶肿的患者说明）。经过18年随访观察患者痊愈。同刘氏病例一样，神经梅毒树胶肿手术后的疗效显著是否与术中脑脊液及局部组织的梅毒螺旋体直接被清除（因为无论开颅还是开脊，原有和术中再现的脑脊液不断被冲洗清除）有关？若术后疗效远比非手术治疗来得更快更好是否可以扩大手术适应证？以上问题非常值得探讨。临床已有不少梅毒树胶肿手术后确诊并显效的报道，可惜未做随访或随访不完善。

4.*辅助治疗* 对于神经梅毒患者，除了驱梅治疗外，某些辅助治疗可以起到改善症状和增加疗效的作用。

（1）有精神症状的患者，在驱梅治疗的基础上，慎重使用抗精神症状药物可有助于患者精神症状的改善和病情的稳定，如口服喹硫平（商品名：思瑞康），开始为25mg/d，以后可以视病情适当的加量，最高剂量不超过400mg/d，能安全有效地改善神经梅毒患者的精神症状。

（2）有癫痫发作者要进行抗癫痫治疗。可根据病情选择苯妥英钠、奥卡西平、丙戊酸钠缓释片等抗癫痫治疗，也可同时加服中成药七叶神安分散片等配合治疗。

（3）甘露醇能增加神经梅毒患者脑脊液中青霉素的浓度。Rodikov等给50只兔子注射青霉素，通过高效液相色谱法测量脑脊液中青霉素浓度，发现在注射甘露醇后脑脊液中青霉素浓度从（0.001 2±0.001）μg/ml增加到（0.02±0.001 2）μg/ml（$P<0.05$），提示青霉素联合应用甘露醇可能会增加其疗效。尤其伴有颅内高压、脑水肿的患者更为适用，在降低颅内压、减少脑水肿的同时，又能提高青霉素在脑脊液中的浓度。若无高血压和颅内高压时，可减少甘露醇用量（一般每天250～125ml，快速静脉滴注），同样可

以提高青霉素在脑脊液中的浓度，增加效力。

（4）高效抗反转录病毒治疗对HIV阳性者神经梅毒的治疗可能有一定帮助。

（5）对有症状神经梅毒患者在治疗的同时，采用一些活血化瘀、促进神经细胞生长和改善脑血管循环的药物对治疗和恢复神经功能有一定的帮助。尤其是中医中药对神经梅毒治疗后的后遗症有更好的疗效（参见梅毒的中医诊治节）。

（6）对身体健康状况较差的患者要加强支持疗法，在条件允许的情况下，可选用免疫球蛋白、氨基酸等静脉输液协助治疗（具体用量视病情而定）。

（7）对患者症状进行针对性康复治疗可促进功能尽快恢复。

5.*心理治疗* 神经梅毒本身可以表现有精神障碍，特别麻痹性痴呆患者更为明显，经驱梅治疗后大都会改善。但不少患者存在心理障碍，这就要做心理治疗。同时做好其家属及其子女的思想工作，让患者解除顾虑，树立信心，配合治疗是非常重要的。

6.*性伴侣治疗* 性伴侣（包括配偶）的追诊非常重要。男性神经梅毒患者追诊女性伴较重视，且较易做到，女性神经梅毒患者追诊男性伴较易忽视，较难做到。因此，无论男女都一定要追诊，也无论配偶或多少性伴侣都要追诊。一旦发现现症梅毒就要及时做性伴侣治疗，以免性伴侣同患神经梅毒。临床上见到多对夫妻先后同患神经梅毒就是没有及时追诊、及时预防的结果。

### （三）神经梅毒治疗中的问题

1.未能按正规方案治疗的患者不少，故部分患者疗效欠佳或留较多的后遗症。如梅毒性脑膜炎愈后的癫痫，麻痹性痴呆留下的痴呆，脑血管梅毒留下的偏瘫、失语等。

2.由于种种原因，尤其是患者不配合，随访不够，不到位，故预后不易判定。

3.存在治疗矛盾。1例81岁男性麻痹性痴呆的患者经标准治疗方案治疗3个疗程（每2个月为1个疗程）后，精神症状不断改善。每6个月左右复查1次脑脊液（常规、VDRL等梅毒方面的检测）和梅毒血清学的有关检测，2年后，除了TPPA阳性外，余均阴性。3年后结果一样，神经梅毒已痊愈。临床除了烦躁、兴奋、多言、语无伦次及情绪变化无常等精神症状消失外，言语障碍、发音不清、共济失调等神经症状反而加重。其后一年这些神经症状虽无加重，但也未见改善。梅毒血清学复查未见复发。另有1例48岁男性梅毒性脑膜炎患者和1例62岁女性梅毒性脊膜炎患者同样在治疗中或治愈后出现部分症状或体征加重者。这就是治疗矛盾。

神经梅毒发生治疗矛盾不常引起人们的注意，其实与梅毒的其他治疗矛盾一样存在的，特别是有症状的间质性神经梅毒更易发生。此类神经梅毒经正规治疗后大部分临床症状和体征改善或减轻、显效，甚至治愈后却出现某些症状或体征加重。这种治疗矛盾一般可发生在6个月甚至1年后。这可能与被梅毒螺旋体感染后局部病灶中的间质性或实质性神经组织炎症、水肿、变性或肉芽肿等病理改变随着梅毒螺旋体被杀灭而消退、吸收或破坏，从而导致结缔组织增生、纤维化、萎缩甚至硬化等所致。这种情况并非治疗失败，也不是疗效不好，除非患者已痊愈，否则不应停止治疗。不然会造成更大的治疗困难和功能障碍等不良后果。可在继续驱梅治疗的同时，加强辅助治疗。

4.青霉素治疗前是否要应用激素？吉海反应可通过使用肾上腺糖皮质激素预防，在进行神经梅毒的治疗前24小时，给予泼尼松10mg，每天2～3次，连续用3天。事实上，也有不少报道除早期梅毒已是神经梅毒又未经驱梅治疗过的患者外，笔者不主张也无使用肾上腺糖皮质激素预防吉海反应。理由如下。

（1）神经梅毒患者一般病程较长，很多都有梅毒治疗或多或少应用某些抗生素的经历，故极少发生吉海反应。

（2）青霉素治疗神经梅毒发生吉海反应在文献中极少报道，笔者治疗了100多例从未发生过。

（3）即使发生也很轻微，应用解热镇痛药对症治疗即可，但不能预防此类反应。

（4）青霉素治疗前使用肾上腺糖皮质激素可能仅使发热减轻，尚未被证明有缓解局部炎症的作用。

当然，患者在无激素禁忌证的情况下，在青霉素治疗前、治疗中甚至治疗后，视病情需要适当应用一些激素是有好处，也并无大碍。

5.青霉素治疗时是否要同时口服丙磺舒？丙磺舒是一种辅助治疗痛风的药物，本药还可竞争性抑制弱酸性抗生素在肾小管的排泄，从而增加这些抗生素的血药浓度及延长其作用时间。青霉素和丙磺舒联合治疗神经梅毒时，神经组织和脑脊液中青霉素水平都会升高，而脑脊液中升高更明显。因此，使用青霉素同时口服丙磺舒的疗法是肯定的。但是丙磺舒的适应性限制了这种疗法的应用范围。其副作用较多，容易过敏，尤其是在HIV感染患者中会引起高比例的过敏反应。临床上，普鲁卡因青霉素和丙磺舒联合治疗的报道稍多，与其他青霉素联合治疗者较少报道。笔者近30多年来治疗数以万计的梅毒和神经梅毒中从未加服过丙磺舒同样治愈大多数患者。除了普鲁卡因青霉素和丙磺舒联合治疗外，其他青霉素一般不需要同时口服丙磺舒。

### （四）神经梅毒治疗后的随访与疗效评估

对于神经梅毒的治疗来说，随访是治疗的继续。只有做好随访才能判断疗效和预后。

近20多年来，我国神经梅毒的患者越来越多，主要是预防工作没有做好。高达6.5%～30%的未经正规治疗的梅毒患者，可发展成有症状的神经梅毒。而未接触过任何治疗的梅毒患者，发展成神经梅毒者更多。因此，梅毒及早确诊，并立刻给予正规、充足的青霉素治疗是预防神经梅毒的关键。一旦确诊神经梅毒，也应立即进行正规、足量的治疗，并在治疗后3个月做一次临床、血清学及脑脊液的检查，此后每6个月复查1次，必要时做影像学复查，直到脑脊液为正常。以后每年复查1次，至少3年。若经治疗后6个月复查非特异性梅毒螺旋体抗原血清试验滴度无下降，脑脊液细胞计数不下降或2年后脑脊液仍未完全恢复正常，则应考虑复治。

症状性神经梅毒的疗效评估取决于症状的改善和脑脊液指标的好转，而无症状性神经梅毒的疗效主要依靠脑脊液检查。其中，部分症状性神经梅毒患者虽经充分驱梅治疗，其症状和体征也难以完全恢复正常。其脑脊液中蛋白定量和VDRL试验的变化都较缓慢，尽管许多患者复治后仍不能使其恢复正常，即使持续异常，其意义也不大。但脑脊液样本采集要借助腰穿行侵入性检查，有一定的创伤性，患者通常难以接受，临床上要反复查脑脊液不易做到，也不现实。事实上有一些患者不能做腰穿检查，甚至血清学复查也做不到。因此医师一定要认真负责，与患者沟通，尽可能使患者按时复诊复查并做相关检测试验，以便对治疗效果进行综合评估，再做下一步的处理。也就是说随访到位是最重要的。MARRA等对110例患者经治疗后血清和脑脊液RPR滴度变化的相关性研究，发现神经梅毒治疗后第4、7、13个月，血清RPR阴转的病例分别是63例（57%）、94例（85%）和97例（88%），相应患者的脑脊液RPR阴转概率分别是80%、85%和90%。提示治疗后患者的血清RPR滴度的变化可以用于神经梅毒疗效的评估。这种情况下，非特异性梅毒螺旋体抗原血清试验（如RPR）可以间接监测患者治疗后的恢复情况。另外，有数据显示，在免疫力较强的患者中，血清RPR滴度的正常化预示神经梅毒治疗后脑脊液参数的正常化。也有研究发现，神经梅毒治疗后，血清RPR滴度正常化的患者，其脑脊液和临床正常化的可能性升高28～57倍。所以，就目前条件下，为了避免频繁腰穿造成的痛苦和风险，也为了让更多的神经梅毒患者再复诊（患者不复查，会缺少梅毒血清结果）。所以，血清RPR滴度的下降程度可作为神经梅毒治疗后疗效评估的参考指标。笔者诊治的神经梅毒，无论哪一种类型的神经梅毒，经3～19年随访结果支持这一观点，并认为非特异性梅毒螺旋体抗原血清试验（如RPR或TRUST）持续2年以上阴性者可以判愈。持续3年以上低滴度（1∶1～1∶4，脑脊液检测正常）可视为血清固定患者，这与非神经梅毒的其他梅毒患者血清固定一样，无须继续做青霉素治疗（有些患者先后3～4次住院按规范神经梅毒的方案治疗，甚至连续3周或加用罗氏芬等抗生素联合治疗也无改变），也相当于痊愈。如果RPR滴度持续升高4倍或原来高滴度的RPR在1年内未降低4个滴度，或患者临床症状重新出现或加重，可认为是复发或再感染，必须再治疗或加倍量再治疗。此外，应对辅助神经梅毒确诊的CT、MRI、PECT等影像学检查进行复查。神经梅毒经过规范治疗后，各种影像学异常信号大多有不同程度的改善或消退表示有效，相反，则提示疗效欠佳。也有助于对病情的监测和疗效评估。

一般说来，无症状神经梅毒预后较好，部分可自愈，部分发展为有症状神经梅毒，若能尽早发现、及时治疗预后更佳，且大部分可完全治愈。而有症状神经梅毒预后较差，越晚发现预后越差，尤其是发现病变，并出现定位体征及功能障碍者更甚，即使进行正规治疗或血清学和脑脊液学治愈，也会有明显的后遗症，预后不良。因此，对于神经梅毒来说，越早诊治预后效果越好。对于已有不可逆神经系统障碍的患者，为使其病情不再发展，并尽可能促进其功能恢复。

## 第七节　妊娠梅毒

### 一、妊娠梅毒的定义

妊娠梅毒（syphillis during pregnancy or syphillis in pregnancy）是指妊娠期发生或发现的现症梅毒（活动性显性梅毒或隐性梅毒）。包括梅毒螺旋体在妊娠前和妊娠期感染者。孕妇若检测梅毒血清学阳性结果时，要想到有下列4种可能。

1.*梅毒血清学假阳性妊娠*　孕妇梅毒血清学假阳性可以是非特异性梅毒螺旋体抗体或特异性梅毒螺旋体抗体的单阳性；也可以同时阳性即双阳性。确定是孕妇梅毒血清学假阳性妊娠者，不是妊娠梅毒。

2.梅毒血清固定性妊娠 虽然非特异性梅毒螺旋体抗体和特异性梅毒螺旋体抗体均呈阳性，但符合梅毒血清固定的六条标准。为孕妇梅毒血清固定性妊娠，并不是妊娠梅毒。

3.非现症梅毒妊娠 即孕妇非特异性梅毒螺旋体抗体阴性，特异性梅毒螺旋体抗体阳性者（梅毒已愈），这是孕妇非现症梅毒妊娠。也不是妊娠梅毒。

4.现症梅毒妊娠 非特异性梅毒螺旋体抗体和特异性梅毒螺旋体抗体均呈阳性，同时排除了以上3种情况后为现症梅毒妊娠者。这才是真正的妊娠梅毒（syphillis during pregnancy）。

由于梅毒血清学阳性对确诊妊娠梅毒是常用的、重要的方法。但其阳性结果不一定能确诊梅毒，需要结合患者的具体情况进行分析判断。近20多年来，我国妊娠梅毒报道明显急剧上升，可能与妊娠梅毒的定义认识不足或判断标准不统一有一定关系。事实上，在妊娠期发现梅毒血清学阳性时，不做任何分析，也不追诊，更不做随访，也不知道去排除是否是梅毒血清学假阳性、梅毒血清固定、非现症梅毒等，就诊断是妊娠梅毒并做处理（包括规范化青霉素治疗、终止妊娠、报病、发表论文等），这是不对的。作者近20多年来，接诊并随访他人诊断是妊娠梅毒的患者中，发现并证实不是妊娠梅毒者已超过100例。而笔者诊断为上述前3种结果的妊娠也超过200例，让其正常生育（见后文），收到很好的效果。特别是近10多年放开二孩生育以来，更多梅毒血清固定性妊娠的二胎妊娠者足以证明其非妊娠梅毒。这些孕妇中，第一胎时已是梅毒血清固定者，但被误诊为妊娠梅毒，同样其儿女当年也被诊断为先天性梅毒。她们的第一个小孩大多在3～20岁，此时我们对孕妇和丈夫（确认是孩子的父亲）及其孩子同时做梅毒血清学检测，结果都是孕妇非特异性梅毒螺旋体抗体和特异性梅毒螺旋体抗体均呈阳性的梅毒血清固定者，后两者非特异性梅毒螺旋体抗体和特异性梅毒螺旋体抗体均呈阴性的非梅毒正常者。所以这些孕妇第二胎也是梅毒血清固定者，无须干预，正常生育。其儿女即使梅毒血清双阳性也不是先天性梅毒。其梅毒血清阳性也随着时间的推延而阴转（在18月龄内阴转，此后到长大成人均阴性）。因此，要确诊梅毒妊娠时，一定要熟悉妊娠梅毒的定义，要做必要的调查研究和深入细致的分析，最后定论，再做处理。否则，不但影响孕妇和胎儿，也影响了妊娠梅毒流行病学的统计。近10多年来，已见到很多非妊娠梅毒的孕妇，尤其是不少系统性红斑狼疮患者难得妊娠，但这种非妊娠梅毒的孕妇，因围生期检测梅毒血清学阳性，不管是“单阳”还是“双阳”，也不管是“真阳”还是“假阳”，更不用说是血清固定了，都不分青红皂白，一律就按梅毒患者处理而用青霉素干预后，造成红斑狼疮活动和胎儿死亡者。因此，对系统性红斑狼疮患者妊娠期间梅毒血清阳性时更要认真对待，慎重处理（见后文）。

## 二、妊娠梅毒的传染途径（与普通梅毒的传染途径基本一样）

1.性接触传染。

2.接吻传染。

3.输血、口淫等。

4.吸毒或医疗器械等。

## 三、妊娠梅毒的发病情况

梅毒在我国一直都是危害最大的性病之一。新中国成立前更为严重，如内蒙古千伊克昭盟在200多年前，蒙人就有40万人，200多年后人口理应超百万，但直到新中国成立时不足8万，人口减少了80%，当时究其原因主要是妊娠梅毒所造成的恶果。

新中国成立前，我国妊娠梅毒有多少，很难有确切的数字，但其造成人口减少的危害，足以说明其妊娠梅毒之多。新中国成立后在党和人民政府的英明领导下，在全体医务工作者及其有关人员的共同努力下，经过积极艰苦的不懈防治，妊娠梅毒和先天性梅毒明显减少。例如上海市1954—1962年检查了1 262 403名孕妇，梅毒患病率由1954年的4.38%下降到1962年的0.56%。北医大一院统计1947—1949年在939名产妇中的梅毒患病率为4.0%，而1960—1963在10 116名产妇中，患病率为0.45%，其中无早期梅毒。随后20世纪60年代初我国宣布基本消灭性病后已极少发现妊娠梅毒。

我国孕妇梅毒自1994年起越来越多。肖氏等报道1999年3月～2000年6月检3962名孕妇中发现梅毒（隐性和早期）8例，患病率为0.20%。到2000年各杂志报道近200例，其中死胎有9例。2001年后明显增多。

2005—2009年深圳市福田区163 335名孕妇发现隐性梅毒647例占3.96%；2007年一项研究发现深圳市47万多名孕妇中梅毒血清阳性率达0.5%；2006—2008年广东惠州、海南三亚和琼海三个监测点共40 464名孕妇所进行的梅毒流行病学的调查中，发现梅毒检测阳性者208例，平均患病率为0.51%；深圳市报道2008—2011年共确诊妊娠梅毒3551例；叶兴东等报道2012年10月～2014年9月广州市花都区47 799名产妇中有202例梅毒，患病率4.26%；杨建等报道广州市孕产妇女梅毒患病率5.97%。

河南省2014年孕产妇梅毒感染率高达43.95/10万。隐性梅毒占58.84%，以农民居多为63.65%，初中以下的文化水平占了76.69%。彭艳等报道济南市第五人民医院产科门诊2011—2013年共检查11 661名孕妇中，有17名为妊娠梅毒，其中2011年梅毒感染率为3.29%。范海燕报道一组460名围生保健孕妇中就有潜伏梅毒21例，占4.57%。

近年来国内文献报道我国妊娠梅毒患病率为3.7%～23.3%。部分地区孕产妇梅毒感染率高达1.85%。据报道2013年，我国有妊娠梅毒患者15 884例，且东部最多占41.7%，西部占34.4%，中部为23.9%。临床上潜伏梅毒、一期梅毒、二期梅毒、三期梅毒分别为67.6%、6.2%、1.0%、0.5%，还有24.7%不确定为何期梅毒者。

2015年英国利兹市报道2005—2012年妊娠梅毒不足100例。同样2016年McGettrik P等报道英格兰都柏林市某大医院2005—2012年妊娠妇女梅毒血清学阳性者只有194例。但我国广东省深圳市报告2008—2011年共确诊妊娠梅毒3551例。中国深圳市4年妊娠梅毒是英国利兹市8年妊娠梅毒的35.51倍。若按年平均计中国深圳市妊娠梅毒是英国利兹市妊娠梅毒的111倍。

目前，全世界每年约1200万人感染梅毒，约200万为孕妇，约占梅毒的16.7%。

从以上数字看我国妊娠梅毒的发病情况不容乐观。当今应居世界第一。与新中国成立初期前后相比有过之而无不及！因此，准确诊治妊娠梅毒在梅毒的防治中是极其急需和极其重要的。

## 四、妊娠梅毒的危害

育龄女性感染梅毒与其他成人感染梅毒的发病机制、临床表现、病程及对器官影响等均基本相同。但有资料显示，未经治疗的早期妊娠梅毒妇女，则可以通过垂直传播危害胎婴儿的健康。当孕妇感染梅毒后，梅毒螺旋体可以通过脐血进入胎儿体内，引起胎儿心、脑、肝、脾、肺、肾、胰、骨等多种器官感染并造成损伤。而且可以直接感染胎盘，引起小动脉内膜炎症，从而造成胎盘多处梗死灶，导致胎儿缺血、缺氧状态，轻者发生胎儿宫内发育受限，严重者在宫内而成死胎。胎儿的存活率仅为50%左右，若能正常分娩成活者则大部分胎儿会成为先天性梅毒儿，其死亡率及致残率均很高。早期潜伏期梅毒妇女的胎儿存活率虽然在80%左右，但超过50%的孩子在幼儿期会成为先天性梅毒儿。总之，未经治疗的妊娠梅毒危害几乎100%。其中流产、死胎为50%；新生儿死亡（图2-172）、先天性梅毒（胎传梅毒）为50%。妊娠梅毒孕妇有害风险较正常孕妇高2.5倍。目前估计妊娠梅毒孕妇的不良妊娠结局发生率为50%～80%，约10%发生自然流产，15%出现围生期死亡，20%为出生低体重，20%是先天性梅毒。

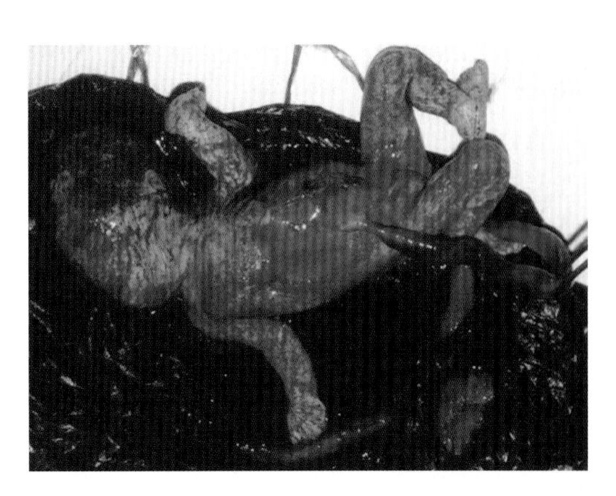

图2-172 梅毒性死胎（卢浩锵教授提供）

Newman等估计2008年全球约有136万孕妇新感染梅毒，其中约52万病例有不良结局，包括21万死胎或早期胎儿死亡，9万新生儿死亡，15万先天性梅毒，7万早产或低体重儿。妊娠梅毒可发生严重并发症如流产、死产、非免疫性胎儿水肿、宫内生长受限和围生期死亡，或给受感染的婴儿带来严重后遗症，直接影响着母婴健康，给社会造成沉重负担。全球每年因梅毒垂直传播导致的医疗花费超过3.09亿美元。可见妊娠梅毒的危害是极大的，应引起我们高度重视，认真严肃对待。

妊娠梅毒危害程度的大小与下列因素有关：①非特异性梅毒螺旋体抗体（RPR）滴度越高危害越大；②病程越短危害越大；③未做治疗或不规范治疗危害越大；④治疗越晚危害越大；⑤合并HIV感染者或自身免疫病者危害越大。

因此，研究妊娠梅毒的诊断、治疗对于保护高危梅毒妊娠新生儿，防止先天性梅毒的发生，具有深远的实际意义。

## 五、妊娠梅毒的诊断

由于我国梅毒近年来明显增多，尤其是女性一期下疳不易发现，二期梅毒疹尚未出现或潜伏梅毒等。因此对孕妇在生产前切勿忽视梅毒的可能。要认真做好诊断工作以便及早发现。妊娠梅毒的诊断标准：①病史。孕妇本人或配偶有婚外性行为及梅毒感染史。本人有流产、早产、死产、死胎史或分娩梅毒儿史。②临床症状和体征：具备各期梅毒的临床症状和体征。如妊娠时的天疱疮样梅毒疹，妊娠足癣样二期梅毒疹（图

2-173）等。③梅毒血清学检查阳性：妊娠期的梅毒血清学筛查呈双阳性（即特异性和非特异性梅毒螺旋体抗体均阳性）。④双阳性时要除外梅毒血清学假阳性和梅毒血清固定，单阳非妊娠梅毒。

梅毒血清学检查非常重要。凡孕妇不明原因皮肤出现不痛不痒的皮疹（不管何种皮疹，特别是手足或四肢出现时），应做梅毒血清学的有关检查，若高度怀疑梅毒应做暗视野显微镜检查。一位43岁孕妇在妊娠18周时，双足底不知不觉起鳞屑性红斑，开始并不在意，1周后皮疹明显增多，并发展到足缘，呈对称性，不痛不痒，无任何自觉不适（图2-174）。来诊后，皮屑镜检真菌阴性。而梅毒血清学检测TRUST 1∶64，TPPA 1∶2560，从而确诊为二期妊娠梅毒疹，同时得到及时的治疗。

一旦妊娠即对孕妇进行梅毒血清学的检查即非特异性梅毒螺旋体抗体（RPR或TRUST）或特异性梅毒螺旋体抗体（TPHA或TPPA）。两者均阴性为正常妊娠。在梅毒高流行地区或高危人群，在妊娠28周和分娩时分别再做一次血清学检查。对于RPR或TRUST阳性的孕妇，需做确诊试验（TPHA或TPPA），对TPHA或TPPA阳性的孕妇需做RPR或TRUST试验，若两者均阳性时要除外血清固定后再按诊断标准确诊为妊娠梅毒，立即进行治疗。

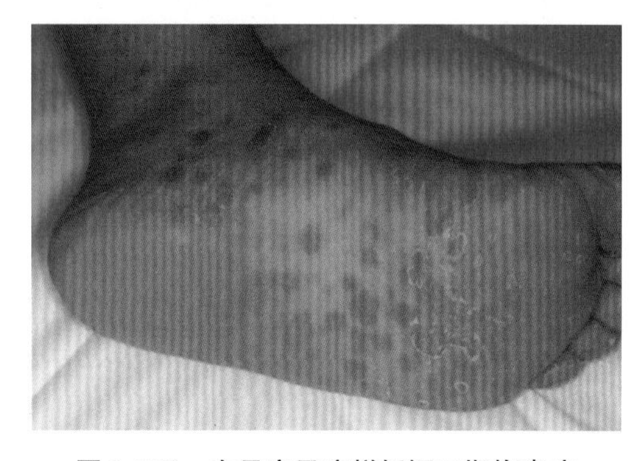

图2-173　左足底足癣样妊娠二期梅毒疹

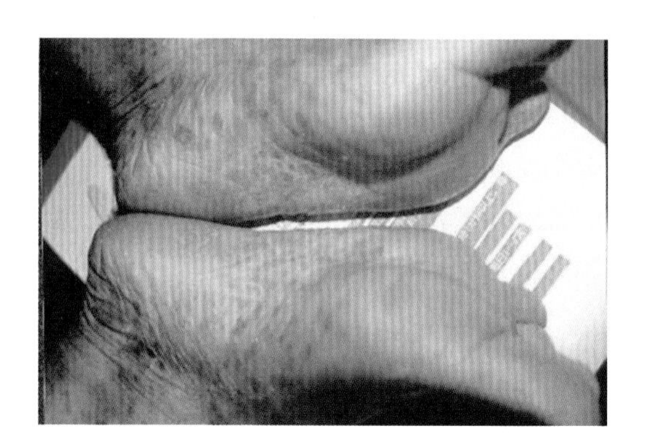

图2-174　妊娠足癣样二期梅毒疹

## 六、妊娠梅毒的治疗

1.妊娠时胎盘对梅毒螺旋体有无屏障作用

（1）认为有屏障作用的理由：①妊娠16周前的胎盘因处于绒毛膜内部的滋养细胞为胎儿提供营养，其与母体存在一定的隔离与屏障，即具有一定的屏障作用，梅毒螺旋体尚不能穿过胎盘感染胎儿。②1938年Back和Dailey认为主要是郎格罕细胞形成的细胞屏障对梅毒螺旋体有抑制作用，所以梅毒螺旋体尚不能经胎盘传播。③1976年Dippel对200例胎儿做了尸检，在小于20周的死胎中未检查到梅毒螺旋体对胎儿组织造成的损伤。

（2）认为无屏障作用的理由：①1974年Benirschke，1976年Henter分别用电镜检查证实Langhans细胞层在整个妊娠期间都存于胎盘，并用银染色和荧光免疫方法证实了9～10周的胎儿组织内有梅毒螺旋体的存在。②1997年Vathend 在妊娠17周羊水中发现梅毒螺旋体，提示梅毒螺旋体可以在整个妊娠期间都可以进入胎儿。③在20周之前的死胎中未能查到梅毒螺旋体的原因，可能是因为这一时间的胎儿组织对梅毒螺旋体尚无能力产生特征性的组织（免疫反应应答）。

尽管目前有不同观点，但都忽视了孕妇所感染梅毒螺旋体程度和妊娠者胎盘的屏障能力，可能在妊娠早期胎盘的屏障能力较强，梅毒螺旋体尚难穿过胎盘感染胎儿。若孕妇所感染梅毒螺旋体很强，对胎盘屏障能力较弱的妊娠，无论哪一期都有可能穿过胎盘感染胎儿。这可能就是绝大多数妊娠梅毒患者的胎儿感染了梅毒，而也有少数正常的原因。无论如何，在临床实践中一般认为在16周之前得到充分治疗者，可以预防先天性梅毒的发生。妊娠5～6个月进行充分治疗亦可使胎儿治愈。即使在妊娠末期甚至临产前发现梅毒亦应积极治疗，一方面可以避免早产，同时对胎儿亦大有益处。总之，在整个妊娠过程中，无论何时，一旦发现孕妇梅毒立即进行充分的治疗。

2.妊娠梅毒的治疗原则

（1）一旦确诊妊娠梅毒立刻足量全程规范驱梅治疗，越早治疗越好。

（2）首选青霉素。禁用四环素、多西霉素和米诺环素等。

（3）对无明确接受规范或未足够治疗史的妊娠梅毒孕妇，也应及时给予同样的治疗。

（4）最近曾与已被证实为梅毒患者有性接触史的孕妇，不论其血清学检查结果如何，均应给予治疗。

（5）对已经接受规范治疗而无临床或血清学复发证据者，可不必复治；如有临床或血清学复发证据者则应复治。

（6）对妊娠梅毒孕妇过去所接受的治疗是否规范不能肯定者，也应立即予以复治。

3.妊娠梅毒的治疗方法　孕妇梅毒的治疗一般与非梅毒孕妇相同，并决定于其感染期限及有无神经系统的受累。一般有如下各种方法。

（1）早期梅毒（一、二期显性，早期潜伏梅毒，即病程＜1年者）苄星青霉素G，240万U分两侧臀部肌内注射，1次/周×2次。

（2）晚期梅毒（三期显性和晚期潜伏）或病程＞1年者，（神经梅毒除外），苄星青霉素G 240万U肌内注射，1次/周×3次。

（3）普鲁卡因青霉素80万U肌内注射1次/天×10天，在妊娠初3个月及末3个月各注射1个疗程。

（4）苄星青霉素G 240万U肌内注射，1次/周×3次。结合我国国情一般人梅毒主张用3次，疗效保证。因此对于孕妇梅毒，无论是哪一期，用3次疗法，更有保障。

（5）美国CDC指南中对于一、二期和潜伏梅毒病程＜1年者的方案为BBG 240万U，肌内注射1次。

（6）对于我国目前孕妇梅毒的治疗，只要对孕妇和胎儿无危害，应采用第3、4种方法为好。即：最好用普鲁卡因青霉素80万U，肌内注射，每天1次，连续10天，总量800万U。若是晚期梅毒、无法确定早或晚期的梅毒和二期复发梅毒，普鲁卡因青霉素80万U，肌内注射，每天1次，连续20天为1个疗程，根据妊娠期或病程，可以给第2个疗程，但疗程间隔要2周以上。若无普鲁卡因青霉素或对普鲁卡因过敏者，用苄星青霉素G 240万U肌内注射，1次/周 ×3次。根据妊娠期或病程，可以给第2个疗程，但疗程间隔要2周以上。目前国内绝大多数用苄星青霉素治疗。

（7）替代疗法：可用头孢曲松1～2g，肌内注射、静脉注射或静脉滴注，每天1次，连续10天。也可以用红霉素500mg，每天4次，口服，早期梅毒孕妇连服15天，晚期梅毒孕妇连服30天。

国内不少医者按其治疗原则及方法获得很好的疗效。

2011年戴氏等对150例妊娠梅毒分妊娠早、中、晚期进行治疗，结果先天性梅毒的发生率分别为7.55%、45%、84.38%（4例、18例、27例）。故妊娠梅毒越早治疗，结局越好。

2013年周敏等对198例妊娠梅毒分规范治疗组（98例）、未规范治疗组（59例）和未治疗组（41例）。流产、早产、死胎、新生儿畸形等不良妊娠结局的发生率分别为4.08%，27.12%和63.41%。先天性梅毒的发生率分别为2.06%、18.75%和35.29%。可见，妊娠梅毒规范治疗是非常重要的。

国外研究中，对妊娠梅毒规范治疗，二期梅毒治疗后可预防94%的新生儿患先天性梅毒，一期梅毒和晚期潜伏梅毒治疗后可预防新生儿患先天性梅毒，如在妊娠20周内治疗，则可预防99%的新生儿患先天性梅毒。国内研究中，通过及时诊治妊娠梅毒，99%的孕妇可获得健康婴儿。

## 七、妊娠梅毒的随访及其性伴侣的追诊

妊娠梅毒的随访包括妊娠期随访和产后随访。产后随访按照一般梅毒病例进行随访即可。而关键是妊娠期随访，一定要结合妊娠的时间（或早、中、晚期）、孕妇的具体病程（要详细了解是患者先感染了梅毒螺旋体后再妊娠，还是妊娠后再被梅毒螺旋体感染）和围生期保健等进行综合分析后，再作出切合该患者实际的随访计划。这样才是具有针对性、切实可行性的随访，包括全身体格检查，尤其是非特异性梅毒螺旋体抗体（RPR或TRUST）滴度的复查，以便了解治疗后的效果从而采取相应的防治措施。治疗后至分娩前每月复查1次RPR或TRUST试验。在3个月或6个月中如血清滴度不下降4倍或滴度上升4倍者应做复治。妊娠梅毒治疗目的是在治愈孕妇的同时，妊娠早期是使感染的胎儿在出生前治愈。因此对于娩出早发先天性梅毒儿的母亲来说，即使无临床体征，都应该进行1个疗程规范的青霉素治疗。凡患有梅毒的孕妇都应做HIV抗体检查。首先是我国HIV感染者明显增多，在查RPR等检验时顺便做HIV抗体检测，是有好处的。其次一旦有HIV感染的孕妇，可增加垂直传播概率，而且增加青霉素或其他抗生素的剂量对于其梅毒治疗也不会增效。治疗也较HIV阴性者治疗困难，其对胎儿的危害性极大，最好应终止妊娠。

妊娠梅毒孕妇的性伴应该进行追诊。对于一期梅毒孕妇，通知其近3个月内的性伴侣；二期梅毒孕妇，通知其近6个月内的性伴侣；早期潜伏梅毒孕妇，通知其近1年的性伴侣；晚期潜伏梅毒孕妇，通知其配偶或过去数年的所有性伴侣。以上所有相关性伴侣均应进行相应的检查，尤其梅毒血清学的检测。若查出梅毒血清学是双阳性的现症梅毒，应立刻给予规范的驱梅治疗。若为双阴性，再过6周后和3个月后再次复查，在4周后每月复查，连续3次。若发现是现症梅毒，同样应该随即给予规范的驱梅治疗。如果其性伴侣不能保证其后的随访检查或无法立即做血清学检查者，建议进行一次预防性驱梅治疗。方案是苄星青霉茅240万U，分两侧臀部肌内注射。

性伴侣的追诊工作是相当困难的，就国情而言，一般配偶较易追诊处理，其他性

伴侣往往患者不敢承认，即使能提供，也不一定能找到其性伴侣。因此，要有诚心和耐心，努力做好这方面的工作，才能更好地做好梅毒的防治。

## 八、妊娠梅毒诊治中值得注意的若干问题

1.*疗效评价* 梅毒治疗后的随访是判断疗效的唯一手段。已经规范治疗的孕妇梅毒，其疗效如何？

一是血清学的检测，妊娠期间RPR或TRUST滴度下降速度慢于非妊娠期间，且妊娠期间梅毒治疗较晚，血清学滴度下降越慢。如RPR滴度下降或转阴，妊娠后期因时间问题，RPR或TRUST若已下降，尤其是4倍以上是有效的。

二是胎儿出生后的情况，若无死胎或先天性梅毒等不良结局，说明治疗是成功的。

2013年有报道5年85例妊娠梅毒经规范治疗后，所生产的婴儿中有15例先天性梅毒均经规范驱梅治疗后，并经随访3个月RPR均阴转，至今其生长发育体格检查均无明显异常。若此15个孩子的母亲不是梅毒血清固定者，其先天性梅毒治疗3个月RPR均阴转如此之快是不大可能的。与其说是先天性梅毒如此显效迅速，不如说是妊娠梅毒经规范治疗后的好结果。

2.*妊娠期间青霉素过敏怎么办* 首先探究其过敏的可靠性，必要时重做皮试。有报道妊娠期间青霉素过敏率约为10%，但严重过敏反应罕见。若对青霉素过敏者，则应严格按规定程序进行脱敏治疗。若的确不能用青霉素者，要禁用四环素和强力霉素及米诺环素。可用头孢类抗生素或大环内酯类药物替代。也可用红霉素，妊娠早期为500mg，每天4次，连服15天，妊娠晚期连服30天。但红霉素难以透过胎盘屏障，故其对胎儿的治疗还不够充分，出生后应对婴儿做青霉素补治。

3.*吉海反应* 孕妇早期梅毒，在接受青霉素治疗时一样可以出现吉海反应，国内早有报道，例数不多。但国外有报道23例一、二期梅毒孕妇中15例发生吉海反应占65%，而10例潜伏梅毒孕妇无1例发生。尤其妊娠晚期发生时，可导致期前宫缩，致使早产和（或）胎儿窘迫的危险，对胎儿不利。如果出现胎动变化或宫缩时，建议产科随诊检查。青霉素治疗偶尔也可引起死产。有作者推荐妊娠超过20周的早期梅毒孕妇在开始驱梅治疗时，最好住院，以便密切观察病情，做胎儿监护及产科处理。

4.*妊娠梅毒是否需要联合治疗* 2015年12月，于晓云等报道应用头孢曲松钠2g静脉滴注，每天1次，共14天，1周后用苄星青霉素240万U肌内注射，每周1次，共3周治疗；对照组只用苄星青霉素240万U肌内注射，每周1次，共3周治疗。结果血清学转阴或下降两组间有显著性差异，前者比后者疗效好。

指南或规范中均未提及联合治疗，但从理论和实践上来说疗效无疑是好的。不过要全面衡量，尤其多一种药物多一种副作用，特别是要考虑对胎儿的影响。笔者认为用青霉素治疗能达到目的就好了，不一定要加用其他抗生素联合治疗。

5.*妊娠梅毒孕妇生育后能否哺乳* 既往曾认为梅毒螺旋体会通过母乳传染婴儿，但现在研究认为梅毒螺旋体不会通过母乳传播，更何况生母已经获得过充分的治疗，可以正常喂养。除非母亲乳房特别是乳头及其周围有梅毒性皮损时会直接接触传染婴儿，从而引起后天性梅毒外，否则不会传染婴儿。

6.*孕妇梅毒血清学阳性一定要干预吗* 目前有一种现象，只要孕妇梅毒血清学阳

性，不管是非特异性还是特异性梅毒螺旋体抗体阳性，也不管滴度高低都要进行干预性治疗。这种宁可“错治一万，不能漏掉一个”的错误干预是不合理的。必须对具体患者具体分析，至少有下面几种情况不需要驱梅治疗：①单独是特异性梅毒螺旋体抗体阳性的非现症梅毒孕妇；单是特异性梅毒螺旋体抗原血清试验阳性时有4种情况。一是极早期梅毒（但1个月后再查非特异性梅毒螺旋体抗原血清试验为阴性时可以排除）；二是非现症梅毒（梅毒已治愈）；三是假阳性；四是极少数晚期梅毒。无须要驱梅治疗处理。②单独是非特异性梅毒梅毒螺旋体抗体阳性（假阳性）的非梅毒孕妇不需要驱梅治疗。③梅毒血清固定的孕妇。梅毒血清学试验双阳性（即特异性和非特异性梅毒螺旋体抗体均阳性）时，若是血清固定者（血清固定必须具备6个条件，参见第3章）也无须驱梅治疗处理。

到2015年底观察了192例梅毒血清固定的孕妇，都经过了3年以上的随访，未见梅毒复发。RPR始终在1∶1～1∶8，个别为1∶16，每位患者复查其滴度几乎无变化，其中有56人均已正常生育，且育25男，31女，均正常，最大已19岁。

192例中有1例为试管男婴和2例人工授精1男1女婴儿，妊娠前均为血清固定者，她们的丈夫中有1例为非现症梅毒，两人正常。

目前，越来越多的不孕梅毒患者需要辅助生殖技术帮助。除了梅毒血清固定者外，梅毒患者在经过规范驱梅治疗后可以进行体外受精和胚胎移植。根据国内现有的回顾性研究显示，体外受精和卵胞质内单精子注射的受精率临床妊娠率、新生儿胎龄、平均出生体重在TPPA阳性和RPR阳性、TPPA阳性和RPR阴性、TPPA阴性和RPR阴性三组间无差异，也就是说TPPA和RPR阳性与否不影响体外受精和胚胎移植的结果。据此，目前认为梅毒患者经过规范驱梅治疗后可以进行体外受精和胚胎移植。然而，笔者根据多年的临床经验认为，对于TPPA阳性和RPR阴性、TPPA阴性和RPR阴性者完全可以进行体外受精和胚胎移植。但对于TPPA阳性和RPR阳性梅毒患者经过规范驱梅治疗后，应做随访，若是梅毒血清固定者也可以进行体外受精和胚胎移植。最好待RPR阴转后再进行体外受精和胚胎移植更为安全保险。要知道能成功地进行体外受精和胚胎移植既花时间又花钱，所产婴儿当然是健康无畸形等最好最理想。若患者年龄大等原因急着要生育经过规范驱梅治疗后可以进行体外受精和胚胎移植。但仍需扩大样本量进一步进行观察。

*7.是否要做脑脊液检查* 妊娠本身不是进行脑脊液检查的指征。若有下列情况时可做检查。

（1）有神经梅毒的临床证据，如精神异常，癫痫发作，脑神经功能障碍的临床表现及其定位体征，甚至脑卒中等。

（2）治疗效果差，非特异性梅毒螺旋体抗体滴度没有逐渐呈规律下降，尤其是滴度持续＞1∶32，合并HIV感染的孕妇和晚期梅毒患者。

妊娠梅毒孕妇脑脊液检查不是一定要做，也不是一定能做。因为：①妊娠梅毒孕妇做腰穿有一定的困难。打侧弯腰不方便，也不容易操作。②妊娠梅毒孕妇做腰穿有一定的危害性。妊娠早期进行可能会造成流产等，晚期进行怕出现早产等。③患者大都不愿意接受。

除了威胁生命的脑卒中外，笔者不主张做腰穿。如果神经梅毒的可能性大，就直接按神经梅毒方案进行治疗即可。

8.妊娠梅毒是否要终止妊娠 笔者在临床实践中主张有下列情况之一者应终止妊娠。

（1）妊娠梅毒孕妇自然流产者。

（2）妊娠梅毒孕妇死胎者。

（3）妊娠梅毒孕妇异位妊娠者。

（4）妊娠期在24～26周超声波检查有先天梅毒征象。胎儿肝脾大、胃肠道梗阻、腹水、胎儿水肿、生长受限及胎盘增大变厚等。有提示预后不良，应终止妊娠。

（5）妊娠梅毒孕妇未能进行规范治疗者。

（6）妊娠梅毒孕妇合并HIV感染者。

国外已有不少报道，HIV感染妊娠梅毒孕妇，其危害比单一妊娠梅毒或单一HIV感染妊娠大得多，而且多得多。不是死胎就是流产，即使能娩出婴儿，不是先天性梅毒，就是HIV感染，甚至两者同时存在即既有先天性梅毒，也有HIV感染。这种状况，母婴危害极大，治疗更难，效果不好。故应终止妊娠。

（7）妊娠梅毒孕妇合并系统性红斑狼疮（SLE）活动期患者：本人诊治第一例SLE是在1971年8月。20世纪70年代以前由于无经验，对SLE患者的妊娠和生育拿不定主意，尤其在1978年初一位SLE女医师妊娠到分娩后，子母先后死亡（前者先天性心脏病，后者年仅30岁SLE复发活动抢救5天无效）。此后一段时间都不主张SLE患者妊娠和生育。后来诊治的SLE患者越来越多（女：男为66：1），主要是女患者要求生育者也多，故从1984年开始为SLE患者创造条件，让她们生育正常的儿女。至今已有41个小孩（18男，23女），最大已28岁，最小1岁8个月。

SLE患者当其有妊娠梅毒时危害则是妊娠梅毒加上SLE妊娠的危害。即危害更大，诊断更复杂，处理更难。SLE患者妊娠梅毒血清学阳性时的4种妊娠及其处理。

1）SLE患者梅毒血清假阳性妊娠的处理：SLE患者梅毒血清学假阳性还是不少见的，假单阳比较多，特别是非特异性梅毒螺旋体抗体，单特异性梅毒螺旋体抗体阳性少见，假双阳更少见。SLE假阳性绝大多数在活动期出现，占 SLE 的5.5%～24.6%。笔者对86例SLE做了非特异性和特异性梅毒试验检测，前者5例阳性，阳性率为5.8%，后者全部阴性。妊娠本身亦有梅毒血清学假阳性。有报道发生为1%～2%，笔者从230例孕妇中仅发现2例非特异性梅毒螺旋体抗体阳性，阳性率为0.9%，特异性梅毒螺旋体抗体均阴性，原因尚未能探讨。SLE患者梅毒血清学假阳性不管是多见少见，只要是假阳性就千万不要做妊娠梅毒的任何处理，更不要随意去用青霉素。

2）SLE患者非现症性梅毒妊娠的处理：SLE患者妊娠期间非特异性梅毒螺旋体抗体均阴性，特异性梅毒螺旋体抗体阳性者为SLE患者非现症梅毒妊娠。只要SLE病情允许生育即可以继续妊娠至生产。对非现症梅毒无须干预，以免带来不良后果。笔者已有3例成功的经验（两女一男），今列一例说明之。

何某某，女，30岁。2010年患SLE，一直做系统对症治疗后。条件允许同意其妊娠。2017年3月妊娠。2017年6月查TRUST阴性，TPPA 1：2560结婚8年的丈夫查TRUST阴性，TPPA阴性。病史中，未结婚前患过梅毒并规范驱梅治愈。谓非现症梅毒妊娠，无须干预，继续妊娠。2018年1月20日顺产一健康女孩3.6kg。2018年5月23日，全家做梅毒血清复查，结果：母亲TRUST阴性，TPPA 1∶2560；丈夫TRUST阴性，TPPA阴性；女儿TRUST阴性，TPPA 1∶640。2018年12月3日，全家做梅毒血清复查，结果：父母同前，快1岁的女儿健康，TRUST阴性，TPPA阴性。2021年1月25日复查：2岁的女儿健康，TRUST阴性，TPPA阴性。

3）SLE患者血清固定性梅毒妊娠的处理：SLE患者也有不少是血清固定者，同样也无须干预，让其正常生育。

例一：杨某某，女性，1981年4月5日出生。2003年2月确诊为SLE，2007年5月妊娠3个月时体检RPR 1∶64，TPPA（＋），做引产的同时，进行了下列治疗：苄星青霉素 240万U肌内注射，1次/周×8次；克拉霉素静脉滴注1次/日×30天（每天用量不详）。其后复查RPR一直未能转阴。2007年10月RPR 1∶32；2008年2月RPR 1∶16；2008年5月RPR 1∶32；8月26日RPR 1∶16；11月19日RPR 1∶8；2009年4月15日RPR 1∶16；7月22日RPR 1∶16。（期间间断应用罗红霉素、阿奇霉素等治疗）。7月23日RPR 1∶16，TPPA 1∶1280。10月13日RPR 1∶4。其后停止干预，随时可妊娠。2010年1月7日RPR 1∶8。2010年3月已妊娠。4月7日RPR 1∶8；7月7日RPR 1∶8；10月19日RPR 1∶4；11月2日 RPR 1∶8。胎儿B超未发现异常。2011年1月11日产下一女婴。RPR 1∶2 TPPA 1∶160；2011年6月16日女孩RPR、TPPA均转阴。但本人2011年6月27日RPR仍阳性1∶4；12月27日RPR 1∶8 TPPA 1∶640；2015年12月31日1∶4 TPPA 1∶640。快5岁的女儿发育正常。

例二：李某某：1970年2月出生。1992年3月确诊为SLE。1994年被前夫梅毒传染，经驱梅治疗多次。但RPR多年在1∶2～1∶8。1995年10月再婚，一直不敢怀孕，到1999年3月复查RPR仍为1∶8，TPPA 1∶640。此为血清固定，SLE病情稳定，建议其可以妊娠。

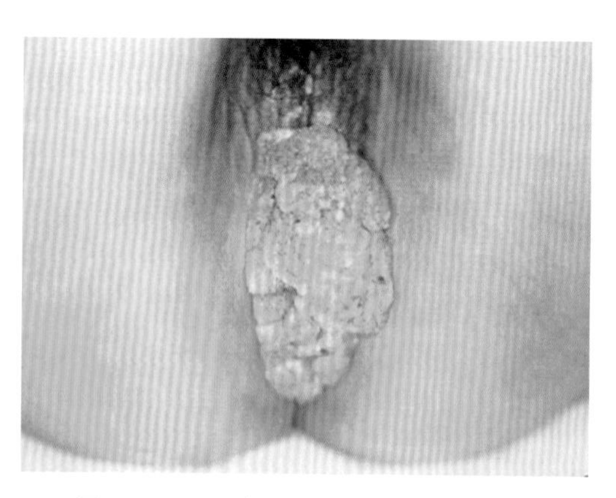

图2-175 血清固定合并巨大尖锐湿疣

1999年11月已妊娠5个多月，因患尖锐湿疣2个月余再复诊RPR 1∶8，TPPA 1∶640。尖锐湿疣巨大，几乎复盖整个外阴及肛门（图2-175）。血清固定，无须处理。巨大尖锐湿疣用保守-剖宫分娩处理。

2001年4月16日生产一正常男婴3.8kg。RPR 1∶2，TPPA 1∶160（非先天性梅毒），未做干预。尖锐湿疣给予对症治疗逐渐缩小，3个月后痊愈。梅毒血清复查结果：RPR 1∶8 TPPA 1∶640；儿子RPR阴性，TPPA 1∶80。

2002年4月男孩满1周岁时特意带着男孩从100多千米的乡下来医院致谢。复查时母亲尖锐湿疣未见复发。RPR 1∶8 TPPA 1∶640，男孩发育正常，RPR（－），TPPA（－）。SLE病情稳定继续维持原治疗方案。

以上例子足以说明SLE患者梅毒血清固定性妊娠时，无须做梅毒方面的干预，可以继续妊娠生育。其生育的子女即使梅毒血清学为双阳性，亦非先天性梅毒，也无须干预。相反，驱梅干预后不但给患者带来痛苦，更严重者容易诱发SLE活动，造成流产、死胎等不良结局。

4）SLE患者现症梅毒妊娠的处理：李某，女性，18岁。2002年5月因躯干面颈部起红斑水疱，无自觉症状2周来诊。此时已妊娠12周。经梅毒血清学检测RPR 1∶64，TPPA 1∶2560，确诊为天疱疮样二期梅毒疹。在规范驱梅治疗过程中，第2周后出现高热（40.3℃），当时考虑吉海反应，只做了对症处理。由于高热不退，而经检查确诊为SLE活动期（考虑与青霉素诱发有关）。同时进行了SLE系统治疗。第3周青霉素治疗后第2天流产，做了清宫术。2个月后皮疹完全消退。RPR一直阳性（1∶2～1∶8）；TPPA 1∶2560。其后一直治疗SLE。1年后，皮疹无复发，RPR阴性，TPPA 1∶2560。同样也见到SLE患者现症梅毒妊娠在规范驱梅治疗过程中，导致SLE活动并造成流产者。

因此，学者主张SLE患者患梅毒时千万不要怀孕，在治愈梅毒后，SLE病情允许的条件下再妊娠较好。SLE患者现症妊娠梅毒很难处理，最好是规范治疗梅毒的同时终止妊娠，并注意预防SLE的活动与复发。

综上所述，SLE患者梅毒血清假阳性妊娠、SLE患者非现症梅毒妊娠和SLE患者梅毒血清固定性妊娠均无须做梅毒方面的任何干预。SLE患者现症梅毒妊娠最好是规范治疗梅毒的同时终止妊娠，并注意预防SLE的活动与复发。

最后妊娠梅毒是否要终止妊娠？妊娠梅毒孕妇无论是否经规范治疗或未经规范治疗者最后是否终止妊娠，一定要与患者及其家属讲清道理，尤其是可能出现的不良结局，最终由患者及其家属决定。

## 第八节　先天性梅毒

早在1529年，Paracelsus就认识到梅毒能传染胎儿。但当时由于科学不发达，条件的局限却认为梅毒是父亲传染的，而不知道是母亲通过胎盘传染的。更有甚者，还有一种广为流传的误解，想当然地以为是奶妈把梅毒传染给了正常的喂养婴儿，从而造成许多奶妈无辜可悲地被鞭打游街示众。随着时代的进步和发展，直到19世纪进行了系统的研究，终于弄清了先天性梅毒的传播方式。

先天性梅毒（congenital syphilis）指由患现症梅毒的母亲经胎盘传染到胎儿的梅毒。亦称胎传梅毒。一般发生在妊娠4个月，但也可以在整个妊娠期传播。感染梅毒，特别是早期梅毒并且未经过治疗的母亲，可将梅毒螺旋体通过血液循环经胎盘传给胎儿。梅毒螺旋体遍布胎儿各脏器，产生胎传梅毒损害。由于胎儿从血性感染梅毒螺旋体，故出生时为二期梅毒的表现，而无一期梅毒的硬下疳。如果一个新生儿皮肤黏膜出现硬下疳，则为后天获得性梅毒。已经在宫内血性感染的胎传梅毒儿，对于皮肤黏膜上接种的螺旋体具有免疫力，不会出现硬下疳损害。

梅毒仍然是世界上最常见的先天性感染疾病。先天性梅毒虽然对胎儿的损伤、破坏性很大，严重威胁胎儿的生命健康，但是只要进行早期检查和诊断，先天性梅毒是完全可以预防、治疗和治愈的。

### 一、先天性梅毒的流行病学

1.发病率　先天性梅毒的发病率与人群中梅毒的发病率有关。在人群的梅毒发病率上升的20多年来，先天性梅毒亦随之升高。先天性梅毒对胎儿和新生儿危害极大，可造成死产、早产、梅毒儿的死亡，病死率可达50%。患早期活动性梅毒的母亲生产的几乎所有婴儿均可感染先天性梅毒，这些感染了梅毒的胎儿25%死于子宫内。也有报道感染了梅毒的母亲生产的胎儿50%患有先天性梅毒，25%血清学阳性，但可无临床表现，25%为正常新生儿。这些新生的先天性梅毒儿，如果不给予治疗，25%将很快死亡。

1917年Osler报道，美国约20%死产和18%～20%婴儿死于梅毒。1990—1994年，由于修订了新的先天性梅毒上报标准，扩大了先天性梅毒的监测范围，导致美国先天性梅毒剧增。2013—2014年先天性梅毒病例增加了28%。2018年美国每10万活产新生儿有33.1例，较2017年增加39.7%，较2014年增加185.3%。在妊娠期间的梅毒病例中发现了显著的种族差异。非洲裔美国女性是受影响最严重的人群。同样，2014年有50%的先天性梅毒病例发现于非洲裔美国妇女所生的婴儿。从地理位置来看，先天性梅毒的比率在所有地区都有所增加，其中东北部（74%）和西部（64%）的增幅最大。尽管南部地区仅增长了9%，但该地区仍然是美国疾病负担最高的地区。

全世界先天性梅毒流行仍存在不断上升的趋势。最近几年，美国、日本等发达国家先天性梅毒病例虽然不多，但其数量都在增加。在日本医师和患者普遍表达了他们对日本缺乏关于先天性梅毒的临床描述，以及治疗和随访指南或指南的全面信息的意见。一位医师提到，当母亲和婴儿的结果之间存在时间差时，他对婴儿抗体滴度结果的解释感到困惑。其他医师认为，由于缺乏国内指导或指导原则，决定治疗过程和患者随访很困难。而印度、尼日利亚和赞比亚等发展中国家先天性梅毒较多的同时也不断增加。仅在非洲，梅毒就会在1年内导致近40万例死产和新生儿死亡。据巴西全国性研究数据报告，2011—2014年，33所女子监狱被监禁的妇女，妊娠期间梅毒的流行率为8.7%，估计垂直传播梅毒的比例为66.7%，明显高于同期在266家医院接受治疗的23 894名自由女性妊娠期间梅毒的流行率（显著性为0.05）。先天性梅毒的发病率也明显高于后者。

我国先天性梅毒不仅多，而且增加快。中国协和医院1927—1939年统计，7927例梅毒中有394例为先天性梅毒，占4.91%。我国1999年为359例；2000年报道病例数为468例，报道发病率为2.63/10万活产数；2003年报告先天性梅毒1155例，较2002年的971例增加了18.95%；亦有报道先天性梅毒的发生率从1991年的0.01/10万活产数增加到2005年的19.68/10万活产数，年平均增长率高达71.9%；2008年，在总共9480例病例中，平均每小时就有1个以上的婴儿出生时患有先天性梅毒；2009年全国报道先天性梅毒10 757例，报道发生率已高达64.41/10万活产数；2010年12 166例，2011年13 294例，较2000年的468例增加了274.06%；2012年12 477例，2013年10 032例。这两年略有下降，但平均每小时也远远超过一个以上的婴儿出生时患有先天性梅毒。近年来，先天性梅毒的报道文章越来越多，显示我国先天性梅毒仍在处于不断增加之势。虽然我国政府有关部门，特别卫生系统单位制定了很多政策法规等有关文件，全国卫生工作人员，特别是皮肤性病工作者都做了大量诊、治、防和调查研究工作，但仍远远不够，国人尚需加倍努力。

2.妊娠期梅毒传播方式

（1）最重要的传播方式是通过宫内感染的垂直传播。

（2）分娩时经产道传染（但这不是先天性梅毒）。

（3）先天性梅毒由梅毒螺旋体侵入引起。培养人脐静脉内皮细胞研究发现，梅毒螺旋体可通过细胞间接穿过内皮细胞，这和梅毒螺旋体在宫内穿过母体和胎儿组织是相似的。从胎盘和脐带中找到梅毒螺旋体与典型组织病理改变，说明母亲梅毒螺旋体血症时经胎盘的传播，是传播的主要途径。

（4）梅毒螺旋体也可以首先透过胎膜感染羊膜液，然后侵入胎儿血液循环引发感染。

（5）先天性梅毒直接和母亲妊娠期梅毒相关。母亲在患病的头4年妊娠，此时螺旋体尚存，则先天性梅毒的发生率高，晚期梅毒母亲妊娠，此时螺旋体数量极少，先天性梅毒发病率降低。

3.先天性梅毒的危害

（1）受梅毒螺旋体感染后，轻者胎儿如正常发育，产后经若干时期始有病症出现。重者则各脏器及骨骼内可发严重损害，使胎儿死亡（图2-176）。据调查死胎有中41%～80%为梅毒所致。

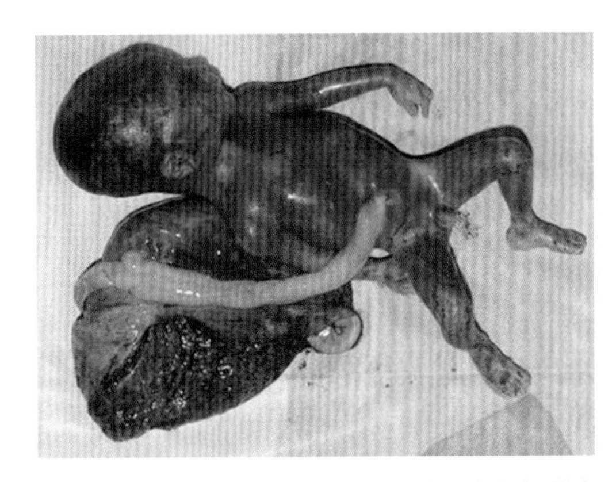

图2-176 梅毒性胎儿死亡（卢浩锵教授提供）

（2）有资料显示出生后的先天性梅毒患儿，如不治疗，第1年中死亡率为85%。Zimmermann调查则显示在晚期先天性梅毒中，33%～35.7%男孩及62%～75%女孩有实质性角膜炎。而Keidel与Kemp的调查显示10%晚期先天性梅毒患儿有耳聋，还有研究者对先天性梅毒患儿做了10年连续观察，发现先天性梅毒智力较正常儿低，且24%有神经系统梅毒。因此，先天性梅毒不仅增高死胎率和婴儿死亡率，还增加致残率。

## 二、先天性梅毒的发病机制

1.梅毒孕妇传染，胎膜羊水传染　先天性梅毒的发生主要是由孕母的梅毒螺旋体经胎盘侵入胎儿所致。有学者研究发现在婴儿的脐带静脉血中可检出梅毒螺旋体，且将梅毒螺旋体由静脉注射到孕兔，可致胎兔感染梅毒螺旋体。还有学者研究发现梅毒螺旋体还可通过胎膜感染羊水而进入胎儿循环，从而导致先天性梅毒的发生。

2.梅毒螺旋体在妊娠早期即可进入胚胎　有学者在妊娠9～10周的流产儿中找到梅毒螺旋体，提示梅毒孕妇在妊娠9周即可传染给胎儿，证实了梅毒螺旋体在妊娠早期即可进入胚胎，而Nalhan等在妊娠17周羊水内找到螺旋体，进一步证实了在妊娠早期梅毒螺旋体即可侵袭胚胎。目前认为先天性梅毒螺旋体感染可发于梅毒母亲妊娠期任何阶段，且随着妊娠期增长，胚胎感染的概率增大。

3.胎传时间　在梅毒孕妇妊娠的每一阶段都可将梅毒螺旋体可通过胎盘传给胎儿，但仍多发生在妊娠4个月后，而此时正是免疫应答反应能力开始形成的时候，提示先天性梅毒的发病与宿主的免疫应答反应有关。也可能与妊娠4个月的胎盘和脐带已发育完善，含有大量黏多糖，能为梅毒螺旋体提供良好的生存环境有关。

4.郎格罕细胞阻止梅毒螺旋体感染假说　Beck和Dailey等学者的研究发现中期妊娠前，胎盘细胞滋养层中郎格罕细胞增多可减少胎免感染梅毒螺旋体的机会，首次发现了郎格罕细胞可能会阻止梅毒螺旋体感染。而Dippel等通过对200多例胚胎活检的结果进一步证实了该观点。但有学者通过电子显微镜、银染法和免疫荧光技术对整个妊娠期进行郎格罕细胞动态观察，则未能证实上述结论。

5.妊娠梅毒与先天性梅毒　在未经治疗的早期梅毒孕妇中，胎儿梅毒螺旋体的感染率高达75%～95%。且易导致流产、早产、死胎或分娩先天性梅毒儿。晚期梅毒的孕妇，胎儿感染梅毒螺旋体的概率则明显降低。有研究发现梅毒的病程在4年以上者，胎儿感染梅毒的概率极低。病程在8年以上，则几乎没有传染性。早在1952年Fiumara等的研究结果：早期潜伏梅毒梅毒孕妇所产出新生儿中20%早产，20%围生期死亡，40%先天性梅毒，20%健康新生儿；晚期潜伏梅毒梅毒孕妇所产出新生儿中9%早产，11%围生期死亡，10%先天性梅毒，70%健康新生儿。其后也有不少报道患晚期潜伏梅毒的母亲的胎儿有10%患先天性梅毒，约10%流产，早产或新生儿死亡率则与健康对照组无明显差异。这符合Ksaaowitz定律，即胎儿感染梅毒的危险性与未经治疗母亲患梅毒的时间长短成反比。然而，即使是早期梅毒感染的母亲，即使未经治疗，也可能生下完全正常的健康新生儿，或在生下梅毒儿后，再生下正常的健康新生儿。若妊娠前16周的孕妇患者，接受充分治疗，则可防止新生儿出生后的临床病变，否则可能无法防止儿童期的晚期梅毒后遗症。

## 三、先天性梅毒的组织病理

胎儿梅毒的病理生理学首先由Hollier等在2001年描述，并且在2014年由Rac等完成。胎儿梅毒是一个连续变化的过程，其特征是早期肝脏和胎盘首先受累，然后是羊水感染，接着是血液系统功能障碍，最后是腹水和胎儿IgM产生。随着梅毒的母体阶段未经治疗，更多的异常发生发展。予以充分的梅毒治疗后，晚期胎儿梅毒感染（MCA多普勒异常，腹水）越是早发现的现象越早得到缓解，而胎盘肿大和肝大，是最后才能缓解的。

先天性梅毒可侵犯胎儿的所有器官，以肝、肾、胰、脾、肺、心、脑等最常见。基本损害为闭塞性动脉内膜炎，血管周围主要是单核细胞和浆细胞浸润。

1.肝脏损害　先天性梅毒肝的主要病理是：①肝细胞索间纤维变性；②肝细胞索间因弥漫纤维变性而分离；③常出现所谓粟粒状树胶肿的点状坏死。

2.脾损害　先天性梅毒脾脏的主要病理是：约90%梅毒婴儿可有脾大。Parrot及Marfan的发现出生后1个月残疾的梅毒婴儿的脾脏比正常者重4～5倍。

3.肾损害　先天性梅毒肾脏的主要病理是：90%的患者有肾组织病理变化，主要是：肾小动脉周围的淋巴细胞和髓细胞的浸润。根据免疫荧光检查结果可分为两种，一种是肾小球基膜IgA、IgG和IgM与补体沉积，另一种是只有免疫复合物而无补体沉积。

4.肺损害　50%以上的患者可有肺损害，最重者为白色肺炎。患有肺部损害者几乎全部见于死胎中。先天性梅毒肺脏的主要病理是：①肺泡壁因纤维性变和细胞浸润而增厚；②肺泡内充满大单核细胞；③肺小动脉周围呈高度纤维性变。

5.胰损害　先天性梅毒胰的主要病理是：①胰腺间质呈弥漫纤维变性，伴淋巴细胞和浆细胞及单核细胞浸润；②胰腺腺泡萎缩。

6.骨骼系统损害 基本所有的患者都有骨损害。主要为长骨梅毒性骨软骨炎，可表现中间骨骺线正常，而两侧骨骺线增宽呈锯齿状，或骨皮质明显增厚。尤其是胫骨先天性梅毒，可呈军刀状胫骨。患婴胫骨上部的纵切面可呈不规则骺线并增厚，系骺软骨的生长面上存在过多未被吸收的软骨所致。邻近的骺端也可呈海绵网状小梁的灰白色增厚及骨膜增厚。亦可呈对称性关节积液。长骨先天性梅毒性骨软骨炎的病理变化主要是：成骨线钙化停止，部分骨组织完全坏死（骨树胶肿），其余略显肉芽组织，骨髓呈纤维变性。也有由于骨膜下新骨的形成，骨干外层显著增厚等。

7.中枢神经系统损害 主要表现为浆液性脑膜炎或出血性硬脑膜炎。

8.感觉器官损害 74%的患者有眼部损害，以实质性角膜炎最多，还可有视神经萎缩、脉络膜炎。此外，还有10%患儿失聪。

9.牙齿损害 梅毒螺旋体可侵入发育中的恒牙，在患儿的造釉质和牙乳头等处都可检出梅毒螺旋体。

10.胎盘与脐带损害 主要表现为胎盘体积增大，增厚而发白，重量可达胎儿重量的1/3。病理变化主要是：胎盘绒毛增大呈纤维性变，血管壁增厚，管腔狭窄或闭塞。脐带也可受累，出现坏死性脐带炎等。有先天性梅毒临床或化验表现的婴儿，其胎盘组织病理检查有改变的检出率极高。因此，胎盘和脐带的病理学检查早就用于先天性梅毒的诊断。Genest DR等曾报道：①先天性梅毒与胎盘的组织病理特征间肯定存在明显的联系；②当这些特征存在时，胎盘组织的PCR检查可以确诊先天性梅毒。

Jeanne S则认为胎盘的组织病理三联征即增大的细胞和增多的绒毛、增生性血管炎样改变和马蹄绒毛组织炎的存在可以诊断先天性梅毒。

所以，如果能在常规检查中加入胎盘和脐带的病理学检查作为先天性梅毒的诊断标准之一，可以将新生儿先天性梅毒的检出率从67%提高到89%，将死胎先天性梅毒的检出率从91%提高到97%。然而，到目前为止由于种种原因临床上尚难开展胎盘和脐带的病理检查。但若能进行此项检查也是很重要的，尤其是当血清学检测未能确诊时或存在缺陷时则显其诊断价值。故妊娠梅毒的胎儿出生后应保存其胎盘和脐带，必要时做组织病理学的鉴定。

## 四、先天性梅毒的分期

胎儿被梅毒螺旋体感染后，轻者胎儿发育如常，产后经若干时期才有症状出现，重者则各系统脏器及骨骼可发生严重损害，甚至胎儿死亡等。据此，梅毒学家们将以2年为界，出生后2年内发病为早期先天性梅毒，有传染性，特点是不发生硬下疳，可出现肝、脾、肺、骨骼等损害；2年或2年以后发病者为晚期先天性梅毒，无传染性，其病变较轻，心血管受累少，骨骼、感官系统如眼、耳、鼻等受累多见。

## 五、先天性梅毒的临床表现

先天性梅毒在出生时往往不是马上出现症状或体征，其后即使出现临床表现亦不明显，也无特异性，故常不易确诊。美国曾有报道，80%的病例在出生后第1年漏诊。我国对梅毒的防治工作很重视，卫生部门出台了有关政策规定，特别是对妊娠梅毒与先天性梅毒的防治做了大量的工作，在全国广大医务人员的共同努力下，能及时筛查及时规范防治，取得了可喜的成绩。虽然病例报告不少，但严重危害者不多。然而，仍存在不少问题。先天性梅毒的临床表现多种多样，而且特异性不高，致使临床诊断较为困难。对先天性梅毒的诊、治、防仍需做深入细致的艰苦工作，尤其是对先天性梅毒的临床表现、实验室检测，如何正确掌握先天性梅毒的诊断标准等是非常重要和非常关键的。

1.早期先天性梅毒

（1）一般特征：多数先天性梅毒新生儿的症状，可在出生后2周左右开始出现，而出生时无明确的症状。如果出生时即有先天性梅毒表现，则症状多较严重。早期先天性梅毒儿的表现为二期梅毒的表现，但较成人二期梅毒更为严重。如不予治疗，有症状的早期先天性梅毒病死率可达50%。患儿多为低体重儿或早产儿，易激惹，哭声纤弱；肝脾大，贫血、黄疸、血小板减少、皮肤损害、鼻炎及呼吸窘迫与假性麻痹。实际上，许多胎儿出生时完全无症状表现。近来有报道患梅毒而未治疗的母亲，她们所生产的72个胎儿中，仅16个（占22%）有先天性梅毒明显的临床、X线及实验室检查特征。也就是说，大部分先天性梅毒是缺乏临床症状和物理体征的。

（2）营养障碍：梅毒患儿易早产，多表现为消瘦、发育差、脱水、躁动不安、表情痛苦、腹部隆凸、声音嘶哑、皮肤干皱，皱纹满布，貌似老人。出生时即有临床表现者常病情较重，预后差。

（3）先天性梅毒的皮肤黏膜表现：可在出生时发生，但多在出生后1～2个月出现。皮肤黏膜损害出现在50%以上的患者。

1）先天性梅毒的皮肤表现

①斑疹及其他皮损：皮疹表现为类似成人二期梅毒疹。斑疹及斑丘疹大多分布于头部及四肢，躯干甚少。皮疹初为玫瑰色，后转为紫褐色，亦可为红色或铜红色。直径为0.3～1.0cm或更大。常发于手掌、足跖及腔口周围者可连融成片，通常附着少许鳞屑轻度浸润。如不治疗，皮疹于1～3个月消退，可遗留轻微的暗棕色沉着。1998年8月初养母抱一两个多月前在火车站天桥底收养的一个弃婴，因近1周来食欲减退、哭闹不眠、全身不断起红斑来诊。婴儿未见明显营养不良，头、面、颈、四肢、躯干均有密集的玫瑰色红斑、暗红色斑片，表面呈浅疱状或轻度糜烂，边缘尚清，有脱屑（图2-177），损害可找到梅毒螺旋体，血清学双阳性。丘疹性损害的分布大致与斑疹相同.好发于手掌、足跖为直径0.5～2cm、损害有中度浸润，可附有鳞屑。梅毒疖（syphilitic furuncle）出现在9个月后，为大腿上外侧的紫红色深在结节，一般无明显的自觉症状，也无压痛。

②梅毒性天疱疮（pemphigus syphilitica）：先天性梅毒患儿可出现水疱及大疱性损害，称为梅毒性天疱疮（syphilitic pemphigus），可与梅毒性斑丘疹、丘疹共同出现，具有高度诊断意义。水疱性损害较少见，如果出现，是病情严重的表现。本症常在出生后1周以内出现，以掌跖部最常见。水疱直径可从1～5cm大小不等，水疱基底浸润潮红，周围有狭窄红晕。疱液可为浆液性，也可为脓性，破溃露出暗红色糜烂面及痂皮，水疱中可发现梅毒螺旋体。如无继发感染，数日内自愈。

③掌跖糜烂性浸渍及脱屑：有时无明显的水疱形成，而通常先出现因皮下水肿形成

的发亮的红斑或暗红斑，其后逐渐出现糜烂性浸渍及脱屑，常对称性见于掌跖部位（图2-178）。脱屑也可累及全身或仅限于指（趾）甲周围。有时会伴有指（趾）甲脱落，是早期先天性梅毒皮损特点。在口、眼、鼻及肛门等腔口部位，可出现糜烂、溃疡，可成线状裂隙，呈放射状围绕腔口部位分布。这些放射状的线形溃疡与裂隙，愈合后在晚期形成纹沟状瘢痕（parrot线），称为皲裂（rhagades）。

④甲沟炎：先天性梅毒的损害可以累及指（趾）甲及甲周，引起局部红肿、化脓及结痂，甚至导致甲的脱落，也可以导致甲的畸形，常以第4、5指多见，但也可以双手指甲多发性对称性损害（图2-179）。

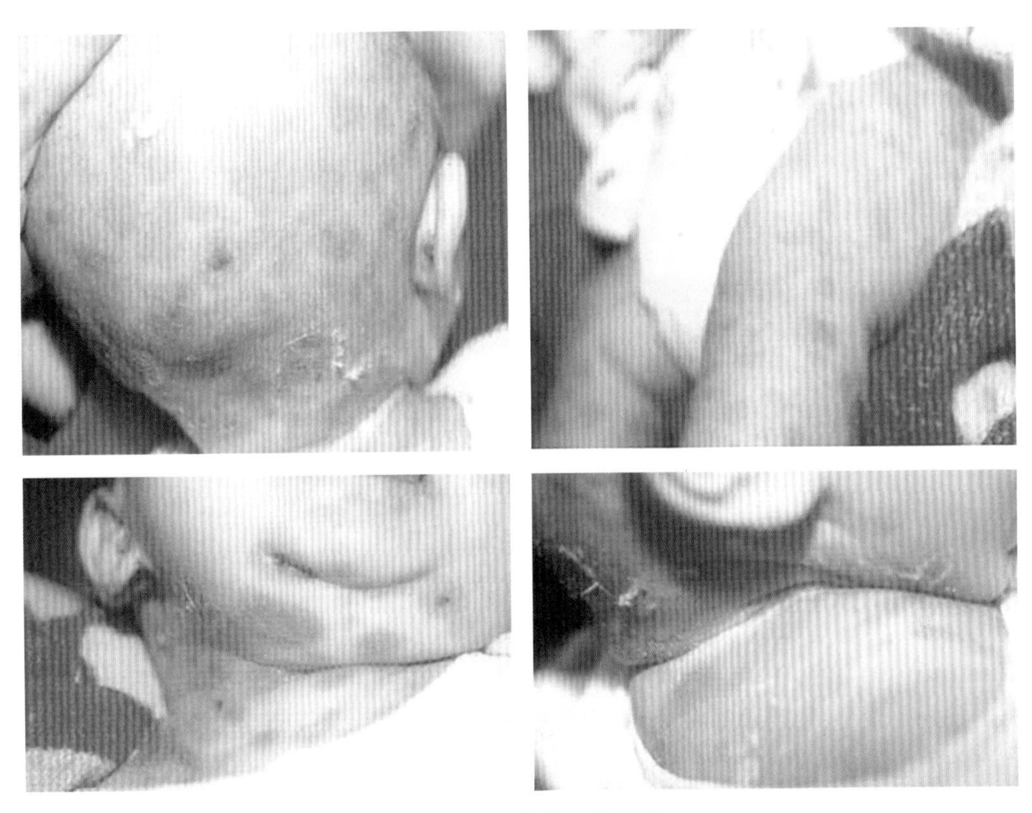

图2-177　早期先天性梅毒

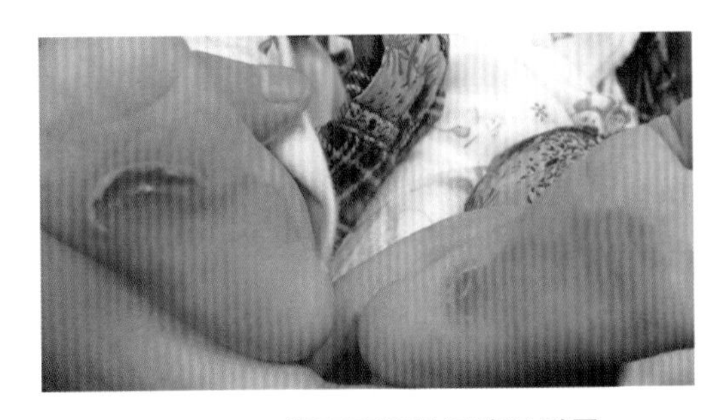

图2-178　掌跖糜烂性浸渍及脱屑

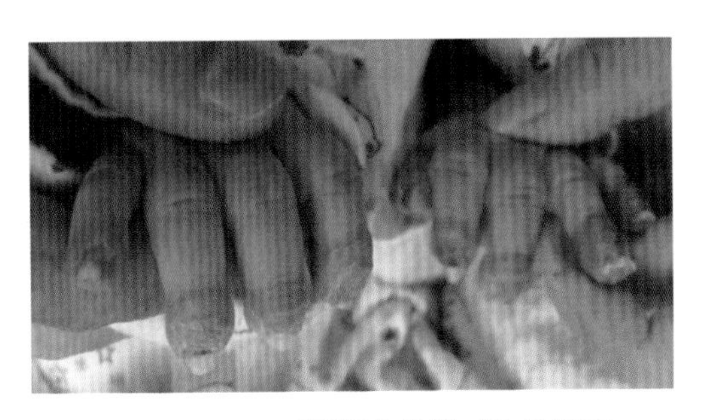

图2-179　双手指甲多发性对称性损害

⑤毛发损害：先天性梅毒的毛发易脱落，脆弱易断，参差不齐。如脱毛累及眉毛，则强烈提示梅毒的诊断。

先天性梅毒的皮肤表现与成人二期梅毒相似，但有以下特点：a.先天性梅毒皮损的毁坏性较后天性梅毒者为大，愈后常留瘢痕；b.先天性梅毒可有疱疹、皲裂、甲沟炎及甲床炎等，而后天性梅毒则无或罕见；c.先天性梅毒的早期皮损好发于掌、跖及腔口周围（如口腔、肛门、外阴等）。

2）先天性梅毒的黏膜表现

①梅毒性鼻炎（syphilitic rhinitis）：梅毒性鼻炎多为先天性梅毒的最早表现，是先天性梅毒最重要和最常见的早期特异性临床症状。鼻炎多发生于出生2周后，以往报道发生率68%～86%。近几年有所降低，约为20%。初起梅毒性鼻炎为鼻黏膜卡他性炎症，主要症状是流涕，与病毒性或过敏性鼻炎不能区分，先为稀薄，随后变为浓稠，进而发展为脓性分泌物，并可出现血性或带血的黏稠的脓性分泌物。鼻分泌物中有大量的梅毒螺旋体，具有很强的传染性。出现黏膜溃疡、流涕、鼻孔被排出的带血色黏液所堵塞，呼吸及吮乳困难，有鼾声或哺声。久之溃疡加深，产生鼻骨和软骨的炎症和破坏，导致晚期先天性梅毒的鼻中隔穿孔和马鞍鼻（saddle nose）。

②梅毒性喉炎：鼻黏膜受累向下蔓延，可产生喉部病变。喉炎为喉头的卡他性炎症，咽部黏膜红肿，喉黏膜及声带炎性水肿，使患儿哭声弱而嘶哑，持续哭喊可导致声音断续和失声。

③梅毒性黏膜斑：黏膜斑出现在上腭及舌表面，这些黏膜斑的形态与成人二期梅毒时出现的相似。

（4）先天性梅毒骨损害：在早期先天性梅毒最常发生骨损害，从临床表现和X线检查结果看，70%以上的胎传梅毒患者有骨损害的证据。最多见为骨软骨炎、骨膜炎，其他有骨炎、骨髓炎及指炎。骨损害是先天性梅毒最常见的表现之一。但多数患者骨损害证据表现在X线检查上，无症状者占大多数。10%～20%有骨损害症状。

先天性梅毒X线表现相当特异，与血清学诊断处于相等的诊断地位。骨软骨炎需约5周后X线才有改变，而骨膜炎则需16周X线才有改变，因为骨干感染引起的骨膜新骨形成需要16周。骨膜炎直到出生后4～5个月才表现症状。骨骼损坏常在患儿出现临床症状之前即已存在。有症状的新生儿梅毒骨骼影像异常率可达90%。因此，对于先天性梅毒患儿能常规进行四肢长骨X线片是必要的，这样可及时发现患儿先天性骨梅毒及其损害程度，对先天性梅毒的诊断和治疗都是有利的。

1）先天性梅毒的骨软骨炎：骨软骨炎（osteochondritis）是常见的骨损害，可占70%，是由梅毒肉芽组织侵入骨质所致。先天性梅毒的骨软骨炎多发生较早，可出现在出生后的1～3个月，也可在胎儿期出现。骨软骨炎多累及长骨端，如桡骨、肱骨、股骨和腓骨，累及的关节以肘、膝关节多见。患儿出现骨骺炎的症状，表现为关节周围肿胀，有明显的疼痛和触痛，也有许多患者无症状。由于移动患儿的患肢可导致剧烈的疼痛或可能伴有骨折，故患肢处于制动状态。认为移动患肢出现的疼痛可导致患儿哭闹，这种症状成为梅毒性假瘫（pseudoparalysis of parrot），这与真性瘫可作为区别点。X线检查示骨与关节软骨间距离增宽，不规则状，有时干骺端呈锯齿状。有的胫骨下端内侧缘显小片状骨质缺损和尺骨下端内侧缘小囊状骨质缺损等。在严重病例中，可在干骺端出现骨折。颅骨受累的病例，病变主要出现在顶、额骨，颅骨骨板变软。用力压之可致压陷变形。

2）先天性梅毒的骨膜炎：骨膜炎（periostitis）是最常见的先天性梅毒的骨损害。常表现为骨膜的增厚（图2-180）。骨膜炎的发生较骨软骨炎发生晚，并可持续数年。骨膜炎多发生于四肢的长骨，临床表现为肢体发硬、肿胀，有轻度的压痛。先天性梅毒的骨膜炎累及胫骨可致胫骨前屈。在晚期胎传梅毒时形成马刀腿（daber shin）。由于骨干的炎症反应，导致骨干外有多层新生骨，在X线上表现为“洋葱皮样骨膜（onion peel periosteum）”症状严重者，多层新生骨可保护整个骨干，形成肥厚的骨膜，呈“石棺征（sarcophagus sign）”

3）先天性梅毒的指炎：指炎（dactylitis）多发生于出生后6个月，但于2岁内消失，且多发生于未治疗的先天性梅毒的再发时。由于抗生素的广泛应用甚至滥用，现已少见。指炎可累及一至数个指节，表现为压痛性的梭形指节肿胀。X线检查示骨膜炎和骨炎的改变。

（5）网状内皮系统：肝脾大（hepatosplenomegaly），特别是肝大（hepatomegaly）是常见的表现，几乎见于所有先天性梅毒儿。肝脾大的出现率各种报道不一，从43%到94%。有学者认为在新生儿出现原因不明的肝大，如果可除外免疫因素，应考虑梅毒的可能性。先天性梅毒的肝大可由亚急性炎症和髓外造血所致。在病理上可见门静脉系或肝实质的炎症浸润，有髓外造血，也可见弥漫的树胶肿。通过特殊染色，在肝实质内可见大量的梅毒螺旋体（图2-181）。患儿可有高胆红素血症与黄疸，转氨酶升高、血清蛋白水平降低。肝大可在数月后恢复，极少出现肝硬化。脾功能亢进（hypersplenism）和亚急性炎症导致脾大，脾大多伴随肝大出现，极少单独出现，脾血窦扩张，充满造血细胞，肉芽组织可围绕脾脏血管分布，产生“洋葱皮样”改变。

20%～50%的患儿可出现淋巴结肿大，肿大的淋巴结有弹性、活动、橡皮样硬，但无触痛。肱骨内上髁的淋巴结肿大，对于先天性梅毒有诊断意义。

（6）血液改变：血液改变包括贫血、白细胞增多或减少，血小板减少。贫血由肉芽组织侵袭骨髓，成红细胞成熟停止（erythroblastoid matumation arrest）所致，也可由溶血性贫血引起。患儿可出现冷球蛋白血症（eryoglobulinemia）。可见红细胞多染色性（polychromasia）、网织红细胞增多症（reticulocytosis）和成红细胞增多症

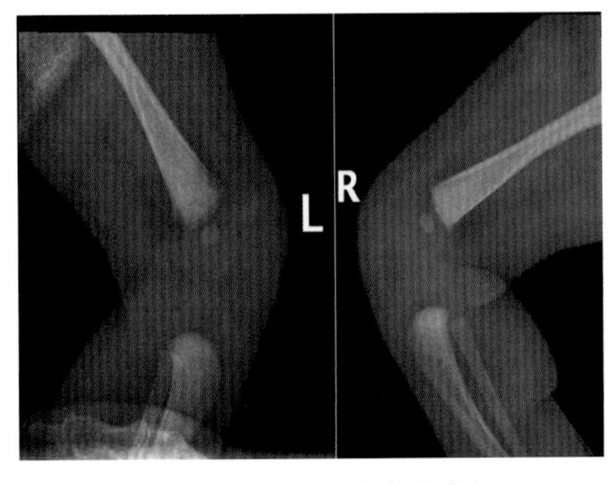

图2-180 先天性梅毒骨膜炎

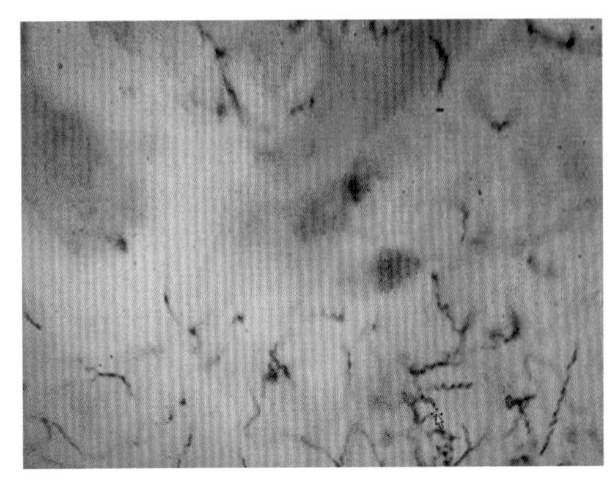
图2-181 肝实质内的梅毒螺旋体

（erythroblastosis）。中性粒细胞增多症（neutrophilic leukocytosis）见于70%的患儿。先天性梅毒是婴儿白细胞样反应（leukemold reaction）最常见的原因之一。少数出现白细胞减少（leukopenia），30%可出现血小板减少（thrombocytopenia），其中50%以上可能会出现出血症状。血小板减少可由巨噬细胞形成减少，脾功能亢进（hypersplenism）或血小板抗体作用所致。

（7）中枢神经系统：中枢神经系统受累的病理基础是基底脑膜炎和脑膜血管梅毒。发生率为40%，其中80%有异常的脑脊液，而无其他症状。脑脊液出现淋巴细胞增多、蛋白量升高，脑脊液RPR、VDRL、TPPA等检测阳性。但即使脑脊液检测VDRL反应阳性而无其他先天性神经梅毒临床表现，诊断先天性神经梅毒还是不可靠的。因为非梅毒螺旋体IgG抗体可通过血清透过血脑屏障进入脑脊液。先天性神经梅毒一般为无症状神经梅毒，约10%病例发展成有症状神经梅毒，在3～6个月时才出现明显的临床表现。重要表现如下。

1）急性梅毒性脑膜炎：其主要症状由脑膜受刺激及颅内压增高所致。患儿囟门膨胀或外凸，呕吐，头颅静脉盈张，颈强直、抽搐及克氏征阳性等。患儿全身状况尚好，无发热或只有微热。发病时间为出生后1个月至十数个月不等，多数于4～5个月发病，症状不严重，预后较好，多能在短期内恢复。

2）慢性脑血管病变：可发展为脑积水、脑神经麻痹、脑梗死。脑梗死一般在出生后1年出现。

中枢神经系统先天性梅毒对青霉素的治疗反应迅速。如未治疗或治疗不充分，则可导致纤维化和脑积水，也可出现抽搐性疾病和智力发育障碍。

（8）其他改变：早期先天性梅毒可出现3种眼部损害：脉络膜视网膜炎（chorioretinitis）、青光眼和葡萄膜炎（uveitis）。肾脏受累少见，可出现肾病综合征，患儿年龄多在2～3个月，表现为水肿、腹水、蛋白尿和低蛋白血症。肾小球肾炎相对少见。梅毒性肺炎（syphilitic pneumonitis）或白色肺炎（pneumonia alba），表现为肺双侧条状浸润，可以进展为广泛的肺实变。心肌炎、胰腺炎亦可在极少数患儿出现。心肌炎多无后遗症。胰腺炎可导致腹泻。

早期先天性梅毒严重的可以全身大部分脏器都受到感染。吴运芹等曾报道一例男性患儿，出生66小时。发现全身皮肤轻度黄染，有散在性红色皮疹，压之褪色。梅毒血清学检查：梅毒螺旋体明胶凝集试验阳性；梅毒螺旋体IgM阳性，诊断为先天性梅毒。给予水剂青霉素规范治疗14天后，病情未见好转，出现大便带血丝，反复发热，调整抗生素用药仍无效，最后发生弥散性血管内凝血、多器官功能损害而死亡。尸检后证实多器官组织中可见梅毒螺旋体感染引起的炎症性病变和树胶肿样病变及小血管炎为主要病理改变。银染色示肝、肺等组织均找到梅毒螺旋体。其生母孕4个月时检查发现梅毒抗体阳性，但未给予青霉素正规治疗，从而导致泛发性多脏器受感染的先天性梅毒。

2.晚期先天性梅毒　晚期先天性梅毒一般在5～8岁开始发病，到13～14岁才有多种症状相继出现，晚发症状也可见于20岁左右出现。晚期先天性梅毒与成人三期梅毒的表现相似，但有一定的区别，约有60%患者呈无症状的感染。心血管梅毒罕见，或不发生心血管梅毒，这是迄今难以解释的现象。而眼损害特别多，约占80%，其他损害依次为骨（50%）、神经系统及营养不良（30%）、皮肤黏膜（20%）、内脏（15%）。

（1）晚期先天性梅毒眼损害：实质性角膜炎占90%，其次有视网膜炎、脉络膜炎、虹膜炎、视神经萎缩或眼色素层炎。实质性角膜炎多发生于5～25岁，初起主要表现为一侧的角膜周围炎，可有畏光、流泪、疼痛，视觉模糊等不适。不久可出现角膜浅层和深层的血管增生，致弥漫性角膜混浊。病程较长，易于复发，可致永久性部分或全部角膜混浊，造成失明。更值得关注的是在一侧发生炎症后，另一侧多在2个月内亦出现炎症。抗生素治疗无效，但糖皮质激素可控制病情，因此，推测其可能是由于变态反应所致。

（2）晚期先天性梅毒的神经系统损害：有文献报道患先天性梅毒已超过2年以上者有1/4～1/3患者发生无症状神经梅毒。而有症状神经梅毒少见，常延迟至青春期发生。在先天性梅毒中以脑神经损害最多见，尤以第Ⅷ对（听神经）及第Ⅱ对（视神经）为著，其次为脊髓痨，脑膜血管梅毒极罕见。先天性梅毒可影响患者大脑发育，多伴有智力不全。

临床表现多样，可表现为幼年麻痹性痴呆，多在5～15岁发病，治疗反应多不佳。也可表现为幼年型脊髓痨，多在15岁左右发病，临床表现与后天梅毒相似，但病情较轻，进展缓慢，视神经萎缩多见，瞳孔多完全强直，运动共济失调轻微。还可表现为神经性耳聋，多在4～25岁发病，发展迅速，多于1～2天全聋，伴有耳鸣、头晕，为郝秦生（Hutchinson）三征之一，抗梅毒治疗效果不佳。

（3）晚期先天性梅毒的骨损害：临床表现复杂多样，可侵犯骨膜、骨、骨髓、关节等造成各自所异的临床表现。以前骨膜炎的发生率可高达30%～40%，随着梅毒诊治水平的提高，目前已极其少见。其多发生于5～20岁时段，主要累及胫骨，且很少侵犯其他骨。特征性表现是胫骨前面肥厚隆起，呈弓形，故称佩刀胫，可伴有疼痛，疼痛呈典型的白天轻、夜间重特点。骨炎则多在4～5岁就有明显症状，主要表现为骨痛，其性质与骨膜炎所致的疼痛性质一致。关节损害则相对常见，约占16%。主要累及膝关节，也可发生于肘、腕、踝、肩及指关节，但较少见。典型损害为关节积水，多为双膝关节积液，轻度强直，无炎症，可伴有轻度疼痛，但运动不受限制。晚期先天性梅毒还有许多特征性骨骼系统损害，表现有：①额部隆起　最常见的先天性梅毒骨骼畸形，由于骨软骨炎所致，表现为额骨和顶骨隆起，骨隆起间呈沟状，也可出现眶上肥厚。一般无触痛及压痛。②胸锁关节肥厚是由锁骨与胸骨连接处发生骨疣所致。③舟形肩胛。扁胛骨内缘外凸，中心下陷，如同舟状。④硬腭高耸。表现为硬腭高耸而狭窄，两侧臼齿间距缩短，多为营养不良所致。⑤郝秦生齿（Hutchinson's teeth）。特征性表现为半月形门齿，门牙之下缘较为狭窄，成螺旋钻头形，下缘之中央可有半月状缺口，门牙之前后径较大，齿列不齐，齿距稀疏（图2-182）。⑥桑椹齿。主要表现为第一臼齿较小，牙尖较低并向中偏斜，形如桑椹，可出现在多个磨牙，但以下颌第一磨牙的改变最具特异性。桑椹

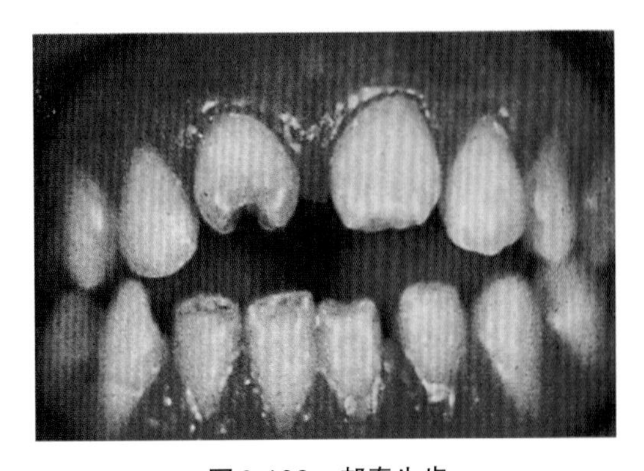

图2-182　郝秦生齿

状磨牙的变化出现在恒牙而非乳牙。病变牙齿呈穹顶状，牙尖变化具有特征性，由多个发育不良的细小牙尖取代正常的4个牙尖，这些细牙尖的釉质发育差，易发生龋齿，多在青春期即已被破坏，需要拔除。桑椹状磨牙对于晚期先天性梅毒有诊断意义，但其多不单独出现，患者往往同时具有晚期先天性梅毒的其他特征性改变。晚期先天性梅毒的牙齿异常，是由于梅毒螺旋体侵袭牙蕾所致。如在患儿出生后的3月内给予有效的治疗，则可以预防牙齿异常的发生。⑦郝秦生征：郝秦生齿、神经性耳聋、实质性角膜炎合称郝秦生三联征，有诊断意义。

（4）晚期先天性梅毒的皮肤黏膜损害：临床表现主要为树胶肿，可引起上腭、鼻中隔穿孔。无论是先天梅毒性鼻炎（鼻软骨深部坏死），还是晚期鼻树肢肿都可以影响鼻骨发育，形成马鞍鼻。多在7～8岁出现，15～16岁最明显。特征性表现为鼻梁塌陷鼻头肥大翘起如同马鞍。可伴有眼间距增宽、鼻孔外翻等特征。

（5）阵发性寒冷性血红蛋白尿：极其少见。可能与IgG抗体形成有关，患者遭遇寒冷后，可大量溶血，并出现血红蛋白尿。青霉素治疗常能遏止其发作。

此外，尚可出现发热、荨麻疹、雷诺病和黄疸等其他症状。

3.晚期先天性梅毒的特征性病变　晚期先天性梅毒最具特征性的改变是郝秦生三联征：郝秦生齿、神经性耳聋、实质性角膜炎。其他许多变化，如骨的畸形，不具有很强的特异性，如额部隆起、鞍鼻等，因为这些改变可见于佝偻病、外伤、骨肿瘤或感染等。某些晚期先天性梅毒的改变有较高的特异性，如桑椹状磨牙、皲裂、Clutton关节等。然而这些改变或出现较晚，其他晚期先天性梅毒的表现已经出现，或只是与其他表现伴发，或由于近代抗生素的广泛应用或滥用，使得它们的出现率降低，诊断意义减小。晚期先天性梅毒可以出现梅毒面容，有利于识别这些患者，如额部隆起、上颌变短、鞍鼻、下颌突出、口眼周围放射状皲裂等。

4.先天性潜伏梅毒　无临床症状，仅梅毒血清学达到确诊先天性梅毒的阳性指标。

## 六、先天性梅毒的实验室检查

### （一）检查方法

先天性梅毒的实验室检查与其他梅毒的检查方法一样（具体参见有关章节）。

（1）非特异性梅毒螺旋体抗体。

（2）特异性梅毒螺旋体抗体。

（3）动物接种。

（4）暗视野显微镜检查找梅毒螺旋体。

（5）免疫荧光染色（DIF）。

（6）活体组织查找梅毒螺旋体。

（7）孕体产物（包括胎盘、脐带）的组织病理学检查。

（8）免疫印迹法、酶免疫分析：用于测定血清中特异性梅毒螺旋体——IgM，具有很高的敏感性、特异性，有望在诊断先天性梅毒中广泛应用。

（9）PCR：PCR方法被应用于血清中及脑脊液中梅毒螺旋体的检查，协助先天性梅毒的诊断。但尚处于实验室研究阶段，尚未能广泛应用于临床。

（10）脑脊液检查：淋巴细胞＞5个/mm，脑脊液蛋白量＞45mg/dl，脑脊液-VDRL阳性。可协助先天性梅毒的诊断。

### （二）结果分析判断

梅毒孕妇可经胎盘将非特异性梅毒螺旋体抗体及特异性梅毒螺旋体抗体IgG传递给胎儿，并可在患儿体内存在至出生后6个月和15个月之久，导致可能出现梅毒血清学试验假阳性。因此，梅毒血清学试验在诊断先天性梅毒时变得复杂，需结合临床实际情况综合分析，但在当前的条件下出现下列情况之一可确诊为先天性梅毒。

1.暗视野显微镜检查找到梅毒螺旋体。

2.患儿特异性梅毒螺旋体抗体阳性，非特异性梅毒螺旋体抗体滴度高于母亲（高4倍以上更有意义）。

3.患儿特异性梅毒螺旋体抗体阳性，非特异性梅毒螺旋体抗体滴度持续上升。

4.患儿有先天性梅毒临床表现，同时也检出抗梅毒螺旋体19s-IgM-FTA-ABS抗体（19s-IgM-FTA-ABS试验为改善的IgM-FTA-ABS试验），其以层析分离法清除新生儿血清中母亲封闭抗体和类风湿因子，其敏感性和特异性均较IgM-FTA-ABS试验明显增高，在有症状的先天性梅毒中为敏感性73%，特异性为97%～100%，故美国CDC推荐19s-IgM-FTA-ABS试验阳性为先天性梅毒的拟诊标准。但在无症状的先天性梅毒中的敏感性和特异性尚不明确，而且已有多个研究对其IgM抗体的特异性提出了质疑，并认为新生儿产生的这种IgM抗体可能是对母体通过胎盘进入新生儿体内的IgG抗体的反应，并非新生儿感染梅毒螺旋体引起。因此，单凭19s-IgM-FTA-ABS试验阳性就确诊先天性梅毒是不够的，特别是无症状的先天性梅毒中更显不足。同时本试验技术要求很高，只能在少数中心进行，难以推广到临床普遍应用。

有研究证实若母亲的血清学试验滴度低或在妊娠晚期感染梅毒，婴儿的血清学试验则可出现阴性，即使已发生感染，也多在4个月后才呈阳性。故自1997年起，美国CDC就不推荐用新生儿血清或脐带血做梅毒常规筛查，而用母亲血做血清学试验。因梅毒孕妇可经胎盘将梅毒螺旋体抗体IgG传递给胎儿，并可在患儿体内存在至出生后。因此，婴儿血清无必要做梅毒螺旋体抗体试验。但18月龄后，梅毒螺旋体试验阳性对先天性梅毒具有诊断意义。

## 七、先天性梅毒的诊断

1.先天性梅毒的诊断　既往先天性梅毒上报标准是：①有明显临床病变或实验室检查提示先天性梅毒的婴儿。②确诊病例是指以暗视野显微镜检查或特异染色体中检出梅毒螺旋体的婴儿或死产。③拟诊病例则是指以下情况的婴儿或死产：梅毒反应试验阳性及体检异常、长骨X线像异常、脑脊液异常、非特异性梅毒螺旋体血清试验效价比其母高出4倍以上、随访非特异性梅毒螺旋体血清试验效价增长或非特异性梅毒螺旋体血清试验阳性持续至1岁以上。新的监测标准监测了一切有活动性梅毒临床证候的婴儿，以及梅毒未治或治疗不充分孕妇所生外观正常的新生儿与死产，必然包括了一些未感染的婴儿。

不同临床表现、不同病期的先天性梅毒梅毒的诊断难易程度不同，其使用的方法各异。经典的临床表现可以提示梅毒的诊断，特别是当这些经典表现同时出现时，如流涕、鼻塞、某些皮损、假性麻痹、肱骨外上髁淋巴腺病等。通过实验室检查找到梅毒螺旋体是确诊先天性梅毒的主要方法，也是金标准。而借助于血清学检查难以确诊，需要与来自母体，通过胎盘转移至胎儿循环中的抗体所引起的阳性反应相鉴别。在有多种典型临床表现的新生儿，通过检查皮损处的梅毒螺旋体，易于做出明确诊断。而对于＞2岁的可疑晚期先天性梅毒患者，确诊困难，多只能做出推定诊断。

此外，对于妊娠梅毒的母亲及其新生儿，均应注意有否其他性传播疾病，特别是HIV感染的可能。

先天性梅毒诊断需综合以下几方面，进行综合分析：①家族史：其母在妊娠期一定是现症梅毒患者；②有典型症状和体征；③实验室检查：从损害、鼻分泌物或胎盘脐带取材查到梅毒螺旋体；④梅毒血清（非脐带血）试验阳性。

2.*梅毒的产前诊断及死产儿梅毒病因的确定* 无论产前还是死产胎儿先天性梅毒的诊断，均应在查到梅毒螺旋体的情况下才能确定。产前检查多应用非侵袭性的方法，如超声检查。在超声检查下，梅毒胎儿可见非免疫性的胎儿整体水肿、胎盘及胎儿皮肤增厚、浆膜腔积液、肝脾大、羊水过多等，羊水中梅毒螺旋体检查应当呈阳性结果（如采用兔感染性实验，RIT）。

美国CDC关于先天性梅毒梅毒死产的诊断标准是：死产胎儿体重≥500g，孕龄≥20周，母亲为早期未治疗或未经充分治疗的梅毒感染者，同时在可能的情况下，可做长骨的X线检查，寻找梅毒性骨软骨炎损害的证据，也应检验死胎儿的组织，查找梅毒螺旋体。

3.*新生儿先天性梅毒的诊断* 因不易获取其组织进行梅毒螺旋体的检查，新生儿先天性梅毒的诊断较难。由于婴儿体内可有来自母体的IgG型非螺旋体抗体，使血清学检查结果不易判断，特别是对于母、婴均无感染征象者。为此，美国CDC制订了先天性梅毒监测的标准。该标准已被临床医师广泛采用，判断婴儿先天性梅毒的危险性，指导进一步的检查与治疗。

（1）确诊：实验室检查找到梅毒螺旋体。

（2）推定诊断：是指在没有查到或未检查梅毒螺旋体的情况下，根据典型的临床表现和血清学检查所做出的先天性梅毒的诊断。包括症状典型的患儿，也可包括无临床表现者。满足以下情况者可推定诊断为先天性梅毒。

1）母亲未治疗或未充分治疗（未用青霉素或经在产前5天内使用过青霉素和仅在产前5天内使用过青霉素）。

2）婴儿梅毒血清学试验阳性：①胎传梅毒体征：鼻塞、肝脾大、特征皮疹、扁平湿疣、贫血、非病毒肝炎性黄疸、假瘫、肾病综合征性和（或）营养不良性水肿。②脑脊液的VDRL阳性或无其他原因的脑脊液细胞≥5μl，蛋白≥50mg/ml。③19s-IgM荧光螺旋体抗原吸附试验阳性。

3）梅毒性死产，胎儿20周龄后或体重≥500g时死亡，母亲分娩时未治或未充分治疗。

梅毒血清学方法是全世界尤其是我国目前广泛使用的诊断先天性梅毒的方法。母亲和婴儿的梅毒血清学试验均应进行。然而无论是非特异性梅毒螺旋体血清试验（USR、

VDRL、RPR、TRUST等），还是特异性梅毒螺旋体血清试验（TPPA、TPHA等）所检测的抗体均可能是母亲血液通过胎盘屏障的IgG抗体。因而在用于先天性梅毒的诊断时需要与生母的血清学试验结果进行比较分析，做出相应的判断。检测新生儿血清中特异性梅毒螺旋体抗体，对诊断先天性梅毒的意义不大，因此若非特异性梅毒螺旋体抗体阴性者无检查的必要。若检测新生儿血清中特异性梅毒螺旋体抗体为阳性，而非梅毒螺旋体抗体阴性时，这些特异性梅毒螺旋体抗体是从母体的血液通过胎盘转至胎儿循环内，新生儿血中所检测到的特异性螺旋体抗体是来自母体，而不是新生儿先天性梅毒后自体产生的。因此，对新生儿体内的非特异性梅毒螺旋体抗体的检查十分重要，特别是对滴度的测定，有助于判断非特异性梅毒螺旋体抗体的来源，从而确定新生儿的感染状态。如果新生儿血中非特异性梅毒螺旋体抗体的滴度明显高于母亲，尤其是4倍以上，则即使无临床表现，先天性梅毒的可能性很大；如新生儿血中非特异性梅毒螺旋体抗体的滴度低于生母的滴度，但在出生后随访中滴度持续升高，则提示先天性梅毒的发生；如新生儿血中非特异性梅毒螺旋体抗体的滴度低，且逐步降低，并在18个月内转阴，则可以确定这些抗体来源于母体的血液，并非先天性梅毒所致，可以排除先天性梅毒；如新生儿血中非特异性梅毒螺旋体抗体阴性，此种情况尚需要排除分娩前发生的先天性梅毒感染，这就要结合生母在妊娠期间尤其是妊娠晚期的性生活等综合分析做出判断。若确证此期间无性交等性行为传染途径时可排除先天性梅毒，否则对此类新生儿进行非特异性梅毒螺旋体抗体试验的随访。

在母亲血清特异性梅毒螺旋体抗体和非特异性梅毒螺旋体抗体均阳性，且患儿有经典的先天性梅毒表现时，基本可以做出先天性梅毒的临床诊断。但临床上无经典的先天性梅毒表现，甚至无任何症状体征时，要排除生母梅毒血清固定所致。近20多年来的临床经验证明这点是非常重要的。特别开放二孩政策的10余年间，梅毒血清固定的生母其第一个孩子大都在6～18岁，当年已是血清固定者，她们的儿女并非先天性梅毒。再怀二孩时母亲仍是血清特异性梅毒螺旋体抗体和非特异性梅毒螺旋体抗体均阳性的血清固定者，且其滴度与第一胎时基本一样（RPR 1∶2～1∶8）。她们的一胎儿女生长发育正常，再做梅毒血清学（RPR、TPPA）复查均阴性。她们的丈夫再做梅毒血清学（RPR、TPPA）复查时也正常。二胎小孩血清特异性梅毒螺旋体抗体和非特异性梅毒螺旋体抗体均阳性，滴度低于或等于生母滴度，与其兄姐一样随访6个月到1年均阴转。这类新生儿不少，亦非先天性梅毒。但很多医师自觉或不自觉地做无为的治疗、报病、写文章发表等。近10余年来，我国先天性梅毒明显上升与此有一定的关系。

综上所述，对母婴做梅毒血清学（血清特异性梅毒螺旋体抗体和非特异性梅毒螺旋体抗体）试验是目前诊治先天性梅毒最常用的主要方法。特别其滴度更加重要，尤其是非特异性梅毒螺旋体抗体滴度，对先天性梅毒的诊断、治疗效果的观察都是极其重要的。但是很多地区或单位只报告单阳性（＋），或双阳性（＋），就以先天性梅毒报病，就以先天性梅毒治疗是远远不够的，甚至是错误的。因此，对可疑先天性梅毒的婴儿，一定要母、婴进行梅毒血清学的检测，而且一定要做滴度检测。

先天性梅毒的确诊相对比较困难，往往都做很多的辅助检查，过多的检查会对母、婴不利，甚至有伤害。事实上，近10余年来，有不少非先天性梅毒儿因为梅毒血清学检测是双阳，甚至只有单阳而被强制做腰穿等全面检查和强迫治疗者。有鉴于此，如下

5种常见情况及其处理可作参考：

①母亲妊娠前已充分治疗，并且非梅毒螺旋体滴度已相应下降，或有血清固定。其婴儿如无症状则不需要进一步检查。

②早期梅毒母亲在分娩30天以前的妊娠期间经过充分治疗，在分娩前非梅毒螺旋体抗体滴度已降低4倍或更多。其婴儿如无症状，不需进一步检查，特别是对能够随访到的新生儿。

③晚期隐性梅毒的母亲妊娠期间经过治疗，至分娩时血清滴度低而且稳定。婴儿如无症状，可不做进一步检查。

以上婴儿虽然不做进一步检查，但要跟踪随访直到18个月以上，直至到非梅毒螺旋体抗体转阴为止。

④早期梅毒母亲在分娩至少30天前虽经过治疗，但其非梅毒螺旋体抗体滴度未下降4倍。婴儿应进行全面的检查（包括腰穿、超声检查、全血常规、长骨X线片）以决定恰当的治疗。

⑤母亲未治、妊娠期间进行了非青霉素治疗或分娩前30天以内才给予适当的治疗。这些是胎儿未经充分治疗的情况，婴儿应进行全面的检查以决定恰当的治疗。

4.晚期先天性梅毒的诊断　晚期先天性梅毒需结合典型的临床表现和血清学试验的结果综合分析，多难以确诊，几乎全部为推定诊断，有时亦需要获得其母亲的血清学检测结果综合判断。

美国CDC先天性梅毒诊断标准（1996年修订）如下。

（1）临床表现：由于梅毒螺旋体在宫内感染引起、病情严重程度相差很大，只有严重病例在出生时才有明显的临床表现。婴幼儿（＜2岁）可表现肝脾大、皮疹、扁平湿疣、鼻塞、黄疸（非病毒性肝炎）、假性麻痹、贫血或水肿［肾病综合征和（或）营养不良］。较大的儿童可有永久性标记（如间质性角膜炎、神经性耳聋佩刀胫、前额圆凸、桑椹齿、赫秦生齿、马鞍鼻、皲裂或Clutton关节）。

（2）实验室诊断标准：新生儿的皮肤损害、胎盘、脐带或尸检组织标本中，通过暗视野显微镜、银染色、免疫荧光抗体或其他特殊染色等方法，查到梅毒螺旋体即可确诊先天梅毒。但是这些方法烦琐、复杂、费时、敏感性不高，查不到梅毒螺旋体也不能排除先天性梅毒，临床上很难做到，从而限制了其使用范围。使用DNA扩增技术如PCR等方法检测新生儿皮损及脑脊液中的梅毒螺旋体可能会在未来确诊先天性梅毒中发挥重要的作用。

（3）可能报告的病例：母亲在分娩时患有未经治疗的或未经充分治疗的梅毒，婴儿不论有无症状，或梅毒血清试验阳性的婴儿或儿童，并具有下列表现之一者。①检查时发现胎传梅毒的任何证据；②长骨X线检查发现胎传梅毒的任何证据；③脑脊液VDRL阳性；④脑脊液细胞计数或蛋白含量升高（无其他原因）；⑤19s-IgM-VFA-ABS或IgM-ELISA试验阳性。

（4）确诊病例：经实验室检查证实的病例。

2006年美国CDC先天梅毒诊断标准做了修订。

确诊病例：实验室证明有梅毒螺旋体存在。

疑似病例：任何未治疗或未接受正规治疗孕妇所生孩子；任何血清学阳性新生儿，

同时符合以下条件之一：①先天性梅毒的临床表现；②CSF VDRL试验阳性，或细胞数≥5μl，或蛋白≥50mg/ml，没有其他可以解释的原因。③FTA-ABS-19sIgM抗体阳性。

中国CDC标准。

确诊病例（同时符合4条）：①生母为梅毒患者；②有或没有先天梅毒临床表现；③非梅毒螺旋体滴度是生母的4倍，或出生后滴度持续上升；④暗视野或梅毒螺旋体试验阳性。

疑似病例（同时符合3条）：①生母为梅毒患者；②有或没有先天梅毒临床表现；③非梅毒螺旋体滴度是生母的4倍，或出生后滴度持续上升。

目前全世界尚无统一的先天性梅毒管理指南或标准，不同国家或组织推荐指南采用的诊断标准也不尽相同，给临床工作带来了极大的困惑。先天性梅毒的诊断确有困难。尽管美国CDC先天性梅毒诊断标准和中国CDC先天性梅毒诊断标准不断修订或改进，每个国家也不断推出各自的先天性梅毒诊疗指南或共识等，对先天性梅毒的诊疗起到了一定的指导作用。

有学者通过先天性梅毒诊断的临床实践病例，把美国指南、欧洲指南和中国方案进行了比较，各有优缺点。由于生母妊娠期梅毒感染史的不确定性，加上新生儿先天性梅毒常缺乏症状和体征，从而导致先天性梅毒延迟诊断或误诊可能出现严重后果。先天性梅毒诊断和治疗遵循安全第一的原则，只有将三个指南标准结合起来，才能兼顾安全第一原则。其研究显示欧洲指南诊断出先天性梅毒病例最多，更符合安全第一原则。并认为在临床工作中，以欧洲指南为基础，结合多种标准综合判断诊断新生儿先天性梅毒更加合理。

也有学者认为美国CDC 先天性梅毒诊断标准较为详细，可操作性也较强。而中国CDC先天性梅毒诊断标准则较为模糊。也有学者认为与中国CDC先天性梅毒诊断标准相比，美国CDC 先天性梅毒诊断标准具有更高的检测率和更好的可操作性。也有学者认为中国CDC先天梅毒诊断标准有的条件过于严格，有的条件中的试验则显得多余，并认为从指导治疗的角度考虑美国CDC的标准更加科学。

从科学的角度看，要确诊先天性梅毒一定要实验室证明有梅毒螺旋体的存在。也就是说，无论用什么方法（包括暗视野检测、免疫荧光检测或活体组织检测等）只要在新生儿身上任何一处的组织或损害中发现了梅毒螺旋体，就确诊是先天性梅毒。从此角度看，中国CDC标准中确诊病例（同时符合4条）：①生母为梅毒患者；②有或没有先天性梅毒临床表现；③非梅毒螺旋体滴度是生母的4倍，或出生后滴度持续上升；④暗视野或梅毒螺旋体试验阳性。其中第四条就能确诊是先天性梅毒，既科学又是金标准。一旦新生儿发现梅毒螺旋体，其生母无疑肯定是梅毒患者。至于有或没有先天性梅毒临床表现已无关大局。因此，第一、二两条就显得多余了。第三条非梅毒螺旋体滴度是生母的4倍，或出生后滴度持续上升，临床上有的单位不一定做检测，有的单位即使做滴度，也不一定达到生母的4倍或出生后滴度持续上升，果真如此，那么第四条金标准许不是形如虚设？按确诊病例同时符合4条标准，那就比美国CDC确诊病例为实验室证明有梅毒螺旋体存在更严格，这样势必造成很多先天性梅毒漏诊漏治。但是如果把母婴梅毒血清学试验均阳性（无论双阳或单阳）者都诊断为先天性梅毒，这样势必造成很多先天性梅毒的误诊误治。

当今世界，通过实验室证明有梅毒螺旋体存在才能确诊先天性梅毒是很难做到的，尤其绝大多数发展中国家更难做到。我国所报的先天性梅毒病例绝大多数不是以此条金标准确诊的，而是以母婴梅毒血清学试验结果进行推定诊断的。就我国的现行条件要求每家医疗单位从新生儿身上任何一处的组织或损害中发现了梅毒螺旋体去确诊先天性梅毒难以做到，但从母婴梅毒血清学试验结果（有临床表现时结合临床）进行分析、观察、随访等艰苦细致的工作，一定会获得正确的诊断和处理。

那么在临床实践中我们应该如何诊断先天性梅毒？主要有如下4条标准：①生母一定要是现症梅毒患者。②实验室证明有梅毒螺旋体存在（无论用什么方法，也无论在新生儿任何部位病变组织中发现梅毒螺旋体即可）。③非特异性梅毒螺旋体抗体滴度高出生母的滴度或持续上升。④有典型先天性梅毒的临床表现。

生母一定要是现症梅毒患者极其重要。因为生母在妊娠期所检测梅毒血清学阳性时有下列4种结果：①梅毒血清学假阳性妊娠。非特异性梅毒螺旋体抗体或特异性梅毒螺旋体抗体单阳性；也可以同时阳性即双阳性。这是孕妇梅毒血清学假阳性妊娠。不是妊娠梅毒（参见本章第七节）。②非现症梅毒妊娠。即是孕妇非特异性梅毒螺旋体抗体阴性，特异性梅毒螺旋体抗体阳性者（梅毒已愈），这是孕妇非现症梅毒妊娠，也不是妊娠梅毒。梅毒经规范化治疗后已治愈，也有未经正规治疗，甚至无任何治疗史而自愈者。即是非特异性梅毒螺旋体抗体两年以上一直都是阴性，而特异性梅毒螺旋体抗体始终都是阳性者。也就是曾经患过梅毒，现在是痊愈者，因为特异性梅毒螺旋体抗体始终都阳性，故称之为非现症梅毒。这与正常人一样，无须做有关梅毒方面的任何干预。男女一样，尤其是女性妊娠时也不例外，不能诊断为妊娠梅毒。更不应做有关梅毒方面的任何干预，否则对母婴造成不良的后果。特别时系统性红斑狼疮孕妇（参见本章第七节）。但是近年来，为了所谓绝对的母婴阻断，对非现症梅毒孕妇进行强制性治疗，甚至有过之而无不及地加倍或联合治疗，对于青霉素过敏的孕妇强制改用替代疗法，否则不能生产等做法都是非常错误的。这样势必危害母、婴的身心健康。事实上，这种孕妇应该是正常妊娠、正常发育、正常生产，即使出生时特异性梅毒螺旋体抗体阳性，也不要干预，一般半年左右阴转，最多1岁半就可消失，孩子正常长大。③梅毒血清固定性妊娠：虽然非特异性梅毒螺旋体抗体和特异性梅毒螺旋体抗体均呈阳性，但符合梅毒血清固定的六条标准（参见第3章第七节）。为孕妇梅毒血清固定性妊娠，近年来，尤其时放开两孩政策以来梅毒血清固定性妊娠越来越多，这并不是妊娠梅毒。但是这些孕妇及其胎儿或婴儿被强制做不必要的检查和治疗，不但造成母、婴肉体上的痛苦，而且身心也受到不同程度的打击。应该引起我们的重视。④现症梅毒妊娠：非特异性梅毒螺旋体抗体和特异性梅毒螺旋体抗体均呈阳性，同时排除了以上3种情况后为现症梅毒妊娠者。这才是真正的妊娠梅毒（syphillis during pregnancy）。

从上面4种妊娠中看出只有现症梅毒妊娠的生母，才是真正的现症梅毒患者。而其余3种并非现症梅毒患者。也就是说，生母只有是现症梅毒患者，她们所生产的婴儿才有可能是先天性梅毒（因为有12%左右现症梅毒妊娠所产婴儿是正常的）。而其余3种非现症梅毒生母，她们所生产的婴儿，无论他们血清学如何阳性，也绝对不是先天性梅毒。

确定了第一条标准后，再结合其余三条标准便可以获得先天性梅毒的诊断：符合第一条和第二条即确诊先天性梅毒，也是金标准。符合第一条和第三条也可确诊先天性梅毒，是银标准。而第四是辅助条件，有，更能证实先天性梅毒；无，也无关大局。

这里的第三条要强调两点：其一是母婴的血清检测应在相对同一时间内进行。即母亲临产时或与婴儿出生后同时检测为准。不要把婴儿出生时检测的非特异性梅毒螺旋体抗体滴度与生母妊娠早期或中期检测的非特异性梅毒螺旋体抗体滴度相比较，在这种情况下前者的滴度很难超过后者的滴度，更难超过后者滴度的4倍，这样会造成的漏诊；其二无论是非特异性梅毒螺旋体血清试验（USR、VDRL、RPR、TRUST等），还是特异性梅毒螺旋体血清试验（TPPA、TPHA等）所检测的抗体均可能是母亲血液通过胎盘屏障的IgG抗体。婴儿血清的梅毒螺旋体抗体是生母血清的梅毒螺旋体抗体通过血流输入的，如果婴儿未感染到梅毒螺旋体即在非先天性梅毒状态下，其梅毒螺旋体抗体滴度（无论非特异性梅毒螺旋体抗体，还是特异性梅毒螺旋体抗体）不可能高于生母的滴度，充其量也只能等于生母的滴度。相反一旦婴儿血清非特异性梅毒螺旋体抗体滴度高出生母的滴度或持续上升时，说明婴儿患了先天性梅毒。

## 八、先天性梅毒的治疗

1. 2岁以内者（包括新生儿梅毒） 在确诊先天性梅毒后，若能作脑脊液检测，脑脊液异常者：

青霉素每天（10万U～15万U）/kg，出生后7天以内的新生儿，以每次5万U/kg，静脉给药每12小时1次，出生后7天以上的新生儿青霉素5万U/kg静脉给药，每8小时1次，总疗程10～14天。或普鲁卡因青霉素每天5万U/kg，肌内注射，每天1次，疗程10～14天。对脑脊液正常者：苄星青霉素5万U/kg，1次注射（分两侧臀肌）。

如因亲属拒绝或无条件检查脑脊液者，可按脑脊液异常者治疗。

对青霉素过敏者，目前尚无最佳替代治疗方案，可在无头孢曲松过敏史的情况下选用头孢曲松［如头孢曲松125 mg（脑脊液正常者）～250 mg（脑脊液异常者），每天1次，肌内注射，连续10～14天］，但要注意与青霉素可能的交叉过敏反应。也有专家建议在确保红霉素不耐药的情况下，可用红霉素替代治疗。

2. 晚期先天性梅毒（2岁以上） 水剂青霉素G，20万～30万U/（kg·d），每4～6小时1次，静脉滴注或肌内注射，连续10～14天。或普鲁卡因青霉素每天5万U/kg，肌内注射，连续10天为1疗程（对较大儿童的青霉素用量，不应超过成人同期患者的治疗量）。

对青霉素过敏者，目前尚无最佳替代治疗方案，可在无头孢曲松过敏史的情况下选用头孢曲松（如头孢曲松250mg，每天1次，肌内注射，连续10～14天）。也有作者推荐用头孢曲松：每次75mg/kg，肌肉注射或静滴，每天1次，连续10～14天。甚至30天。年龄较大者可增至每天100mg/kg。具体剂量可结合病孩出生时体重及身体状况调整。或红霉素：每天7.5～12.5mg/kg，分4次空腹口服，连续用30天。

但要注意与青霉素可能的交叉过敏反应。8岁以下的儿童禁用四环素类药物。

3. 我国卫生部2000年治疗推荐方案

（1）早期先天性梅毒（2岁以内）

1）脑脊液异常者：①水剂青霉素G 10万～15万U/（kg·d），出生后7天以内的新生儿，以每次5万U/kg，静脉注射或肌内注射，每12小时1次；出生7天以后的婴儿，每8小时1次，直至总疗程10～14天。②普鲁卡因青霉素G 5万U/(kg·d)，肌内注射，1次/天，连续10～14天。

2）脑脊液正常者：苄星青霉素G 5万U/（kg·d），1次分两侧臀部肌内注射。如无条件检查脑脊液者，可按脑脊液异常者治疗。

（2）晚期先天性梅毒（2岁以上）

1）水剂青霉素G 20万～30万U/（kg·d），每4～6小时1次，静脉滴注或肌内注射，连续10～14天。

2）普鲁卡因青霉素G 5万U/（kg·d），肌内注射，连续10～14天为1个疗程。可考虑给第二个疗程。对较大儿童青霉素用量，不应该超过成人同期患者的治疗用量。

3）对青霉素过敏者，可用红霉素治疗，7.5～12.5mg/（kg·d），分4次口服，连服30天。8岁以下儿童禁用四环素。

（3）先天性潜伏梅毒治疗方案：见潜伏梅毒一节。

4.先天性梅毒治疗的有关问题

（1）下列婴儿应予治疗：如果血清学阳性的孕妇在6～9个月时接受过青霉素治疗，或不足量的青霉素治疗，或非青霉素药物的治疗；如果母亲治疗情况不明；如果婴儿可能难以随访，婴儿应当在出生时接受治疗。

（2）使用水剂/普鲁卡因青霉素：推荐上述方案是基于苄星青霉素不能提供脑脊液杀灭梅毒螺旋体的足够水平，而水剂或普鲁卡因青霉素足以使脑脊液达到杀灭梅毒螺旋体的浓度。多数专家主张婴儿梅毒均给予普鲁卡因或水剂青霉素，以保证脑脊液的有效水平。亦有一些专家建议在水剂青霉素G10日疗程完成后再用苄星青霉素G 5万U/kg单剂肌内注射。

（3）随访：所有梅毒血清学反应阳性（或母亲分娩时血清学阳性）的婴儿均应密切随访，每隔2～3个月做1次临床和血清学检查（用非梅毒螺旋体试验），直至血清学试验阴性或抗体滴度下降4倍。如果婴儿未受感染（即血清阳性是由母亲的IgG抗体被动转移造成的），或尽管被感染但接受了充分的治疗，非螺旋体抗体滴度应在3个月后下降，6个月后转阴。新生儿期以后才治疗的婴儿，滴度下降较为缓慢。如果6～12个月龄后滴度持续不降甚至升高，应该对婴儿进行检查评价（如脑脊液检测），并给予青霉素G注射治疗，疗程为10天。

（4）脑脊液检测：若脑脊液初次检查为异常，经治疗后则应该每隔6个月做一次腰椎穿刺，直到脑脊液检查正常为止。脑脊液VDRL呈阳性，或脑脊液检查异常不能以其他疾病解释时，应考虑可能为神经梅毒并予以治疗。

（5）青霉素过敏：对于需做梅毒治疗，但有青霉素过敏史或发生过可疑青霉素过敏反应的患儿，必要时应首先进行脱敏而后用青霉素治疗。其他抗生素（如头孢曲松）治疗的资料目前不够充分。如果应用非青霉素方案，则应做密切的血清学和脑脊液的随访。

（6）HIV感染：对于患有先天性梅毒且母亲合并有HIV感染的婴儿，是否需要采取与一般推荐方案不同的检查，治疗或随访，这方面的资料非常有限。应坚持治疗后的密切随访。

# 第九节　梅毒神经症

神经症（neuroses）也称神经官能症，是一组精神障碍的总称。根据其临床主要表现程度的不同而分焦虑性神经症、强迫性神经症、抑郁性神经症、疑病性和恐怖性神经症等。这些神经症均无任何可查明有器质性疾病基础的精神障碍，病前大多有一定异常素质或人格缺陷的基础，发病常与心理因素、社会因素和环境因素等有关，病程往往持续迁延。疾病神经症是指对某类疾病或某种疾病产生一组精神障碍的总称。例如性病神经症（venereoneuroses）。是哪种性病就称为该种性病神经症，本书是梅毒病故为梅毒神经症。在诊治梅毒患者过程中，不少患者或多或少或轻或重都有一些梅毒神经症的表现，只不过某些焦虑性、抑郁性或强迫性神经症症状不明显，常为一过性，医患都不在意，也不作诊治而消失。但有些患者出现梅毒疑病性神经症（梅毒疑病症）和梅毒恐惧性神经症（梅毒恐惧症）就必须进行诊治。

## 一、梅毒疑病症

梅毒疑病症（syphilohypochondrasis）是以怀疑梅毒症状为主要表现的一种神经症。其特征是患者对自身健康极为关注，深信自己患了梅毒或害怕患了梅毒而反复求诊。尽管多次局部甚至全身皮肤检查未发现任何皮疹，多次反复梅毒血清学试验都正常，经医师解释和多方面检查结果均未发现梅毒的证据，但仍无法消除患者对梅毒的恐惧，对其阴性结果和医师的意见总是不愿接受，因而难以打消患者对梅毒的疑虑，常产生紧张、焦虑、抑郁等不安或不稳定的情绪。患者对梅毒的危害和身体健康过分担心，但其严重程度与个体客观实际状态很不相符。仍继续不断四处求医。有时为了证明本人患有梅毒，通过自己对梅毒临床表现的一知半解，在梅毒皮疹好发的部位（如生殖器、肛门等）表现出不合情理的过分关切，并由此产生强迫观念，从而对这些部位器官进行强迫检查，千方百计地寻找异常的非梅毒损害来让医师相信其患了梅毒。更有甚者利用各种手段自制“梅毒损害”来博取医师的同情和支持。例如一位52岁男性患者，在某一天下工后曾被两个年轻女孩性骚扰后总觉得全身不适，下身胀痛，故四处求医。曾按“淋病”“非淋”反复用药。由于药物副作用，症状增多加重，出现头晕眼花、冒冷汗、失眠等。梅毒血清学检查结果阴性，但患者自此后自行怀疑梅毒反复就医，甚至多次做青霉素驱梅治疗。对医师的解释不能接受，顾虑重重。1周后，该患者自行用手按擦阴茎致使其出现红肿（图2-183）以便博得医师的同情和认可。来诊后被一一揭穿，说清这种做法的危害，其后因势利导，耐心做说服解释工作，停止了不必要的检查和治疗。让其放开心态，按时工作和正常休息，病情好转后，进一步解开他怕回家害怕家人的思想顾虑，再讲清那次连衣服都未脱的接触是不可能传上性病尤

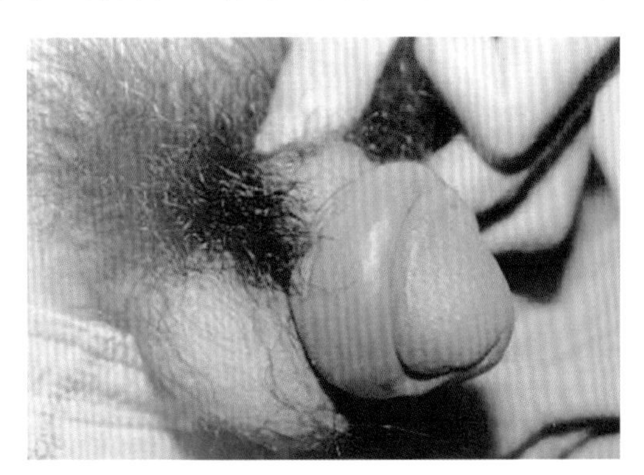

图2-183　梅毒疑病症自造损害

其是梅毒的道理（以往也曾多次解释不服）后逐渐能接受，并劝其回家和家人正常生活一段时间，一定会好的。3个月后收到其家属的一封来信，感谢医师为她丈夫还了清白和治好了他的病。

## 二、梅毒恐惧症

梅毒恐惧症（syphilophobia）是以对梅毒恐惧症状为主要临床表现的神经症。是性病恐惧症之一，也是梅毒神经症中最重的一种。患者并非现症梅毒，而是因为对梅毒的害怕、恐惧引起一系列精神异常或障碍。发作时由于强烈的焦虑以致达到了惊恐的程度，常有明显的心悸、面红面白、气促气短、全身冒冷汗、头晕眼花甚至晕倒或癔症样发作等自主神经症状。患者对梅毒有着强烈的恐惧，且其程度与其实际的危险不相称，明知其恐惧是不合理的，但自己无法控制。为了避免对梅毒恐惧的发作而进行不合情理、不合实际的防范，以能回避一切可能有梅毒风险的人群、地方、机构、诊所或医院。所以患者不愿求治其所惧怕的梅毒，更不愿意去做有关检查，也无要求做明确的诊断及治疗。绝大多数患者都是家人或朋友规劝、诱导并陪同求诊。

## 三、梅毒神经症的治疗

梅毒神经症可包括梅毒焦虑性神经症、梅毒强迫性神经症、梅毒抑郁性神经症、梅毒疑病症和梅毒恐惧症等。这是神经症状表现的轻重或程度不同。前3种神经症较轻一般较少诊治，即使有轻微反应往往自行缓解或对症处理便可自愈。若病情加重可进展为梅毒疑病症或梅毒恐惧症。早在1977年美国Enegel教授就提出医学模式应从旧的单一的生物模式向新的现代生物-心理-社会医学模式转化。世界卫生组织对健康的定义就有这样的规定：健康就是身体上、精神上和社会上的完满状态。也就是作为-个健康者不仅躯体没有疾病，而且还要有完整的心理状态和社会适应能力。心理状态和社会适应能力也是健康的标志之一。梅毒神经症的病因及其发病机制尚未完全明了。梅毒神经症患者实际上躯体并无患有梅毒，是由于存在有心理因素、社会因素或某种人格缺陷，因而缺乏完整的心理状态和社会适应能力，加上患者对梅毒缺乏应有的知识，一听到或谈到梅毒就容易产生害怕、担心、焦虑甚至惧怕等情绪，从而导致大脑皮质功能失调或障碍；此外某些医务人员在诊疗过程中过分强调了梅毒的危害及可怕的一面，更有甚者社会上的一些“游医”“庸医”为了私利对就诊者进行欺骗、威胁及恐吓等，从而导致患者发生梅毒神经症。

梅毒神经症是一种神经官能症。尤其是梅毒疑病症和梅毒恐惧症，虽躯体没有病，但患者内心极其痛苦，心理病态也是严重的。严重程度和治疗难度不亚于一般梅毒的本身。因此，医务人员一定要以高度责任心和同情心及关爱心，友善而又热心地为他们诊治，做好耐心的解释和过细的思想工作，就算患了梅毒病也不可怕，是完全可以治愈的，更何况现在根本未患梅毒等解释，逐渐解除患者的顾虑和不安。建立良好友善的医患关系本身就是有效的治疗。这种心理治疗远远重于单纯的药物治疗。必须在积极耐心甚至不厌其烦地解释、劝导和鼓励等的同时，进行暗示治疗、行为治疗、生物反馈治疗和社会治疗等综合性心理治疗方案。具体要结合患者病情进行施治。要让患者的家庭成员特别是配偶、同事和好友等有关人员都应对其给予谅解和同情，并主动支持和协助医师对患者所做出的治疗方法，使患者心甘情愿地配合治疗，从而达到早日康复的目的。上述所治的患者就是这样治愈的。

对于梅毒神经症治疗说来容易，但要做好是很难的。具体治疗要根据个体患者病情表现、程度进行针对性施治。

第一，在治疗前一定要做梅毒血清学的检查。这样有两个好处，其一排除现症梅毒的存在。其二让患者知道并确信经检查后确无异常。在这些检查结果未出来前，切忌急于下结论、解释和用药等处理。待结果出来后，再做出合理解释，首先让患者对医师有一种好印象，相信医师能治好他（她）的病，为其解除疾苦。此后再结合症状给予适当的对症治疗。切忌说患者没病、没问题、不需要治疗等不利之言。

第二，经上述处理后，采用一到两种暗示治疗的方法，在治疗的同时，对患者进行诚恳而又详细的解释，并给予适当的鼓励，使患者树立战胜疾病的信心。对其微小的症状改善均给予肯定和支持。在治疗过程中，根据患者的心理状态，及时调整治疗方案。一般用药最好用患者未曾用过的或患者用后有轻微效果的有益无害的药物。用药前可给患者强调所用药物最好的、先进的、高效的或进口的新药等，并把所用药物的作用和用药目的、达到的效果等告诉患者。沟通过程中一定根据患者的病情、心态及接受程度进行，要避免增加患者心理压力。根据患者具体病情选用下列药物治疗：

（1）金施尔康片（多维元素片）：1片，每天3次，口服10天。

（2）黛力新片（每片含氟哌噻屯0.5mg，美利曲辛10mg）：每天2片，早晨及中午各服1片，连续服1～2周。若病情好转后可改为早晨服1片维持量服用；若病情较严重可每晚加服脑益嗪片25mg或其他镇静药。

（3）珍珠层粉：0.5～1支，每天3次，口服10天。

（4）脾氨肽口服冻干粉（百利金）2mg，温开水冲服，每天1次，30天为1个疗程。

（5）斯奇康（卡介菌多糖核酸针）：2支肌内注射，每2天1次，18次为1个疗程。

（6）干扰素：100万U，肌内注射，每周2～3次，连续2～3周。

第三，对症处理：除暗示疗法外，对患者的主诉要耐心听并加以分析，一概否定患者主诉或不耐心听取都不利于治疗。以肯定的态度说明患者所患疾病的性质，要耐心和不厌其烦地用科学常识进行讲解，进而停止各种不必要的检查，逐步与患者建立相互信赖的良好医患关系，从而有效指导和鼓励患者正确面对待其所患疾病。其后再逐步引导患者对自身的关注转移到外界。通过参加各种社交活动或体育运动，使患者改变疑病、恐病的观念。对某些症状应给予对症处理。

（1）为解除患者的焦虑与抑郁情绪和恐惧症状，可用苯二氮䓬类抗抑郁剂或三环类抗抑郁剂，如米帕明（丙米嗪）、氯米帕明以能减轻焦虑与抑郁症状。苯二氮䓬类与普萘洛尔（心得安）可缓解患者的焦虑，增强患者接受行为治疗的信心。SSRIs类的氟伏沙明、氟西汀和舍曲林等也可缓解患者的恐惧症状。

（2）若失眠、梦多，可用催眠镇静药，如地西泮、非那根和奋乃静等。

（3）若有发麻、发痒或刺痛，可用安他乐等。

（4）若食欲缺乏，可给予开胃健脾药物（详见中医论治）。

第四，中医论治：中医认为本病多因房事不洁、惊恐所伤、忧思所致。病与心、肝、脾、肾有关。可按惊悸及郁证论治。若证见心悸不定、心烦少寐、头晕目眩、耳鸣腰酸、舌红少苔、脉细数者，可用滋阴清火、养心安神之法，投以天王补心丹（人参、远志、桔梗、天冬、麦冬各10g，元参、云苓、五味子、归身、柏子仁各15g，丹参12g，生地黄12g，酸枣仁30g，炼蜜为丸，朱砂10～15g为衣，每服9g，日服2次或水煎服）合朱砂安神丸（黄连5g，朱砂3g，生地黄2g，当归2g，炙甘草2g，水丸如黍米大，每服6～9g，睡前服）；若心悸善惊，烦躁痰多，食少泛恶，苔黄腻，脉滑数者属痰热上扰，胃失和降，心神不安，则可用温胆汤（陈皮10g，茯苓10g，竹茹10g，半夏6g，枳实6g，生姜6g，甘草3g）每天1剂，水煎服；若精神抑郁，情绪不宁，脘闷嗳气，月经失常，舌苔薄腻，脉弦者，可用疏肝理气、解郁之法，投以柴胡疏肝汤（柴胡9g，赤芍9g，陈皮9g，枳壳9g，香附9g，川芎6g，甘草3g）或逍遥散（柴胡30g，当归30g，白芍30g，白术30g，茯苓30g，炙甘草15g，生姜10g，薄荷2g）加减，每天1剂，水煎服；若忧郁伤神，心神不宁，悲忧善哭，时时欠伸，舌质淡，苔薄白，脉弦细者可用养心安神之法，投以甘麦大枣汤（甘草5g，小麦15g，大枣5枚）加柏子仁、酸枣仁、茯神、合欢花等；若眩晕，心悸，少寐，心烦易怒，或遗精腰酸，月经不调，舌红少苔，脉弦细者，可用滋阴清热、镇心安神之法，投以知柏八味丸（知母6g，黄柏9g，牡丹皮9g，泽泻9g，茯苓9g，熟地黄24g，山萸肉12g，淮山药12g）加强珠母、磁石、生铁落等治之。

此外可配合针灸治疗。

（1）治则：疏肝解郁，宁心安神，调气除痰。

（2）处方：太冲、内关、神门、三阴交、膻中、丰隆。

（3）方义：方中用太冲、膻中以疏肝理气，配以内关开郁、宽胸解闷；神门、三阴交以交通心脾，宁心安神，再配以丰隆以除痰通窍，诸穴合用以达治疗之目的。

（4）配穴：病久未愈者加心俞、肾俞、肝俞、膈俞、胆俞以交通心肾，疏肝解郁；精神恍惚者加人中以调和阴阳；病情严重者可用涌泉、中冲、大敦、隐白等井穴以醒脑开窍。

（5）耳针

主穴：神门、皮质下、交感、心、肝、肾、生殖器、耳中。

配穴：失眠、眩晕甚者，加枕；脾湿腹胀者，加脾；内分泌失调者，加内分泌。

## 参考文献

蔡丽萍，朱卫立. 两例输入性HIV与梅毒合并感染病例的探讨［J］. 口岸卫生控制，2017，22（4）：52-53.

蔡胜男，许东梅，王晓燕，等. 眼梅毒患者临床特征分析［J］. 中国艾滋病性病，2018，24（9）：919-922.

蔡胜男，许东梅，张琳，等. 麻痹性痴呆型神经梅毒的临床特征和预后分析［J］. 中国艾滋病性病，2018，24（8）：818-820，827.

曹虹彦，潘熠健，周佳君，等. HIV/AIDS患者合并神经性梅毒实验室相关指标分析［J］. 中国卫生检验杂志，2018，28（6）：670-672.

曹娟，李佳珍，肖萧，等. 以多组颅神经损害为首发症状的神经梅毒1例报告［J］. 中风与神经疾病杂志，2018，35（2）：176-177.

陈春娜，周逸伟，孙乐栋．28例麻痹性痴呆型神经梅毒临床分析［J］．重庆医学，2017，46（28）：3979-3981．
陈豪，吴叶娟，包涵，等．新生儿先天性梅毒诊断准确性的回顾性分析［J］．临床儿科杂志，2021，39（1）：26-29．
陈俊抛，黄焰，袁明贤，等．神经梅毒120例临床分析［J］．新医学，2010，41（12）：786-788．
陈莉，袁静，姚思敏，等．25例神经梅毒患者的临床特征及转归［J］．中国实用神经病学杂志，2013，16（12）：26-28．
陈亚玲，胡志亮，陈伟，等．59例早期胎传梅毒的临床特征分析［J］．临床与病理杂志，2018，38（9）：1909-1912．
邓波，李翔，陈向军．边缘性脑炎综合征患者中筛查出的自身免疫性脑炎和病毒性脑炎临床特征比较［J］．中华神经科杂志，2017，50（6）：413-418．
樊小娟，赵杰，魏世辉．神经梅毒患者22例神经眼科表现分析［J］．国际眼科杂志，2017，17（10）：1985-1988．
范海燕，梅毒血清学试验检测潜伏梅毒的临床价值［J］．现代医药卫生，2015，31（7）：1065-1066．
符佩姝，赵全凤，杨雅，等．青霉素/头孢菌素均过敏的神经梅毒患者1例治疗方案分析［J］．现代医药卫生，2018，34（11）：1766-1768．
高俊华，李务荣，伍文清．树胶肿型神经梅毒7例临床分析［J］．中华全科医师杂志，2017，16（8）：614-617．
顾春红，钱铭，姚琳，等．以精神症状为首发的32例神经梅毒的分析研究［J］．国际精神病学杂志，2017，44（4）：640-642．
郭鹏，宋树玲．头孢曲松钠联合阿立哌唑治疗神经梅毒伴发精神症状的疗效评价［J］．中国麻风皮肤病杂志，2018，34（6）：350-352．
韩国柱，蒋明军，张心保，等．神经梅毒的诊断和治疗［J］．中华皮肤科杂志，2000，33：205-207．
侯成业，梁英．76例首诊精神科的神经梅毒患者治疗和转归［J］．神经疾病与精神卫生，2017，17（4）：273-276．
华云晖，李子海．神经梅毒37例临床分析［J］．江苏医药，2018，44（4）：403-405．
黄显翔，叶光荣，张伟．头孢曲松钠治疗妊娠梅毒的综合效果观察［J］．临床医学工程，2014，21（2）：221-222．
雷微，张更建，熊琦，等．误诊为银屑病的二期梅毒合并神经梅毒伴肾病综合征1例［J］．中国皮肤性病学杂志，2018，32（8）：963-966．
李子海，华云晖，闫宁，等．神经梅毒治疗后血清RPR替代脑脊液检查的可行性［J］．南京医科大学学报・自然科学版，2017，37（11）：1485-1486．
梁丽贞，王俊，张艳，等．神经梅毒患者外周血和脑脊液Th1/Th2型细胞因子及CXCL13的临床价值［J］．中华临床感染病杂志，2018，11（2）：102-107．
梁远飞，邱莉霞，朱红，等．567例隐性梅毒孕妇所产新生儿的梅毒血清学检测结果及转阴情况分析［J］．，皮肤性病诊疗学杂志，2012，19（4）：214-218．
廖元兴．获得性神经梅毒的治疗［J］．皮肤性病诊疗学杂志，2016，23（1）：71-75．
廖元兴．神经梅毒的分型及诊断［J］．皮肤性病诊疗学杂志，2014，21（1）：88．
刘佳琪，周翠萍，孙阳，等．核磁共振表现为颞叶内侧及海马异常信号的神经梅毒1例及相关文献复习［J］．卒中与神经疾病，2018，25（5）：562-566，571．
刘俊，蒋秋华，周椿昊，等．神经梅毒树胶肿［J］．临床皮肤科杂志，2018，47（4）：220-222．
刘培珑，梁晓军．夏科氏关节病的分期［J］．美中国际创伤杂志，2017，16（4）：45，54-55．
卢改会，普雄明．血清RPR滴度与神经梅毒相关性分析［J］．中国麻风皮肤病杂志，2017，33（10）：577-579，591．

陆明佳，古丽尼沙．热合曼．以吉兰-巴雷综合征表现起病的神经梅毒3例报道［J］．中华神经医学杂志，2018，17（10）：1054-1056.
马燕，陈亚群，金博弘．不同孕周开始治疗妊娠梅毒患者的妊娠结局对比研究［J］．中国性科学，2017，26（2）：114-116.
彭艳，王诲琴，张延玲，等．11 661例孕妇梅毒筛查［J］．中国麻风皮肤病杂志，2015，31（8）：479-480.
钱芳，田地，王琳，等．合并人免疫缺陷病毒感染的神经梅毒患者临床特点及诊治［J］．中华实验和临床感染病杂志（电子版），2017，11（2）：151-155.
孙丙虎，池云，成骢，等．头孢曲松治疗先天性神经梅毒1例［J］．中华传染病杂志，2017，35（6）：375.
孙杰，李爱莉，袁阳．苄星青霉素驱梅治疗后无症状神经梅毒发病情况的临床分析［J］．实用皮肤病学杂志，2018，11（1）：20-22.
田丽闪，周国茂，袁军，等．318例妊娠合并梅毒患者妊娠结局影响因素分析［J］．中国热带医学，2016，16（2）：149-151.
汪欣，马冉阳，禹智，等．以突发性聋及视神经萎缩为首发症状的神经梅毒合并艾滋病1例［J］．床耳鼻咽喉头颈外科杂志，2017，31（19）：1524-1525.
王传兰，张丽．桑螵蛸散合“肾四味”加减治疗神经梅毒尿失禁体会［J］．实用中医药杂志，2018，34（11）：1405-1406.
王淑华，王丽俊，王春馨，等．246例HIV感染者的流行病学特点及梅毒感染情况［J］．中国热带医学，2019，19（5）：463-467.
王武华，刘旭东．脊髓梅毒性树胶样肿合并脊髓半切综合征1例报告［J］．中国脊柱脊髓杂志，2017，27（11）：1053-1054.
王洵，李咏梅，彭建国，等．边缘系统受累神经梅毒的MRI特点．中国神经精神疾病杂志，2018，44（8）：457-460.
文明，缪体宗，郑履平，等．树胶肿型神经梅毒的影像学表现（附三例报告）［J］．中华放射学杂志，2003，37（2）：117-119.
吴凡，胡文龙，许卜方，等．梅毒螺旋体对人脑微血管内皮细胞趋化因子配体6、8、10表达的影响［J］．中华皮肤科杂志，2018，51（5）：358-362.
吴肖冰，张春来，汤芬，等．深圳市2523例妊娠梅毒患者性伴的梅毒感染情况分析［J］．中国艾滋病性病，2015，21（9）：799-802.
吴咏梅，许文炯，王燕，等．2013—2017年南京市 HIV抗体阳性者中梅毒感染情况分析［J］．现代预防医学，2019，46（8）：1490-1493.
夏莉莉．探讨早期孕期治疗对妊娠梅毒患者妊娠结局及围产儿预后先天性梅毒患儿发生率的影响［J］．中国继续医学教育，2016，19（8）：153-154.
徐春云，张光，郑颖，等．妊娠梅毒患者血清滴度及治疗时机与不良妊娠结局关系分析［J］．中国临床研究，2016，29（11）：1528-1530.
徐志鹏，黎红华，陈文军，等．神经梅毒的临床特征分析［J］．神经损伤与功能重建，2014，9（1）：44-46.
许云波，陈文超，石年．新生儿先天性神经梅毒的临床调查分析［J］．中国性科学，2018，27（1）：117-120.
闫志华，孙晓东，施辛．梅毒性颅内树胶肿临床特征与诊治分析［J］．中华皮肤性病学杂志，2009，23（3）：162-164.
杨楠，李威．神经梅毒性肉芽肿1例并文献复习［J］．国际医学放射学杂志，2018，41（2）：208-212.

杨渝，陆正齐，胡学强，等. 36例神经梅毒的临床特点及诊断分析［J］. 中华神经医学杂志，2009，8（5）：500-504.

叶瑜剑，刘继峰，许爱娥. 457例难治性梅毒患者特征分析［J］. 中国卫生检验杂志，2018，28（10）：1250-1253.

易芳，肖波，李国良，等. 神经梅毒40例临床分析［J］. 临床神经医学杂志，2010，23（4）：296-298.

于静，黄朔，吕洋. 酷似吉兰-巴雷综合征的梅毒性脑脊髓膜炎1例报告［J］. 中风与神经疾病杂志，2018，35（7）：648.

袁军，田丽闪，谭艳，等. 78例梅毒合并HIV抗体阳性患者治疗后血清学随访及影响因素分析［J］. 中国卫生工程学，2017，16（3）：399-400，402.

袁圆，彭国平，章晓英. 神经梅毒的临床表型变异和诊治现状［J］. 内科理论与实践，2018，13（5）：269-275.

张欢，赵悦淑，张展，等，河南省妊娠梅毒监测情况分析［J］. 中华疾病控制杂志，2015，19（8）：849-850.

张明，闫俊玲，翁文佳，等. 43例HIV合并梅毒感染临床及脑脊液分析［J］. 中国麻风皮肤病杂志，2018，34（10）：609-611.

中国疾病预防控制中心. 2009年全国梅毒与淋病疫情分析报告［J］. 2010年艾滋病防治工作年会，2010. 1. 20.

中国疾病预防控制中心性病控制中心，中华医学会皮肤性病学分会性病学组，中国医师协会皮肤科医师分会性病亚专业委员会. 梅毒、淋病和生殖道沙眼衣原体感染诊疗指南（2020年）［J］. 中华皮肤科杂志，2020，53（3）：168-179.

周平玉，顾志英，徐金华. 头孢曲松钠治疗孕妇早期梅毒［J］. 中华皮肤科杂志，2005，38（5）：319.

朱红，许宗严，邱莉霞，等. 深圳市福田区921例妊娠梅毒干预效果分析［J］. 中国妇幼保健，2013，28（22）：2577-2579.

邹晓微，董齐，齐艳，等. 神经梅毒的诊断与治疗（附23例分析）［J］. 微生物学杂志，2011，31（2）：92-95.

American Academy of Pediatrics. Syphilis［M］. // Kimberlin DW，Brady MT，Jackson MA，et al. Red Book：2015 Report of the Committee on Infectious Diseases. 30th edition. Elk Grove，Village，IL：American Academy of Pediatrics，2015：755.

Ang LW，Wong CS，Ng OT，et al. Incidence of syphilis among HIV-infected men in Singapore，2006—2017：temporal trends and associated risk factors［J］. Sex Transm Infect，2020，96（4）：293-299.

Beiruti K，Abu A A，Keigler G，et al. Atypical development of neurosyphilis mimicking limbic encephalitis［J］. Int J STD AIDS，2019，30（2）：194-197.

Bengirschke K. Syphilis-The placenta and the fetus［M］. Am J Dis Child，1974：128-142.

Blazekovic A，Ozretic D，Habek M，et al. Neurosyphilis：The shape of a rising threat［J］. Int J Infect Dis，2018，76：1-3.

Borges C R，Almeida S M，Sue K，et al. Neurosyphilis and ocular syphilis clinical and cerebrospinal fluid characteristics：a case series［J］. Arq Neuropsiquiatr，2018，76（6）：373-380.

Bowen V，Su J，Torrone E，et al. Increase in incidence of congenital syphilis-United States，2012-2014［M］. MMWR Morb Mortal Wkly Rep，2015，64：1241-1245.

Buitrago-Garcia D，Marti-Carvajal A J，Jimenez A，et al. Antibiotic therapy for adults with neurosyphilis［J］. Cochrane Database Syst Rev，2019，5：D11399.

Centers for disease control and prevention. Sexually Transmitted Disease Surveillance 2018［M］. Atlanta, US: Department of Health and Human Services, 2019: 138-145.

Chen X S, Khaparde S, Prasad T L, et al. Estimating disease burden of maternal syphilis and associated adverse pregnancy outcomes in India, Nigeria, and Zambia in 2012 [J]. Int J Gynaecol Obstet, 2015, 130 Suppl 1: S4-S9.

Chen ZQ, Zhang GC, Gong XD, et al. Syphilis in China: results of a nationai surveillance programme [J]. Lancet, 2007, 369: 132-138.

De Maria A, Solaro C, Abbruzzese M, et al. Minocycline for symptomatic neurosyphilis in patients allergic to penicillin [J]. N Engl J Med, 1997, 337 (18): 1322-1323.

Dobson SR, Sanchez PJ. Syphilis [M]. // Cherry JD, Harrison GJ, Kaplan SL, et al. Feigin and Cherry's Textbook of Pediatric Infectious Diseases. 8th edition. Philadelphia: Elsevier, 2019: 1268.

Dou L, Wang X, Wang F, et al. Epidemic profile of maternal syphilis in China in 2013 [J]. Biomed Res Int. 2016; 2016: 9194805. DOI: 10. 1155/2016/9194805.

Dowell ME, Ross PG, Musher DM, et al. Response of latent syphilis or neurosyphilis to ceftriaxone therapy in persons infected with human immunodeficiency virus [J]. Am J Med, 1992, 93 (5): 481-488.

Ebenezer E D, Benjamin S J, Sahni R D, et al. A retrospective study of the prevalence and of syphilis in pregnancy in a 5-year period [J]. Int J Gynaecol Obstet, 2018, 140 (1): 42-46.

Fiumara N, Fleming W, Dowing JG. The incidence of prenatal syphilis at the Boston City Hospital [J]. N Engl J Med, 1952, 247: 48-52.

Gordon SM, Eaton ME, George R, et al. The response of symptomatic neurosyphilis to high-dose intravenous penicillin G in patients with human immunodeficiency virus infection [J]. N Engl J Med, 1994, 331 (22): 1469-1473.

Harter C, Benirschke K. Fetal syphilis in the first trimester [J]. Am J Obstet Gynecol, 1976: 124-705.

Hobbs E, Vera J H, Marks M, et al. Neurosyphilis in patients with HIV [J]. Pract Neurol, 2018, 18 (3): 211-218.

Horn C L, Jalali S, Abbott J, et al. A Surprising Diagnosis: Syphilitic Gastritis and Hepatitis [J]. Am J Med, 2018, 131 (10): 1178-1181.

Huang Y H, Shi Q X, Xu M M, et al. Spinal cord syphilitic gumma presenting with Brown-Sequard syndrome: a case report and literature review [J]. Ann Clin Lab Sci, 2019, 49 (2): 265-270.

Ingall D, et al. Syphilis, in Infectious Diseases of the Fetus and Newborn Infant, JS Remington, JD Klein (eds) [J]. Philadelphia, Saunders Company, 1994.

Klein M, Angstwu R M K, Esse R S, et al. German guidelines on the diagnosis and treatment of neurosyphilis [J]. Neurol R es Pract, 2020, 2: 33.

Kodama T, Sato H, Osa M, et al. Cerebral syphilitic gumma in immunocompetent man, Japan [J]. Emerg Infect Dis, 2018, 24 (2): 395-396.

Komamura H, Nakamura T, Kobayashi J, et al. Early neurosyphilis presenting with multiple cranial nerve palsies: a case report of management by combined penicillin-corticosteroid treatment [J]. J Infect Chemother, 2019, 25 (5): 362-364.

Lago EG, Vaccari A, Fiori RM. Clinical features and follow-up of congenital syphilis [J]. Sex Transm Dis, 2013, 40: 85-94.

Lago EG. Current Perspectives on Prevention of Mother-to-Child Transmission of Syphilis [J]. Cureus, 2016, 8 (3): e525. DOI: 7759/cureus. 525.

Lama M. Chahine, Rami N. Khoriaty, Walton J. Tomford, and Muhammad S. Hussain. The changing face of neurosyphilis [J]. International Journal of Stroke2011 World Stroke Organization Vol6, April, 2011: 136-143.

Lautenschlager S. Diagnosis of syphilis : clinical and laboratory problems [J]. J Dtsch Dermatol Ges, 2006, 4 (12): 1058-1075.

Lukehart SA, Fohn MJ, Baker-Zander SA. Efficacy of azithromycin for therapy of active syphilis in the rabbit model [J]. J Antimicrob Chemother, 1990, 25 (1): 91-99.

Mageau A, Rodriguez-Regent C, Dion J, et al. Treatment of Syphilis-Associated cerebral vasculitis: re-appearance of an old question [J]. Am J Med, 2018, 131 (12): 1516-1519.

Marks M, Lawrence D, Kositz C, et al. Diagnostic performance of PCR assays for the diagnosis of neurosyphilis: a systematic review [J]. Sex Transm Infect, 2018, 94 (8): 585-588.

Marra CM, Boutin P, McArthur JC, et al. A pilot study evaluating ceftriaxone and penicillin G as treatment agents for neurosyphilis in human immunodeficiency virus—infected individuals [J]. Clin Infect Dis, 2000, 30 (3): 540-544.

Marra CM, Maxwell CL, Tantalo LC, et al. Normalization of serum rapid plasma regain titer predicts normalization of cerebrospinal fluid and clinical abnormalities after treatment of neurosyphilis [J]. Clin Infect Dis, 2008, 47 (7): 893-899.

Marra CM. Neurosyphilis [J]. Continuum (Minneap Minn), 2015, 21 (6 Neuroinfectious Disease): 1714-1728.

McGettrick P, Ferguson W, Jackson V, et al. Syphilis serology in pregnancy: an eight-year study (2005-2012) in a large teaching maternity hospital in Dublin, Ireland [J]. Int J STD AIDS, 2016 Mar, 27 (3): 226-230. DOI: 10. 1177/0956462415580226.

McRalin BL, Bottoms SF, Dock BS, et al. Epidemic syphilis: maternal factors associated with congenital infection [J]. American Journal of Obstetrics and Gynecology, 1994, vol. 170, no. 2: 535-540.

National guideline for the management of late syphilis. Sex Transm Infect, 1999, 75 (1): S34-S37.

Newman L, Kamb M, Hawkes S, et al. Global estimates of syphilis in pregnancy and associated adverse outcomes: analysis of multinational antenatal surveillance data [J]. PLoS Med, 2013, 10: e1001396.

Nitrini R, Spina-France A. Intravenous penicillin therapy in high doses in neurosyphilis: study of 62 cases [J]. Arq Neuropsiquiatr, 1987, 45 (2): 99-108.

Ozturk-Engin D, Erdem H, Hasbun R, et al. Predictors of unfavorable outcome in neurosyphilis: Multicenter ID-IRI Study [J]. Eur J Clin Microbiol Infect Dis, 2019, 38 (1): 125-134.

Pasquini L, Magro-Malosso E R, Cordisco A, et al. Latent syphilis infection in pregnancy: an ultrasound diagnosed case of penicillin treatment failure [J]. Case Rep Obstet Gynecol, 2018, 2018: 8706738.

Pham M N, Ho H E, Desai M. Penicillin desensitization: Treatment of syphilis in pregnancy in penicillin-allergic patients [J]. Ann Allergy Asthma Immunol, 2017, 118 (5): 537-541.

R. B. Saunderson, R. C. Chan. Mesiotemporal changes on magnetic resonance imaging in neurosyphilis [M]. Internal Medicine Journal, 2012: 1057-1063.

Rac M W, Revell P A, Eppes C S. Syphilis during pregnancy: a preventable threat to maternal-fetal health [J]. Am J Obstet Gynecol, 2017, 216 (4): 352-363.

Rac MWF, Bryant SN, Cantey JB, et al. Maternal titers after adequate syphilotherapy during pregnancy [J]. Clin Infect Dis, 2015, 60 (5): 686-690.

Riley BS, Oppenheimer ME, Hansen JD, et al. Virulent Treponema pallidum activates human vascular endothelial cells [J]. J Infect Dis, 1992, 165: 484-493.

Rodikov MV, Rudnev VA. Concentration of benzylpenicillin sodium salt in the cerebrospinal fluid of patients with late neurosyphilis as an indicator of efficacy of specific therapy [J]. ZhNevrol Psikhiatr Im S S Korsakova, 2009, 109 (5): 27-31.

Saadulla M, Hajjaj A, Rothova A, et al. Ocular syphilis: a warning sign of an HIV infection [M]. Ned

Tijdschr Geneeskd，2018：162.

Serragui S，Yahyaoni M，Hassar M．A comparison study of two therapeutic protocols for neurosyphilis［J］．Therapie，1999，54（5）：613-621.

Shahrook S，Mori R，Ochirbat T，et al．Strategies of testing for syphilis during pregnancy［J］．Cochrane Database Syst Rev，2014（10）：D10385.

Shann S，Wilson J．Treatment of neurosyphilis with ceftriaxone［J］．Sex Transm infect，2003，79（5）：415-416.

Shen S，Yang R，Wang L，et al．Multiple intracranial and spinal cord syphilitic gummas in a human immunodeficiency virus-negative man with untreated syphilis：A case report［J］．Medicine（Baltimore），2019，98（36）：e16887.

Shprakh VV，Kostina US．Variantsand types of clinical course of different forms of early neurosyphilis in patients with HIV infection［J］．Zh Nevrol Psikhiatr Im S S Korsakova，2018，118（10）：14-18.

Smibert O C，Abbinga S，Spelman D W，et al．Neurosyphilis：Concordance between cerebrospinal fluid analysis and subsequent antibiotic strategy for patients undergoing evaluation of a diagnosis of neurosyphilis［J］．Int J Infect Dis，2019，82：73-76.

Tadayuki Takata，Masaki Kamada，Kodai Kume，et al．Unilateral mydriatic tonic pupil as an early isolated symptom of neurosyphilis［J］．Journal of the Neurological Sciences，2014，344：219-220.

Thomas DD，Navab M，Haake DA，et al．Treponema pallidum invades intercellular junctions of endothelial cell monolayers［J］．Proc Natl Acad Sci，1988，85（10）：3608-3612.

Tsimis M E，Sheffield J S．Update on syphilis and pregnancy［J］．Birth Defects Res，2017，109（5）：347-352.

Tuddenham S，Ghanem K G．Neurosyphilis：knowledge gaps and controversies［J］．Sex Transm Dis，2018，45（3）：147-151.

US CDC．Sexually Transimtted diseases treatment guidelines［J］．Morbidity and Mortality Weekly Report，2006，55（RR-11）.

Wallace HE，Isitt CE，Broomhall HM，et al．Adverse pregnancy outcomes following syphilis treatment in pregnancy inthe UK［J］．Int J STD AIDS，2016，27（12）：1108-1113.

Wang Z，Liu L，Shen Y Z，et al．The clinical and laboratory features of neurosyphilis in HIV-infected patients：A retrospective study in 92 patients［J］．Medicine（Baltimore），2018，97（9）：e78.

Wendel GD Jr，Sheffield JS，Hollier LM，et al．Treatment of syphilis in pregnancy and prevention of congenital syphilis［J］．Clinical Infectious Disease，2002，35（Suppl 2）：S200-S209.

Wendel GD，Maberry MC，Christmas JT，et al．Examination of amniotic fluid in diagnosis congenital syphilis with fetal death［J］．Obstet Gynecol，1989，74（60）：967-970.

Workowski KA，Bolan GA．Centers for Disease Control and Prevention．Sexually transmitted diseases treatment guidelines，2015［J］．MMWR RecommRep，2015，64（RR-3）：1-137.

World Health Organization．Thailand is first country in Asia to eliminate mother-to-child transmission of HIV and syphilis．June 7，2016．http：//www．searo．who．int/mediacentre/releases/2016/1627/en/. Accessed 8/15/16.

World Health Organization．WHO validates elimination of mother-to-child transmission of HIV and syphilis in Armenia，Belarus and the Republic of Moldova［J］．June 7，2016.

Xiao Y，Tong M L，Lin L R，et al．Serological response predicts normalization of cerebrospinal fluid abnormalities at six months after treatment in HIV-negative neurosyphilis patients［J］．Sci R ep，2017，7（1）：9911.

Yim CW，Flynn NM，Fitzgeralel FT．Penetration of oral doxycycline into the cerebrospinal fluid of pa-

tients with latent or neurosyphilis [J]. Antimicrob Agents Chemother, 1985, 28 (2): 347-348.
Ziad Khamaysi, Reuven Bergman, Gregory Telman, et al. Clinical and imaging findings in patients with neurosyphilis: a study of a cohort and review of the literature. International Journal of Dermatology, 2014, 53: 812-819.
Ziaya PR, Hankins GD, Gilstrap LC Ⅲ, et al. Intravenous penicillin desensitization and treatment during pregnancy [J]. JAMA, 1986, 256: 2561-2562.

# 第3章

# 梅毒的实验室检查

梅毒是由苍白螺旋体（TP）引起的一种慢性性传播疾病。本病临床表现复杂，可侵犯人体全身器官，既能产生各种各样的症状和体征，又可多年无症状而呈潜伏状态。梅毒主要通过性接触传播，也可以通过胎盘传播而发生先天性梅毒。

迄今为止，梅毒的确诊离不开梅毒实验室的有关检测。也就是说确诊是否梅毒一定要用实验室结果来定夺。可见实验室检测的重要性。正因为如此，随着梅毒患者人数的明显增多，为了更快、更好地诊治梅毒或进行流行病学防治等，梅毒的实验室检测方法也越来越多，因此要求医务工作者，尤其是从事性病防治的医务工作者，必须熟悉其方法，尤其是所检测结果的临床意义，以便更好地、正确地诊断梅毒，并采取主动有效的防治措施。

梅毒的诊断主要依赖于在特征性损害中检测到梅毒螺旋体或在血清中检测到相关抗体。但梅毒的临床表现非常复杂，甚至感染后也不出现任何临床症状，这样就很难检测到梅毒螺旋体，只能依靠血清学检测来诊断。诚然感染梅毒螺旋体的早期存在"窗口期"而检测不到相关抗体，或者早期只能检测到梅毒特异性抗体而测不到非特异性抗体等。所以各种梅毒检测方法在临床应用中都存在着一定的局限性，因此要结合患者的病史、临床症状和检测结果综合分析做出诊断。

梅毒的实验室检查方法主要有梅毒病原学检测（梅毒螺旋体检查）和梅毒血清学检测（梅毒血清试验和脑脊液检查）。损害渗出液或组织液的暗视野检查及直接荧光抗体试验是确诊梅毒最可靠的方法，也是金标准。

## 第一节　梅毒检测标本的采集和处理

感染梅毒后，人体会产生各种复杂的临床症状，所以，要根据不同时期和不同临床表现的梅毒，对标本采集的种类、采集的部位、标本的处理及运送方式有不同的要求。正确采集和处理标本是保证梅毒实验室检测结果的关键环节，对实验室检测结果具有重要影响。许多医疗卫生机构标本的采集由临床医师在对患者进行检查的同时进行标本采集，所以，使标本采集相关人员了解梅毒标本采集的基本要求对保证实验室检测结果的准确性至关重要。

### 一、标本的采集

#### （一）病史及症状

通过询问病史、接触史和体检等，可以初步掌握患者的症状、可能发生感染的部位，曾经接受过治疗的情况，并根据性伴侣的患病情况初步判断感染梅毒的危险性，由此决定采样的种类和方式。根据病史和症状对实验室结果进行初步判断，尤其是在患者血清（血浆）中非梅毒螺旋体浓度过高时出现的“前带现象”的处理。如采集病损部位的渗出液可以检测梅毒螺旋体，采集血清（血浆）标本可以用来检测梅毒特异性和非特异性抗体等。但如果患者已经接受过某种治疗，将可能影响梅毒螺旋体的检出，也可能影响到血清中非梅毒螺旋体抗体的检出等。所以，询问病史和了解症状等信息是指导实验室检测的重要依据。

### （二）取材的部位及质量

1.取材前的准备　根据检测项目的具体要求，确定采集样品的种类、处理、保存及运输的时限和方法，按照临床采样技术规范的要求操作，遵守生物安全要求。根据取材的种类和部位选取合适的器材，包括准备消毒用品，采样用具包括采血管及试管架、钝刀（刮勺）、载玻片、硬质废弃物容器等。同时选择合适的采样空间，使受检者坐（卧）于合适的位置，并根据样品编码的原则和方法，制订唯一性编码（编号），保证其唯一性。

2.取材和处理

（1）皮损部位组织液：若样品用于病原学检查，则用无菌生理盐水浸湿的棉拭子擦去皮损表面的污物，钝刀轻刮、挤压皮损表层，取渗出液与预先滴加在载玻片上的生理盐水混合后加盖玻片。若样品用于核酸检测，则用无菌生理盐水浸湿的棉拭子擦去皮损表面的污物，钝刀轻刮、挤压皮损表面，用无菌棉签蘸取渗出液，洗入加有DNA保存液（1ml/管）的标本管中。

（2）血液

1）血清：根据需要，用一次性注射器（或真空采血管，无抗凝剂）抽取适量静脉血，室温下自然放置1～2小时（或37℃静置30分钟），血液凝固、血块收缩后再用1500～3000r/min离心15分钟，吸出上层血清，置于合适的容器中。

2）血浆：根据需要，用抗凝（肝素、EDTA等）真空采血取适量静脉血，轻轻颠倒混匀8～10次，1500～3000r/min离心15分钟，吸出上层血浆，置于合适的容器中。

3）末梢全血：消毒局部皮肤（成人和1岁以上儿童可选择耳垂、中指、环指或示指，1岁以下儿童采用足跟部）。一次性采血针刺破皮肤，用无菌棉签擦掉第一滴血，再收集滴出的血液。

（3）淋巴穿刺液：无菌操作下穿刺淋巴结，注入生理盐水并反复抽吸2～3次，取少量的淋巴液直接滴于载玻片上，加盖玻片进行梅毒螺旋体检查。

（4）脑脊液：应由相关专业人员操作。患者侧卧于硬板床，两手抱膝紧贴腹部，头向前胸屈曲，使躯干呈弓形，以髂后上棘连线后正中线的交点为穿刺点，相当于第3～4腰椎棘突间隙，消毒处理后，用2%利多卡因自皮肤到椎间韧带做局部麻醉。术者用左手固定穿刺皮肤，右手持穿刺针以垂直背部方向缓缓刺入，针尖稍斜向头部方向，成人进针深度4～6cm，儿童2～4cm。当针头穿过韧带与硬脑膜时，有阻力突然消失的落空感，此时可将针芯慢慢抽出，即可见脑脊液流出，置于合适的容器中。

### （三）标本采集的注意事项

梅毒实验室检测标本的种类主要分为血液、组织液两大类。每类标本在采集时均应严格按照临床采样技术规范的要求操作，遵守生物安全要求，以避免不必要的职业暴露的发生。同时应对采集到的标本正确处理，以免影响实验室检测结果。

1.血液标本　血液标本主要为全血、血清和血浆3种，主要用于梅毒相关抗体的检测。血清和血浆标本可以再采集静脉血后进行分离制备，在静脉血采集过程中要对所用到的器具进行严格的消毒，避免医院院内感染的发生，采血人员要严格执行生物安全制度，避免采血针头扎伤自己或他人，同时，在分离血清和血浆时尽量避免溶血和吸取油脂。全血可采用手指或耳垂血，婴幼儿可在足跟部位采血。

2.组织液标本　组织液包括皮肤损害部位的渗出液、淋巴液和脑脊液等。各组织液的采集都应尽量避免混入人血液，以免影响实验室检测结果。特殊标本如脑脊液的采集都应由相关专业人员操作。

## 二、标本的处理

### （一）标本的保存

如标本需要保存，采样前应对标本进行实验室的统一编号，并保证编号的唯一性。最好使用预先印制好的、专门用于冷冻储存的耐低温标签。

1.血清或血浆标本　1周内进行检测的标本可存放于2～8℃，1周以上检测的标本应置于-20℃以下冰箱中保存，如需要长期保存，则应将标本置于-70℃超低温冰箱中。

2.组织液标本　组织液、淋巴穿刺液样品需要首先将标本涂于干净的载玻片上，然后使用固定液进行固定、自然干燥后可置于2～8℃下保存；核酸检测用组织液、淋巴穿刺液等标本均应置于生理盐水或DNA保存液后，放于-70℃冰箱中保存。

3.组织标本　可疑梅毒的人体任何组织包括了皮肤、黏膜及人体各系统器官的损害都可做活体组织病理检查。其组织标本均按病理科的要求进行。

### （二）标本的运送

首先要对样品进行包装，随标本应附有与标本唯一性编码相对应的送检单。送检单应标明受检者姓名、标本种类、标本数量等信息，应符合生物安全要求。对运送的标本有温度要求的，应将标本置于相应合适的温度中。运送的标本必须要有记录。运送标本应由培训过的专业或专门人员负责运输。

### （三）标本的接收

接受标本时，标本包裹必须在具有处理感染性材料能力的实验室内打开，对用后的包裹应及时进行消毒。核对标本与送检单，检查样品管有无破损和溢漏。如发现溢漏应立即将尚存留的标本移出，对标本管和感器消毒。检查标本的状况，记录有无严重溶血、微生物污染、血脂过多及黄疸等情况。如果污染过重或认为标本不能被接受，应将标本安全废弃，并将标本处理情况立即通知送标本的单位。送样接收标本时应填写标本接收单。

# 第二节 梅毒的病原学检测

1905年德国学者Schaudinn和Hoffmann首先发现了梅毒螺旋体，从此不断开展各种方法对梅毒螺旋体进行检测。无论用什么方法只要能在患者身上任何一个部位组织检测到梅毒螺旋体就可以确诊梅毒。

病原学检测是梅毒检测中最直观、经济、简便的方法。暗视野显微镜检查梅毒螺旋体是能够在梅毒发病的早期就为临床提供明确诊断依据的方法，而世界卫生组织推荐该方法作为性病诊疗机构实验室常规必备的检测手段之一。但该方法需要特殊的仪器——暗视野显微镜，而且在检测中需要经过培训经验丰富的技术人员操作才可以给出可信的检查结果。所以在实际应用中，尤其是在基层医疗机构的应用中受到了很大的限定。事实上，不但基层医疗机构未能开展，很多三甲医院都没有开展或极少开展此项检查。

## 一、暗视野显微镜直接检测

暗视野显微镜直接检测（dark field microscopy examination）是诊断早期梅毒的重要手段，优点是简便、迅速、可靠。取组织渗出液或淋巴结穿刺液，镜检见到活动的梅毒螺旋体即可确诊。一期与二期梅毒或先天性梅毒的湿润黏膜病灶取材易找到梅毒螺旋体。如在硬下疳、扁平湿疣及肿大淋巴结（用注射器吸取0.1～0.2ml生理盐水，垂直刺入淋巴结中心，将盐水注入，反复抽注数次，最后将吸出的盐水与组织液混合液滴入玻片上备检）取材可获阳性结果。口腔内损害不用此法，因为口腔内有其他螺旋体存在，其形态不易与梅毒螺旋体相鉴别。

**【基本原理】**

梅毒硬下疳、扁平湿疣、黏膜斑等皮损的渗出液涂片，以及淋巴结穿刺液涂片等，在暗视野显微镜下，光线从聚光器的边缘斜射到涂片上的梅毒螺旋体而发出亮光，从而可根据其特殊形态和运动方式进行检查。

**【仪器材料】**

1.暗视野显微镜。

2.钝刀或刮勺、载玻片、盖玻片、注射器具、无菌生理盐水。

**【标本采集】**

1.*皮肤黏膜组织液* 无菌生理盐水浸湿的棉拭子擦去皮损表面的污物，钝刀轻刮、挤压皮损表层，取渗出液与预先滴加在载玻片上的生理盐水混合后加盖玻片镜检。

2.*淋巴液* 无菌操作下穿刺淋巴结，注入生理盐水并反复抽吸2～3次，取少量的淋巴液直接滴于载玻片上，加盖玻片镜检。

**【操作步骤】**

1.*加镜油* 在暗视野显微镜的聚光器上滴加镜油。

2.*聚光* 将标本玻片置载物台上，上升聚光器使镜油接触载玻片底面。

3.*镜检* 在镜下观察，寻找有特征形态和运动方式的梅毒螺旋体。

**【结果判读】**

梅毒螺旋体在暗视野显微镜下表现为纤细、白色、有折光的螺旋状微生物，长为

5～20μm，直径＜0.2μm，有6～12个螺旋，具有旋转、蛇行及伸缩3种特征性的运动方式。暗视野显微镜下发现有上述特征的螺旋体则为阳性结果。

【结果报告】

阳性：见到上述特征的梅毒螺旋体。

阴性：未见到上述特征的梅毒螺旋体。

【临床意义】

1.暗视野显微镜检查阳性，可确诊梅毒。

2.梅毒螺旋体检查是诊断早期现症梅毒的最好方法，世界卫生组织指定其为性病实验室必备项目之一。

3.如未见到梅毒螺旋体，并不能排除患梅毒的可能性，应复查并进行血清学检查。

【注意事项】

1.取材时尽量避免出血，以免影响镜下观察。

2.取材后应立即置暗视野显微镜下观察。

3.镜下观察时应注意与其他螺旋体相鉴别。

## 二、活体组织检查直接检测：镀银染色检查（Warthin-Starry法或Levoaditis法）

【基本原理】

梅毒螺旋体具有亲银性，可被银溶液染色，从而可以在镜下观察到梅毒螺旋体。

【仪器材料】

1.显微镜。

2.罗吉固定液、鞣酸媒染剂、Fontana银溶液。

【标本采集】

1.*皮肤黏膜组织液*　无菌生理盐水浸湿的棉拭子擦去皮损表面的污物，钝刀轻刮、挤压皮损表层，取渗出液涂片。

2.*淋巴液*　无菌操作下穿刺淋巴结，注入生理盐水并反复抽吸2～3次，取少量的淋巴液直接滴于载玻片上。

【操作步骤】

1.*涂片干燥*　将标本涂于洁净载玻片制成薄片，于空气中自然干燥。

2.*固定*　用罗吉固定液将涂片固定2～3分钟。

3.*洗涤*　用无水乙醇（酒精）洗涤玻片上的油污。

4.*媒染*　加媒染剂于涂片上，微加热产生蒸汽，染30秒。

5.*银染*　水洗，加银染液于涂片上，微加热产生蒸汽，染30秒。

6.*镜检*　水洗，待干，用油镜检查。

【结果判读】

显微镜下见到染成棕褐色的梅毒螺旋体为阳性结果。

【结果报告】

阳性：见到染成棕褐色梅毒螺旋体。

阴性：未见到染成棕褐色的梅毒螺旋体。

【临床意义】

同暗视野显微镜检查法。

【注意事项】

应注意与其他螺旋体加以鉴别。

## 三、MDI（多功能显微诊断仪）检测梅毒螺旋体

MDI是近年开发的一种综合相差对比，暗视野及偏振光的可变投影显微镜。标本不需要染色，也无须做任何加工处理即可直接进行观察检测。具有直接、方便、快速、准确的优点，尤其对Ⅰ期梅毒的溃疡性分泌物中梅毒螺旋体有直接检测价值。

## 四、分子生物学技术检测梅毒螺旋体

聚合酶链反应（polymerase chain reaction，PCR），从选择的材料扩增选择螺旋体DNA序列，从而使经选择的螺旋体DNA拷贝数量增加，能够用特异探针来进行检测。PCR诊断先天性梅毒和神经梅毒具有一定的敏感性和特异性。

## 五、免疫荧光染色检测梅毒螺旋体

免疫荧光抗体染色是用异硫氰酸荧光素标记梅毒螺旋体抗体，利用抗原抗体特异性反应，检测标本中含有梅毒螺旋体，在免疫荧光显微镜下观察抗原抗体复合物出现绿色荧光的梅毒螺旋体，完整的梅毒螺旋体为阳性。其检测的敏感性和特异性与梅毒螺旋体的浓度有关，需要免疫荧光显微镜设备，技术条件要求较高。

## 六、其他方法查找梅毒螺旋体

有学者用刚果红染色直接普通显微镜下查梅毒螺旋体也获得满意效果。方法是先用无菌生理盐水清洁损害表面，然后用无菌钝刀反复轻刮或用无菌纱布反复摩擦皮损，直至皮损处有血清样组织液渗出即可，再把渗出液直接印在玻片上，随即加滴刚果红于涂片上混匀并风干。接着将涂片面置于盛有盐酸的瓶口熏烤，使涂片颜色逐渐由红色完全变蓝色为止，待其稍干后直接用普通显微镜或油镜下观片，在蓝色背景中寻找梅毒螺旋体。

不论用哪种方法，只要检测到梅毒螺旋体，即确诊无误，但要注意与其他螺旋体的鉴别。

1.雅司、地方性梅毒、品他　形态上不能与梅毒螺旋体区别，但流行病学、病史、临床表现可以鉴别。

2.大齿螺旋体　为疏螺旋体，比梅毒螺旋体长，存在于口腔中，尤其在牙缝内最多。

3.小齿螺旋体　比梅毒螺旋体短，旋距也短，运动不规则，两端较中部略宽，主要见于牙垢中。

4.软螺旋体　为疏螺旋体，螺旋较少，运动不规律且快，常不断改变其形态，寄生于皮肤溃疡中。

5.生殖器螺旋体　比梅毒螺旋体短小，螺旋大而不规则，寄生于阴垢内，不经常清

洗者检出率较高。

6.其他　与螺旋形网状纤维、纤维蛋白细丝、纤毛、串状红细胞等呈螺旋状的物质相鉴别。

## 第三节　梅毒的组织病理学

梅毒的组织病理学比梅毒的临床表现更为复杂，尤其是内脏系统梅毒的组织病理，除直接或通过特殊染色找到梅毒螺旋体可以确诊外，其他病理变化必须紧密结合临床和其他实验室结果综合分析进行判断。内脏系统梅毒的组织病理在临床表现的有关章节中介绍，本节主要介绍皮肤梅毒损害的组织病理学。

皮肤各期梅毒表现出共有的组织学改变。

1.血管内膜炎，内皮细胞肿胀、增生、管腔狭窄乃至闭塞，或血管壁炎症细胞浸润和纤维素沉积。

2.真皮深、浅层血管和附属器周围炎，有大量淋巴细胞与浆细胞浸润，内混有组织细胞、中性粒细胞和少许嗜酸性粒细胞。炎症细胞浸润构型可因皮损类型和损害侵犯深浅而有不同的构型，可表现为苔藓样，或呈弥漫性，或为斑片状和袖口状等。

### 一、一期梅毒

硬下疳：典型组织学表现为初期的表皮增生，伴真皮致密的淋巴组织细胞和中性粒细胞、浆细胞浸润，但数量在二期梅毒疹中更多见。覆盖的上皮可形成溃疡，相邻的表皮常表现为假性上皮瘤样增生，并有中性粒细胞浸润。原发皮损组织中含有大量黏液样物质。血管内皮细胞肿胀很明显，可见血管内膜炎，甚至闭塞（图3-1）。

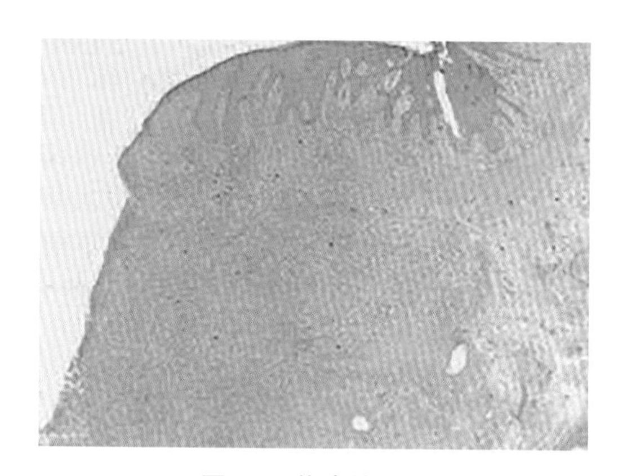

图3-1　梅毒性病变

原发皮损涂片在暗视野显微镜下偶可找到梅毒螺旋体。电镜检查在巨噬细胞、内皮细胞、浆细胞和小血管附近的细胞间隙中常可以找到梅毒螺旋体。

### 二、二期梅毒

组织学表现根据临床特征的不同而有所不同。

1.梅毒性玫瑰疹　斑疹的组织学表现是非特异的，表现为表皮正常，血管周围少量淋巴组织细胞浸润，几乎没有浆细胞。

2.掌跖丘疹鳞屑性梅毒疹　高度角化过度，中度棘层肥厚，表皮突规则下延。混合性炎症细胞多限于真皮浅层血管周围，可见淋巴细胞、组织细胞、浆细胞。血管改变和炎症细胞外渗较轻，有者于角层下见少量嗜中性粒细胞聚集。

3.丘疹性梅毒疹　轻度角化过度和角化不全，轻中度棘层肥厚，海绵形成伴表皮突下延及中性粒细胞移入表皮。真皮浅层混合性炎症细胞浸润，多呈苔藓样构型。显示炎症细胞外渗和水肿。血管内皮细胞增生、肿胀是其特征性表现。毛囊和汗腺周围常有明显的炎症细胞浸润。早期皮损可以表现为血管周围中性粒细胞浸润。

红细胞外溢是丘疹型和丘疹鳞屑型皮损共同的组织病理学表现，有时可见肉芽肿性炎症细胞浸润。

4.*环状丘疹性梅毒疹* 病变中央部有痂，两侧棘层肥厚明显，痂下细胞内水肿和炎症细胞外渗显著，形成海绵状脓疱。毛囊上皮亦见炎症细胞外渗。毛细血管增生、扩张、淤血。真皮中、上部血管周围呈现以浆细胞、淋巴细胞为主的混合性炎症细胞浸润，浸润细胞中浆细胞数量增加，血管壁增厚，内皮细胞肿胀，其构型或呈带状，或呈斑片状。唯累及真皮下部多呈斑片状或袖口状。病变下部伴轻度纤维化。皮下组织很少累及。

5.*银屑病样梅毒疹* 银屑病样梅毒疹表现为表皮过度伴轻度角化不全、棘层肥厚、表皮突延长。炎症细胞浸润主要位于血管周围和真皮浅层并呈带状。可见海绵状脓疱形成和中性粒细胞移入表皮，有时有局灶性的细胞液化变性。偶见坏死的角质形成细胞。

6.*扁平湿疣* 表皮局限性增生，棘层肥厚，表皮突下延明显，病变中央部角层、颗粒层缺陷，形成糜烂面。其下棘细胞高度水肿、浑浊、肿胀，胞体略呈圆形，炎症细胞外渗明显，形成海绵状脓疱和微脓肿，除增生表皮外，亦侵犯毛囊上皮。真皮乳头层毛细血管增生、扩张、充血。真皮中上部呈现以淋巴细胞、浆细胞为主弥散性炎症细胞浸润，内杂以少量中性粒细胞和嗜酸性粒细胞。真皮下部多呈围管状，尤可见明显的血管内膜炎改变。

7.*苔藓样梅毒疹* 角化过度和角化不全，轻度棘层肥厚，表皮突向下伸延，炎症细胞侵入表皮，形成海绵状脓疱，也可见到局限性基底细胞液化，真皮浅层血管周围混合性炎症细胞呈带化浸润，极似扁平苔藓的组织象，其特点为病变范围较小，且有较多的浆细胞浸润和明显的血管炎改变。

8.*脓疱性梅毒疹* 不规则棘层肥厚，主要病理改变为表皮内形成海绵状脓疱，多位于棘层上部，疱壁不规整，细胞内水肿明显，出现网状变性，炎症细胞外渗显著。可见毛细血管增生，血管内皮细胞肿胀、增生。弥散性浆细胞、淋巴细胞等混合性炎症细胞浸润累及真皮全层。有的表皮形成角层下脓疱，疱底部有带状细胞浸润。

9.*蛎壳状梅毒疹* 基本病理改变同脓疱性梅毒疹。中央部形成厚的脓痂，棘层中上部形成较大海绵状脓疱，细胞内水肿及炎症反应较强，并累及毛囊上皮。真皮内有非常致密的炎症细胞浸润，多呈围管状，其中包括大量浆细胞，血管改变很明显。

10.*二期结节性梅毒疹* 组织学上可表现为肉芽肿或假性淋巴瘤，其中肉芽肿改变类似于结节病样肉芽肿，少数可呈栅栏状排列。

11.*晚二期结节性梅毒疹* 组织学表现为组织细胞肉芽肿，但界线不清，通常少见有多核巨细胞。其与结核病的区别在于前者肉芽肿周围有大量浆细胞和小血管的内皮细胞肿胀。而后者表现为结核性结节时，应有干酪样坏死，而为结核样结节时，浸润细胞以上皮样细胞为主。无论是结核性或结核样改变都有较多的多核巨细胞存在。

## 三、三期梅毒

三期梅毒的皮肤表现有结节性、溃疡性或结节溃疡性梅毒疹，其组织病理变化与二期结节性梅毒疹类似。三期梅毒多见且主要的是皮肤树胶肿，树胶肿的典型病理表现为中心干酪样坏死，真皮上部血管周围可见淋巴细胞、浆细胞、组织细胞混合性炎症细胞浸润，呈斑片状，界线清楚。肉芽肿浸润比二期结节性梅毒疹深而广。真皮下部毛囊、汗腺及皮下脂肪小叶形成较小的局限性肉芽肿，由淋巴细胞、浆细胞、上皮样细胞、成纤维细胞和少量多核巨细胞组成，但是可见残留细胞轮廓。坏死区域周围有淋巴细胞、组织细胞和浆细胞浸润。真皮内及皮下组织均可见明显的梅毒性血管炎变化，常可见到动脉内膜炎。病变处弹性纤维被破坏，并有纤维化。梅毒螺旋体的数量很少，银染下很难找到螺旋体。其组织象与瘰疬性皮肤结核病和硬红斑相似。有时极难区别，需结合临床加以鉴别。

## 第四节　梅毒的血清学检测

梅毒是由梅毒螺旋体（苍白螺旋体）所引起的一种全身性慢性传染性疾病，也是一种严重危害人体健康的性传播疾病。分为后天性（获得性）梅毒和先天性（胎传）梅毒，梅毒螺旋体感染人体后产生两种抗体，即非特异性反应素和特异性抗螺旋体抗体，可分为通过非特异性螺旋体抗体和特异性螺旋体抗体试验进行检测。任何螺旋体感染者，包括雅司、品他及地方性梅毒，特异性螺旋体抗体试验和非特异性螺旋体抗体试验均可呈现阳性反应。根据所用抗原的不同，梅毒血清试验分为以下两大类。

### 一、非特异性梅毒螺旋体抗原试验

非特异性梅毒螺旋体抗原血清试验包括性病研究实验室（VDRL）试验、快速血浆反应素环状卡片试验（RPR）、甲苯胺红不加热血清试验（TRUST）等。

1.康-华反应　1906年Wassermann、Neisser和Bruck等发表了有关梅毒血清诊断的论文，开创了以血清试验方法诊断梅毒的新纪元。后人称之为瓦色曼补体结合试验，简称瓦氏反应。我国早期梅毒学家翻译为华氏反应。1922年Kahn改进了检测方法，使沉淀反应更加增强其敏感性，这就是后人称之为康氏反应。在20世纪四五十年代的康-华反应试验在梅毒的诊疗中发挥了重要作用。

华氏反应是诊断第三期梅毒和神经性梅毒的血清学反应。机体感染梅毒螺旋体经过一定时间后，其血清中逐渐产生一种抗体，能与牛心肌中提取的“心磷脂抗体”发生补体结合反应。华氏补体结合试验比康氏试验敏感性小，但特异性高。初期梅毒一般在4周以后阳性率逐渐升高，6～8周后90%～100%呈阳性；二期复发梅毒60%～80%呈阳性，三期梅毒中一般皮肤梅毒80%呈阳性，心血管梅毒100%呈阳性。华氏或康氏反应结果不能绝对地肯定或否定梅毒诊断，因此不可作为梅毒诊断的唯一依据，必须结合其他各个条件才能确定最后诊断。由于康-华反应在许多其他疾病（如麻风、疟疾、肺炎、流感等）中可能会出现假阳性，因而要结合临床综合分析再做定夺。

2. VDRL（性病研究实验室试验，venereal disease research laboratory test，VDRL）用一定比例的心磷脂、卵磷脂及胆固醇作为抗原，可做定量及定性试验，需用显微镜读取结果，缺点是对一期梅毒敏感性不高。VDRL试验于硬下疳发生后1～2周出现阳性，一期梅毒只有2/3 VDRL试验为阳性。多数二期梅毒者的滴度在1∶8以下。若脑脊液检测中VDRL阳性对诊断神经梅毒有重要价值。

【基本原理】

梅毒螺旋体感染人体后，宿主会产生抗类脂抗原的抗体（反应素），与一定比例的心磷脂、卵磷脂及胆固醇混合物抗原反应，可检测梅毒患者体内的抗类脂抗原的抗体。

【仪器材料】

（1）水平旋转仪、显微镜。

（2）试剂盒：VDRL抗原原液、VDRL缓冲液、抗原滴管及针头、带直径为14mm漆圈的玻璃反应板、VDRL试验结果判读用参照图片。

（3）30ml平底玻璃小瓶、生理盐水。

【标本采集】

（1）血清：抽取静脉血，室温静置凝固后，分离新鲜血清。也可采用冻存的血清。

（2）脑脊液：采用腰椎穿刺术获得，应由相关专业人员操作。

【操作步骤】

（1）VDRL抗原配制。

（2）VDRL玻片定性试验

1）灭活：血清标本56℃灭活30分钟。

2）吸样：吸取0.05ml血清放入反应板圈中，将血清涂布到整个圈内。

3）加抗原：用标准针头加入1滴抗原。

4）反应：将反应板置水平旋转仪上旋转4分钟［（180±5）次/分］，立即置低倍显微镜下观察。

（3）VDRL定量试验

1）加稀释液：在圈内加入0.05ml生理盐水（根据需要确定稀释度）。

2）样本稀释：吸取0.05ml样本与各圈中盐水做系列稀释并涂布整个圈内。

3）以下步骤同“（2）VDRL玻片定性试验”中2）～4）。

【结果判读】

凝集反应强度分级。

＋＋＋～＋＋＋＋：大的或中等大小的絮状物，液体清亮。

＋＋：絮状物较小，液体较清亮。

＋：絮状物较小，均匀分布，液体浑浊。

±：抗原复合物颗粒稍粗。

－：抗原颗粒均匀、细小。

【结果报告】

（1）定性试验

阳性：镜下可见＋～＋＋＋＋的絮状凝集物。

阴性：不产生凝集反应。

（2）定量试验

滴度：镜下可见絮状凝集物的样本最高稀释倍数。

【临床意义】

脑脊液VDRL阳性对神经梅毒有诊断意义。

【注意事项】

（1）VDRL用抗原需当日配制。

（2）试验反应完毕，应立即观察结果。

3. USR（不加热血清反应素试验）（unheated serum regain test，USR） USR也是VDRL抗原的改良，敏感性及特异性与VDRL相似。

【基本原理】

不加热血清反应素试验是采用改良VDRL抗原，即将VDRL抗原用稀释液稀释后离心沉淀，于沉淀中加入EDTA、氯化胆碱和防腐剂，敏感性及特异性与VDRL相似。

【仪器材料】

USR试剂盒、注射器、玻片、加样器等。

【标本采集】

血清：抽取静脉血，室温静置凝固后，分离新鲜血清。也可采用冻存的血清。

【操作步骤】

（1）吸取待检血清（不必灭活）0.05ml，加于玻片的圆圈中，并分散到整个圆圈。

（2）用1ml注射器专用针头吸取抗原，每份待检标本上滴加1滴，摇动玻片4分钟，立即观察结果。

【结果判读】

先用肉眼观察，再用低倍显微镜（放大100倍）观察抗原颗粒或凝集沉淀，按以下方式记录实验结果。

－：颗粒细小，分布均匀。

±：颗粒分布不规则，或为细小的粗糙物。

＋：在显微镜下可见小块状物，均匀分布。

＋＋：肉眼可见小块状物，在显微镜下可见较大的块状物，悬液较清亮。

＋＋＋～＋＋＋＋：肉眼可见大或较大的块状物，悬液清亮。

【结果报告】

玻片半定量试验：玻片定性试验阳性（＋＋以上）者可做半定量试验，以进一步诊断。先将待检血清用0.9%氯化钠稀释成6个稀释度，即血清原液1∶1、1∶2、1∶4、1∶8、1∶16、1∶32，各取0.05ml稀释血清加在玻片的圆圈内，按定性实验方法操作和判定结果。

【临床意义】

早期梅毒患者经充分治疗后，反应素可以消失，早期未经治疗者到晚期，部分患者中反应素也可以减少或消失。目前一般作为筛选和定量试验，观察疗效，复发及再感染。

【注意事项】

本试验敏感性高而特异性较低，且易发生生物学假阳性。

4. RPR试验（快速血浆反应环状卡片试验）（rapid plasma regain test，RPR） RPR试验是VDRL抗原的改良，其中加入活性炭。敏感性及特异性与VDRL相似，肉眼可读出结果。

【基本原理】

RPR试验是VDRL试验的一种改良方法。该法在心磷脂、卵磷脂和胆固醇等组成的抗原中加入活性炭颗粒，与待检血清（浆）中的反应素结合，形成肉眼可见的黑色絮状物。

【仪器材料】

（1）水平旋转仪。

（2）RPR试剂盒：RPR抗原、带直径为18mm圆圈的反应卡片、抗原用滴管、针头。

【标本采集】

（1）血清：抽取静脉血，室温静置凝固后，分离新鲜血清。也可采用冻存的血清。

（2）血浆：各种抗凝剂制备的血浆。

【操作步骤】

（1）定性试验

1）加样：吸取0.05ml血清（浆）放在卡片圈中，并均匀地涂布在整个圈内。

2）加抗原：将抗原轻轻摇匀，用9号针头（每毫升60滴±1滴）加1滴抗原。

3）反应：将卡片置水平旋转仪旋转8分钟［（100±5）r/min］，立即在亮光下观察结果。

（2）定量试验

1）稀释液准备：在圈内加入0.05ml生理盐水（根据需要确定稀释度），勿将盐水涂开。

2）加样：吸取0.05ml血清（浆）与各圈中盐水做系列稀释，并涂布整个圈内。

3）同“（1）定性试验”中2）～3）。

【结果判读】

凝集反应强度分级。

＋＋＋～＋＋＋＋：圆圈内出现中到大的黑色絮状物，液体清亮。

＋＋：圆圈内出现小到中的黑色絮状物，液体较清亮。

＋：圆圈内出现小的黑色絮状物，液体浑浊。

－：圆圈内仅见碳颗粒集于中央一点或均匀分散。

【结果报告】

（1）定性试验

阳性：出现＋～＋＋＋＋强度的凝集反应。

阴性：不产生凝集反应。

（2）定量试验

滴度：出现凝集反应的样本最高稀释倍数。

【临床意义】

（1）RPR试验适用于梅毒筛查、疗效观察、复发或再感染的检查。

（2）对未经治疗的一期、二期和潜伏梅毒患者的敏感性分别为86%、100%和98%。

【注意事项】

试验应在23～29℃环境中进行。

5. TRUST（甲苯胺红不加热血清试验）（tolulized red unheated serum test，TRUST） TRUST

试验是用甲苯胺红颗粒代替RPR试验中的活性碳颗粒作为指示物，所以阳性结果为红色絮状物，其基本原理、仪器材料、标本采集、操作步骤、结果判读、结果报告、临床意义及注意事项等与RPR试验基本相同。

康-华反应在梅毒的检测中已成历史，我国梅毒以后就已经不做此项检查了。其后不断地开展VDRL、USR、RPR、TRUST等各项检测，VDRL、USR都属于微量玻片法。VDRL以心磷脂为抗原加入胆固醇以增强灵敏性，加入卵磷脂以提高抗原性，定性定量检测血清中的抗类脂质体抗原的非特异性抗体（即反应素）。该实验操作简单、快速，2小时内出结果。但抗原悬液不稳定，要求待检测的血清要新鲜而且需要加热灭活，技术要求高；USR是抗原悬液中加入了二胺四乙酸二钠灭活补体从而使悬液更加稳定，可以保存4个月，同时又在悬液中加入了氨氯化胆碱，可对待测血清直接进行化学灭活，从而减少了加热灭活的步骤，使在检测时更加快速、方便。但两种方法都需要借助显微镜观察结果，主观性强，易出差错或漏检。USR目前一般很少应用，VDRL大都只用于脑脊液检测来确诊神经梅毒。

非特异性梅毒螺旋体抗体试验目前应用最广泛的是RPR、TRUST这两种方法。原理都一样，都是利用一定比例的心磷脂、卵磷脂及胆固醇组成混合物作为抗原，RPR用特制的活性炭颗粒进行吸附，通过肉眼观察白色纸板上有无黑色凝聚颗粒出现而直接进行结果判断；TRUST是以甲苯胺红染料颗粒代替活性炭颗粒作为吸附剂，通过肉眼观察白色纸板上有无红色凝聚颗粒出现而直接进行结果判断。操作简便、迅速，试验结果清晰易读，稳定性好。因此，全国各大医院或医疗机构都能开展而被广泛应用。但要注意假阴性和假阳性。

非特异性梅毒螺旋体抗体滴度常与梅毒疾病的活动性相关，在实验结果报告中一定要报其抗体滴度。两次血清学试验抗体滴度变化4倍（就是相差两个倍比稀释度即1∶32降至1∶8或1∶4上升到1∶16等）具有重要的临床意义，前提是两次试验的方法相同。同一患者的顺序试验前后亦应该相同（如RPR或VDRL），而且最好在同一个实验室做，有条件时最好同一个人检测人员做。RPR和VDRL两种方法同样有效，但定量试验的结果不能直接比较，因为测出的RPR滴度比VDRL稍高，不利于疗效观察。通过规范驱梅治疗后一定时间，非特异性梅毒螺旋体抗体试验结果可转为阴性，梅毒可以达到血清学痊愈。但是在某些患者中，非特异性梅毒螺旋体抗体可以长时间在人体内维持在较低的滴度上，甚至伴随终身。这种现象称为“血清固定反应”（详细见后文）。

## 二、特异性梅毒螺旋体抗体试验

梅毒螺旋体抗原血清试验是以梅毒螺旋体为抗原的特异性抗原抗体反应，用以检测梅毒螺旋体抗体。常用的方法有梅毒螺旋体明胶颗粒凝集试验（TPPA）、梅毒螺旋体血球凝集试验（TPHA）、荧光梅毒螺旋体抗体吸收试验（FTA-ABS）、梅毒螺旋体酶联免疫吸附试验（TP-ELISA）和梅毒螺旋体蛋白印迹试验（TP-WB）等方法。

1. TPPA（梅毒螺旋体明胶颗粒凝集试验T，pallidum passive particle agglutining assay，TPPA） TPPA是以人工合成的惰性明胶颗粒代替TPHA的醛化红细胞作为载体，因而不需要用超声波粉碎的牛、羊红细胞膜成分吸收反应的人血成分。更由于使用了高度提纯的梅毒螺旋体抗原，所以无须用兔睾丸提取物、兔血清和超声波粉碎的Reiter株梅毒螺旋体吸收，其敏感性和特异性均较TPHA为佳。

**【基本原理】**

TPPA试验是用超声裂解梅毒螺旋体制备的抗原，致敏明胶粒子，其致敏粒子与待检血清中的抗梅毒螺旋体抗体结合，产生肉眼可见的凝集。

**【仪器材料】**

（1）微量振荡器。

（2）试剂盒："A"为溶解用液，"B"为标本稀释液，"C"为致敏粒子，"D"为未致敏粒子，"E"为质控血清。

（3）U形反应板。

**【标本采集】**

（1）血清：抽取静脉血，室温静置凝固后，分离新鲜血清。也可采用冻存的血清。

（2）血浆：各种抗凝剂制备的血浆。

**【操作步骤】**

（1）试剂准备：试验前将待检样本和试剂应恢复到室温。

（2）加稀释液：每份样本做4孔，加B液至反应孔内，第1孔100μl，第2～4孔各25μl。

（3）样本稀释：取样本25μl加至第1孔，混匀后取25μl至第2孔，连续倍比稀释至第4孔，最后1孔混匀后弃去25μl。

（4）加对照液：第3孔加D液25μl，第4孔加C液25μl。

（5）混合：将反应板置振荡器振荡30秒。

（6）反应：置湿盒内，孵育2小时后，或放4℃冰箱过夜观察结果。

**【结果判读】**

（1）观察加未致敏粒子的第3孔，不出现凝集为有效试验。

（2）观察凝集反应强度：分级如下。

＋＋＋＋：粒子光滑覆盖整个孔底，有时边缘有折叠。

＋＋＋：粒子光滑覆盖大部分孔底。

＋＋：粒子光滑聚集覆盖孔底，周围有一细胞环。

＋：粒子光滑聚集覆盖孔底，周围有一明显细胞环。

±：粒子沉集孔底，中央形成一小点。

－：粒子紧密沉积孔底中央。

**【结果报告】**

阳性：第3孔不出现凝集，第4孔1∶80稀释样本与致敏粒子产生＋～＋＋＋＋凝集反应。

阴性：未致敏粒子和致敏粒子均不产生凝集反应。

**【临床意义】**

（1）TPPA可作为非梅毒螺旋体抗原血清试验（如RPR等）初筛阳性标本的确证试验。

（2）梅毒患者经过抗梅治疗后，TPPA试验仍可阳性，故TPPA试验阳性不能作为疗效观察的指标。

（3）TPPA阳性不能区分既往感染和现症感染，应结合非梅毒螺旋体抗原血清试验结果进行诊断。

【注意事项】

（1）试验结果为“可疑”时，应选用其他试验方法进行复检。

（2）如未致敏粒子孔出现凝集反应，样本进行吸收后再进行试验，或改用其他试验方法复检。

2. TPHA（梅毒螺旋体血球凝集试验T，pallidum hemagglutination assay，TPHA）用被动血凝法检测抗梅毒螺旋体抗体，敏感性和特异性均高，操作简便，但对一期梅毒不如FTA-ABS试验敏感。

【基本原理】

TPHA试验用超声裂解的梅毒螺旋体菌体为抗原，致敏经醛化、鞣化的羊或禽类红细胞，与抗梅毒螺旋体抗体反应，产生肉眼可见的抗原抗体凝集。

【仪器材料】

（1）微量振荡器。

（2）TPHA试剂盒："A"为溶解用液，"B"为标本稀释液，"C"为致敏粒子，"D"为未致敏粒子，"E"为质控血清。

（3）U形反应板。

【标本采集】

（1）血清：抽取静脉血，室温静置凝固后，分离新鲜血清。也可采用冻存的血清。

（2）血浆：各种抗凝剂制备的血浆。

【操作步骤】

（1）试剂准备：试验前试剂恢复到室温15～25℃。

（2）加稀释液：加B液至反应板，第1孔25μl，第2孔100μl，第3～5孔各加25μl。

（3）样本稀释：取样本25μl加至第1孔，混匀后取25μl至第2孔，混匀后取25μl至第3孔，混匀后弃去25μl，再从第2孔取25μl至第4孔，混匀后取25μl至第5孔，混匀后弃去25μl。

（4）加对照液：第3孔加D液（未致敏细胞）75μl，第4、第5孔加C液（致敏细胞）各75μl。

（5）混合：将反应板置振荡器振荡30秒。

（6）反应：置湿盒内，15～25℃孵育4小时，或放4℃冰箱过夜观察结果。

【结果判读】

（1）观察加未致敏粒子的第3孔，不出现凝集为有效试验。

（2）观察凝集反应强度：分级如下。

++++：粒子光滑覆盖整个孔底，有时边缘有折叠。

+++：粒子光滑覆盖大部分孔底。

++：粒子光滑聚集覆盖孔底，周围有一细胞环。

+：粒子光滑聚集覆盖孔底，周围有一明显细胞环。

±：粒子沉集孔底，中央形成一小点。

－：粒子紧密沉积孔底中央。

【结果报告】

阳性：第3孔不出现凝集，第4孔1∶80稀释样本与致敏粒子产生+～++++凝集反应。

阴性：未致敏粒子和致敏粒子均不产生凝集反应。

【临床意义】

（1）TPHA可作为非梅毒螺旋体抗原血清试验（如RPR等）初筛阳性标本的确证试验。

（2）梅毒患者经过抗梅治疗后，TPHA试验仍可阳性，故TPHA试验阳性不能作为疗效观察的指标。

（3）TPHA阳性不能区分既往感染和现症感染，应结合非梅毒螺旋体抗原血清试验结果进行诊断。

【注意事项】

有些采用禽类红细胞为载体的TPHA试验，血清不用吸收，可直接进行试验。

3. 19s-IgM-TPPA梅毒螺旋体明胶颗粒凝集试验（先天性梅毒）

【基本原理】

用抗人IgM和（或）IgM抗体与待测血清中的IgM或IgG抗体发生特异性的抗原-抗体反应，使IgG和（或）IgM抗体分离，实现反应体系中保留IgM抗体而去除IgG抗体，再用TPPA进行检测的方法。

【仪器材料】

RPR试剂、TPPA试剂盒、IgG/RF因子吸附剂。

【标本采集】

患者静脉血3L，分离血清，如在24小时内检测则血清标本置于4℃冰箱。否则置于-70℃冰箱内保存待测，避免反复冻融。

【操作步骤】

按IgG/RF因子吸附剂说明书对被测血清进行IgM提取，所获上清液即被稀释10倍血清，再按TPPA试剂盒说明书操作步骤进行检测，所有稀释倍数都按照TPPA的要求进行倍比稀释。

【结果判读】

++～++++：颗粒凝集覆盖整个孔底，可呈多边形膜状，边缘粗糙。

+：颗粒凝集呈多边形粗糙大环状。

±：颗粒凝集呈边缘光滑小环状。

-：颗粒聚集在孔中央，光亮、边缘光滑。

【结果报告】

阳性：第3孔不出现凝集，第4孔1∶80稀释样本与致敏粒子产生+～++++凝集反应。

阴性：未致敏粒子和致敏粒子均不产生凝集反应。

【临床意义】

19s-IgM-TPPA试验对于先天性梅毒及早期的梅毒有着重要的诊断意义。

【注意事项】

（1）反应板要清洁干净，孔内无异物，避免产生假阳性；要用U形板而不能用V形板。

（2）试剂盒可置于0℃以下，以防止冻结，不同批号试剂间不可混用。

（3）试验适宜温度为15～25℃，天热时应将湿盒置空调室内。

（4）如未致敏颗粒出现凝集反应，应做重吸收试验或改用其他确诊试验。

4. FTA-ABS试验（荧光梅毒螺旋体吸收试验） 此法是最敏感和最特异的螺旋体抗原试验。FTA-ABS试验以荧光相对闪烁度出报告，自可疑±～＋＋＋＋。就临床应用而言，可疑反应与无反应意义相同。多数实验室以＋为阳性反应报出，但有些实验室研究表明，这样的结果可能难以出现，因此，个别实验室仅以＋＋或＋＋以上反应始报阳性。若无梅毒病史，亦无梅毒临床证据，仅有FTA-ABS试验阳性反应者，则需再次重复FTA-ABS试验。采用另一种梅毒螺旋体试验如MHA-TP对一些疑似病例可能有助于明确诊断。

有一种改良的FTA-ABS试验，是用荧光素标记的抗人IgM作抗原，称为IgM FTA-ABS。IgM FTA-ABS试验对早期先天梅毒诊断有一定价值，但不能鉴别成人是急性还是陈旧性感染。

【基本原理】

以完整的梅毒螺旋体作为抗原，与经吸收剂吸收的梅毒血清抗体反应形成抗原抗体复合物，再加入荧光素（FITC）标记的抗人免疫球蛋白，形成带有荧光抗原抗体复合物，在荧光显微镜下螺旋体显出苹果绿色荧光。

【仪器材料】

（1）荧光显微镜。

（2）试剂盒：梅毒螺旋体抗原片、吸收剂、荧光素标记抗体、阳性对照血清、PBS缓冲液、固定剂。

（3）血清稀释板。

【标本采集】

（1）血清：抽取静脉血，室温静置凝固后，分离新鲜血清。也可采用冻存的血清。

（2）脑脊液：采用腰椎穿刺术获得，应由相关专业人员操作。

【操作步骤】

（1）血清灭活：将血清标本于56℃灭活30分钟，备用。

（2）血清稀释：待检血清用吸收剂1∶5稀释，阳性血清及阴性血清分别用PBS缓冲液和吸收剂1∶5稀释。置37℃湿盒内，30分钟。

（3）加样：每次实验必须设PBS缓冲液、吸收剂、PBS液1∶5稀释阳性和阴性血清及吸收剂1∶5稀释阳性和阴性血清共6个对照涂片。每个涂片分别加入10μl稀释后的血清或缓冲液，置37℃湿盒内，30分钟。

（4）洗涤：用PBS-Tween-80液洗玻片2次，每次5分钟，最后用蒸馏水洗1次，冷风干燥。

（5）加荧光抗体：每个涂片加10μl按要求稀释的荧光抗体，置37℃湿盒内30分钟。

（6）洗涤：同步骤（4）。

（7）封片镜检：用固定剂封片，读片。

【结果判读】

阳性：无论PBS缓冲液还是吸附剂稀释，荧光强度应相同。

阴性和空白对照：不产生荧光。

【结果报告】

阳性：荧光镜下见到不同程度发绿色荧光的螺旋体。

阴性：无荧光或密螺旋体微显淡绿色。

【临床意义】

（1）FTA-ABS是梅毒螺旋体抗原血清学试验的金标准。该方法是以非致病性密螺旋体Reiter株作为抗原来结合待测血清中梅毒的抗体，利用荧光标记的二抗显示梅毒抗体的存在，排除了同属抗原交叉结合的可能性，特异性好，而且该法因采用整条螺旋体进行检测，敏感性高。因而被视为梅毒血清学检测试验的金标准。

（2）对未经治疗的一期、二期、潜伏梅毒和晚期梅毒患者的敏感性分别为84%、100%、100%和96%，特异性均可达97%。

（3）其他同TPPA试验。

【注意事项】

（1）抗原片每次洗涤要干净，避免其他杂质影响判读结果。

（2）试验需有高质量荧光显微镜和技术熟练的操作人员。

5. TP-ELISA（酶联免疫吸附试验）

【基本原理】

TP-ELISA试验是用包被在固相板条上经超声裂解、纯化处理或重组的梅毒螺旋体抗原，与待检样本中的梅毒特异性抗体结合，再与酶标记的抗人免疫球蛋白单克隆抗体反应，形成抗原抗体复合物而使底物显色。

【仪器材料】

（1）酶标仪、洗板机。

（2）试剂盒组成：96孔反应板、标本稀释液、洗液、酶结合物、底物液、终止液、阳性对照、阴性对照。

【标本采集】

同RPR试验。

【操作步骤】

（1）加稀释液：取标本稀释液加到反应板孔内。

（2）孵育：分别加入阳性、阴性对照和待检样本，置37℃孵育一定时间，洗板。

（3）加酶结合物：加酶结合物，置37℃孵育一定时间，洗板。

（4）加显色剂：加底物，37℃避光孵育。

（5）终止反应：加终止液，酶标仪测OD（光密度）值。

【结果判读】

（1）每次试验的阳性、阴性对照应在规定的数值范围内。

（2）根据阳性、阴性OD值设定阈值（cut-off值）。

【结果报告】

阳性：标本OD值大于或等于阈值。

阴性：标本OD值小于阈值。

【临床意义】

（1）适用于流行病学调查或大样本量标本的检测。

（2）ELISA阳性不能区分既往感染和现症感染，应结合非梅毒螺旋体抗原血清试验（如RPR等）结果进行诊断。

（3）由于ELISA试剂盒中没有配制吸收稀释剂，若待测血清中存在非梅毒螺旋体交叉反应的抗体会出现假阳性，因此目前认为若TP-ELISA检测为阳性时，应再次给予TPPA、TPHA试验或TP-WB试验法加以验证。事实上，在临床实践中，此检测的假阳性也较多见。

【注意事项】

（1）不同批号试剂不能混用。

（2）温度和时间必须严格控制。

（3）在临床实践中出现假阳性较多，要紧密结合临床综合分析。

6. TP-WB试验（免疫印迹法）

【基本原理】

用超声粉碎的梅毒螺旋体或梅毒螺旋体重组的不同抗原，印迹至硝酸纤维膜条上。通过酶联反应，可检测梅毒血清中多种特异抗原成分的抗体。

【仪器材料】

（1）水平摇床。

（2）试剂盒：硝酸纤维膜条、酶标抗体、阳性质控血清、阴性质控血清、底物液、终止液、标准阳性反应带结果参比图谱。

【标本采集】

同RPR试验。

【操作步骤】

（1）反应：每反应槽加2.0ml工作缓冲液，浸湿膜条5分钟，加入0.02ml待检样本，置水平摇床上（50r/min），18～25℃反应45分钟。

（2）洗涤：弃去反应槽中液体，加入2.0ml工作缓冲液，置水平摇床洗涤3次，每次5分钟。

（3）加酶结合物：加入酶标抗体，置水平摇床反应30分钟。

（4）洗涤：同步骤（2）。

（5）显色：每槽加2.0ml底物，置水平摇床上反应8～10分钟。

（6）终止：待阳性对照带显色清晰，加入1.0ml终止剂2分钟后弃去槽中液体，用蒸馏水洗2次，用镊子取出反应条，置滤纸上。

【结果判读】

（1）根据阳性结果参比图谱判定结果。

（2）将试验的硝酸纤维膜条上端标记线与参比标记线对齐。

（3）观察45kD、17kD及15.5kD带区显色带。

【结果报告】

阳性：45kD、17kD及15.5kD带区均出现显色带。

阴性：45kD、17kD及15.5kD 三个条带均未显色。

【临床意义】

（1）同TPPA试验。

（2）可以用于检测IgM或IgG抗体。

【注意事项】

（1）洗涤要充分，否则易造成试验膜条带背景的颜色偏深。

（2）硝酸纤维膜条有对照反应条带，在试验中应显示。如未显示，则试验无效。

（3）当45kD、17kD及15.5kD中只有1个或2个条带出现明显色带为可疑结果，需用其他试验方法复检。

7. CLIA（化学发光法）

【基本原理】

化学发光法使用一步法双抗原夹心免疫分析模式，使用多种螺旋体特异性蛋白抗原制备固相抗原，辣根过氧化酶（HRP）标记的相同蛋白作为标记抗原，与样品中的梅毒螺旋体抗体形成双抗原夹心。在经洗涤后加入化学发光底物液，测定其发光强度（RLU），根据临界值判断样品中是否含有梅毒螺旋体特异性抗体。

【仪器材料】

梅毒螺旋体抗体诊断试剂盒，全自动化学免疫发光仪。

【标本采集】

所有标本均在被采血者空腹、静息10分钟以上采集。真空采血管抽取静脉血5ml，于抽血当日3300r/min离心10分钟，分离出血清，−20℃冷冻保存。检测当日，将所有标本放于室温，全部融化后颠倒混匀，备用。

【操作步骤】

化学发光法为全自动上机检测。

【结果判读】

结果由仪器读取，根据标准曲线计算结果。

【结果报告】

阳性：S/CO值≥1.00。

阴性：S/CO值＜1.00。

【临床意义】

化学发光免疫分析技术是EIA技术的新发展，通过化学发光底物取代传统的显色底物。其特点是酶促增强发光信号，并稳定和延长发光信号时间，既保持了发光免疫分析的高灵敏度，又克服了传统发光酶免疫分析所发信号时间短的缺点。由于化学发光法使用螺旋体特异性蛋白做抗原检测血清，可大大降低假阳性率。而且化学发光法可同时检测IgG和IgM，故又可以减少假阴性的产生。

8. TRFIA（时间分辨免疫荧光技术）

【基本原理】

时间分辨荧光技术应用镧系元素的三价稀土金属离子［铕（Eu）等］及其螯合物作

为示踪物代替酶，标记螺旋体特异性抗原，待抗原抗体复合物形成后，加入增强液，引入了信号放大体系（生物素——链亲和素——Eu），其包被的P15、P17、P47的抗原片段较全面。用时间分辨荧光仪测定终产物的荧光强度，根据荧光强度和相对荧光比值确定待测物浓度。用基因重组抗原包被酶标板孔，与待测血清反应后加入铕标记抗原，若存在梅毒抗体则可检测到荧光信号，荧光值与抗体含量成正比。

【仪器材料】

时间分辨荧光法试剂盒、EFFCUTA全自动样本处理系统，ANYTEST时间分辨荧光分析仪。

【标本采集】

所有标本均在被采血者空腹、静息10分钟以上采集。真空采血管抽取静脉血5ml，于抽血当日3300r/min离心10分钟，分离出血清，-20℃冷冻保存。检测当日，将所有标本放于室温，全部融化后颠倒混匀，备用。

【操作步骤】

时间荧光分辨法为全自动上机检测。

【结果判读】

结果由仪器读取，根据拟合的标准曲线计算结果。

【结果报告】

阳性：S/CO值≥1.00。

阴性：S/CO值＜1.00。

【临床意义】

由于时间分辨荧光使用螺旋体特异性蛋白作为抗原检测血清，可大大降低假阳性率。而且时间分辨荧光法可同时检测IgG和IgM，故又可以减少假阴性的产生。TRFIA检测可全程全自动化，避免人为因素的干扰。晚期妊娠、系统性红斑狼疮、类风湿性疾病等对TRFIA检测结果无影响。TRFIA分析系统采用波长分辨和多次检测均值等方法，提高了检测灵敏度和特异度，实现了零本底检测，而且检测结果重复性好，标记物存储时间长、结果判定准确且原始数据易保存，降低了标本复检率。

9. ICA（*免疫层析技术*） 胶体金免疫层析技术（colloidal gold immunochromatography assay，GICA）是20世纪80～90年代在酶联免疫吸附试验、乳胶凝集试验、单克隆抗体技术、胶体金技术和新材料技术基础上发展而成的一种新型体外诊断技术。具有简单快速，可通过肉眼判定结果、灵敏度高、无污染、携带方便等优点，已成为临床快速诊断领域的一个发展方向。

【基本原理】

胶体金免疫层析法是将特异性的抗原或抗体以条带状固定在膜上，胶体金标记试剂（抗体或单克隆抗体）吸附在结合垫上，当待检样本加到试纸条一端的样本垫上后，通过毛细作用向前移动，溶解结合垫上的胶体金标记试剂后相互反应，当移动至固定的抗原或抗体的区域时，待检物与金标试剂的结合物又与之发生特异性结合而被截留，聚集在检测带上，可通过肉眼观察到显色结果。

【仪器材料】

GICA试剂盒。

【标本采集】

所有标本均在被采血者空腹、静息10分钟以上采集。真空采血管抽取静脉血5ml，于抽血当日3300r/min离心10分钟，分离出血清，-20℃冷冻保存。检测当日，将所有标本放于室温，全部融化后颠倒混匀，备用。

【操作步骤】

操作严格按照试剂盒说明书进行。GICA法使用TP15、TP17、TP44.5和TP47的金颗粒分别加入阳性对照和阴性对照及样品中，反应15分钟后，观察质控线和标本的条带即可进行结果判读。

【结果判读】

（1）观察质控条带，判断试验有效性，如没有出现质控条带，说明试验无效，需重复试验。

（2）观察标本条带。

【结果报告】

阳性：出现标本条带和质控条带。

阴性：无标本条带，出现质控条带。

【临床意义】

胶体金免疫层析技术具有方便快捷、特异敏感、稳定性强、不需要特殊设备和试剂、结果判断直观等优点，因而特别适合于广大基层检验人员及大批量检测和大面积普查等，具有巨大的发展潜力和广阔的应用前景。

【注意事项】

虽然GICA法具有更高的灵敏性和阴性预测值，但该方法所用试剂盒的生产工艺较为复杂，多种因素均会对实验结果产生影响，因此应选择微孔膜均一性好、渗透速率高且干燥稳定的高质量试剂盒，以提高实验的准确性。

10.压电传感器　压电免疫传感器技术是近几年迅速发展起来的分子生物学技术之一，具有操作简便、快速，特异性强和灵敏度高等优点，具有广泛的应用前景。

【基本原理】

利用抗原（抗体）对抗体（抗原）的识别功能来检测样品中的抗体或抗原而研制成的生物传感器。

【仪器材料】

四通道传感阵列；FPA-01压电蛋白芯片分析仪；TpN47，TpN17，TpN15，3mg/ml。

【标本采集】

用EDTA-2K＋抗凝管抽取全血5ml，离心分离血浆，-20℃保存备用。

【操作步骤】

（1）梅毒低密度免疫传感器阵列的制备：四通道压电免疫传感器阵列经载体测试合格后，以梅毒螺旋体基因重组抗原作为生物敏感材料，制作成检测梅毒低密度免疫传感阵列。

（2）生物材料的固定

1）清洗：分别用稀盐酸、丙酮、无水乙醇、去离子水清洗石英晶体表面，各3遍，吹干。

2）固定：滴加40g/L的PEI甲醇溶液5μl，室温平放10分钟，分别用甲醇、去离子水洗3遍，吹干；加2.5%的戊二醛10μl，37℃水浴30分钟，去离子水洗3遍，吹干；滴加不同浓度的梅毒螺旋体基因重组抗原溶液各20μl，4℃过夜包被，去离子水洗3遍，吹干。

3）封阻与保存：加1%BSA 37℃水浴2小时，洗液洗3遍，吹干，测频$f_0$ 4℃保存，备用。

（3）临床样品的检测：用稀释液将阳/阴性质控物和临床血清样品分别进行10倍稀释，于①、④号石英晶体的通道分别滴加稀释阳/阴性质控物10μl，分别作阳阴性对照；②号石英晶体的通道加稀释后的临床血清样品10μl；③号石英晶体的通道加1%BSA＋0.05%Tween-20混合物10μl，作为空白对照。四个通道分别滴加5%PEG 10μl，37℃水浴10分钟后分别用洗液、去离子水洗3遍，吹干，测频$f_1$。

【结果判读】

计算频率响应值$\Delta f$，$\Delta f = f_1 - f_0$。①$\Delta f_{通道3}$必须≤-10Hz，否则按-10Hz计算。②（$\Delta f_{通道1} - \Delta f_{通道3}$）/（$\Delta f_{通道4} - \Delta f_{通道3}$）＞4，即$\Delta f_{阳性质控} / \Delta f_{阴性质控} > 4$，认为该次实验有效，否则实验失败，需重做；③$\Delta f_{样品} = (\Delta f_{通道2} - \Delta f_{通道3}) / \Delta f_{阴性质控} \geqslant 2$，判为阳性，当$1.8 \leqslant \Delta f_{样品} / \Delta f_{阴性质控} < 2$时，判为灰区，其余判为阴性。

【结果报告】

阳性：$\Delta f_{样品} = (\Delta f_{通道2} - \Delta f_{通道3}) / \Delta f_{阴性质控} \geqslant 2$。

阴性：$1.8 \leqslant \Delta f_{样品} / \Delta f_{阴性质控} < 2$。

【临床意义】

梅毒螺旋体抗体检测压电蛋白芯片以基因工程技术重组抗原作为包被物，聚乙二醇（PEG6000）为加速剂，采用一步法检测，37℃ 5～10分钟反应即可完成，克服了常规ELISA法费时2～3小时、假阳性率较高的缺点。其灵敏度高、快速、简便、结果判断易自动化、原始数据可数字化长期保存和打印、成本低廉等优点，使其成为野战条件下快速筛查梅毒螺旋体抗体的优选方法。

11. Suspension Array（悬浮芯片技术）

【基本原理】

Liquichip悬浮芯片系统的反应载体与检测目标是编码微球。每个微球都标记了特殊的荧光染料，在分类激光激发后，释放出系统可以识别的特征荧光。

在每种微球表面，可以包被不同的分子-捕获分子。捕获分子与溶液中的待检测分析物在微球表面进行反应，之后进一步结合用特定的荧光物质标记的报告分子，形成“三明治”式复合物。通过检测激光激发报告分子并检测其荧光信号，即可获得每个微球表面结合的待检测分析物的数量信息。

微球逐个通过检测器，在分类激光和检测激光同步激发下进行检测，可以对每个微球所代表的检测项目进行定量测定。

目前微球的编码多达100种。在不同微球表面上标记不同检测反应所需的捕获分子，可以在同一反应体系中同时检测最多100种的目标分子。这种高度的多重性，有利于研究者利用很少的样品，获得非常大量的检测结果。

【仪器材料】

Liquichip悬浮芯片系统，直径为5.6μm羧基化荧光微球，链亲和素-藻红蛋白。

【标本采集】

血清：抽取静脉血，室温静置凝固后，分离新鲜血清。也可采用冻存的血清。

【操作步骤】

（1）特异性探针（Probe）设计和合成：通过生物信息学设计合成梅毒螺旋体的特异性探针，探针的5′→3′为5′-氨基-TTTTTTTTTTTTTTTTTT-5′＞TCTGTTGTGCGTGGCGGGTATGGGGTT＜--3′标准品、阳性对照设计和合成：标准品序列为上述探针序列的反义序列，并在5′端添加序列5′-gagacctactgggaaactttttttt-3′，作为报道分子结合的互补序列，5′＞AACCCCATACCCGCCACGCACAACAGA＜3′，阳性对照为5′-AAAAAAAAAAAAAAAAAA-3′，与探针的18个T互补，可观察探针标记的效率。

（2）阴性对照：以质粒pcDNA3.1为阴性对照。

（3）报道分子（reporter）设计和合成5′-biotin-aaaaaaaaagtttcccagtaggtctc-3′。

（4）$5\times10^6$个羧基化微球悬浮于50μl 100mmol/L 2-（N-motpholino）探针交联微球：每个探针与相应的微球通过交联反应而连接在一起ethanesulfonie acid（MES），pH 4.5的反应液中，加入1nmol的氨基化的探针分子，加入25.0μg的交联剂N-（3-Dimethylamino-propyl）-N-ethylcarbodiimide（EDC）（Pierce Chemical,Rockford,IL）后，避光反应30分钟，再加入25μg交联剂（EDC），再避光反应30分钟。反应结束后，用0.02%Tween-20液洗1次，再用0.1%SDS液洗涤1次。最后，将标记有探针的微球悬浮于TE，pH 8.0（10mmol/Ltris-HCl，1 mmol/L EDTA），2～8℃避光保存。

（5）杂交和上机检测：0.2ml的eppendorf管中，加入38μl的5×SSC杂交液（内含每一种标记有型特异性探针的微球各5000个），加入12μl 1.67μmol/L的阳性对照或阴性别照（1.67μmol/L浓度），12μl 1.67mol/L的报道分子reporter 1.67μml/L。在PE 9600 PCR仪上，95℃变性5分钟，55℃杂交15分钟。反应结束后，在96-well microtiter plates上，100μ12×SSC/0.02%Tween-20液洗涤微球两次。最后，将重悬于75μl 2×SSC/0.02%Tween-20液。加入25μl藻红蛋白（Streptavidin-R-phycoerythrin），10μg/ml溶于2×SSC/0.02%Tween-20）。避光室温反应5分钟。每个反应设3复孔。最后，在Luminex analyzer上进行检测。

【结果判读】

根据项目的拟合标准曲线公式生成的标准曲线进行定量分析，再根据项目的测定的值对应标准曲线即可计算出该项目的浓度值。

【结果报告】

根据标准曲线计算出相应的浓度值。

【临床意义】

（1）Liquichip悬浮芯片系统可以对病原体进行多重检测和分析。对梅毒等病原体进行扩增和检测。

（2）Liquichip悬浮芯片系统应用于检测多种生物分子之间的相互作用。

（3）Liquichip悬浮芯片系统应用于核酸和蛋白水平上进行基因表达和蛋白功能分析的需求。

（4）Liquichip悬浮芯片系统能实现细胞因子、HLA分型、肿瘤标志物等多方面的研究应用。

12.快速免疫色谱法

【基本原理】

利用免疫色谱原理，采用吸附有显色标记的梅毒螺旋体重组抗原的滤纸条，快速检测标本中的梅毒螺旋体抗体。

【仪器材料】

试剂盒：测试板、一次性滴管。

【标本采集】

同RPR试验，可用全血。

【操作步骤】

（1）加样：用一次性滴管滴加一定量标本于加样孔中。

（2）加缓冲液：立即加入一定量的缓冲液。

（3）观察结果：规定时间内判读结果。

【结果判读】

（1）观察质控条带，判断试验有效性，如没有出现质控条带，说明试验无效，需重复试验。

（2）观察标本条带。

【结果报告】

阳性：出现标本条带和质控条带。

阴性：无标本条带，出现质控条带。

【临床意义】

（1）可以用于标本的快速筛查。

（2）快速检测阳性不能区分即往感染和现症感染，应结合非梅毒螺旋体抗原血清试验（如RPR等）结果进行诊断。

【注意事项】

（1）试剂盒从冷藏环境中取出时，应平衡至室温20分钟后方可使用。

（2）本试验方法存在一定的假阳性和假阴性。

13.梅毒螺旋体IgM抗体试验　梅毒IgM抗体（特异性抗体）是梅毒感染后机体最早出现的体液免疫应答。一般2周即可以从血清中检出。一期硬下疳损害3天内就可以检测出梅毒IgM抗体，而且只要有活的TP存在，不断予以抗原刺激，TP-IgM将能维持在一定的水平。所以，TP-IgM可以看作是梅毒早期感染和活动的一项血清学标志。认为梅毒IgM抗体的检出多在RPR滴度较高时，因此提示机体具有传染性，而血清固定患者基本无传染性（梅毒IgM抗体阴性）。

抗TP-IgM抗体虽然是最早出现的抗体，但经过青霉素规范治疗后一段时间就可消失或绝大多数会消失，一、二期梅毒经青霉素治疗后血清梅毒IgM抗体很快下降，6～12个月就无法检测到，也有18个月后才消失者。也有学者认为梅毒IgM抗体逐渐减少是治疗足量的标志，因此也是判断疗效的指标。但最近也有学者认为IgM抗体不能区分患者是否已经经过治疗。与其他细菌及病毒感染一样，在梅毒中特异性IgM抗体的合成是第一次感染后的体液免疫应答。在梅毒中螺旋体IgM抗体出现在早期梅毒患者中，在潜伏期及晚期患者也能发现。在自发痊愈的患者中梅毒IgM抗体水平下降的速度比治疗痊愈的患者慢。

总之，TP-IgM是梅毒螺旋体感染后抗体首先出现的免疫应答，是梅毒感染的标志，而且梅毒IgM抗体的检测对神经梅毒、先天性梅毒也是很重要的辅助诊断。因为很多梅毒试验检测的是梅毒螺旋体IgG抗体，是沉降系数为7S单聚体，其分子量较小，故可以穿透胎盘屏障或血脑屏障，只能更多地用以作排除作用而不确诊。梅毒螺旋体IgM抗体不同于IgG抗体，是沉降系数为19S的五聚体，因其分子量较大不能穿透胎盘屏障或血脑屏障。因此若在新生儿血中检测到梅毒IgM抗体是儿童产前感染的诊断标志；如在患者完整无损的血脑屏障的脑脊液（CSF）中出现，则表示患有活动性神经梅毒。在最近未接受治疗的患者血液中或CSF中出现抗梅毒IgM抗体，均表示需要治疗。

测定梅毒IgM抗体方法的基本原理是采用分离柱，使血清中的IgM和IgG按其分子量大小在分离过程中的沉降速度不同，将IgM和IgG分别收集，再进行FTA-ABS等试验。亦可采用抗IgM单克隆抗体的酶标法、蛋白质印迹法等进行检测。目前测定梅毒IgM抗体方法的敏感性还很不理想，但是检查到梅毒IgM抗体则有助于对以下病例中的试验结果更可靠地进行解释：先天性梅毒、早期梅毒、晚期梅毒、神经梅毒和非梅毒螺旋体试验血清阳转前的早期感染患者的判愈试验及有梅毒史或其他螺旋体感染史患者的再感染。

此外，还有梅毒螺旋体微量血凝试验（microhemagglutination assay for antibodies to T. pallidum，MHA-TP）；梅毒螺旋体血凝试验（hemagglutination treponemal test for syphilis，HATTS）；梅毒螺旋体制动试验（T.pallidum immobilization，TPI）[用Nichols株梅毒螺旋体加患者血清（含抗体）后，在补体的参与下可抑制螺旋体的活动。如≥50%TP停止活动，则为阳性。此试验特异性、敏感性均高，但设备要求高、操作难，仅供科学研究用]等。

总的说来，特异性梅毒螺旋体抗体试验针对的抗原为梅毒螺旋体特异性成分，因此被用于筛查和确诊梅毒螺旋体感染。由于采用的方法及抗原成分不同，其检测的敏感性和特异性也就不尽相同。上述的各种试验中，TPHA、TPPA、FTA-ABS是利用在实验动物体内繁殖的全梅毒螺旋体菌株作为抗原；TP-ELISA、蛋白印迹法（WB）、TP-CGT和CLIA是近年来发展起来的，利用基因工程重组的梅毒螺旋体蛋白作为抗原。TPHA和TPPA两种试验原理是一致的，用羊或火鸡红细胞作为抗原载体，吸附从兔睾丸中提取的粗制梅毒螺旋体粉碎物抗原，检测血清中梅毒螺旋体特异性抗体。TPPA是TPHA的改良方法，把致病性梅毒螺旋体的精致菌株成分包被在人工载体明胶粒子上，检测血清中梅毒螺旋体相应的抗体，由于试剂制备过程中排除了各种非特异性反应，敏感性和特异性均较高。近年来由于TPHA试剂成本较高，操作较烦琐，且易发生自凝现象和生物学假阳性等因素，已被TPPA所取代。当前我国大多医疗单位较广泛应用TPPA作为梅毒初筛阳性的确证试验的金标准。

## 第五节 梅毒血清学试验假阳性

梅毒的各种血清学试险对诊治梅毒无疑是一种重要的手段，但也存在一定的局限性。当某一项梅毒血清试验阳性时，尚不能完全以此做出结论，需与病史、流行病学、临床表现及其他有关检查等相结合、分析进行综合评价，才能得出正确的诊断和治疗。

在评价梅毒血清试验的准确性时，一般用特异性和敏感性这两个指标。敏感性是指梅毒患者血清试验的阳性率，阳性率越高，则敏感性越高。特异性是指非梅毒患者血清试验的阴性率，阴性率越高，则特异性越高。一个可靠的梅毒血清试验要求敏感性和特异性都高为最好。但是，如果敏感性高而特异性低，则假阳性率高。如果特异性高而敏感性低，则假阴性率高。多年来人们为了更好更准确地诊治梅毒，用了不少方法对梅毒血清试验进行检测，特别是近几年来几乎检验科的检测方法都用在梅毒血清学检测上，无疑对梅毒的诊治起到了重要的作用。但是，在临床实践过程中，无论哪种方法都有可能检测到假阳性或假阴性的结果。尤其是近10年来报道梅毒血清学假阳性或假阴性的文章明显增多。报道假阳性率也明显增高，用不同的检测方法，从不同的角度，对各种不同的人群进行检测结果，梅毒血清试验的假阳性率从0.16%到53.90%不等。出现如此多而不同的梅毒血清学假阳性对梅毒的诊治必将造成很大的干扰，事实上，导致不少非梅毒患者被误诊误治，特别是孕妇和老年患者影响更大。

梅毒血清学假阳性是非梅毒患者对梅毒而言，也就是说非梅毒患者不应阳性却出现了阳性即为梅毒血清学假阳性。梅毒血清学假阳性在梅毒的诊疗过程中既是非常复杂，也是非常关键且极其重要。事实上，在临床实践过程中，由于真假不分，把梅毒血清学假阳性非梅毒患者当梅毒干预的误诊误治者并非少见，从而造成了人身的伤害，尤其是孕妇、婴儿和老年人。也由于存在检验结果假阳性、假阴性，不仅造成医务人员的困扰，也容易激发医患之间的矛盾导致医患关系的恶化，带来较大的负面影响。因此，提高梅毒血清学假阳性的认知及确认水平极为重要，也是当务之急。

笔者自1978年跟随我国第一代皮肤性病学家曾勉基教授诊治第一例黑种人梅毒患者至今诊治梅毒已40多年，所见到梅毒血清学假阳性已有数百例，临床实践中觉得梅毒血清学假阳性应分成4类，即梅毒血清学实验室假阳性、梅毒血清学生物学假阳性、梅毒血清学胎传假阳性和原发性梅毒血清学假阳性。

## 一、梅毒血清学实验室假阳性

梅毒血清学实验室假阳性为技术性假阳性。其原因有如下。

1.标本因素　血液标本保存不当或不合格。很多检测试验尽量采用即采血即做的方法，若标本储存时间过长或运送时间过久，血清中的IgG可能聚合成聚合物，从而导致背景加深，引起假阳性。有的抽取患者空腹静脉血后，由于标本未达到完全凝集的状态即对其进行离心和分析，导致血液中的纤维蛋白没有彻底析出，形成的纤维蛋白膜或絮状物质会黏附在板孔中，在操作过程中造成针头堵塞，洗板时难以完全清洗，造成吸光度测定结果偏高，进而产生假阳性结果。同样血标本发生溶血时，红细胞破裂释出血红蛋白，各种活性酶和具有酶活性的物质等都可以与非特异性底物结合，也会造成吸光度增高呈现假阳性。同样血标本在抽采、保存、运送甚至在操作过程中被细菌污染，出现内源性的过氧化物酶等，对测定结果造成干扰也可以导致假阳性结果。所以，采血一定要按标准要求执行，血标本一定要合格并保存得当，才能尽可能减少及避免假阳性的发生。

2.试剂因素　梅毒血清学检测方法很多，而且日渐增加，同时使用的试剂各有所不同，试剂被污染或过期等都有可能导致梅毒血清试验假阳性。因此，实验室检验人员一定要做好对试剂的检查工作，认真准确核对试剂的名称、类型、剂量、使用年限及质量合格证等。这样才能减少和避免假阳性的发生。

3.人为因素　检验人员技术操作不熟练，洗涤操作不当，不认真负责、粗疏，血标本弄错或检测结果读错，甚至人为造成梅毒血清试验实验室结果假阳性。所以，只要经过正规培训检验人员熟练操作技术，工作认真负责，就算发现可疑阳性时可以重复试验或者换另一个实验室乃至另一个检验人员做照试验等是可以避免这种梅毒血清试验实验室假阳性的。

4.测试仪器和实验环境因素　每种梅毒血清试验的检测方法，其所用的仪器、试剂都在操作过程中受到实验环境的影响甚至干扰而造成假阳性结果。尤其是ELISA方法，由于自动加样检测系统的拖曳现象、灰区现象、反应温度和时间及空白对照等的影响所造成的假阳性较多见。笔者近10多年来在临床上孕育前夫妻体检、术前检测、性病患者的梅毒检测等发现的假阳性最多。当然其他方法也会出现假阳性，即使较先进的分析化学发光微粒子免疫分析法（CMIA）、就是所谓“证实试验”或“金标准”的FTA-ABS、TPPA方法，并非完美无缺，也会出现假阳性。因此，除了实验方法的不断改进，尽量避免假阳性外，临床医师一定要结合患者的具体情况综合分析，以免被假阳性迷惑造成误判。

## 二、梅毒血清学生物学假阳性

1.梅毒血清学生物学假阳性的定义　由梅毒螺旋体以外的其他生物性致病因子或其他疾病因素等引起的非梅毒螺旋体/梅毒螺旋体抗原血清学试验阳性者为梅毒血清学生物学假阳性（biological false positive，BFP）。BFP在非特异性梅毒螺旋体抗原血清试验中是不可避免的，因为USR、RPR、TRUST等试验是非特异性反应，这些试验所采用的抗原为非特异性抗原，此种抗原与其他病原菌刺激机体所产生的抗体相结合即可显示阳性反应。

2.梅毒血清学生物学假阳性的发生

（1）急性生物学假阳性。下列各类疾病可以出现急性生物学假阳性。

1）病毒感染性疾病：麻疹、水痘、风疹、病毒性肝炎等。

2）细菌感染性疾病：呼吸道感染、猩红热、肺炎球菌性肺炎、亚急性细菌性心内膜炎、活动性肺结核、斑疹伤寒等。

3）其他原虫性疾病：丝虫病、锥虫病、鼠咬热、回归热、钩端螺旋体病、传染性单核细胞增多症等。

这些疾病中可出现非特异性螺旋体血清试验假阳性，一般滴度较低，很少超过1∶8，维持时间较短，大多在6个月内阴转。但也有例外，笔者在麻疹、水痘、手足口病和带状疱疹等病毒性皮肤病中均检测到8例RPR、TRUST等假阳性，其中有1例成人麻疹患者TRUST竟高达1∶64（弱阳性），1周后复查TRUST 1∶16，2周后TRUST 1∶4，3周后复查已阴转。先后3次TPPA检测均阴性。急性生物学假阳性中，绝大多数特异性梅毒螺旋体抗体为阴性。

（2）慢性生物学假阳性。下列各类疾病可以出现慢性生物学假阳性。

1）非特异性梅毒血清试验假阳性

①SLE、播散性盘状红斑狼疮、自身免疫性溶血性贫血、进行性系统性硬皮病、类风湿关节炎、风湿性心脏病、瘤型麻风、肝硬化、结节性多动脉炎、干燥综合征、慢性肾炎、桥本甲状腺炎等。②麻醉剂成瘾者，绝大多数为海洛因瘾君子，滴度可达1∶64～1∶128，可持续6个月以上或数年，甚至终身。③孕妇。④老年人。⑤肿瘤患者。

早年国外学者曾报道麻风病患者中，康-华试验梅毒血清假阳性率为7.7%～63%，同样国内也有学者对1016例麻风病患者做了康-华试验检测，结果梅毒血清假阳性率为5.9%。另外国内徐春茂等报道43例麻风病患者中就有14例USR假阳性，占32.56%，而72例吸毒者只有5例USR假阳性占6.94%。此后不断有报道SLE非特异性梅毒血清试验假阳性为12.2%～15%，类风湿关节炎假阳性为20.2 %，瘤型麻风假阳性为31.8%等。说明不少疾病都可能会出现非特异性梅毒血清试验假阳性。这就非常值得我们关注的现象。

2）特异性梅毒血清试验假阳性。BFP不仅见于非特异性梅毒血清试验，也有少数疾病或其他原因可以出现特异性梅毒血清试验假阳性。既往有些梅毒学家曾誉TPHA和FTA-ABS为“证实试验”，但当今已知此两种试验并非完美无缺，仍可出现BFP。

①SLE、DLE、类风湿关节炎、自身免疫性溶血性贫血、硬皮病、麻风、肝硬化、结肠癌、淋巴瘤、脑膜瘤等脑肿瘤、糖尿病、生殖器疱疹、Lyme病、海洛因瘾君子等。2016年7月作者查到1例男性56岁的胃癌患者TPPA 1∶320假阳性。②孕妇。③老年人。

但特异性梅毒血清试验假阳性比非特异性梅毒血清试验假阳性少。在这组慢性生物学假阳性中，以SLE假阳性最多，绝大多数在活动期出现，为5.5%～24.6%。作者对96例SLE做了非特异性和特异性梅毒螺旋体试验检测，前者7例阳性，阳性率为7.29%，特异性梅毒螺旋体试验均阴性。其次是老年人。笔者从1998年开始，在门诊和病房有意识地对80～92岁的男性老年人做了RPR和TPPA检测。至100例（2016年）为止，发现阳性者5例（5%），其中RPR单阳4例，均为经常反复因心血管疾病或肺部疾病多次住院者，RPR滴度在1∶2～1∶4。随着这些疾病的好转或治愈，6个月左右转阴。双阳1例为88岁晚期肺癌患者，广泛转移，面部、四肢、躯干均有散在的暗红色斑块或结节，病理活检为肺癌转移灶。RPR 1∶8　TPPA 1∶640；当时考虑梅毒并做了一次规范的驱梅治疗。即苄星青霉素240万U，分两侧臀部肌内注射。1个月后复查RPR 1∶1；TPPA阴性，2个月后复查两者均为阴性。后来患者在生产时也复查了两次，两者均为阴性。显然，患者是假双阳。再者是妊娠假阳性。有报道发生率为1%～2%。2016年，丁莉等调查4家医院12 412例孕产妇中，检测到162例梅毒血清学假阳性，假阳性率为1.31%。笔者从238例孕妇中发现6例RPR假阳性，其中1例为假双阳性，假阳性率为2.52%。说明在孕妇中梅毒血清慢性生物学假阳性发生率也不少，所以，孕妇检测到毒血清学阳性时，尤其是双阳者也切记不要随便诊断妊娠梅毒，一定结合临床综合研究分析才下结论（参见第2章第七节）。

3.梅毒血清生物学假阳性的发生机制　梅毒血清生物学假阳性发病原因不一，发生机制尚未完全明了，综合各家意见做一探讨。

（1）结缔组织疾病：梅毒血清学检查是诊断梅毒的重要依据，也是确诊梅毒的关键。非特异性梅毒螺旋体抗原血清试验（USR、RPR、TRUST、VDRL等）的检测原理是用中心提取的心磷脂中加入卵磷脂及胆固醇作为抗原，与梅毒患者血清中存在的反应素发生凝集反应，形成肉眼可见的颗粒。这种反应素主要是抗心磷脂抗体。而抗心磷脂抗体的产生机制可能是梅毒螺旋体破坏机体组织细胞后，线粒体膜释放心磷脂刺激机体产生，也有学者认为梅毒螺旋体游解物本身含有大量心磷脂，即病原体释放心磷脂抗原后刺激抗体产生反应素。

目前对于抗心磷脂抗体（ACA）的分类有多种方法，根据有无$\beta_2$-糖蛋白Ⅰ（$\beta_2$-GPI）参与免疫反应，可以将ACA分为两大类，一类是$\beta_2$-GPI依赖型ACA，主要见于SLE等自身免疫病。在这些疾病中，$\beta_2$-GPI作为生物大分子，由于自由的氧化损伤，构象发生改变产生新的抗原决定簇，暴露磷脂结合位点或增强磷脂和抗体的结合能力，从而诱发了ACA的产生。由于结构不同，自身免疫病患者体内的$\beta_2$-GPI依赖性ACA存在某些特殊情况下可以与非梅毒螺旋体抗原血清试验中的心磷脂抗原发生凝集反应（但具体条件尚未深入研究）。再者并非所有的自身免疫病患者的ACA都呈阳性，如SLE患者中ACA阳性率为30%，类风湿关节炎为23%，干燥综合征为10%。这也是自身免疫病患者梅毒血清假阳性反应较少的原因之一。

（2）肿瘤性疾病：有报道在一组梅毒血清学生物学假阳性中，肿瘤占34.87%、脑部病变占30.92%、恶性肿瘤患者检测阳性率为1.84%。最近张艳梅等报道梅毒血清假阳性组患者恶性肿瘤等疾病的概率明显著高于对照组。冯文莉等在13 000例住院患者中检测252例梅毒血清假阳性，假阳性率为1.94%，其中恶性肿瘤血标本出现的假阳性就有55例，假阳性率为0.4%，占所有假阳性的1/5以上。其原因可能是肿瘤患者是一群特殊的群体，发病大多在60岁以上，年龄偏大，免疫力降低而导致易感性增加；某些肿瘤抗原与梅毒螺旋体抗体存在着相似的表位，肿瘤患者体内产生的肿瘤抗原能与梅毒螺旋体抗原发生交叉反应，或者肿瘤患者体内产生的一些异常蛋白干扰了梅毒螺旋体抗体检测的反应从而出现了假阳性反应。也有学者认为脑部损伤产生抗磷脂抗体与梅毒螺旋体对心血管和脑部组织的亲嗜性损伤产生的抗体有相似性等。总之具体机制仍不清楚。

（3）抗磷脂综合征：本综合征本身就会出现RPR阳性。

（4）孕妇：原因有学者认为孕妇在妊娠期间会产生一系列的生理反应，这些生理反应会使检测结果出现偏差和错误。此外孕妇本身可能会有某些免疫系统方面的疾病、病毒性疾病等病症也会影响检测结果，造成假阳性。总之确切的原因尚不清楚，有待探讨。

（5）老年人：近10余年来，老年人梅毒有上升之势，但是注意并非所有老年人出现双阳（即非特异性和特异性梅毒螺旋体抗体）就一定是梅毒，因为老年人特别是70岁以上者不但有假单阳而且有假双阳。

老年人梅毒血清学假阳性的原因可能是；

（1）这些老年人所患的基础疾病可能使机体释放诱导产生抗类磷脂抗体和（或）抗TP抗体的交叉抗原。

（2）这些老年人体内有可能由口腔螺旋体、皮肤相关的螺旋体及肠道螺旋体等螺旋体共生，诱导产生抗属群或科的特异性抗原的交叉反应抗体。

（3）目前试验所用的是出售商品，试剂盒中除FTA-ABS配有吸收剂外，其他如TPPA金标记免疫层析、ELISA等均未配置吸收稀释剂，待测血清均未用吸收剂吸除与非梅毒螺旋体交叉反应的抗体。

## 三、梅毒血清学胎传假阳性

患过梅毒的生母经规范驱梅治疗后梅毒可以治愈，但特异性梅毒螺旋体抗体（TPPA）不但可终身阳性，还能通过胎盘经血液循环带给胎儿，故胎儿出生后会出现TPPA阳性，这种阳性对非先天性梅毒的婴儿来说就是假阳性。同样道理，患过梅毒的生母经规范驱梅治疗后产生了血清固定，达到了6条标准的血清固定。生母的双阳结果RPR、TPPA同样通过胎盘经血液循环带给胎儿，故胎儿出生后会出现RPR、TPPA双阳性（其滴度绝对不会高于生母的滴度），这种双阳性对非先天性梅毒的婴儿来说也是假阳性。这样的新生儿会经常见到，不但是过去还是现在，就是将来也会见到。尤其是当今可以生二孩的时候更为多见。笔者接诊近百例，而且不少是被误诊为先天性梅毒被误治，因而造成个别婴儿留有后遗症。若知道这些血清试验结果是梅毒血清学胎传假阳性，就会避免这种现象。

## 四、原发性（原因不明的）梅毒血清学假阳性

2003年，有位基层皮肤科主治医师远程咨询笔者，他治疗梅毒夫妇已2年多，夫妻RPR已转阴6个月，但他们不放心，怕在日常生活中传染给家人，故要求对其两个女儿检测，结果发现18岁和16岁的女儿TPPA阳性，女儿都否认有性行为。为查清原因，做梅毒血清学检测，结果是父亲TPPA 1∶2560，母亲TPPA 1∶1280；两人 RPR均阴性。但两个女儿TPPA均阳性1∶80，RPR均阴性。并请妇科医师做了外生殖器和肛门的有关检查，均正常。即使是胎传假阳性，一般在18个月后也应该阴转了，更何况16年后？很显然是梅毒血清学假阳性。

受此启发10余年来，对患有梅毒患者自己要求全家进行检查者和有意识对其家庭成员（征得患者同意的情况下）进行了梅毒血清学检测。夫妻均患梅毒的10个家庭中其他亲人31人，发现1例55岁的母亲RPR 1∶4弱阳性，但TPPA阴性，其丈夫则是双阴性。其余16位男性、14位女性均为双阴性。笔者诊治性病几十年过程中，在成千上万的NGU、生殖器疱疹和尖锐湿疣患者中追查发现了数百例真阳性梅毒患者，而从未发现假阳性者。为什么这些梅毒患者家庭成员中发现梅毒血清学假阳性？且加入前面两女2例，33个人中就发现3例为假阳性占9.09%，两个女儿身体健康，这与其亲人患梅毒有何关系？这种原因不明的假阳性是原发性？还是本来健康人存在？如果是这样，又是何因？这些疑问有待我们在实践中去研究和解决。

## 五、如何判断梅毒血清学假阳性

事实上梅毒血清学试验阳性的结果（除了梅毒血清学实验室假阳性的结果是假的外）百分之百是真的。说其是假只是对非梅毒患者而言。因此，对于一份阳性结果是真是假都要结合临床分析，有时甚至要多次反复血清复查试验才能定夺。检测结果是非特异性梅毒螺旋体抗原血清试验阳性而特异性梅毒螺旋体抗原血清试验是阴性者，肯定是

假阳性外，其他阳性结果均要结合下列情况进行综合分析再做确定。

1.患者是否有梅毒病史和与梅毒患者性接触史及针头吸毒史。这是最重要的，因此要认真详细追问追查有否冶游史，配偶或其他性伴侣是否有梅毒史。患者有无梅毒的可疑临床症状和体征。均无，则应该是假阳性。

2.患者有上述某些梅毒血清生物学假阳性的疾病，又无梅毒的证据也应该是假阳性。

3.对于老年人，特别是患有肿瘤、类风湿关节炎、糖尿病等慢性病或脑血管疾病如卒中后瘫痪长期卧床等。此类老年患者已长期无性行为，又无不洁性交史，配偶又无梅毒史。梅毒血清阳性无疑其是假的。

4.因梅毒血清学为假阳性，所以一般滴度都比较低，大多为TRUST 1∶1～1∶4，且持续时间也不会太长，除了某些疾病如麻风、风湿性心脏病、类风湿关节炎、系统性红斑狼疮及海洛因成瘾者等，可持续6个月以上或数年，甚至终身外，一般一两个月内阴转，最多6个月内也自行阴转。因此，必须反复多次复测才能最后确认为假阳性。

5.胎传假阳性的判断一定要结合生母梅毒的治疗史和2年以上复查随访观察结果再做决定。生母梅毒经规范治疗非特异性梅毒螺旋体抗体转阴超过2年以上而只有特异性梅毒螺旋体抗体仍为阳性者，其所产婴儿也是只有特异性梅毒螺旋体抗体仍为阳性时就是胎传假阳性；若生母梅毒经规范治疗为血清固定双阳性者，其所产婴儿也是双阳性（其滴度绝对不会高于生母的滴度）也是假阳性。

6.健康的正常青中年男女无任何不洁性行为现象，即使家族中亲人有患梅毒者，但无性接触行为，而检测中梅毒血清学发现阳性时应该是原发性梅毒血清学假阳性。

## 六、梅毒血清学假阳性的处理

1.梅毒血清学实验室假阳性。试剂要标准可靠，避免血标本弄错和溶血或在送检过程中的污染，技术人员操作要熟练。必要时换一个实验室或换另一种方法反复试验验证。

2.梅毒血清学生物学假阳性。针对导致假阳性的疾病或基础疾病进行治疗和随访，对假阳性结果无须做针对性干预。

3.老年人假阳性的处理。在人群中从年龄的角度看，老年人尤其是80岁以上老年人，生物学假阳性，尤其是双阳时，一定要注意不要随意诊断为梅毒。要结合病史、临床症状和体征综合分析，若是假阳性按第二条处理。

30余年来，梅毒对我国人民的健康造成了很大危害。若梅毒未能及时干预可能会对机体多系统组织器官造成不同程度的伤害，甚至危及生命。这是至关重要的，国内外均有认知。相反，梅毒血清学假阳性者，并非梅毒而误诊为梅毒进行了干预，同样会造成伤害，尤其是新生儿、孕妇、有严重疾病患者和老年人（特别是老年多病者）伤害更大。不仅如此，不是梅毒而被误诊为梅毒，对本人的身心健康、工作、家庭甚至社会都会造成很大的负面影响，不亚于漏诊漏治的梅毒者。所以，对梅毒血清学假阳性的结果不能等闲视之，要认真对待，结合临床综合分析，必要时要多家医院多个实验室甚至多种方法进行检测确认。每年对入伍新兵的体检复查中也会遇到梅毒血清学假阳性，例如一位男性新兵，21岁，2020年10月12日在第一家医院复检中发现TRUST 1∶1，TPPA

阴性。同年10月14日再查TRUST 1∶1，TPPA（＋）。随后诊断：隐性梅毒，复检不合格。差点被退兵。有关单位部门非常认真负责，为了慎重起见，同年11月2日到第二家医院再检测，结果TRUST 1∶2，TPPA阴性，FTA-ABS阴性。结论：梅毒血清生物学假阳性。在此期间10月16日在我院复查结果TRUST 1∶2，TPPA阴性，化学发光法检测梅毒螺旋体阴性。最后11月4日再一次复测结果TRUST阴性，TPPA阴性。确认为梅毒血清假阳性。本人应征入伍已经过严格的体检，身体健康，未婚又无不洁性行为史，父母双亲均健在，经检测无梅毒史，显然是梅毒血清假阳性。并非梅毒，故不能因假阳性而退兵，否则造成的负面影响是很大的。至于是哪种假阳性？所检三家医院均为三甲医院，不大可能都是实验室假阳性。本人未发现有任何疾病，如此健康，也不应该是生物学假阳性。双亲无梅毒不可能是胎传假阳性。最后应是原因不明的原发性梅毒血清假阳性。

## 第六节　梅毒血清学试验假阴性

梅毒血清学试验假阴性是对梅毒患者而言。即梅毒患者本来梅毒血清学试验是阳性，但检测结果却是阴性，这种阴性就是梅毒血清学试验假阴性。这种假阴性主要是非特异性梅毒螺旋体抗体阴性。人们一直都关注假阳性，就是假阴性往往只知道“前带现象”。事实上，梅毒血清学试验假阴性发生率不亚于梅毒血清学试验假阳性发生率。比如2019年韩福全报道4100例梅毒患者中，检验结果出现差错者就有78例，其中假阳性36例占46.15%，而假阴性则为42例占53.85%，超过假阳性。同年，张艳梅等在《92例梅毒检验的假阴性与假阳性研究》中入假阴性组就有48例，也多于入假阳性组的44例。而且，梅毒血清学试验假阴性导致漏诊漏治所造成的危害往往比梅毒血清学试验假阳性导致误诊误治所造成的危害更大。所以切勿忽视梅毒血清学试验假阴性。尤其是非特异性梅毒螺旋体抗体假阴性，医师不要认为这种假阴性就可以排除了梅毒，这样会导致漏诊漏治。

### 一、梅毒患者出现梅毒血清学试验假阴性的原因

1.梅毒早期或梅毒螺旋体感染后1～2周，直至硬下疳出现后，尽管在病损处发现了梅毒螺旋体，但可能由于是感染早期机体尚未产生反应素或Ig抗体，所以梅毒血清学试验可以是阴性的。有的患者有梅毒性接触史，硬下疳也非常典型，当TRUST阴性、TPPA阴性时往往尚未确诊而未能及时治疗，或者当TRUST阴性、TPPA阳性时一般就会尽早给予驱梅治疗。无论治疗或无治疗，在观察或随访过程中，1个月左右再复查梅毒血清学试验即会呈现双阳性。也有些梅毒患者在规范驱梅治疗过程中，短期内梅毒血清学试验由阴性转成阳性，或滴度反而升高，就是梅毒早期机体尚未产生反应素而未能检测到，故呈阴性（假阴性），或反应素少，滴度呈弱阳性，而随着病情的发展，反应素随之增多，故滴度升高。这不是意味着治疗无效，也不是疗效差，更不是治疗失败，而是梅毒病本身发生发展的必然。因此，无论患者，特别是医师切忌产生怀疑，患者要有医从性，医师一定要认真复查随诊，这样才能达到防治梅毒的目的。

2.晚期梅毒患者血清中的反应素含量低，敏感性也低，也较易出现梅毒血清学试

验阴性。晚期显性梅毒，特别是晚期神经梅毒却较易发现梅毒血清学试验假阴性。例如一例男性52岁脑膜神经梅毒患者，2013年11月23日出现症状后入院，经梅毒血清和脑脊液检测而确诊，随即进行了规范的神经性梅毒治疗。4周后症状好转出院。其后每3个月或6个月复诊1次，并于2015年与2017年先后两次再入院诊治，脑脊液检测已正常，TPPA始终是阳性（1∶1280～1∶2560），而TRUST 1∶2～1∶8，2021年2月3日TRUST 1∶2，这种状态自2015年初持续至今已近6年，已属梅毒血清固定。但患者在此期间先后有3次检测TRUST为阴性，显然，这就是晚期梅毒患者的假阴性。

3.无论是一、二期早期梅毒或晚期梅毒，不是所有非特异性梅毒螺旋体血清学试验的检测方法都百分之百是阳性，尽管这种方法的阳性率高，仍存在百分之几的结果是阴性。或者此方法检测结果是阴性，再换另一种方法检测是阳性，或此时检测为阴性，过一段时间检测就是阳性了。总之本身是梅毒患者应该是阳性，但出现梅毒血清学试验结果为阴性时，所以是假阴性。

4.HIV感染者梅毒。众所周知，梅毒患者易感染HIV，HIV感染者尤其是AISD患者也容易被梅毒螺旋体感染。HIV感染患者患了梅毒后，其临床表现和实验室检测与非HIV感染者梅毒都有差异，其假阴性较非HIV感染者多，其中原因是不是免疫功能受损，还是其他不明因素所致尚不明了。因此，遇到有梅毒的征象，梅毒血清学试验结果是阴性时，要高度警惕其是假阴性，要认真观察随访或反复做检测以便最后定论（具体参见第2章第五节）。

5.梅毒血清学试验的“前带现象”。梅毒患者在一定时期，尤其是二期梅毒血清反应素已不断产生，其血清中抗心磷脂抗体足以被任何一种检测方法检测为阳性，但是在检测中当抗心磷脂抗体过多时，反而对阳性反应产生了抑制效应，不能出现阳性反应从而形成了阴性结果，故显示了假阴性。此种假阴性现象即谓之“前带现象”并不少见。笔者30余年性病工作中发现了几十例均获得纠正。其实诊治患者时，只要提高警惕，凡是发现患者有梅毒接触史或性伴侣有梅毒史或有典型的梅毒损害，高度怀疑梅毒，报道结果如RPR是阴性，与临床不符时，请检验科重做该法检测，将血清稀释数倍后出现RPR阳性结果，显然原RPR阴性是假阴性。如在1999年5月10日诊治1例早期潜伏梅毒患者的同时追诊其妻，当时双手掌、双足底、四肢均有典型的二期梅毒疹，但血清学检测时RPR阴性，笔者马上拿着化验单到门诊化验室要求把患者血清稀释再做检测，结果RPR 1∶8时即显阳性直到RPR 1∶64仍为弱阳性。该化验员感到迷惑时给她做了解释。自此后笔者主张RPR等检测方法若是阴性，一般要将其滴度稀释到1∶8以上仍为阴性是准确的。后来我院近20多年来一直都是这样报告结果的（无论USR、RPR、TRUST等方法），也正是这样，避免了不少假阴性造成的漏诊漏治，从而使真正的梅毒患者得到及时治疗。

6.梅毒血清学实验室假阴性。血清标本弄错、技术操作错误或试剂质量有问题。

## 二、梅毒血清学试验假阴性的处理

以往在门诊或会诊时常见到化验单的报告中，非特异性梅毒螺旋体抗原血清试验RPR（＋）或（－），这种报告是不标准的，也是远远不适应临床要求的，无论是对梅毒的诊断，还是治疗效果观察都是不利的。这种只有阴性阳性的报告，既迷惑了医者，也可能伤害了患者，更不利于辨别真假阴阳性。所以RPR等检测方法一定要做滴度而且做到1∶8以上，若是阳性直接做到阴性为止。若结果是阴性时还需要辨别是真阴性还是假阴性。这时要看患者的TPPA是否阳性，若是TPPA阴性则是真阴性；若TPPA是阳性时，对于现症梅毒患者来说便是假阴性。以上6种假阴性中，1、2、3、4种要认真随访反复多次复查，或更换检测方法或检验员甚至检测单位再行检测得出结果最后定夺。至于第5种假阴性按照上述稀释方法即可定论，无须重叙。

对于第6种实验室假阴性的处理要注意以下三点。

1.试剂因素　试剂如果超出有效期，或受污染会降低检验结果的准确性。因此，实验室相关人员在进行检测时，于样本检测前一定做好各种准备工作，如核对试剂名称、有效期、剂量等情况，最大限度地降低由于试剂不合格而造成的假阴性。

2.标本因素　标本因素也是导致梅毒血清假阴性的重要原因。从血标本的采集、运输到实验室离心处理一定要准时准确，相关工作人员要严格遵守相关规定进行操作，避免血标本被污染、溶血、离心不到位等原因导致的假阴性。

3.人为因素　检验人员技术操作不熟练，洗涤操作不当，不认真负责、粗疏，血标本弄错或检测结果读错，甚至张冠李戴等人为造成梅毒血清试验实验室假阴性结果。

总之，要避免梅毒血清学实验室假阴性的发生，一定要做到试剂标准合格可靠，避免血标本污染、溶血、离心不到位和弄错等，技术人员操作要熟练，要有责任心和担当，切忌张冠李戴。必要时换一个实验室或换另一种方法反复试验验证。

## 第七节　梅毒血清抵抗与血清固定

关于梅毒血清抵抗或血清固定，近年来国内报道已不少，但其具体定义或概念，尤其时间上，维持的滴度上目前国内外尚无统一标准。由于标准不一致，必然会影响统计、研究和结论。杨文林等按照他们的标准报道了在423例梅毒患者中，有74例为血清固定，发生率为17.5%，而且以潜伏梅毒发生率最高为40.5%，其次是二期梅毒发生率为17.5%，一期梅毒发生率最少，只有3.8%。也是由于标准的不统一，其他报道梅毒血清固定的发生率也就不同，各项研究的结论也就有差异。所以对如何做到有统一看法或共识是非常重要的，至少对梅毒诊治会起到极其重要的作用。为此，笔者结合自己的临床经验对梅毒血清抵抗与血清固定的一些看法。

### 一、梅毒血清抵抗的概念

所谓血清抵抗与血清固定，在概念或定义上，各家观点大同小异。

1.有学者认为，梅毒患者经抗梅治疗后，非梅毒螺旋体抗原试验（如USR试验）大多可转阴，但有少数患者血清反应滴度逐渐降低到一定程度后即不再下降，而长期维持在低滴度，此即为血清固定现象或称为血清抵抗。其标准一般认为早期梅毒治疗后2年，晚期梅毒治疗后2年以上血清反应仍保持阳性者。

2.也有学者认为，早期梅毒治疗后，按照规定时间随访如血清仍不转阴，或2年（晚期梅毒1年）以上血清不转阴者称为血清固定。

3.有的观点提出，梅毒患者在经过足量的抗梅治疗后，在1～2年非梅毒螺旋体抗原血清试验一直不阴转，或者滴度不下降者，谓之血清抵抗或血清固定。

4.有著作提到，早期梅毒患者经抗梅治疗后，按规定时间随访，血清仍不阴转，称为血清固定（serosistance）。而晚期梅毒患者12个月血清仍不转阴者亦称血清固定。早期梅毒治疗后1年或晚期梅毒治疗后2年血清反应素试验一直不阴转，为血清固定。

5.亦有著作提出，梅毒患者经正规的抗梅治疗和充分的随访（一期梅毒随访1年，二期随访2年，晚期随访3年）后，RPR长时间内维持在低滴度上，甚至伴随终身不转阴，这种现象称为血清固定（serosistance）。

6.早期梅毒患者经规范驱梅治疗后6个月，部分患者的血清反应素试验虽然尚未转阴，但抗体滴度仍有下降趋势，此时不宜过早判定为血清固定，血清反应素抗体滴度至某个水平不再降低持续超过3个月，可视为血清固定。

7.梅毒患者经规范驱梅治疗后临床表现消失，早期梅毒6个月，晚期梅毒12个月，其血清反应素试验仍不转阴者，为血清固定。

以上引用了近20年来国内七位作者对“梅毒血清抵抗”或梅毒血清固定概念的看法，当然尚有很多作者的观点未能引述，但是总的来说对血清抵抗或固定的定义仍存在着争议，主要在非梅毒螺旋体抗原血清试验的滴度多少及其持续时间多久上尚无统一标准。滴度高不能定为固定，若时间短，青霉素等抗梅疗效尚未结束，抗体的消失也需要一定的时间，不好确定为抵抗或固定，若时间过长，不利于早诊早治的原则。

通过上述的概念及分析，我们对所谓血清抵抗或固定有了一个大概了解，其基本上具备3个条件：①梅毒患者均经过抗梅治疗；②血清非梅毒螺旋体抗体仍为阳性，且长期维持在低滴度水平上；③梅毒患者这种血清阳性持续时间为1～3年，甚至伴随终身。

虽则如此，长期以来人们一直以为血清抵抗就是血清固定，也就是给两个概念划上了等号。所以，在很多著作和论文中，常出现血清抵抗，也称为血清固定。“血清固定”亦即为“血清抵抗”等提法。作者从1986年诊治第一位梅毒患者开始至2008年，在超过3000例梅毒患者的诊治过程中，极为关注梅毒血清抵抗和固定患者的观察及随访，觉得的两者不能划等号，也就是说是有区别的。其理由为：①英文中常出现的是seroresistance 应译为血清抵抗，serofast则为血清固定，其次常有sero-fixation、sero-regular、sero-immobilization 等也应译为血清固定，而中文的“抵抗”和“固定”意义上是不同的，抵抗的意思是用行动进行反对或反击，尚有一定的力量，哪怕是残余的、弱的力量才能进行抵抗，因此血清抵抗就是由于体内尚残存梅毒螺旋体而产生一定的抗体才能产生抵抗。而固定即是不变，也就是无力量去变动或抵抗。血清固定就是体内已无残存的梅毒螺旋体而不存在抵抗现象。②临床实践中可加以区别。在随访1530例梅毒患者，就遇到125例所谓的血清抵抗现象占8.17%，其中女性112例占89.60%，女与男之比将近10∶1。本组出现这种差距的原因，一是我们诊治的患者，女性比男性明显多；二是女性患者注意复查，特别是很多患者做婚前、孕前或产前检查，故容易发现；三是男性患者不大重视复查，更不会长期观察及随访。但是否女性患者比男性患者容易产生血清抵抗，有待更多的临床观察及研究。经随访检查，有5例为再感染（女3，男2），其中两对为夫妻，发现其他原因者28例，女21例，男7例，占22.40%；其中不规则治疗14例（女10，男4），占11.20%，神经梅毒13例，占10.40%，主要是无症状神经梅毒11例（女9，男2），脑膜神经梅毒1例（男），脊髓梅毒性树胶肿1例（女）；此外还有胸膜及肺梅毒1例（男）。这些患者经规范驱梅治疗（包括住院治疗）后，血清阴转20例，疗效最佳者是无症状神经梅毒，经住院用普通青霉素根据体重用量1800万～2400万U/d，分4次静脉滴注治疗，同时加服丙磺舒1.0g，每天2次口服，2周为1个疗程。结束后再用长效青霉素240万U肌内注射，每周1次，连续3周。随访结果：11例无症状神经梅毒中1年后有8例阴转，阴转率达72.73%。这些患者大都经过正规长效青霉素治疗，由于没有出现临床症状，而长效青霉素对神经梅毒（血脑屏障阻碍）效果差之故。

在本组125例中，除有原因者33例占26.40%，尚有92例查不到原因者占了73.60%。这92例中都经过了3年以上的随访，未见梅毒复发。RPR始终为1∶1～1∶8，每个患者复查其滴度几乎无变化，其中有26人均为女性已正常生育，且育12男，14女，均正常，最大已12岁。他们的配偶始终正常。

由此可见血清抵抗不等于血清固定，因此首次接诊此类患者时，要详细了解患者非梅毒螺旋体抗原血清试验如RPR滴度是多少？持续了多长时间，等等，若不能确定为血清固定，首先考虑为血清抵抗，认真进行排查，然后再做处理。

## 二、梅毒血清抵抗的因素

我们在治疗梅毒患者过程中经常遇到这种现象。为什么会出现这种现象，确切的原因尚难肯定，但可能与下列因素有关。

1.机体细胞免疫抑制及紊乱：梅毒螺旋体进入人体后，细胞免疫起着重要的免疫保护作用，体液免疫作用有限。兔实验研究表明，梅毒的主要免疫防护机制是迟发型变态反应，介导迟发型超敏反应的T淋巴细胞主要是$CD4^+$ Th1细胞。

梅毒血清抵抗患者存在严重的细胞免疫失衡与免疫抑制，主要表现为CD8淋巴细胞增高，CD4细胞明显降低，其中主要是Th1细胞的减少，使得Th1/Th2动态平衡向Th2方向漂移，Th2细胞可通过分泌Th2细胞因子抑制由Th1介导的细胞免疫应答，使得梅毒螺旋体清除下降，造成了梅毒螺旋体逃脱机体免疫监视而残存，引起血清抵抗。此外，一些非螺旋体疾病也可导致机体的免疫抑制，引起机体清除梅毒螺旋体的能力降低，引发血清抵抗的发生。研究认为，人类免疫缺陷病毒（HIV）抗体阳性的梅毒患者快速血浆反应素滴度较高，治疗后滴度下降延迟或不下降，易复发。HIV主要影响$CD4^+$ T淋巴细胞，使$CD4^+$ T淋巴细胞免疫活性下降，$CD4^+$ T淋巴细胞从Th1变成Th2，导致抑制性细胞因子分泌过多，致使机体细胞免疫抑制，促使清除梅毒螺旋体不彻底，梅毒螺旋体长期潜伏体内。

2.体内仍有潜在活动性病灶存在：①梅毒螺旋体外膜多肽抗原、脂蛋白及基因的改变。梅毒螺旋体外膜上含有少量脂蛋白，外膜蛋白具有免疫原性，在兔免疫模型中能激发强烈的体液免疫和细胞免疫，并能抵抗感染后期的梅毒螺旋体再感染。梅毒螺旋体通过降低外膜蛋白数量及其免疫原性来逃避宿主的免疫应答，致使感染梅毒螺旋体后不能完全清除体内的梅毒螺旋体，产生不全免疫，梅毒螺旋体进而潜伏于体内，形成长期潜伏感染，引发血清抵抗。此外，梅毒螺旋体本身抗原结构改变、基因型别的不同及机体的遗传背景差异与血清抵抗的发生也有一定的关系。LaFond RE等在兔模型实验中证实，梅毒螺旋体各亚群*TPrK*基因存在高度变异性，而这种高度变异性可能使梅毒螺旋体逃避机体对它的免疫性，致使梅毒螺旋体持续慢性感染。②梅毒螺旋体的隐匿感染。有报道梅毒患者早期脑脊液中15%～40%可发现梅毒螺旋体，部分神经梅毒患者无临床症状，而常规苄星青霉素不能完全杀灭脑脊液中的梅毒螺旋体，从而导致体内残存梅毒螺旋体，形成长期慢性感染。国外也有骨梅毒治疗后导致血清抵抗的报道。梅毒螺旋体感染机体后，可进入药物不易到达的隐匿部位（如脑脊液及骨关节），或形成肉芽组织包裹，从而引起梅毒螺旋体长期潜伏体内，持续释放入血，导致血清反应素抗体滴度持续阳性。

3.曾有过复发和再感染。

4.与梅毒的病期、类型及开始治疗的时间有关。

5.与抗梅药物剂量不足、治疗不规则及选用替代疗法有关。

以上种种因素，总的来说是体内某部位尚有梅毒螺旋体的残存，这种残存就会有残余的力量，由于机体免疫力，或其他原因不适用某些抗生素等，故未能扩散或反击而出现血清滴度的升高。但这种残余的力量又不能完全被消灭或清除。未能达到血清学的治愈目的。

我们知道，梅毒的治愈有两个标准，即临床治愈和血清治愈。从上述概念和原因看，血清抵抗还不能认为梅毒已彻底治愈，既然不能彻底治愈，就有可能复发，亦可发展为内脏梅毒。若是孕妇复发，同样对胎儿产生相应的不良影响。

## 三、梅毒血清抵抗的处理

这种血清抵抗现象，笔者在20世纪90年代初期至中期开始注意此类患者，不少同居者尤其是外来媳妇本地郎配对者，由于USR持续阳性长达三五年，领不到结婚证。尽管给他们开了证明，仍得不到合法的婚姻，到了21世纪初，此类患者越来越多。现在我国已很常见，也许第一次找你看的患者就是血清抵抗的梅毒患者。甚至有不少患者为之而到处求医，也有不少医师为之而感到烦恼，那么应如何处理？在详细了解病史和性伴侣等相关情况下，可从下列几方面着手。

1.若患者抗梅治疗药物剂量不足，或治疗不规则时要做一次规范的青霉素补治。

2.要做一次全面的体检，设法寻找梅毒螺旋体的陷匿感染。重点放在神经系统尤其脑脊液的检查上、骨梅毒等内脏系统的梅毒检查上，要及早发现无症状神经梅毒、骨梅毒、心血管梅毒及其他内脏梅毒。

3.随访要到位。定期观察血清滴度的变化（最好同一实验室，同一种方法，同一检查者），凡上升2个滴度（4倍）以上者，要给予1个疗程规范的青霉素治疗。或用头孢曲松治疗，同时可加用10%碘化钾溶液10ml，每天3次，口服。此外，可应用免疫调节剂，如卡介菌多糖核酸等有一定的帮助。还可应用中药辅助治疗。

4.要排除生物学假阳性，尤其是慢性生物学假阳性疾病。此类疾病中在皮肤科领域多见于自身免疫病，尤其是系统性红斑狼疮。笔者对现症SLE患者检查了58例，其中有2例RPR 1∶8阳性（均做了2次以上检查），占了3.45%。而TPPA阴性。对皮肌炎、硬皮病及白塞病各5例的检测，未发现RPR阳性者。其他如类风湿关节炎等内科疾病也要注意做排除工作。

5.做一次HIV抗体检测，排除HIV感染。

经过上述的检查和处理后无梅毒再活动的表现，应考虑为血清固定。

## 四、梅毒血清固定的概念

对于梅毒血清固定，需要解决以下4个问题。

1.非特异性梅毒螺旋体抗体阳性滴度多少才算是梅毒血清固定，从近20年的资料看1∶1～1∶32。根据国内及自己的临床经验为1∶1～1∶16，绝大多数为1∶1～1∶4。

2.非特异性梅毒螺旋体抗体阳性持续时间多长才算梅毒血清固定，从大多数资料看基本一致，都在1～3年。

3.梅毒患者出现梅毒血清固定时是否需要治疗，在实际操作中，很多患者已接受治疗，有些不但接受了治疗，而且还做了加强治疗，也有不少人认为无须治疗，可以不处理。

4.梅毒患者出现梅毒血清固定时能否生育，有主张生育者，有反对妊娠者。对于梅毒血清固定的原因何在？也就是说从梅毒血清固定的概念来看，体内已无梅毒螺旋体的存在，为什么非特异性梅毒螺旋体抗体长期低滴度存在，并伴随终身？目前认为与主要细胞免疫功能受到抑制有关。但是具体哪些细胞免疫功能受体抑制，如何抑制？同时这些抑制又如何与梅毒血清固定联系，如同特异性梅毒螺旋体抗体为什么伴随终身一样有待更多进一步的研究。

根据上述各家意见，结合笔者20多年的临床实践，认为梅毒血清固定必须具备以下6个条件。

1.患者已经接受过规范或不规范的驱梅治疗（很多时候这些患者不易被查到）。

2.非特异性梅毒螺旋体抗体滴度一般为1∶1～1∶8，个别也有1∶16者。

3.非特性梅毒螺旋体抗体这种低滴度阳性持续时间：一期梅毒1年以上，二期梅毒2年以上，三期梅毒3年以上。患者不能肯定是哪一期梅毒3年以上。

4.排除了梅毒血清抵抗，按照前述梅毒血清抵抗的5条方案进行排除。

5.虽则是“双阳”性，但是不会复发，也无传染性，配偶或性伴侣长期性接触已无传染，也未传染胎儿。

6.排除梅毒血清学假阳性，特别是生物学假阳性。

## 五、梅毒血清固定的处理

凡达到以上6条梅毒血清固定的标准者，证明是梅毒已治愈，无须治疗，可以生育。即使是女性梅毒血清固定性妊娠也无须干预，正常生产，所产婴儿即使非特性梅毒螺旋体抗体阳性和特性梅毒螺旋体抗体阳性之双阳性，也不是先天性梅毒，也无须干预，只做随访，18个月内双阳自然阴转。男性梅毒血清固定者完全可以正常生育，更是无关大局。

对于梅毒血清固定必须具备的六条标准，不少医生、学者认为其对梅毒的诊治有一定的指导意义，特别是对血清固定者的处理更有实际意义，但具体操作较为困难。这正好说明当今梅毒诊治的艰巨性，也需要广大医务人员，特别性病工作者做艰苦细致的临床观察，持续深入的调查、随访，才能做梅毒的诊断、治疗及其预防工作。事实上，笔者30余年来在梅毒治疗后的随访过程中，发现有大量的梅毒血清固定者，其数量之多不亚于梅毒血清治愈的非现症梅毒者。笔者诊治诸多的梅毒血清固定者，就有一位女性患者，在其手机微信上就有52个“同病相联”者。同时常在门诊、电话咨询、微信上或住院患者中见到TPPA阳性，TRUST 1∶1～1∶4阳性的患者，经过详细调查病史（特别是检测结果、治疗经过等具体历史）、配偶及家人的追诊等，最后也确诊不少是梅毒血清固定者，并按血清固定方案无须干预。因此，正确处理好这类患者是非常现实的，也是极其重要的。

梅毒的诊断离不开梅毒实验室检查，实验室检查方法主要是两大类，即梅毒病原学直接检查方法和梅毒血清学检查方法，由于临床上除了一期梅毒的硬下疳、二期梅毒的扁平湿疣、浸润性或结节性梅毒疹等皮损较易采集到标本外，胎盘组织有时也有必要采集到标本此外，大多数患者并不容易采集到病原学检测的标本，并且目前很多医师不熟悉或不愿意进行病原学检测的标本采集。很多医疗机构从未开展过梅毒病原学直接检查方法。因此梅毒血清学检查方法是临床最常用的实验室检查方法。梅毒血清学检查包括非特异性梅毒螺旋体抗原血清试验和特异性梅毒螺旋体抗原血清试验两类。事实上，除以上的10余种方法外，还有20世纪四五十年代开展的梅毒螺旋体制动试验（TPI）、梅毒螺旋体凝集试验（TPA）、梅毒螺旋体免疫吸附试验（TPIA）、梅毒螺旋体补体结合试验（TPCP）等多种检测未列入，几乎检验科所有检测方法都可以做梅毒血清学的检测，而且方法越来越多，越来越科学、越来越先进，越敏感或特异性更强。但是，每种方法都有其优缺点，甚至每个单位或检验员都存在着优势和不足。临床上常见到同时期间这家医院检测TRUST 1∶2，而哪家医院检测的结果TRUST却是1∶8，甚至另一单位检测TRUST为阴性者。因此，有条件可以多用一些方法检测，去多个单位进行检测，这样可以取长补短，做出准确的诊断。

综合梅毒实验室七个方面的介绍，尤其是梅毒血清学检测的详细介绍，当前对梅毒诊治仍根据非特异性梅毒螺旋体抗原血清试验和特异性梅毒螺旋体抗原血清试验此两类试验的准确结果结合临床特征可以对患者的病情做出初步判断。现以目前较常用的TRUST代表非特异性梅毒螺旋体抗原血清试验，TPPA代表特异性梅毒螺旋体抗原血清试验，这样根据梅毒血清学的结果可以做出如下的初步判断：TRUST阳性，TPPA阴性，则表示TRUST是假阳性；TRUST阳性，TPPA阳性，两者滴度越高，病程越短，显示现症梅毒。若两者尤其是前者滴度越低，病程越长特别是持续超过两三年者应考虑为梅毒血清固定。再者两者滴度都很低，临床上无梅毒的任何证据，要排除假双阳；TRUST阴性，TPPA阳性，表示既往患过梅毒，现在是治愈或自愈后的血清学状态，但要排除极早期梅毒（1～2个月后再复查TRUST为阴性即可），也要除外梅毒血清学假阴性，尤其是梅毒血清前带现象（将该血清稀释数倍后出现阳性结果）。TRUST阴性，TPPA阴性，患者从未有梅毒接触史，也无梅毒的临床表现，可排除梅毒感染。但要注意到极早期梅毒所谓在窗口期抗体尚未产生或者抗体尚不能被检测到。同时也要排除极少数晚期艾滋病患者合并梅毒螺旋体感染。

## 参考文献


陈虎根，陈欢，姚东方. 妊娠后期梅毒血清试验假阳性致误诊1例［J］. 中国皮肤性病学杂志，2014，28（4）：426-433.

丁莉，陆奎英，周颖，等. 孕产妇梅毒假阳阳性调查分析［J］. 中国卫生产业，2016，30：178-180.

冯文莉，刘兵，高谦，等. 住院患者梅毒血清学生物假阳性的相关因素分析［J］. 中国药物与临床，2015，15（6）：815-818.

何丽华. 梅毒检验假阴性与假阳性影响因素分析［J］. 医学信息，2014，28（20）：508.

何怡. ELISA检测中全自动加样引起拖带假阳性的分析［J］. 中国卫生产业，2014，13（32）：20-21.

黄雪梅，吴媛，王柏旺. 梅毒患者血清学生物假阳性的影响因素分析［J］. 检验医学与临床，2020，17（12）：1726-1729.

康贵民，吴丽惠. 非梅毒螺旋体抗原血清学试验假阳性发生率及原因分析［J］. 蛇志，2019，31（4）：489-490.

李佳妍. 梅毒患者血清固定循证医学分析［J］. 医学综述，2007，3（13）：240.

李石. 9218例肿瘤住院患者梅毒螺旋体抗体检测分析［J］. 肿瘤预防与治疗，2012，25（5）：331-332.

李维，刘双全. 梅毒血清固定机制的研究进展［J］. 微生物学免疫学进展，2018，46（3）：82-85.

廖元兴，王照浩，杨秀强. 性病的中西医诊治［M］. 成都：四川科学技术出版社，1992.

廖元兴. 梅毒血清抵抗与固定［J］. 皮肤性病诊疗学杂志，2011，18（1）：4-6.

龙振华，邝捷，苗刚. 梅毒血清试验进展与临床关联［J］. 临床皮肤科杂志，2002，31（9）：604-605.

潘旭萍，迟军晓. 三种方法联合检测避免梅毒诊断的假阳性结果［J］. 临床诊断，2012，7（16）：50-51.

王雨涵，黄远帅. CMIA法检测老年人群梅毒螺旋体抗体的假阳性分析［J］. 西南医科大学学报，2019，42（2）：139-142.

吴景良，李雪飞，王丹，等，住院患者梅毒血清学假阳性及梅毒检出情况报告［J］. 临床皮肤科杂志，2014，43（8）：474-475.

杨文林，杨健，黄新宇，等. 近10年梅毒血清固定患者临床分析［J］. 临床皮肤科杂志，2005，11（34）：721.

张保平，刘珊，韩艳秋. 使用光化学发光法检测26 707例血清抗梅毒螺旋体特异性抗体以及结果假阳性率分析［J］. 现代检验医学杂志，2015，30（2）：70-73.

张津萍，王千秋，龚匡隆，等. 血清标本10546份非梅毒螺旋体抗原血清学试验假阳性结果分析［J］. 中国皮肤性病学杂志，2010，24（7）：638-639.

张艳梅，李长彬，徐澎，92例梅毒检验的假阴性与假阳性研究［J］. 中国性科学，2019，28（2）：115-118.

中国医学科学院皮肤性病研究所. 麻风病患者的梅毒血清假阳性反应［J］. 中华皮肤科杂志，1959，715：314.

Bala M，Toor A，Monika M，et al. Evaluation of the usefulness of treponema pallidum hemagglutination test in the diagnosis of syphilis in weak reactive Venereal Disease Research Laboratory-sera［J］. Indian J Sex Transm Dis，2012，33（2）：102-106.

Bristow C C，Klausner J D，Tran A. Clinical test performance of a rapid point-of-care syphilis treponemal antibody test：a systematic review and meta-analysis［J］. Clin Infect Dis，2020，71（Suppl 1）：

S52-S57.

Lusiak M，Podwinska J. Interleukin 10 and its role in the regulation of the cell-mediated immune response in syphilis [J]. Arch Immunol Ther Eep，2001，49（6）：41.

Park IU，Tran A，Pereira L，et al. Sensitivity and specificity of treponemal-specific tests for the diagnosis of syphilis [J]. Clin Infect Dis，2020，71（Suppl 1）：S13-S20.

Patriquin G，Leblanc J，Heinsteil. Cross-reactivity between Lyme and syphilis screening assays：Lyme disease does not cause false-positive syphilis screens [J]. Diagn Microbiol infect Dis，2016，84（3）：184-186.

Salazar JC，Hazlett KR，Radolf JD. The immune response to infection with Treponema pallidun，the steaith parthogen [J]. Microbes Infect，2002，4（11）：1133.

Sena A C，Wolff M，Martin D H，et al. Predictors of serological cure and serofast state after treatment in HIV-negative persons with early syphilis [J]. Clin Infect Dis，2011，53（11）：1092-1099.

Shen X，Liu D，Lin Y，et al. The characteristics of beta 2-glycoprotein I-dependent anticardiolipin antibody and blood coagulation status in subjects with classical biological false-positive syphilis reactions [J]. Int Immunopharmacol，2018，62：132-138.

Spagnuolo V，Poli A，Galli L，et al. Incidence and predictors of serological treatment response in early and late syphilis among people living with HIV [J]. Open Forum Infect Dis，2019，6（1）：324.

Tong M L，Lin L R，Liu G L，et al. Factors associated with serological cure and the serofast state of HIV-negative patients with primary，secondary，latent，and tertiary syphilis [J]. PLoS One，2013，8（7）：e70102.

Tuddenham S，Katz S S，Ghanem K G. Syphilis laboratory guidelines：performance characteristics of nontreponemal antibody tests [J]. Clin Infect Dis，2020，71（Suppl 1）：S21-S42.

# 第4章

# 梅毒的诊断与鉴别诊断

## 第一节　梅毒的诊断

梅毒有效防治的关键在于正确的诊断。要做出梅毒的正确诊断，需做深入细致的调查，特别是对患者的病史、临床表现及实验室检查进行综合分析后再确诊。为此，需要性病工作者，尤其是性病医师抱着对患者及其家庭、社会乃至国家负责的态度，勇于担当做好梅毒的防治工作。

### 一、病史

梅毒是一种特殊的疾病，与道德、伦理、法律有着密切的关系，易使患者产生严重的精神负担，也会使少数非性患者群产生强烈的病态恐惧，造成心理和行为异常。再加上对医疗环境的生疏及对临诊前的紧张，使患者有可能隐瞒部分病史，难以完整有序地陈述病情经过。因此，在问诊病史时需要一定的技巧。

1.问诊的技巧

（1）注意问诊中的仪表与礼节：梅毒患者也是患者，在诊治中要与普通患者一样对待。友善的举止可以给患者以鼓励，并可表示愿意为解除患者的病痛和满足患者的要求尽自己所能，可以了解患者对自己疾病的看法，患者前来看病的期望等，有助于拉近医师和患者的距离，使病史采集顺利完成。

（2）问诊一般由主诉开始，逐步深入，有目的、有层次、有顺序地询问。如先问“您哪儿不舒服？”这种开放性的提问易于得到更客观、更全面的资料。如患者回答全身有散在的丘疹，则医生可积极思考，提出针对性的问题，如“皮疹是什么颜色的？”“皮疹痒吗？”等等。

（3）避免以责怪的语气提问问题，如“您怎么能这么做呢，这样会伤害你的家庭”等，以免使患者产生对医师的抵抗心理，不利于诊治。

（4）避免暗示性提问和逼问：当患者回答的问题与医师的期望有距离时，不能暗示医师主观的答案和逼问，以免引起患者的附和。如“你会阴部曾经有过溃疡吧”。

（5）避免使用特定意义的专业术语，如硬下疳、玫瑰疹等。

（6）注意及时核实患者陈述中的不确切及有疑问的情况，如病情与时间的关系、用药情况等。

（7）若怀疑患者可能是梅毒时，要避开亲属、同事等的条件下再问有无不洁性交史。切忌当众尤其是在配偶面前质问！最好一对一友善交谈式询问以便达到准确效果。

2.问诊的内容

（1）一般项目：包括患者的姓名、性别、年龄、职业、民族、婚姻、习惯、出生地和工作地及性质等。

（2）主诉：为患者感受最主要的痛苦或最明显的症状或体征，也是患者本次就诊的最主要原因。需要提供发病的部位、主要症状和发病时间等方面的信息。

（3）现病史：是病史的主题部分，记录患者患病后的全过程，即发生、发展、演变及诊治经过。包括病因和诱因、初发皮损的部位、性质、数目、发展顺序、病情变化及规律，伴随症状、诊治经过（包括治疗方案及疗效）、环境因素与疾病发生和发展的关系等。

（4）既往史：既往史包括患者既往的健康状况和过去曾患过的疾病名称、治疗方案及疗效、外伤、手术史、被动输血史、预防注射、过敏史等，特别是与现病有密切关系的疾病。

（5）个人史：患者的社会经历，如居住地区和居留时间、受教育程度、经济生活和业余爱好等。职业及工作条件，如工种、劳动环境等。更应询问的是患者的性活动史，有无不洁性交史。

（6）家族史：应询问家族中有无类似疾病及其他遗传疾病的患者等。

## 二、体格检查

体格检查是医师运用自己的感官或借助于传统的检查器具了解机体健康状况的一组最基本的检查方法，其目的是收集患者的正确资料。包括系统检查和皮肤专科检查两部分。

1. *系统检查*　一般于采集病史结束时开始，检查者在适宜的室温和肃静的环境中进行检查。检查应按一定的顺序进行，通常先观察一般情况，然后检查头、颈、胸、腹、脊柱、四肢、肛门、生殖器、神经系统等，以免造成重复或遗漏。在检查过程中应关心、体贴患者，并做好隔离工作。

2. *皮肤专科检查*　皮肤专科检查时光线应充足，以自然光源最好，可有效获得最接近真实的皮损信息。应在适宜的室温下检查，过热或过冷可影响皮损的形状。此外，应充分暴露皮损，以获得更客观的资料。

（1）视诊：是最重要的皮肤科专科检查手段，部分皮损具有特征性（如硬下疳、掌跖部脱屑性红斑等），仅通过视诊就可做出初步诊断。在视诊过程中，如皮损表面有药物、油污等附着时，应仔细清除以免影响检查。对皮损应注意获得以下信息：①损害的性质：红斑、丘疹等原发损害，或抓痕、糜烂、溃疡等继发损害；②损害的大小和数目；③损害的的颜色及色调；④损害的界限及边缘：界线是否清楚，边缘是否整齐；⑤损害的形状，尤其是基底的形状；⑥损害的表面：是否光滑，有无凹陷、隆起，有无糜烂、溃疡、出血等；⑦ 损害的内容：如皮损为水疱、脓疱或囊肿时应注意观察内容物性质；⑧损害的排列：皮损的排列规律；⑨损害的部位与分布。

（2）触诊：了解皮损的质地、位置（深在或浅表），有无浸润增厚，是否与周围组织粘连，有无压痛、感觉过敏、异常，附近有无淋巴结肿大等。

（3）其他检查手段：必要时可应用玻片压诊、鳞屑刮除法、放大镜、皮肤镜甚至皮肤CT等特殊检查手段进行检查。

## 二、实验室检查

1.梅毒螺旋体检查

（1）暗视野显微镜检查法：是诊断早期梅毒的重要手段，方法简便、迅速、可靠。硬下疳、二期梅毒疹、扁平湿疣、黏膜斑及肿大淋巴结等部位取病变部位分泌物或组织液涂片在暗视野显微镜下易于找到梅毒螺旋体。有诊断价值。

（2）Fontana—Tribondean镀银染色：梅毒螺旋体呈棕黑色，背景则呈淡棕色。

（3）浓盐酸蒸气显示法：梅毒螺旋体呈棕蓝色。

（4）免疫荧光染色：可见亮绿色的梅毒螺旋体。

（5）组织病理切片，用银染色法可找到梅毒螺旋体，梅毒螺旋体呈黑褐色。

2.梅毒血清学试验　根据所用的抗原成分不同分为两类。

（1）用非梅毒螺旋体即心磷脂作抗原成分进行的血清学试验：包括性病研究实验室玻片试验（VDRL）、快速血浆反应素环状卡片试验（RPR）、血清不加热反应素玻片试验（USR）、甲苯胺红不加热血清学试验（TRUST）及自动反应素试验（ART）等。

（2）用梅毒螺旋体作抗原成分进行的血清学试验：包括荧光螺旋体抗体血清吸附试验（FTA-ABS）、经过改良的FTA-ABS，即IgM-FTA-ABS、梅毒螺旋体血凝试验（梅毒螺旋体HA）及梅毒螺旋体制动试验（梅毒螺旋体）等。

非梅毒螺旋体血清学试验敏感性较高，特异性较差，易于出现假阳性，多用于从大量人群中进行筛选及定量试验，以观察治疗效果、复发及再感染。梅毒螺旋体血清学试验的特异性及敏感性均比非梅毒螺旋体血清学试验为高，但方法复杂、费时，一般只用于证实诊断。即使经过足够治疗，仍长期存在，甚至终身不消失，不能作为观察疗效的指标。

3.脑脊液检查　主要用于证实有无中枢神经系统梅毒感染，包括细胞计数、蛋白测定、脑脊液的VDRL试验等。（具体实验检查请参见第3章）。

梅毒的确诊要根据病史、接触史、临床表现等结合实验室检查结果综合研究分析最后定夺。除了在患者任何器官找到梅毒螺旋体即可确诊外，其他实验室的阳性结果都要与临床症状等紧密结合才能确诊。事实上，不少只从TRUST或RPR、TPPA的双阳性，无发现临床症状时，就诊断为潜伏梅毒，有皮疹或其他症状时，就诊断为一、二、三期梅毒，这欠妥，甚至是误诊的。有的在TPPA阳性的前提下，TRUST滴度1∶8以上诊断梅毒，而1∶4以下则不是梅毒，这也是不对的。这些情况能否诊断梅毒，要不要报病，进不进行治疗？所以检测结果一定要结合患者当时的具体病史、接触史、临床表现等综合分析后再做定论。有些患者TPPA确定阳性，有性接触史，其性伴侣或配偶同时是现症梅毒患者，即使TRUST滴度1∶4，无梅毒损害时也应诊断为潜伏梅毒，若有梅毒损害时应确诊为显性梅毒。当然，TPPA、TRUST已确认是双阳性的同时，又见到某种皮肤损害时，不一定就是显性梅毒的二期梅毒疹。例如：一例典型的玫瑰糠疹（图4-1），为了排除梅毒做了梅毒血清学检测，结果TPPA 1∶2560，TRUST 1∶32；组织病理为玫瑰糠疹的改变而无梅毒的征象。因此，不能诊断为二期显性梅毒疹，而应确诊为潜伏梅毒合并玫瑰糠疹。同样，虽然临床上见到典型的梅毒性损害，甚至病理所见也为梅毒的征象时，也不一定确诊为显性梅毒。例如：我们在一次病例研讨会中，有一例49岁女性患者，主诉外阴起红色斑块、结节伴瘙痒1个月余，患者1个月前外阴无明显诱因出现红色斑块、结节，逐渐增多，表面有糜烂（图4-2），伴明显瘙痒症状。病理所见表皮不规则增生，棘细胞水肿，海绵形成，真皮层大量以浆细胞为主细胞浸润（图4-3、图4-4），临床和病理上应考虑二期梅毒的扁平湿疣。但由于患者既未能做梅毒螺旋体的检查，也未做梅毒血清学检测，所以也未能确认梅毒。

由此可见，要对梅毒做出正确的诊断，一定要熟悉上述的三条基本功，即病史、体格检查和实验室检查的基本要求，并能熟练掌握应用到每个患者的诊疗中。有了这些基本功，就能在五花八门的各种实验室检测中，在复杂而又各色其形的临床表现中进行梅毒的鉴别诊断，最后做出正确的结论。

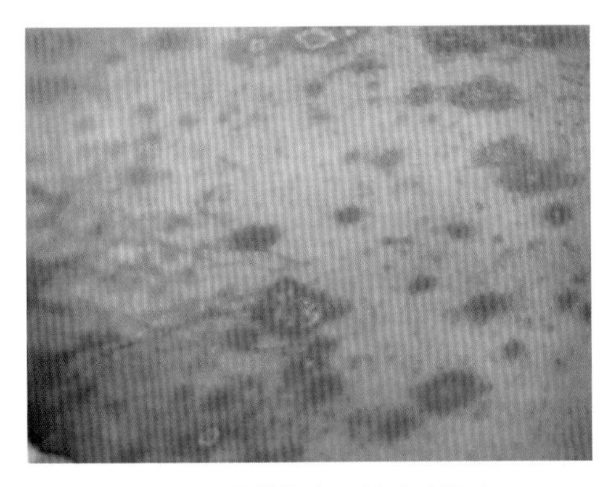

图4-1　潜伏梅毒合并玫瑰糠疹

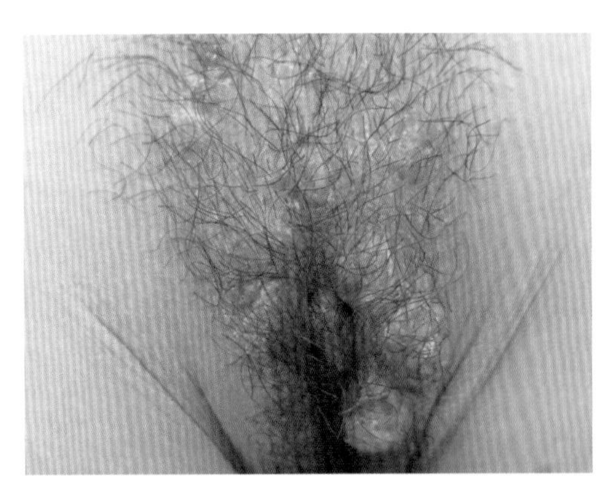

图4-2　外阴扁平湿疣样损害

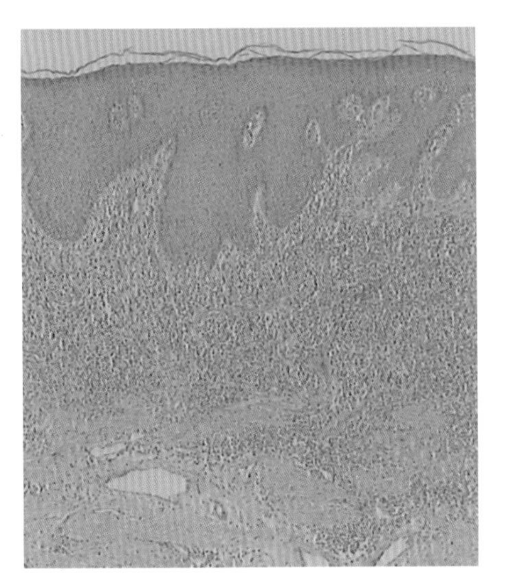

图4-3　表皮不规则增生真皮层大量以浆细胞为主细胞浸润

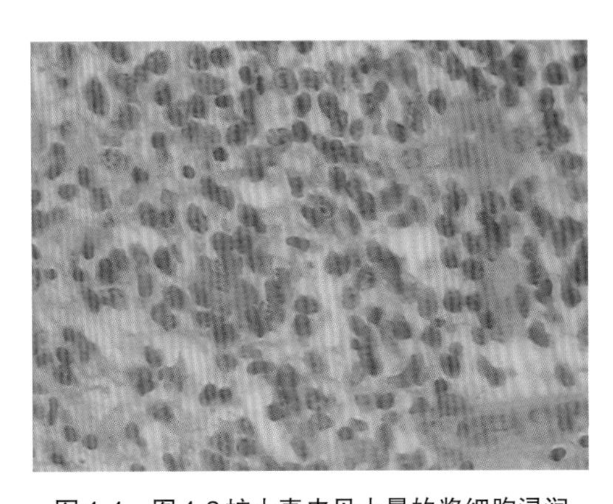

图4-4　图4-3扩大真皮见大量的浆细胞浸润

## 第二节 梅毒的鉴别诊断

梅毒的鉴别诊断既广泛又复杂。因为梅毒螺旋体可以侵犯人体各个系统的任何组织引起与该部位器官各种疾病类似的临床表现，从而造成梅毒鉴别诊断的广泛化和复杂化。所以，从广义的角度看，梅毒应与全身各种疾病进行鉴别，临床上较常见的是神经系统、心血管系统、泌尿系统、消化系统、骨骼系统、呼吸系统等内脏疾病相鉴别。专科系统中，也要与妇产科、儿科、耳鼻喉科和眼科中某些疾病相鉴别。诚然，以上与各系统疾病的鉴别是相当困难的，因为临床实践少见或未能发现，经验不足，只能分别在有关章节中描述。本节重点介绍与皮肤系统疾病的鉴别，因其是最表面最常见也是最多最需要的鉴别诊断。

梅毒与皮肤系统疾病的鉴别也相当广泛和复杂。其损害与皮肤病的各种皮疹都有相似之处，常把梅毒误诊为其他各种皮肤病。有报道一期梅毒误诊率29.97%，二期梅毒误诊率66.67%，晚期梅毒和先天性梅毒误诊率3.36%。其他报道早期梅毒的误诊率为32.0%～62.8%。早在1938年Moore.J.E提到要与二期梅毒疹相鉴别的皮肤病就40种之多。而我国著名的梅毒病学家李洪迥教授谈及单是梅毒的晚期损害需要鉴别的皮肤病将近30种。当今需要鉴别的皮肤病不下上百种。在此，也只能对较为常见的或偶见的其中一些疾病进行简述。

首先最常遇到的皮肤病是皮肤溃疡。皮肤溃疡是由组织坏死或外伤所致的深达真皮以下组织的皮肤缺损，愈后大都留有瘢痕。溃疡的大小、形态、深浅常视致病因素、发病部位及其机体抵抗力等而互有不同。一般根据发病原因可以把溃疡分为感染性、外伤性、血流循环障碍性、营养障碍性、肿瘤性和其他原因性溃疡。梅毒螺旋体感染引起的溃疡常与这些皮肤溃疡相鉴别。因为大多是性接触传染，所以首要的也是最多、最重要的是与肛门生殖器溃疡相鉴别。

肛门生殖器溃疡就是由于上述原因引起的生殖器、肛门部位的溃疡。由于国内性病有增无减，不少性病患者以生殖器溃疡为首诊或主诊，也有不少医者把一般的生殖器溃疡当作性病对待，误诊错治者也随之增多，因此有必要把肛门生殖器溃疡分为性病性和非性病性，在性病性溃疡均为感染性溃疡。而大多数非感染性溃疡常为非性病性溃疡。

### 一、性病性肛门生殖器溃疡的鉴别

在临床实践中，肛门生殖器溃疡常是性病诊治中较复杂的一个难题。常因多重感染或混合感染，造成病因上的复杂性，同时其病因学诊断的实验室技术条件要求高，目前在我国，有些不但基层医院做不到，就连城市较大的医院有时也有困难，加上其临床与流行病学的资料缺乏或不易完善，所以诊治上亦非常棘手。因此，作为医师，对于肛门生殖器溃疡的患者，要详细询问病史，仔细观察溃疡的具体临床表现，并做必要的实验室检查，然后认真综合分析研究，最后做出正确的诊断。性病性感染性溃疡的主要病原体有梅毒螺旋体、单纯疱疹病毒、杜克雷嗜血杆菌、沙眼衣原体L1～3血清型、肉芽肿荚膜杆菌等。

### （一）梅毒

梅毒螺旋体感染后引起的肛门生殖器溃疡是常见的生殖器溃疡之一。各期梅毒（Syphilis）均可出现生殖器溃疡，但最常见的是硬下疳，其次是结节溃疡性梅毒疹，有时也有发生在生殖器肛门的树胶肿（具体参见第2章）。

一期梅毒的主要损害是硬下疳，是梅毒螺旋体最初侵入之处，并在此繁殖所致。发生感染后3周（10～30天）出现。硬下疳初起为一米粒大的暗红斑，2～3天扩大及隆起成丘疹，后为硬结（图4-5），此时因毛细血管内皮肿胀及梗死，致皮损缺乏营养，很快局部糜烂形成溃疡，大多数患者来诊时已为溃疡形成时（图4-6）。至于红斑、丘疹时，无痛无痒，也无其他不适，患者极难觉察，因此临床上甚至医师提示追问也几乎不得而知。硬下疳的形态、大小取决于机体的反应性、发生部位，有否继发感染、存在时间的长短等有所不同（具体参见第2章第三节）。

晚期梅毒，无论是先天性或后天性，在皮肤黏膜上可发生两种伴有结节性损害的溃疡，这两种溃疡虽发生在生殖器部位较少见，但临床上也能见到，因而肛门生殖器的溃疡中，亦应注意鉴别。其一为结节溃疡性梅毒疹，为结节性梅毒疹的一型。结节性梅毒疹好发于头部、肩部、背部及四肢伸侧，但也可以在阴茎等生殖器部位。一般为一群直径0.3～1.0cm的浸润性结节，呈铜红色或铜黄色，表面光滑或附有薄屑，质地坚硬（图4-7），无自觉症状。其结局有两种情况，一种是结节吸收变平，留有小的萎缩斑，长期遗留深褐色色素沉着。另一种中心坏死，形成小脓肿，溃破后形成无痛性溃疡，溃疡为圆形，边缘为穿凿性（图4-8），基底光滑，暗红色，损害可愈合留下浅表性瘢痕。瘢痕周围有色素沉着，萎缩处皮肤光滑而薄。但边缘可出现新的损害，常匍行性向周围扩展，新旧皮疹此起彼伏，可迁延数年。其二，为梅毒性树胶肿，亦称为梅毒瘤，为典型晚期梅毒损害，也是三期梅毒的标志。多在感染3～5年发生，树胶肿主要发生在皮肤黏膜（约占80%），亦可发生在其他器官，树胶肿可复发或散在，但常为孤立性病变，初起为小的无痛性皮下结节，质硬，暗红色，以后逐渐扩大可达3～5cm 2～6个月中心软化破溃（图4-9），出现单发或多发生穿孔，孔中溢出浓稠的分泌物，为黄褐色或乳黄色的黏性很强的胶样物质，外观很像阿拉伯胶，故称树胶肿。单孔者不断扩大形成溃疡，多孔者互相贯通成溃疡。溃疡边缘整齐，锐利韧硬，基底凹凸不平。常一边愈合一边扩展形成肾形或马蹄形。根据病情的程度，发生的部位而造成部位组织器官的破坏性损害。尤其生殖器部位发生顽固性破坏性溃疡时，应想到树胶肿的可能，再结合患者的病史和全面系统的体格检查，以及既往梅毒血清学等实验室检查来确诊。

近年来，我国梅毒患者明显增多，与此同时HIV感染者也急剧上升之势，在HIV/AISD患者中，梅毒的临床表现也呈现新的特征，治疗反应也不敏感，血清学反应也出现异常，在损害方面，可以出现异常颜色、形态不典型，多个硬下疳，一期梅毒与二期梅毒共存现象，并且快速发展为神经梅毒等临床异常的表现。这就增加了其他生殖器溃疡的鉴别困难。不管一期梅毒的硬下疳，二期或三期梅毒结节溃疡性梅毒疹，还是晚期梅毒树胶肿性溃疡都要与其他肛门生殖器溃疡认真进行鉴别。因此，更应该主张同仁要高度重视。

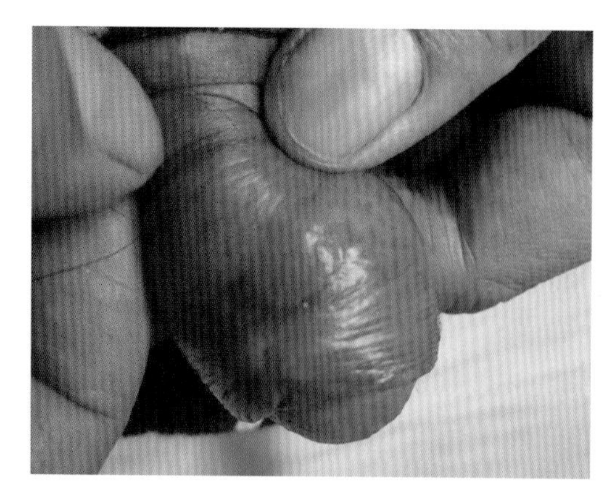

图4-5　硬下疳早期之硬结

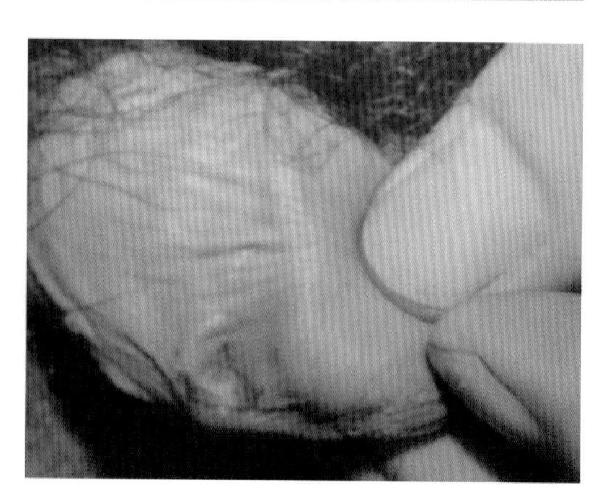

图4-6　硬下疳的溃疡形成

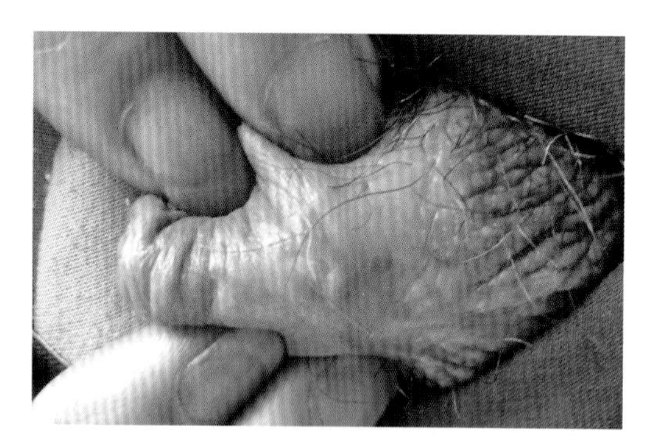

图4-7　晚期梅毒铜黄色多个结节

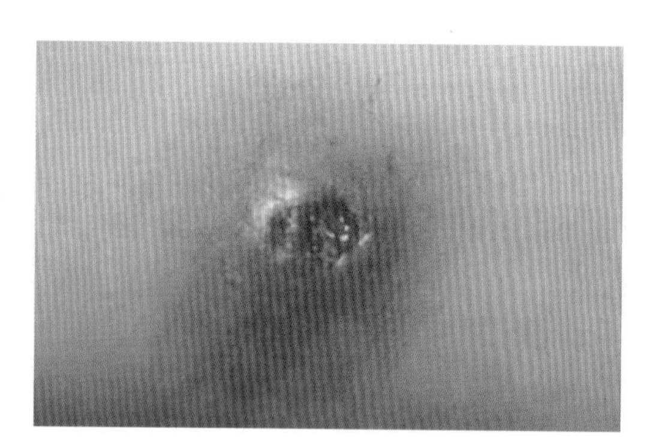

图4-8　结节溃疡性梅毒疹

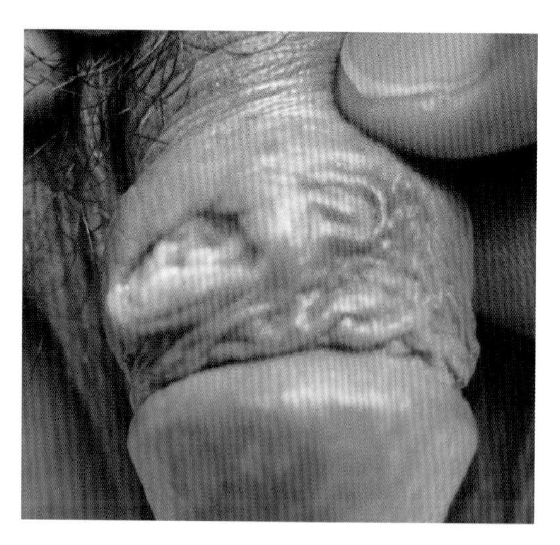

图4-9　梅毒树胶肿溃疡形成

### （二）生殖器疱疹

生殖器疱疹（GH）是由单纯疱疹病毒（HSV）（图4-10）感染引起一种常见性传播疾病（STD），其主要病原体HSV-2，但近来有个别国家报道，在女性生殖器疱疹中HSV-1感染率超过HSV-2，生殖器疱疹的临床表现多种多样，不少学者把生殖器疱疹的临床表现分为8类：①原发性生殖器疱疹；②初次发作的非原发性HSV-2生殖器疱疹（既往有过HSV-1感染）；③初次发作的再活动生殖器疱疹（原已有HSV潜伏感染）；④复发性生殖器疱疹；⑤免疫缺陷或免疫抑制者（包括HIV/AIDS）生殖器疱疹；⑥亚临床型及未识别症状生殖器疱疹；⑦孕妇生殖器疱疹；⑧新生儿HSV感染。

由于生殖器疱疹的发生和复发不仅仅是局部的损害引起不适、疼痛、局部淋巴结肿痛及全身不适，更重要的是常给患者带来身心痛苦和压力，影响了患者的生活质量、家庭不和与人际交往。也是当前性病防治中的一个难题。

生殖器疱疹的典型临床表现有水疱、脓疱、溃疡、尿道炎等。同时亦常有生殖器部位的裂隙或裂纹、非特异性红斑、硬结及轻微损伤所致的细小线状溃疡等不典型的损害。生殖器疱疹的溃疡较表浅、边缘尚规则，表面有轻度坏死性渗液，小溃疡常为多发性，其后多个小溃疡融合成单一的匍行性溃疡。一般溃疡大多较小而浅在，大多数都由初发的簇集性水疱、脓疱破损融合成溃疡。有些溃疡可能外用药物处理不当，或合并感染等不断扩大从而形成大而深的溃疡（图4-11）。此时一定要注意与硬下疳（图4-12）相鉴别。两例中，前者比后者大而深，但表面有分泌物，边缘稍不规则，且较软而触痛。后者表面干滑，边缘清楚，触之硬而不痛。因此，切忌以溃疡的大小来区别两者。生殖器疱疹自觉有不同程度的疼痛及压痛，有的患者剧痛并呈持续性，且一般镇痛药无效，有时要用哌替啶镇痛（这种患者国外多见，国内则少见，笔者所见不足千分之二，故不主张用长期持续抗病毒抑制疗法）。梅毒性溃疡无疼痛及压痛；生殖器疱疹近卫淋巴结常肿痛，常伴随在疱疹之中复发。而梅毒性溃疡虽然近卫淋巴结常肿大，但无疼痛及压痛；生殖器疱疹复发前常有前驱症状，先有局部麻胀、灼热、灼痒或灼痛，很快在原发部位和（或）其周围出现水疱等皮疹而复发，故主张提前用抗病毒抑制疗法，即前驱症状一旦出现就马上进行抗病毒治疗，这样疗效更好，且事半功倍。而梅毒性损害无局部任何前驱症状，有时自觉全身轻度感冒症状，但不明显，常未意识到便很快消失。如上所述，典型者生殖器疱疹溃疡与梅毒性溃疡一般鉴别不难。但偶有见到生殖器疱疹溃疡类似硬下疳者（图4-13），此患者阴茎有两个溃疡，大小一致，呈圆形，边缘清楚，表面干燥，亦无分泌物，乍一看是典型硬下疳。确实在这之前，因患者不肯做抽血检测，致使多家单位医师一直都诊断为硬下疳，并多次进行规范的驱梅治疗获消退。其实不然，经追问病史，有多年生殖器疱疹溃疡发作史，平均每年超过6次以上。初年发作时有疼痛，但一年比一年疼痛减轻，后来已不明显，每次复发大多在原部位，一样先起较大的水疱，很快变成脓疱，再形成溃疡，约经3周后而愈合。这次发作时自感基本不痛，该患者经详细追问病史和认真的体格检查及实验室检测等综合分析，梅毒血清学试验阴性，HIV抗体阳性，HSV-1IgGIgM和HSV-2IgGIgM均阳性。结果是HIV感染者合并生殖器疱疹性溃疡，而非硬下疳。由此可见，不能单凭临床经验，一眼所观之，即下结论，往往会造成误诊。在HIV/AIDS患者中，HSV感染率更高，而且与正常人的临床表现也有不同，其特点有：疼痛等症状重而不典型，持续时间长，甚至呈慢性持续性深在溃疡，往往与某些硬下疳相似。但前者伴坏死及剧痛，复发频率快，HSV排毒时间长，并发症多且重，易发生疱疹性脑膜炎等。后者则否，不治疗也自行消退，且不留痕迹，除非再次性接触重新感染，否则不会再发。为此须要认真鉴别（表4-1）。

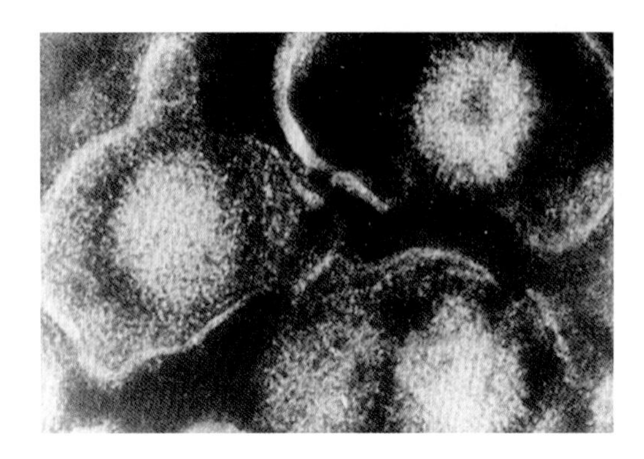

图4-10　单纯疱疹病毒

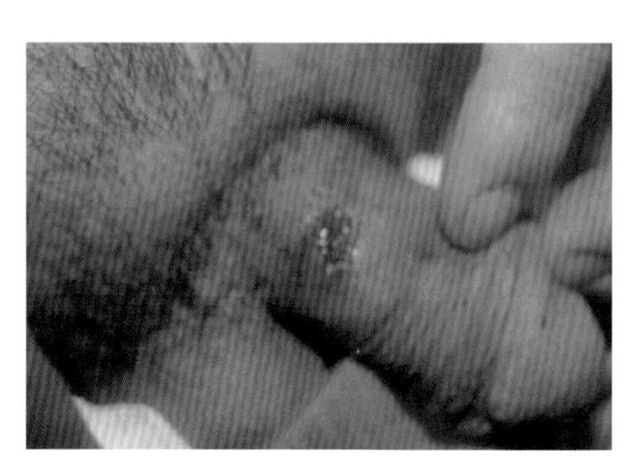

图4-11　阴茎生殖器疱疹（大而深的溃疡）

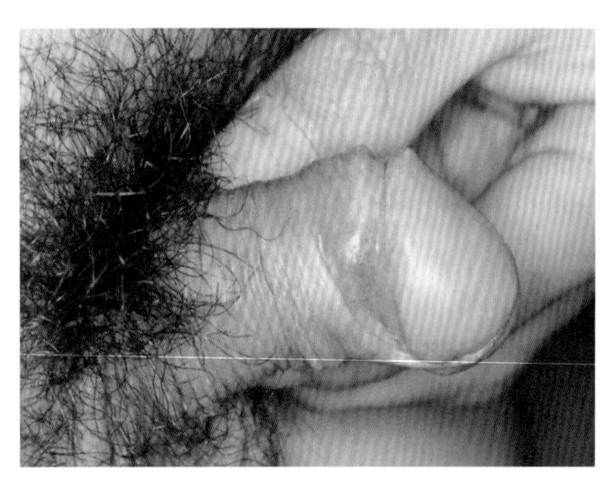

图4-12　阴茎硬下疳

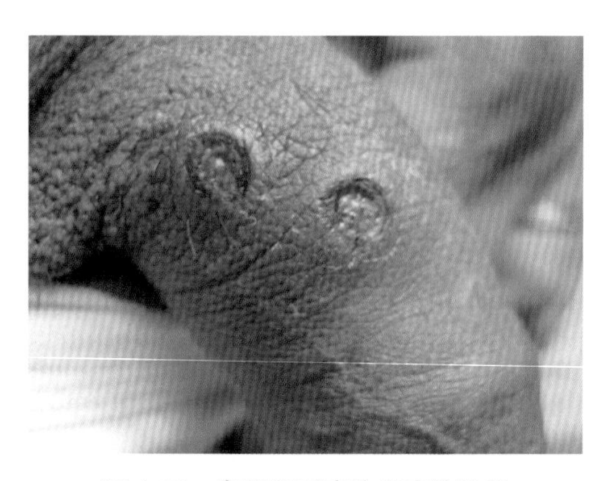

图4-13　类似硬下疳的疱疹性溃疡

表4-1　硬下疳与生殖器疱疹的鉴别

| | 梅毒 | 生殖器疱疹 |
|---|---|---|
| 病原体 | 梅毒螺旋体 | 单纯疱疹病毒 |
| 潜伏期 | 9～90天 | 3～14天 |
| 临床表现 | 圆形溃疡，常为单发，基底触诊如软骨样硬度，无自觉疼痛 | 丘疹，1～2天后形成簇集性水疱，局部破溃后成糜烂面或浅溃疡 |
| 淋巴结改变 | 单侧或双侧淋巴结肿大，无疼痛及触痛，较硬，不融合 | 多双侧淋巴结肿大，触痛，较硬 |
| 实验室检查 | 暗视野显微镜可见梅毒螺旋体，梅毒血清学试验阳性 | 直接荧光检查或酶联免疫吸附法等法检测HSV病毒抗原阳性 |

生殖器疱疹可以发生在肛门生殖器外、臀部、腰部和小腹等处，也可由HSV-2型病毒感染头、面部，尤其是口唇。如这位女患者左下唇生殖器疱疹后，经水疱、糜烂至溃疡，来诊时极似下唇硬下疳（图4-14）。此时应与下唇部非典型、水肿性、湿疹化的硬下疳（图4-15）相鉴别。同样前者有前驱症状，局部灼热、灼痛明显，后者则无。前者HSV阳性，后者梅毒血清学检测呈双阳性。

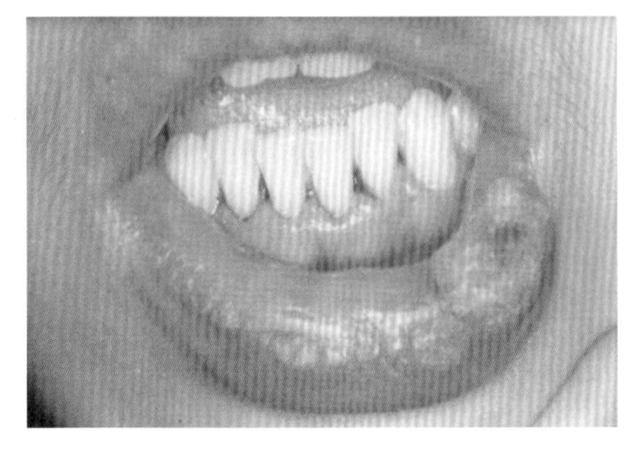

图4-14　下唇生殖器疱疹

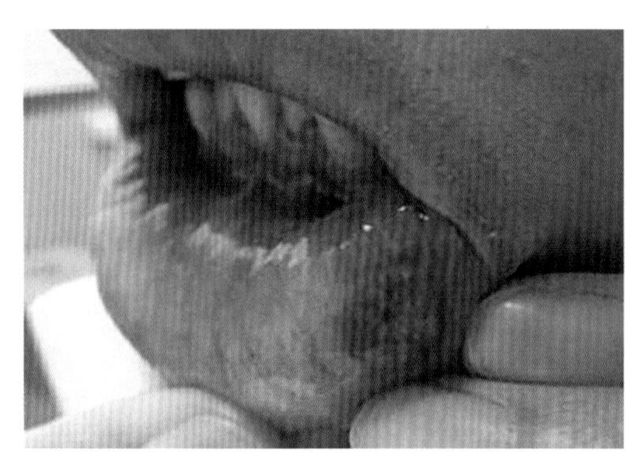

图4-15　左口角下硬下疳大而明显湿疹化

### （三）软下疳

软下疳（chancroid）为杜克雷嗜血杆菌（haemophilus ducreyi）（图4-16）感染所引起，初发为外生殖器部位的炎性小丘疹，1～2天后迅速变成小脓疱，3～5天后，脓疱溃破形成溃疡（图4-17），均有不同程度的疼痛，有的患者溃疡大而深，溃疡呈圆形或卵圆形，直径0.3～2.0cm，边缘不整，可潜行穿凿，周围皮肤潮红，疼痛较为剧烈（图4-18，图4-19）。但有时发生于女性阴道和子宫颈部位的溃疡可以不痛。有的溃疡基底柔软潮湿，周围有红斑水肿，表面覆以灰色或黄色坏死性或脓性分泌物，有臭味，去除后可见高低不平、血管丰富的肉芽组织，触之较易出血（图4-20），局部触痛明显。一般软下疳的溃疡，初起常为一个，其后可因自身接种多个，也可发生多发的星状溃疡，有的阴茎软下疳其溃疡基底被一层灰白色膜复盖如白喉样，表面较坚实，不易剥脱，也称为白膜样软下疳（图4-21），此时要与阴茎梅毒螺旋体感染了的硬下疳（图4-22）相鉴别。后者溃疡基底为脓性分泌物，表面不均且松软，易剥脱，触压不痛，与前者恰恰相反较易区别。由于杜克雷嗜血杆菌和梅毒螺旋体同时感染，前者潜伏期短，故先出现软下疳，后者潜伏期长后起硬下疳，两种下疳同时存在，易造成诊断和治疗上的困难，故要认真重视。软下疳局部和全身症状重而多，后遗症也多，稍加注意常可以区分。

约50%患者发生急性、疼痛性腹股沟淋巴结炎（痛性横痃）。炎症可以向周围扩展，以后淋巴结逐渐软化形成脓肿，与皮肤粘连，致使皮肤潮红，脓肿破溃，穿皮肤形成瘘管，称“鱼口”（图4-23）。溃疡愈合后结疤。病程2～8周而自限性愈合。确诊软下疳要有上述临床表现，同时要实验室培养有杜克雷嗜血杆菌生长。但后者常不易做到，其一培养阳性率不高，其二技术条件复杂，要求高。国内大多数单位难以进行，故目前可根据性接触传染史及典型的临床表现和涂片检查阳性来诊断。同时做梅毒方面和生殖器疱疹方面有关实验室检查，阴性者可做出临床诊断（可能报告的病例），同时治疗。软下疳很重要的是与硬下疳相鉴别。具体参见表4-2。

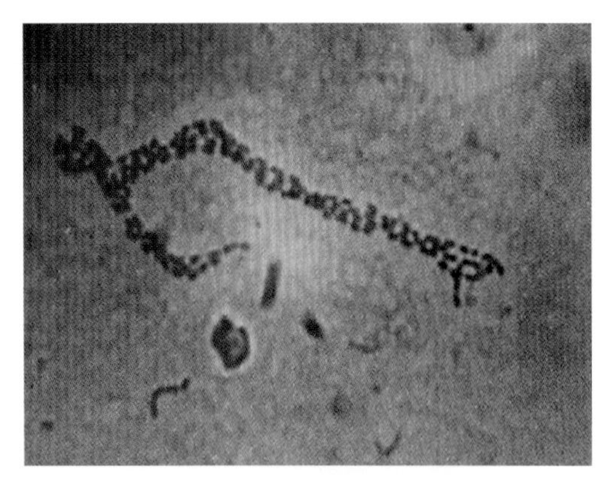

图4-16　杜克雷嗜血杆菌

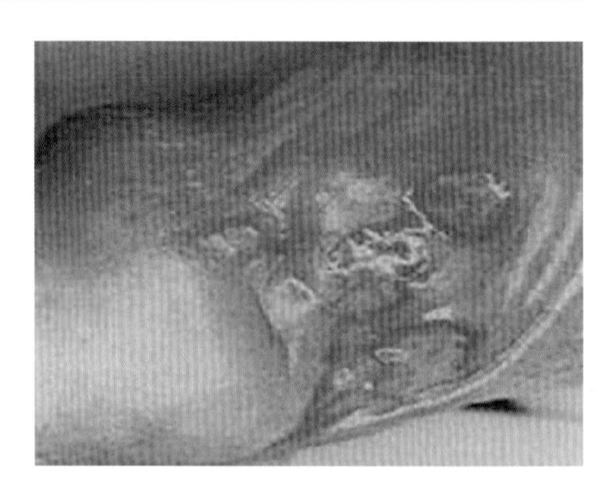

图4-17　阴茎多发性软下疳

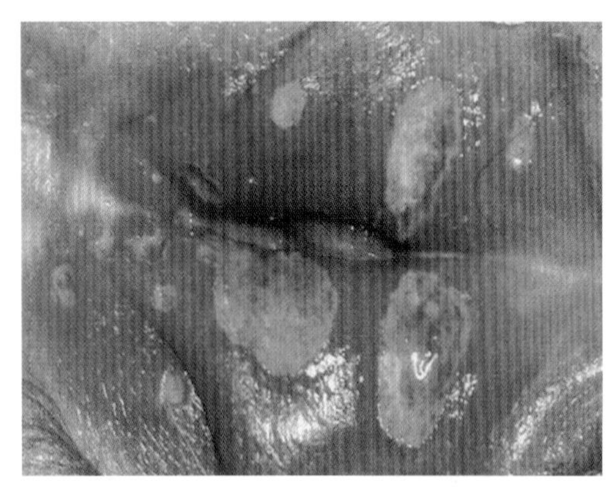

图4-18　女阴多发性大小不等溃疡

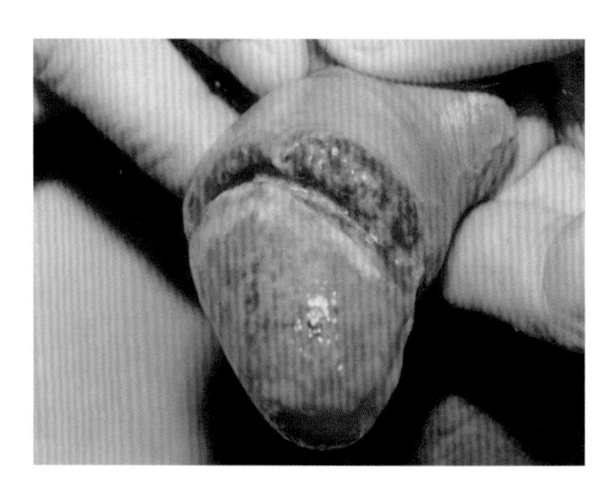

图4-19　阴茎大潜行穿凿溃疡

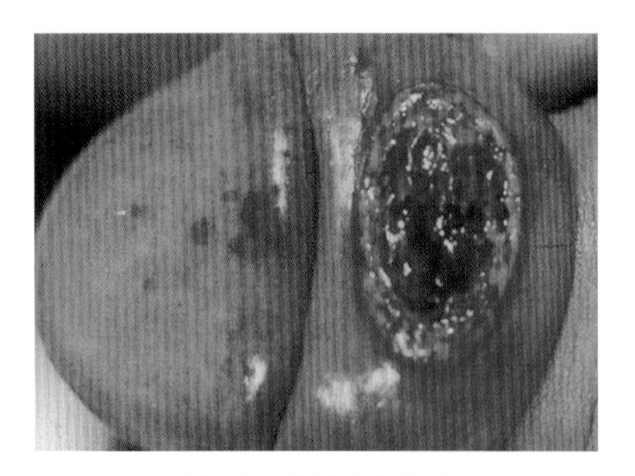

图4-20　阴茎大软下疳

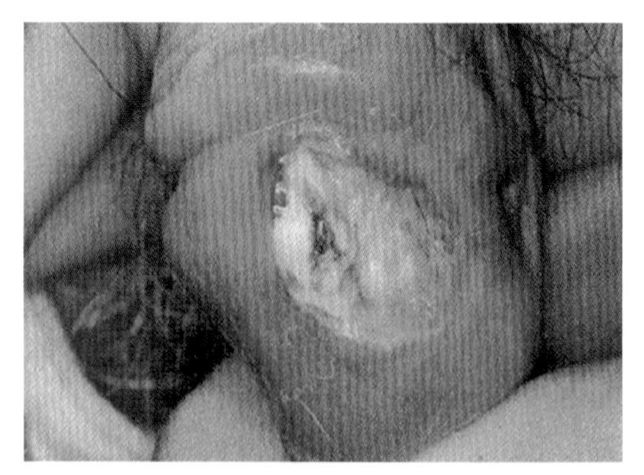

图4-21　阴茎头白膜样软下疳

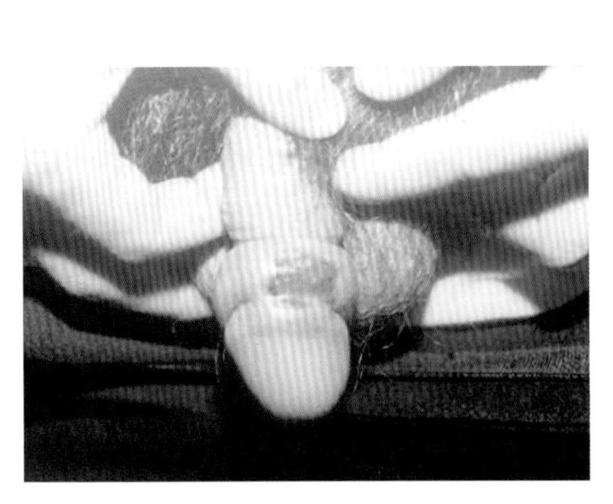

图4-22　阴茎头白膜状硬下疳

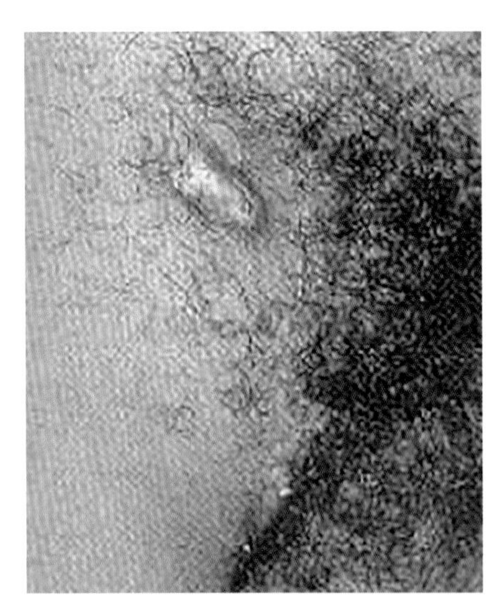

图4-23　软下疳的"鱼口"

表4-2　硬下疳与软下疳的鉴别

| 项目 | 硬下疳 | 软下疳 |
|---|---|---|
| 潜伏期 | 3周左右 | 2～5天 |
| 溃疡数 | 单发多 | 多发多 |
| 溃疡面 | 平坦、较清洁 | 不平，颗粒状，污秽 |
| 溃疡缘 | 圆形，整齐无潜行 | 不规则、不齐、潜行 |
| 分泌物 | 浆液性、少 | 脓性、多而臭 |
| 硬度 | 软骨样硬 | 软 |
| 自觉症状 | 无痛 | 疼痛 |
| 触痛 | 无 | 有 |
| 愈后瘢痕 | 无或薄疤 | 有，甚至大疤 |
| 肿大淋巴结 | 不软化，不溃破，无压痛 | 软化，溃破，有压痛 |
| 软下疳疫菌反应 | 阴性 | 阳性 |
| 梅毒血清反应 | 阳性 | 阴性 |
| 病原体 | 梅毒螺旋体 | 杜克雷嗜血杆菌 |
| 敏感药物 | 青霉素 | 磺胺 |

### （四）性病性淋巴肉芽肿

性病性淋巴肉芽肿（lymphogranuloma venerum，LGV）是经典的第四性病。亦称性病性淋巴结病、腹股沟淋巴肉芽肿、热带横痃等。沙眼衣原体有多种血清型，1970年发现该病由沙眼衣原体L1～L3血清型（图4-24）引起。

本病的潜伏期可以是几天，也可能3个月，一般7～12天。本病按病程变化可分为

3期。

1.*初发损害期* 初发损害为丘疹或疱疹及丘疱疹，大小如针头至黄豆大，一个或偶尔数个，好发部位有包皮、阴茎头、冠状沟、尿道口、小阴唇、阴道、子宫颈、阴道后穹隆等，当然其他部位也有发生。此期病情轻微而短暂，快则1天，慢则半个月，自然消退，愈合无疤，故常不引起患者注意，但也有4%～5%的患者因局部糜烂或形成溃疡而来诊者。发生于阴茎包皮的溃疡（图4-25）往往由于病情轻微而短暂常与阴茎包皮的硬下疳（图4-26）混淆，前者溃疡边缘尚清而不齐，且有压痛，后者溃疡边缘弥漫，浸润明显，软骨样硬且无压痛。此时应注意检测有关的化验进行鉴别。若无法做L1～L3血清型沙眼衣原体检测，也未做梅毒螺旋体检查时，一定要抽血做梅毒血清学化验以便排除梅毒螺旋体感染。

2.*淋巴播散期* 常于感染后3～6周发生二期病变。由于L1～L3血清型沙眼衣原体最喜欢侵犯淋巴结系统，男性患者感染时，经淋巴结系统播散而引起腹股沟淋巴结肿大。约2/3先一侧，1/3后两侧。如股淋巴结也受侵时，肿大的淋巴结斑块在腹股沟韧带处形成沟槽征（图4-27），具有诊断意义。

受累的淋巴结初起孤立、质硬、稍痛及轻度压痛，肤色不变。继而不断肿大，1～2周后互相融合，并与周围组织粘连，局部皮肤紫红并水肿，压痛明显。最后淋巴结柔软波动，中心软化形成多发性脓肿而溃破或穿孔形成瘘管。多数瘘管排出脓性浆液，先稠后稀，创口难以愈合。局部疼痛虽不明显，但间有畏寒、发热（38～40℃）、盗汗、厌食，肌肉和关节痛等全身症状。病程缓慢，经数月或年余后渐渐愈合，留有不规则的瘢痕，也有少数患者有肿大的淋巴结，无破而自行消退。此外，也有因肛交而引起直肠炎者。

女性患者阴道下段和外阴淋巴液回流到腹股沟部，同样引起与男性相同的局部淋巴结的症状与体征。但女性阴道上2/3及子宫颈淋巴液回流至直肠周围和髂部淋巴结的，故女性患者主要是该处淋巴结肿大、化脓、破溃形成脓血便等直肠炎和直肠周围炎，即所谓生殖器肛门直肠综合征。除上述症状外，还有腹泻、便秘交替出现，并有里急后重、腹痛，但全身症状一般较轻。

3.*后遗症期* 三期后遗症常在横痃后5～10年发生。发生于男性患者阴茎、阴囊部位的损害可逐渐肿大形成象皮肿甚至覆盖整个外阴部（图4-28），此时要与梅毒合并基底细胞癌的阴茎阴囊象皮肿（图4-29）相鉴别。后者患者5年前双侧腹股沟部有肉芽肿样损害逐渐扩大发展形成溃疡及阴茎象皮肿，且双侧腹股沟形似沟槽征（图4-30），患

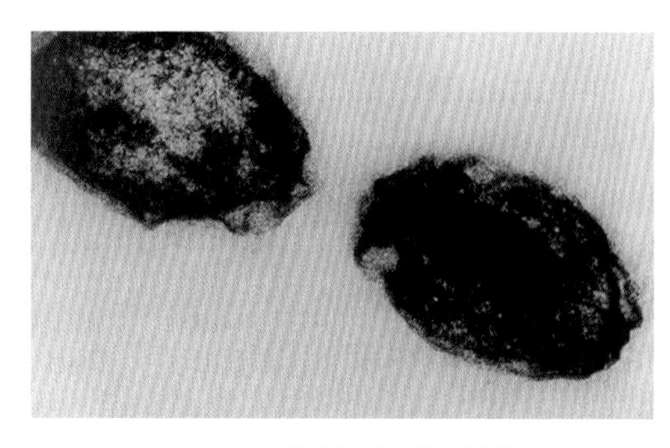

图4-24 沙眼衣原体电镜图

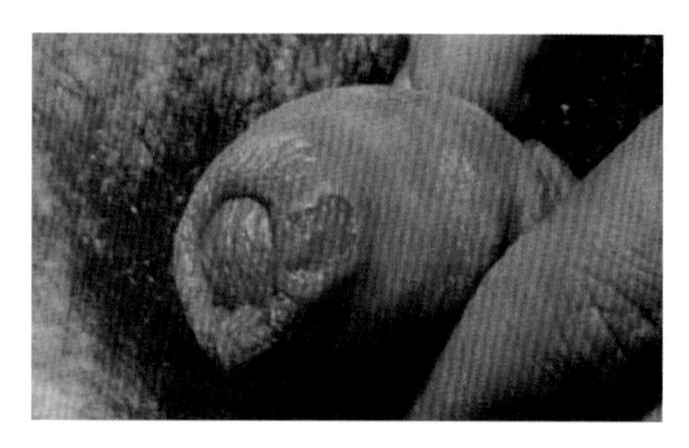

图4-25 包皮性病性淋巴肉芽肿

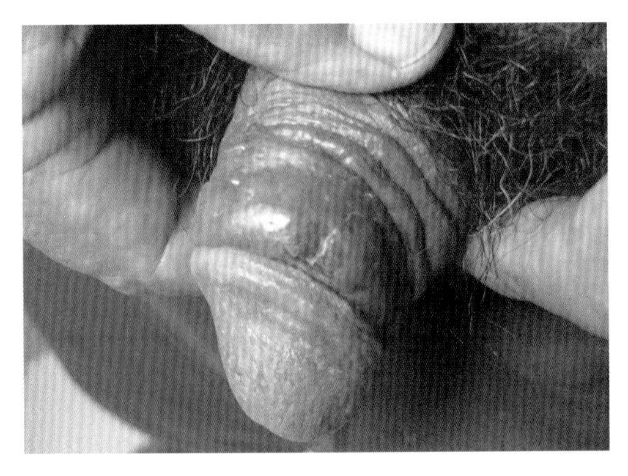

图4-26　包皮的硬下疳

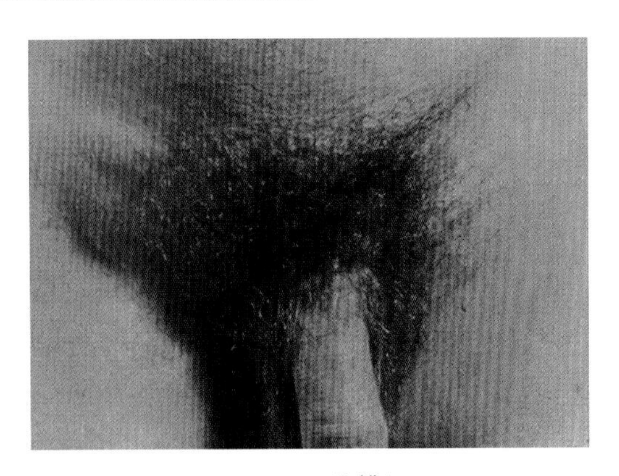

图4-27　沟槽征

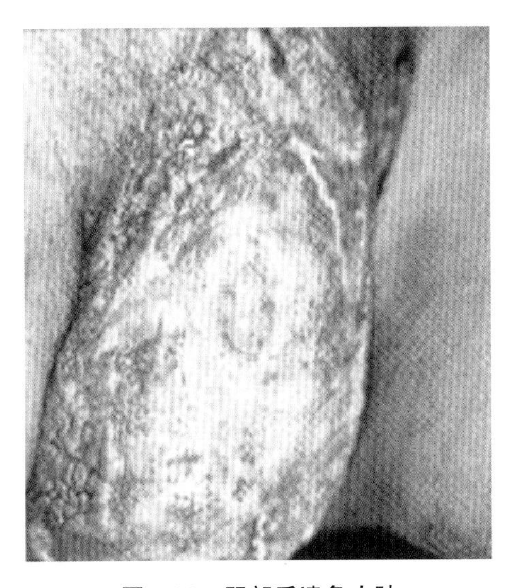

图4-28　阴部后遗象皮肿

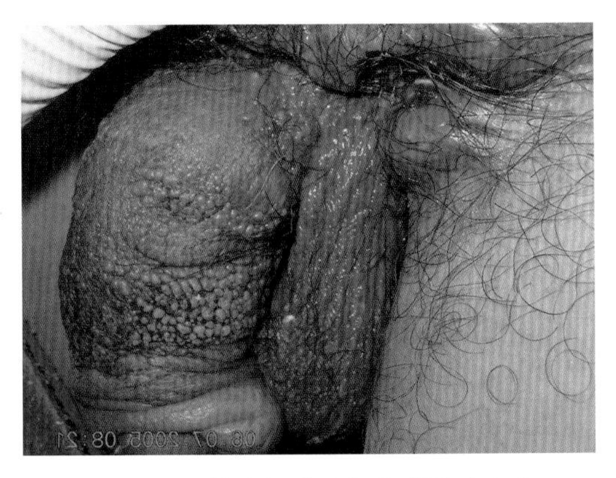

图4-29　基底细胞癌部象皮肿（左）

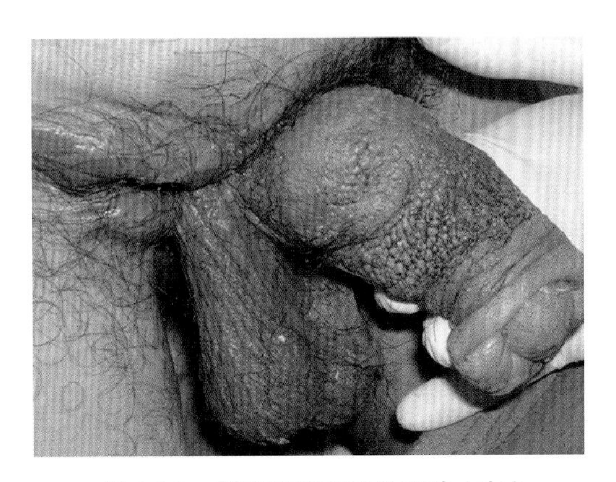

图4-30　基底细胞癌部象皮肿（右）

者同时患梅毒，经规范驱梅治疗后已痊愈。但双侧腹股沟部肉芽肿仍在发展扩大。因此，多次做了性病性淋巴肉芽肿有关化验，特别是沙眼衣原体L1～L3血清型的检测，结果均阴性。最后做了活检，结果是实体溃疡型基底细胞癌。也因为梅毒已治愈，溃疡肉芽肿仍在扩大，故也排除结节溃疡性梅毒疹和树胶肿。

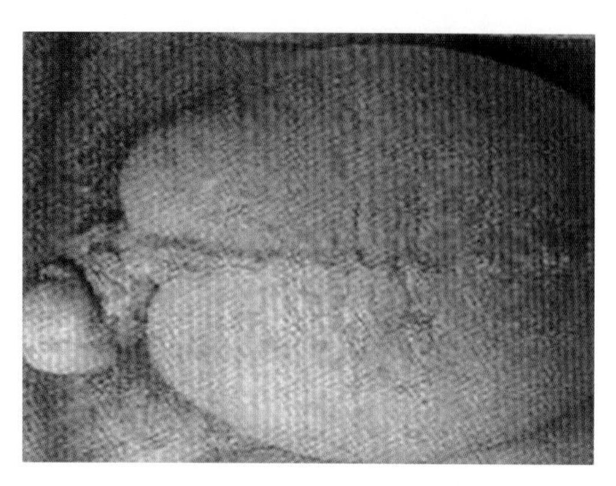

图4-31　阴囊象皮肿

由于淋巴结、淋巴管炎症后，淋巴液等回流障碍而形成瘢痕和阴囊象皮肿（图4-31），一般阴囊梅毒性树胶肿极少如此肿大可与之鉴别。

女性患者可发生于大小阴唇、阴蒂，使局部肿大肥厚，或紧缩变窄。如女阴残毁、直肠阴道瘘、直肠狭窄、排便困难、粪便细条，严重时指头亦难伸入。尿道狭窄影响排尿，阴道狭窄影响功能。病情缓慢发展，愈久愈严重。

晚期严重病变可有发热、肌肉酸痛及关节痛等全身症状，皮肤损害有结节性线斑（2%～90%）、硬红斑、多形红斑等。

本病可引起视盘周围水肿、眼底静脉扩张弯曲（治愈后可以消失），还会合并急性脑膜炎、肺炎及生殖器、肛门、膀胱等部位的癌变。

LV的实验室检查有血清学检查法、衣原体培养法和Frei皮肤试验及组织病理学检查法等，都有一定助诊价值，但仍需结合临床进行诊断。

梅毒与性病淋巴肉芽肿的鉴别要点如下。

1.从溃疡上看，前者小而少，无痛，后者大而多、疼痛。

2.从淋巴结上看，前者无痛、无压痛，彼此散在而不融合，表面无红肿、疼痛等，极少化脓溃破及淋巴回流受阻。相反后者有疼痛、压痛，互相融合，表面红肿而明显，易溃破及淋巴回流受阻引起象皮肿改变。

3.前者无沟槽征，后者明显沟槽征。

4.全身症状看，前者时有轻微的反应，甚至全身不适、低热等，后者全身反应明显，有畏寒、发热、盗汗、关节肌肉酸痛等。

5.后遗症看，前者为一期梅毒，只要经正规治疗无任何后遗症（除三期外），但后者各种后遗症明显。

6.病理上看，淋巴结活检，前者主要以浆细胞为主的肉芽肿。而后者有相对特异性改变，即淋巴结的星状脓肿。

7.化验上看，前者梅毒螺旋体阳性、梅毒血清学化验阳性（RPR、TPHA），后者沙眼衣原体（L1～L3型）阳性。

### （五）腹股沟肉芽肿

腹股沟肉芽肿（granuloma inguinale）是由肉芽肿荚膜杆菌（calymmatobacterium guanulomatis）（图4-32）感染引起的皮肤和黏膜呈现慢性进行性、增殖性溃疡的一种轻度传染的性传播疾病。自1882年在印度报道，已有近140年之久。本病的名称繁多，其中有腹股沟匐行性溃疡、阴部溃疡性肉芽肿、热带腹股沟肉芽肿、感染性肉芽肿、Donovan病、性病性肉芽肿等名称。本病又称第五性病。大多为性接触传染，潜伏期8～80天，平均17天。

本病的皮疹形态有4种。

1.溃疡性或溃疡肉芽肿性　起始为单个或多个的皮下结节或坚实的丘疹。之后侵蚀形成界线清楚而欠规整的肉红色溃疡，不痛。这些损害触之易出血，逐渐广大形成牛肉红色的肉芽组织。边缘高起呈滚卷状（图4-33）。此时要与界线清楚而整齐的、边缘高起非滚卷状、触之质稍硬不易出血的肉芽肿样硬下疳（图4-34）相鉴别。

2.高起肉芽肿性　高起肉芽肿性溃疡基底呈高起性增生，形成疣状肥厚的乳头瘤状增生。边缘不规则。此型高起肉芽肿干燥，为高起肉芽肿性增生（图4-35）。这些损害由于呈高起增生性，与早期梅毒的硬下疳较易区别，但要注意与结节增生性晚期梅毒疹相鉴别。

3.溃疡坏死性　腹股沟肉芽肿在生殖器的损害呈溃疡性坏死，可继发感染可引起生殖器广泛破坏，流出臭而难闻的分泌物（图4-36，图4-37），也可表现边缘清楚、干燥性表面高低不平的溃疡面（图4-38）。这些坏死性溃疡极似早期梅毒的硬下疳和结节梅毒疹。切实需要与其相鉴别。但是，腹股沟肉芽肿这些溃疡呈不同程度的坏死，基底较鲜红浸润，表面高低不平，呈颗粒状，且有潮湿感或有脓性分泌物，质较软，有压痛。边缘较度堤状隆起且较坚韧。这些均与典型的硬下疳不同。

4.硬化性或瘢痕性　在生殖器内及周围有硬化性或瘢痕性变化，表现为带状瘢痕。皮疹好发部位以生殖器为主，男性好发于包皮、冠状沟、阴茎体、阴茎头及系带；女性好发于小阴唇、系带、大阴唇（图4-39）。生殖器以外部位有肛周，往往是同性恋患者，口腔也有发病。病程过程常为慢性，平均病期2.5年，但通过早期诊断，及时治疗，病期可缩短至5个月左右。因病变发展缓慢，通常在就医前数月已发病而不为患者注意。妊娠期病变发展迅速。不进行治疗，病变不能自然消退。

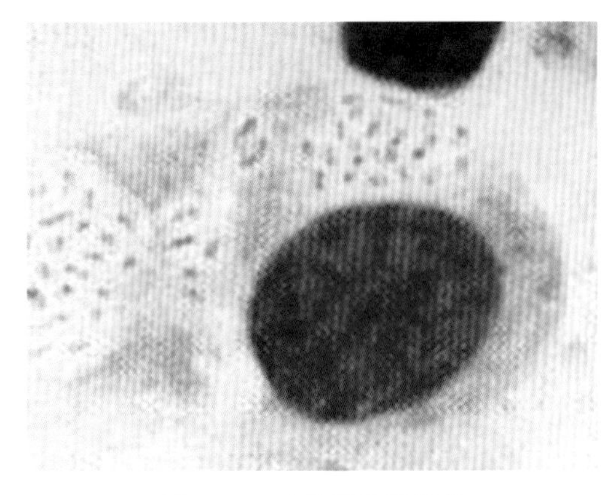

图4-32　肉芽肿荚膜杆菌

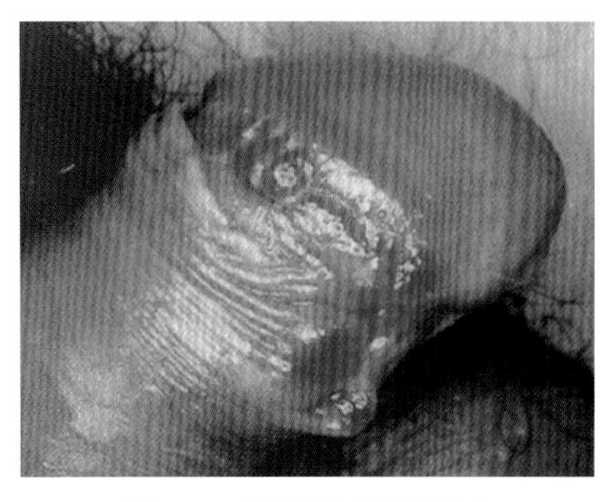

图4-33　滚卷状肉芽肿性溃疡

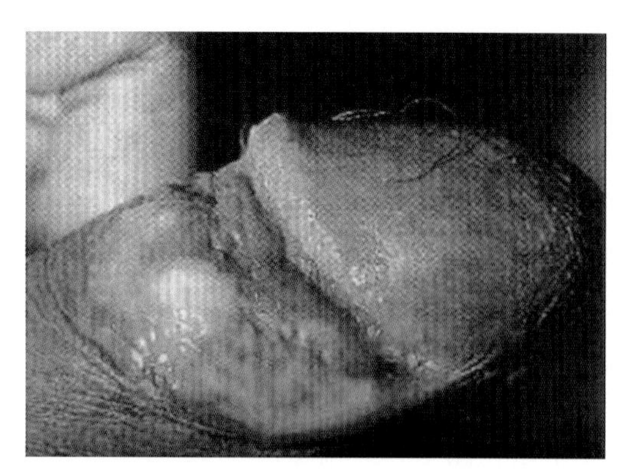

图4-34 包皮肉芽肿样硬下疳

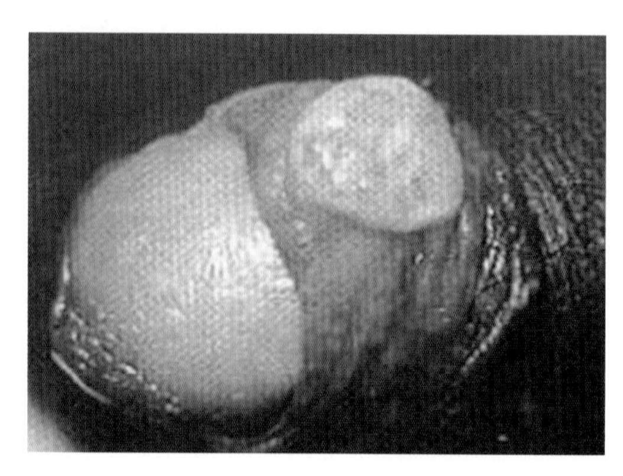

图4-35 包皮高起肉芽肿性腹股沟肉芽肿

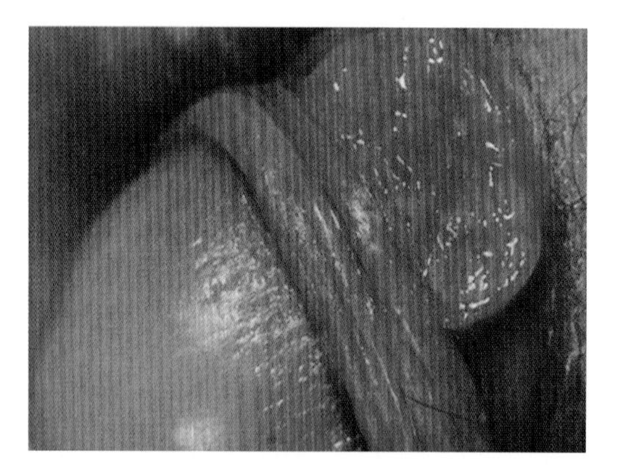

图4-36 包皮溃疡坏死性腹股沟肉芽肿

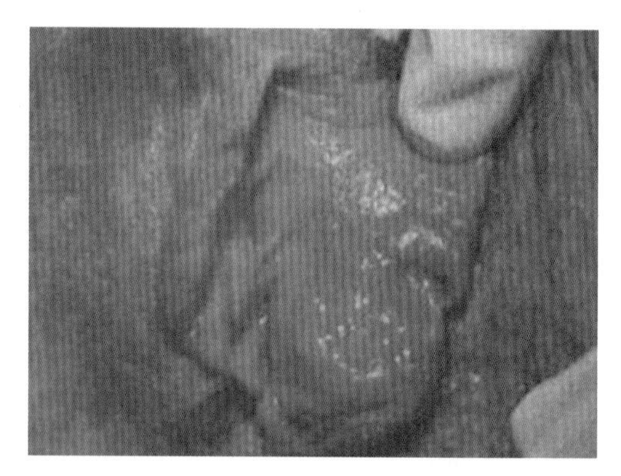

图4-37 左阴唇溃疡坏死性腹股沟肉芽肿

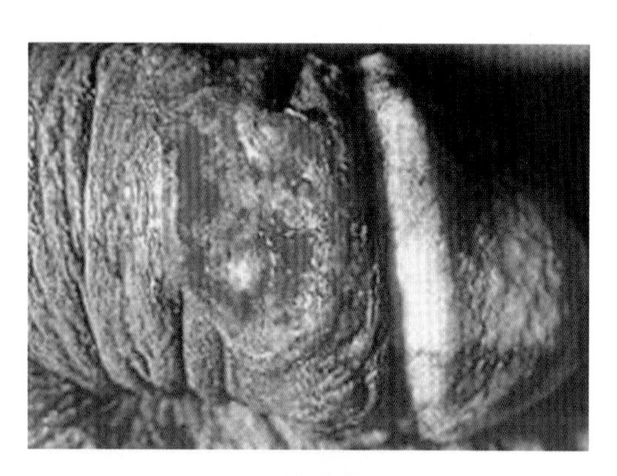

图4-38 边缘清楚的溃疡面

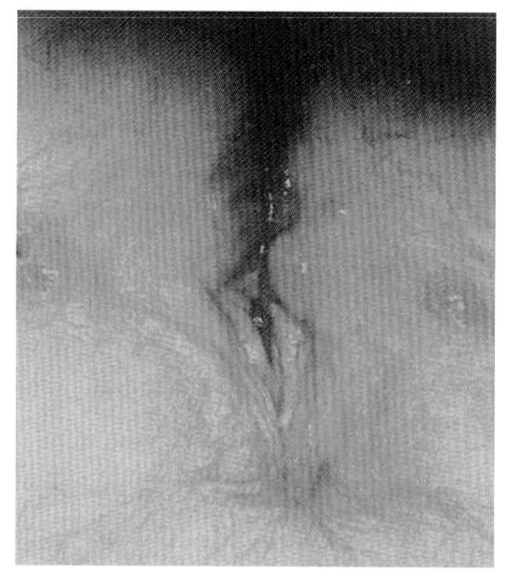

图4-39 瘢痕性腹股沟肉芽肿

本病还可以通过血行或淋巴途径播散至身体其他部位而引起系统性症状。如口腔、面颊、面、唇、牙龈、咽、胸骨、胸部、腹部、肋部、锁骨及结肠等处，受损部位病理切片可见到Donovan小体。多年迁延的患者，身体逐渐衰弱，可因继发感染而死亡，也有原发性生殖器外皮肤播散而造成死亡的病例报告。本病合并症也明显且不易治疗，因局部受累，有15%～20%的患者因淋巴管闭塞，淋巴液淤滞而发生外生殖器（阴唇、阴蒂、阴茎、阴囊等）假象皮病样变化。由于组织粘连和瘢痕形成可导致患部，如尿道、阴道、直肠、肛门等狭窄。还常合并其他性传播疾病，如一期梅毒、性病性淋巴肉芽肿及淋病。本病最重要的后遗症与阴茎鳞状细胞癌关系密切。Rajam等曾强调本病与鳞癌很相似，包括临床与组织学。本病并发阴茎癌或宫颈癌认为是先后发生而不是因果关系。

本病的实验检查主要有3种。

1.*组织碎片染色检查* 在溃疡边缘处用刀切口刮取真皮组织碎片后，先将碎片在空气中干燥，再用Giemsa染色，在增大的组织细胞（20～90μm）内可见多个囊性分隔空间，每个空间有1～20个Donovan小体，小体最大1～2μm，外观呈蓝黑色，类似别针状。

2.*组织病理检查* 溃疡边缘部表皮角化不全，颗粒层消失，棘层肥厚，甚或呈假上皮瘤样增生。中心部则表皮缺损，为血清、纤维素和多形核白细胞等所取代。溃疡病变部位为致密的肉芽肿，主要由浆细胞、多形核白细胞、嗜酸性粒细胞、组织细胞和成纤细胞浸润。由于溃疡组织有较多的浆细胞，故要注意与梅毒性溃疡相鉴别。腹股沟肉芽肿其间有多形核细胞为主构成的较多的小脓肿，局部水肿、血管增生、充血、内皮细胞增生、有红细胞外渗。有时有淋巴细胞及上皮样细胞的聚焦和郎格罕细胞。最具特征性的是在巨噬细胞或组织细胞胞质内外找到Donovan小体等可与之区别。Donovan小体呈椭圆、卵圆形或杆状，直径1μm，着深色，周围有宽而透明的荚膜，呈空泡状。Giemsa染色呈蓝色，有时荚染呈粉红色。用Dieterle银染为黑色小体。组织切片中带常规的苏木伊红染色难以辨认。但用Giemsa或Wright等染色容易找到。

3.*病原体培养* 检验标本接种于鸡卵黄囊，观察有无生长。

本病以柔软的增殖性溃疡，病程长，合并局部性假象皮肿，并造成生殖器部位管道的狭窄，又无淋巴结肿大等可与硬下疳区别。由于无淋巴结的肿大疼痛，病理上找到Donovan小体，而Frei试验阴性等与性病性淋巴肉芽肿不同。本病有时与结核性溃疡尽管部位和形态有相近之处，但病理改变不同，且同时有Donovan小体，后者为结核性或结核样改变，具有鉴别意义。

以上5种性病生殖器溃疡疾病的诊断鉴别见表4-3。

梅毒、生殖器疱疹、软下疳、性病性淋巴肉芽肿和腹股沟肉芽肿5种传播性生殖器溃疡性疾病均属性病的范畴，每种病均有其各自明确的病原体，也是当前皮肤科门诊常见的生殖器肛门溃疡，因此在这方面的诊断上是首当其冲的疾病，也是性病防治中关键的一环。但是，临床医师仅仅根据患者的病史、体检，往往是很难确诊的，因此在诊断性病性生殖器溃疡时，必须注意：结合国情，尤其是本地区流行病学的具体情况。在我国，这5种性病性溃疡中，生殖器疱疹、梅毒多见，在局部地区短期内有软下疳流行，但性病性淋巴肉芽肿少见，而腹股沟肉芽肿近年来仍未有过报道，故应考虑前两者

表4-3　5种性病性生殖器溃疡的诊断鉴别

| 项目 | | 梅毒 | 软下疳 | 性病性淋巴肉芽肿 | 腹股沟肉芽肿 | 生殖器疱疹 |
|---|---|---|---|---|---|---|
| 病原体 | | 梅毒螺旋体 | 杜克雷嗜血杆菌 | CT $L_1$、$L_2$、$L_3$ | 肉芽肿荚膜杆菌 | $HSV_1$、$HSV_2$ |
| 溃疡特点 | 潜伏期 | 18～21天 | 2～5天 | 2～4周 | 8～80天 | 6天左右 |
| | 初发疹 | 丘疹，硬结 | 小丘疹，脓疱 | 丘疹，丘疱疹 | 结节或坚实丘疹 | 红斑、丘疹、水疱 |
| | 数目 | 单个或2个 | 多个 | 1～5个 | 单个 | 多个后融合单个 |
| | 大小 | 1.5～2.0cm | 2cm左右 | 可大可小 | 大小不等 | ≤1cm |
| | 形状 | 圆或椭圆形 | 不规则 | 疱疹状 | 乳头状增生 | 小而融合成匐行状 |
| | 边缘 | 堤状隆起 | 凹陷 | 不一致 | 滚卷状高起 | 光滑 |
| | 基底 | 苔藓状、较干净 | 颗粒状，有脓性分泌物 | 平滑 | 牛肉红色污秽 | 平滑，糜烂 |
| | 疼痛 | 无痛、无压痛 | 较痛，压痛 | 痛、压痛 | 无痛 | 痛 |
| | 破坏性 | 晚期有破坏性 | 巨型时破坏性大 | 无 | 较大 | 无 |
| | 病程 | 早期短，晚期长 | 短 | 中等 | 持久 | 短（2～3周） |
| | 愈后 | 早期无瘢痕，晚期有瘢痕 | 有瘢痕，时大而深 | 无瘢痕 | 有增生性瘢痕 | 一般无 |
| 淋巴结炎情况 | 潜伏期 | 5～6周 | 2～5天 | 2～4周 | 无 | 5～7天 |
| | 分布 | 双侧 | 单侧或双侧 | 单侧或双侧 | 淋 | 单侧，有时双侧 |
| | 大小 | 拇指大小 | 拇指大小 | 鸡蛋大 | 巴 | 小指至拇指大 |
| | 数目 | 数个 | 单个或多个 | 单个或多个 | 结 | 单个或多个 |
| | 疼痛 | 无 | 有 | 有 | 受 | 有 |
| | 红肿化脓 | 无 | 有 | 有 | 累 | 无 |
| | 瘘管 | 无 | 鱼口 | 数目多 | | 无 |

为主，其次是软下疳。在临床表现不典型，病情不明确时，应对所有溃疡患者进行有关检查，包括暗视野找梅毒螺旋体、梅毒血清学试验，生殖疱疹病毒的检测和软下疳的细菌学培养等（当然要根据当地的条件进行），但梅毒血清学试验一定要做。结果出来前，应从最可能的诊断入手，对患者进行相应的治疗。待诊断明确后转入正规治疗。如诊断不明，有性接触史者，应首先治疗梅毒，若患者所在地区有疱疹病毒流行，同时治疗生殖器疱疹，有软下疳流行时也同时治疗软下疳。

## 二、非性病性肛门生殖器溃疡的鉴别

需要与梅毒性溃疡相鉴别的非性病性肛门生殖器溃疡更多，病因很多，病更是不少，在这里略列一些与前者较为相似的疾病进行区别。

### （一）急性女阴溃疡

急性女阴溃疡（ulcus vulvae acutum）是1918年首先由Lipscbutz报道，从患者阴道及溃疡分泌物中可查到革兰阳性的粗大杆菌，并认为是有粗大杆菌引起。但也有学者认为粗大杆菌在正常妇女阴道中也被发现，不能确定是致病菌。因此，目前病因尚不明确。另外由于本病伴有下肢结节性红斑样皮疹和口腔溃疡，与白塞综合征的某些症状相似，因此有学者认为本病为白塞综合征的不完全型，或白塞综合征的女阴表现。

本病临床特点是发生在女阴的急性疼痛性溃疡。原因不明，多见于10～30岁女性，其中多数是未婚处女，因此发病与性交无关。根据溃疡特点，临床分为以下几种类型。

1.坏疽型（gangremous form）　溃疡多发生在小阴唇内侧面，大小不定，数目常不多，质软，但较深，边缘清楚而不规则，表面可光滑干洁。也有表面盖有污黄淡脓性分泌物，溃疡炎症反应明显，周围有红晕，局部有水肿（图4-40）。这些坏疽型溃疡呈急性发作，疼痛剧烈，局部淋巴结肿大。常伴有发热、无力、食欲减退等全身症状。愈后可造成女阴组织部分缺损或小阴唇穿孔等损害，遗留萎缩性瘢痕。因此较易与梅毒的硬下疳或结节溃疡性梅毒疹相区别。

2.性病型（venereal form）　又称下疳样型，数目可1个至数个，常比坏疽型数多。病损为边缘清楚的圆形或椭圆形溃疡，表深浅不一，溃疡为直径0.5～2.5cm，周围有红晕，隆起充血，表面常有脓性分泌物，质地柔软似软下疳（图4-41），有自觉痛及触痛。病程较长，一般无明显发热等全身症状，愈后可形成瘢痕，易反复发作。凭此与硬下疳区别。

3.粟粒型（miliar form）　特点是有许多针头大至谷粒大小的溃疡，多发生在两侧大阴唇内侧面（图4-42），较少发生在小阴唇及其他处，常疼痛明显。但通常不伴有发热、无力、食欲减退等全身症状。由于其多而密集针头大至谷粒大小的溃疡，伴脓性分泌物，疼痛明显。一般各期梅毒疹除非合细菌感染，否则不会出现这些现象，故易与梅毒区别。

本病与梅毒硬下疳的鉴别是梅毒硬下疳为无痛性，质硬、无压痛，常单个发生，表面无脓性分泌物（图4-43），2～4周可消退，有不洁性交史，局部查到梅毒螺旋体而不是粗大杆菌，梅毒血清学检查阳性而本病则阴性。

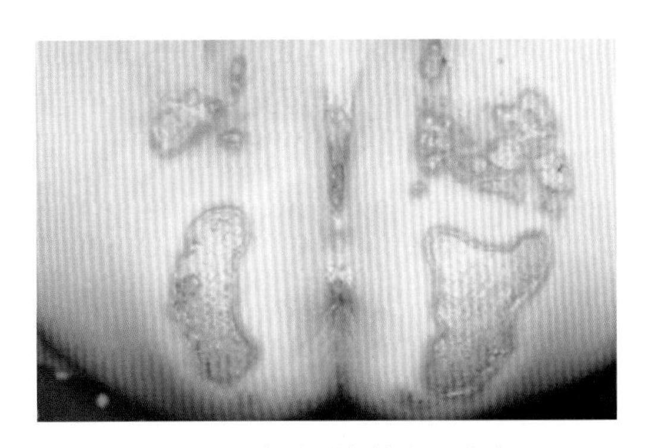

图4-40　坏疽型急性女阴溃疡

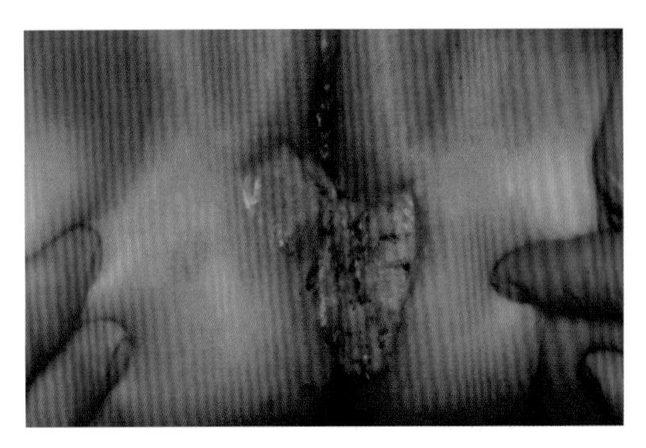

图4-41　下疳样型急性女阴溃疡

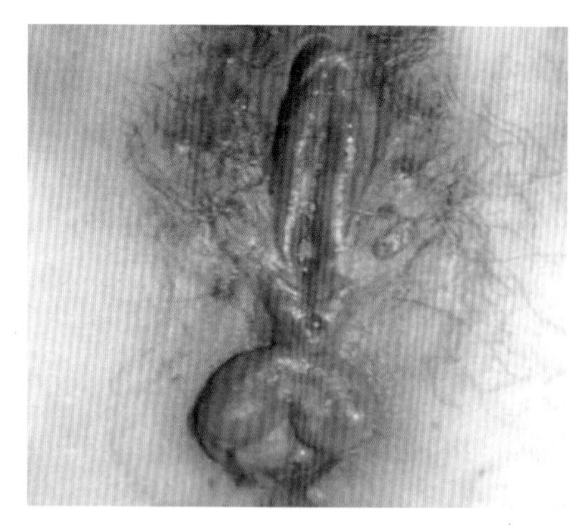

图4-42 粟粒型急性女阴溃疡

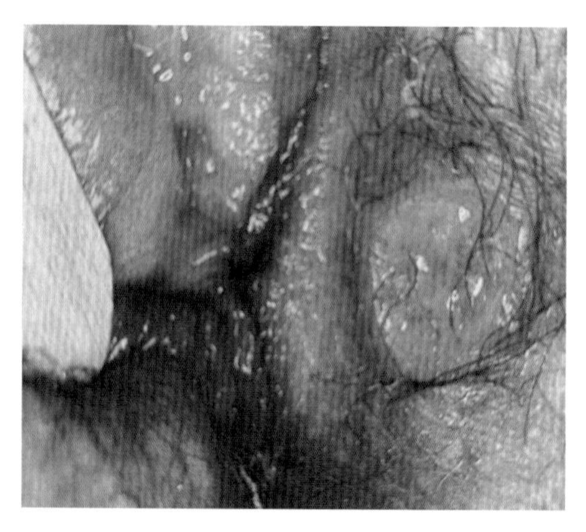

图4-43 外阴硬下疳

本病应与软下疳相区别，后者有丘疹、脓疱溃破而形成溃疡的过程，常伴有淋巴结肿大、溃破，有性接触传染史，细菌学为杜克雷嗜血杆菌。本病发时已为溃疡，边缘清楚整齐，大多数为处女，无性接触传染史，细菌学为粗大杆菌。而至于生殖器疱疹为水疱红斑后的浅溃疡，病程短，1周左右可自行消退，有性接触传染较易区别。

### （二）白塞综合征

本病又称口、眼、生殖器综合征，是一种以口、眼、阴部溃疡及皮肤其他损害为主要特征的全身性疾病，病情反复，常有发热、乏力等全身不适。若为完全型一般确诊不难，但若为不完全型，遇到开始出现生殖器溃疡而无其他部位的损害时，诊断较为困难。白塞综合征（Bechet syndrome）的溃疡大小不等，深浅不一，边缘清楚，溃疡面高低不平，可有渗液渗血或脓性分泌物，柔软伴疼痛和触痛，愈后造成明显的瘢痕及组织缺损。损害部位，女性多见于大小阴唇（图4-44），也见于尿道口、阴道口、阴蒂、阴道壁等。男性主要有阴囊（图4-45），也可阴茎、包皮、阴茎头。不论男女溃疡均可发生在会阴，肛周或直肠黏膜等处。溃疡疼痛明显，甚至剧痛。此与无痛性梅毒性溃疡不同。损害病理上主要为血管炎性改变。加之白塞综合征还同时有身体其他部位的毛囊炎

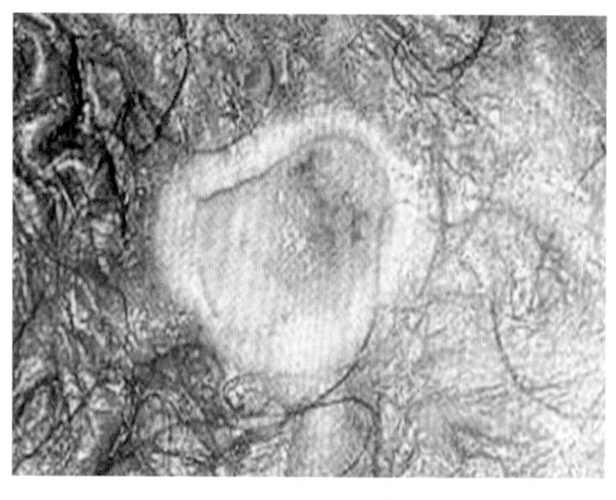

图4-44 女阴白塞溃疡

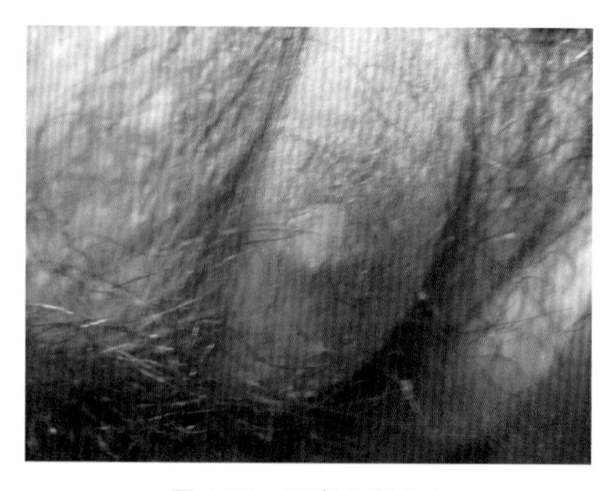

图4-45 阴囊白塞溃疡

样或结节性红斑样损害，尤其是口腔复发性溃疡及其他症状等较易与梅毒区别。同时无性接触传染史，故化验中有关梅毒血清学检查阴性结果，而红细胞沉降率增快，蛋白电泳中$\alpha_2$及$\gamma$球蛋白增高等与之相鉴别。

### （三）阴茎结核疹

阴茎结核疹（penis tuberculids）患者常有其他组织的活动性结核病灶或结核病既往史。多见于青年人。好发部位为阴茎头及靠近阴茎头的包皮，一般1～3个或更多的皮疹，常易误诊为性病。皮损初起呈粟粒大小的红色结节，以后在顶端有黄白色脓疱，疱破后即形成溃疡，圆形或不整形，喷火口状，边缘清楚（图4-46），周围红晕，基底凹凸不平，上覆稀薄脓液及白色坏死组织，不易除去，触之稍有浸润感（图4-47），无任何自觉症状或时有疼痛，近卫淋巴结不肿大。病程可数月甚至1～2年，方可痊愈。愈后遗有凹陷性萎缩性瘢痕，严重者可致阴茎头毁形。皮肤病理改变为结核样结节，也有报道为典型结核性结节。结核菌素试验呈强阳性，抗结核治疗有效。本病与硬下疳区别，后者有不洁性交史，溃疡为软骨样硬度，梅毒血清反应阳性，溃疡处可查见螺旋体，青霉素治疗有效。阴茎结核疹与阴茎硬下疳的鉴别见表4-4。

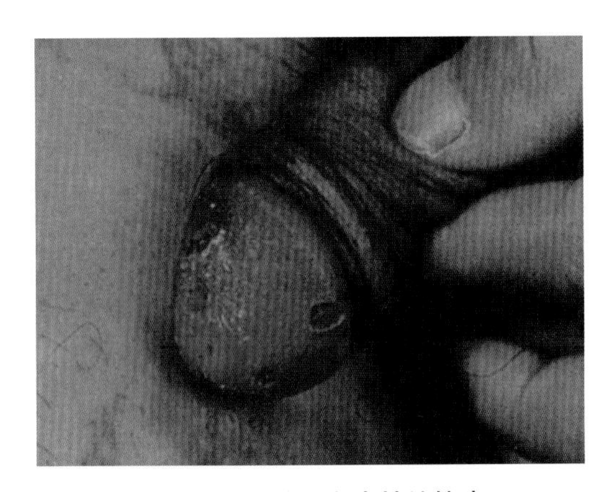

图4-46　阴茎头多发性结核疹

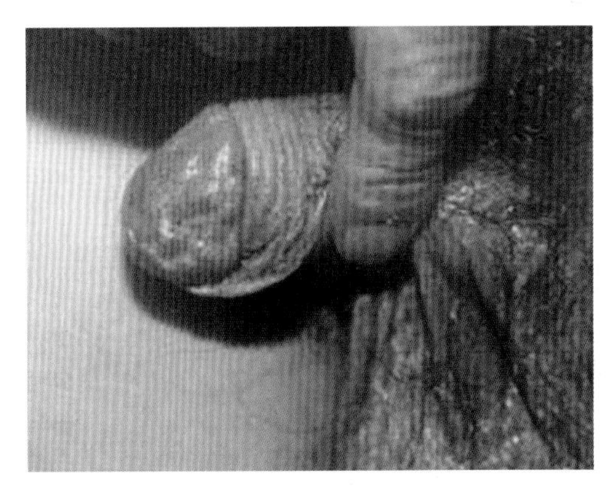

图4-47　阴茎头浸润性结核疹

表4-4　阴茎硬下疳与阴茎结核疹的鉴别

| 项　目 | 硬下疳 | 阴茎结核疹 |
|---|---|---|
| 潜伏期 | 3周左右 | 无不洁性交史 |
| 溃疡数 | 单发多 | 每批1～3个或稍多 |
| 溃疡面 | 平坦，较清洁 | 不平，稀薄脓液及坏死组织 |
| 溃疡缘 | 圆形，整齐无潜行 | 圆形或不整，喷火口状 |
| 分泌物 | 浆液性，少 | 脓性，或坏死性，有轻臭 |
| 硬度 | 软骨样硬 | 中等，有浸润 |
| 自觉症状 | 无痛 | 微痛 |
| 触痛 | 无 | 轻微压痛 |

续表

| 项　目 | 硬下疳 | 阴茎结核疹 |
|---|---|---|
| 愈后瘢痕 | 无或薄疤 | 凹陷性瘢痕 |
| 肿大淋巴结 | 不软化，不溃破，无压痛 | 不肿大 |
| 梅毒血清反应 | 阳性 | 阴性 |
| 病原体 | 梅毒螺旋体 | 结核杆菌 |
| 敏感药物 | 青霉素 | 链霉素 |
| 结核菌素试验 | 阴性 | 阳性 |

### （四）下疳型脓皮病

下疳型脓皮病（chancriform pyoderme）多为金黄色葡萄球菌或大肠埃希菌引起，皮疹先为丘疹、脓疱或结节，破溃后形成表浅的溃疡（图4-48），溃疡边缘卷起，周围有红晕，基底潮红有浆液性或脓性分泌物，质硬如软骨样，颇似硬下疳，故名下疳型脓皮病。好发部位有颜面部和阴茎冠状沟处（图4-49），常单发，有轻微疼痛等自觉症状。病程4～8周而愈。可留有表浅瘢痕。无不洁性交史，溃疡局部常有脓性分泌物，愈后留疤，以及有轻微疼痛等自觉不适，梅毒血清学检查阴性等可与硬下疳相区别。溃疡表面虽有脓性或浆液分泌物微痛等与软下疳相似，但后者疼痛明显，易出血且有近卫淋巴结肿痛，有性接触传染史，杜克雷嗜血杆菌阳性等可做鉴别。

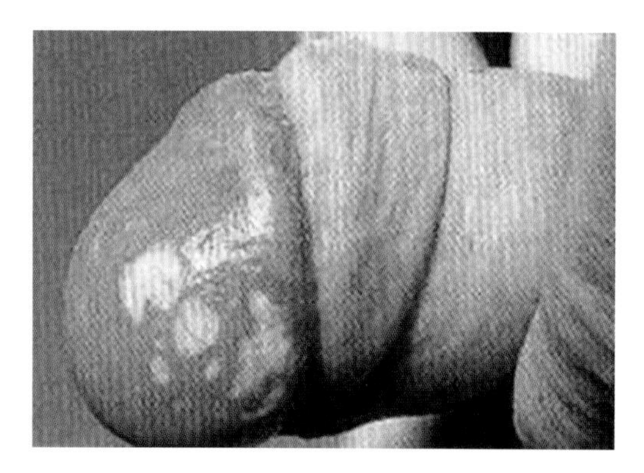

图4-48　下疳型脓皮病（1）

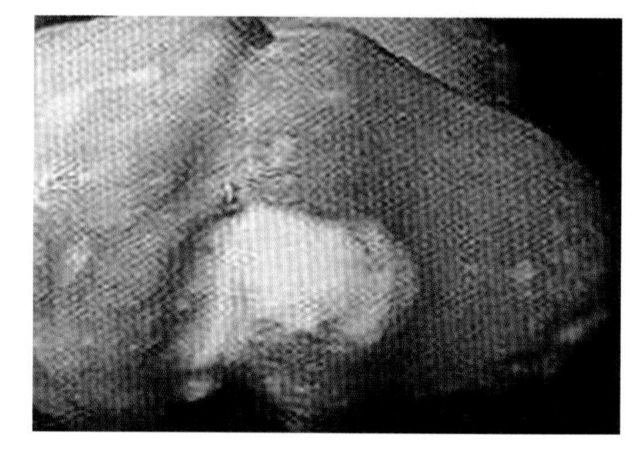

图4-49　下疳型脓皮病（2）

### （五）固定性药疹

固定性药疹（fixed drug eruption）为药物性皮炎的一种常见类型。初起红斑水疱，其后可出现糜烂、渗液、溃破，常伴灼热灼痛，有时皮损仅局限于肛门、生殖器部位，表现为浅表的溃疡面（图4-50）。与浅表的硬下疳溃疡面有相似之处（图4-51）。不要以为外阴生殖器固定性药疹与同部位的硬下疳很容易区分，医师把前者诊断为硬下疳，而将硬下疳误诊为固定性药疹。由于后者阴茎溃疡半个月未愈合，同时局部处理不当并有轻度磨损，自觉疼痛，加上2周前服过阿莫西林和外涂上紫药水，可确诊为典型的固定性药疹。其实不然，对一些局限性损害要注意分析，要局部触诊其硬度，要认真询问病史，要检查其他部位有无皮疹？尤其有无类似的皮疹？若仍有疑念，应追查不洁性交史等，同时做梅毒血清学试验检测，直到确诊为止。后者局部溃疡软骨样硬，梅毒血清结果双阳性（RPR 1∶32，TPPA 1∶2560），后经规范驱梅治疗痊愈。而前者梅毒血清试验双阴性，按药疹治疗治愈。

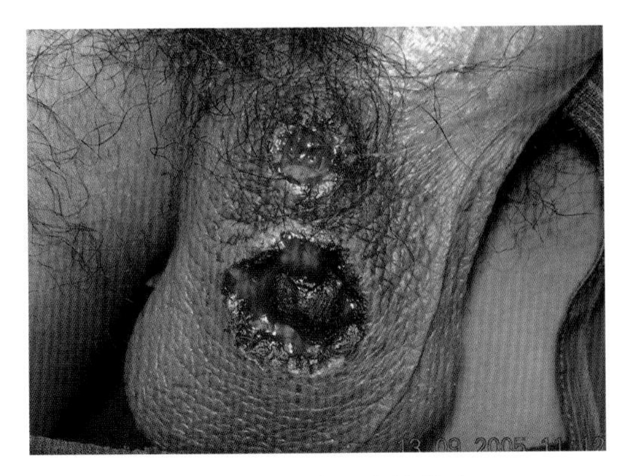

图4-50 阴囊固定性药疹

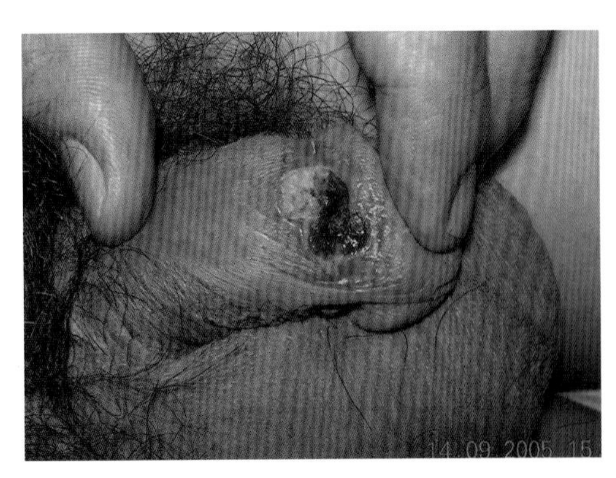

图4-51 阴茎硬下疳

### （六）鳞状细胞癌

鳞状细胞癌（sqamous cell carinoma）发生在皮肤及黏膜，男性阴茎头、阴茎、阴囊、女性外阴等处是常被侵犯的部位，早期表现为浸润性硬块、斑块、结节或疣状损害，然后形成溃疡或开始为小溃疡，其他硬性菜花状或乳头瘤状增生，损害坚实，基底浸润，边界不清，宽而高起，表面组织往往充血，有腥臭的脓性分泌物排出，边缘呈污秽暗黄红色。破坏性大，常发生转移。一般详细了解病史、病程，结合临床表现，诊断不难。但有些阴茎或阴茎头的溃疡边缘清楚稍高起，基底平滑而浸润（图4-52），有的溃疡边缘椭圆整洁，基底干净，质地中等呈肤色（图4-53），也可有的溃疡边缘清楚高起而不规则，基底浸润且有脓性渗出（图4-54）。这些鳞状细胞癌性溃疡边缘整齐稍高起，基底平滑浸润又无乳头瘤状增生，损害都不痛不痒，触摸也有软骨样硬，又无压痛，乍一看，与常见的硬下疳（图4-55，图4-56）极为相似。同时若有近卫淋巴结无痛性肿大。一不小心，未能详细了解病史及病程很容易误诊。前三例鳞状细胞癌患者，由于有不洁性交史，怕被人知，到私家诊所诊断为梅毒并反复打了青霉素等治疗无好转，又不做任何检查，被误诊多时才来诊。经详细了解病史病情，损害发生6个月到1年以上，损害逐渐缓慢扩大，由于不痛不痒，又不影响性生活，故一直不在意。就是因为做了“亏心事”才被当梅毒进行了多次治疗未见好转而来诊。这就很清楚了，哪有半年甚至一年以上不消退反而增大的硬下疳？经做了梅毒血清学检查阴性排除了梅毒，活检后确诊为鳞状细胞癌。病理组织检查可见癌组织向下生长，突破基底膜带并侵入真皮，呈不规则的团块或束条状。由正常鳞状细胞和非典型鳞状细胞组成，排列成同心圆的鳞状细胞团逐渐向中心角化，即角珠形成。

虽然有些鳞状细胞癌早期貌似硬下疳，但其质地比硬下疳硬，病程比硬下疳长，不似硬下疳1个月左右自行消退，而是长久不愈。同时本病无性接触传染史，梅毒血清学检查阴性，稍加留意，鉴别不难。但偶然也见到个别女性患者，不知不觉突然发现外阴下两边生了溃疡（图4-57），由于时间短，又无自觉症状，溃疡表面潮红、干洁，边缘清楚，基底浸润，触之软骨样硬，很自然就想到硬下疳，后经多次梅毒血清学检测均阴性，故做了活检后，再经两家单位病理及免疫组化检查确诊是鳞状细胞癌。至于溃疡边缘菜花状、高起、质硬、表面出血，有腥臭味等表现的鳞状细胞癌更无须考虑硬下疳了。

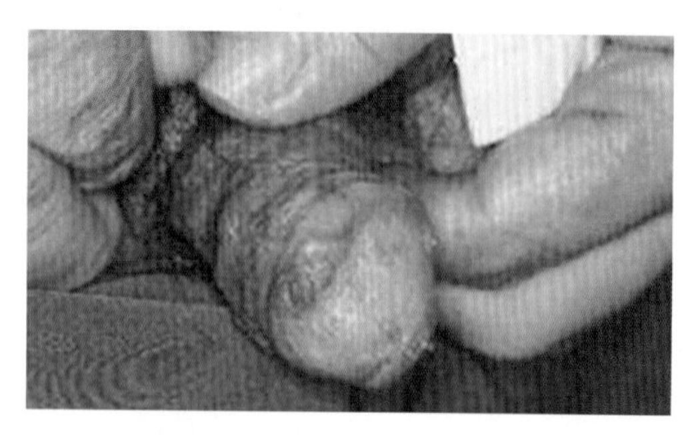

图4-52　阴茎头鳞状细胞癌（1）

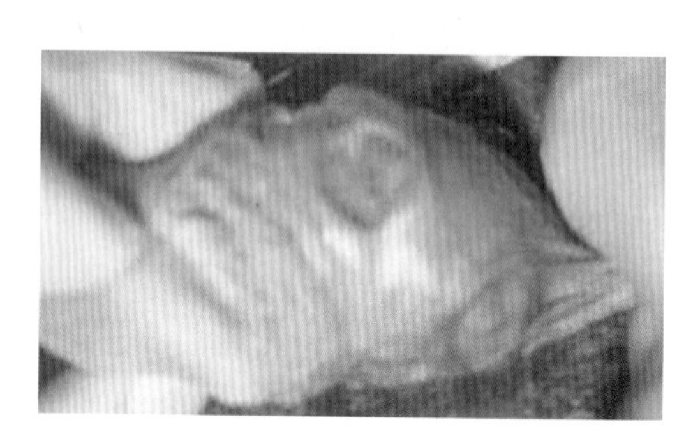

图4-53　阴茎鳞状细胞癌

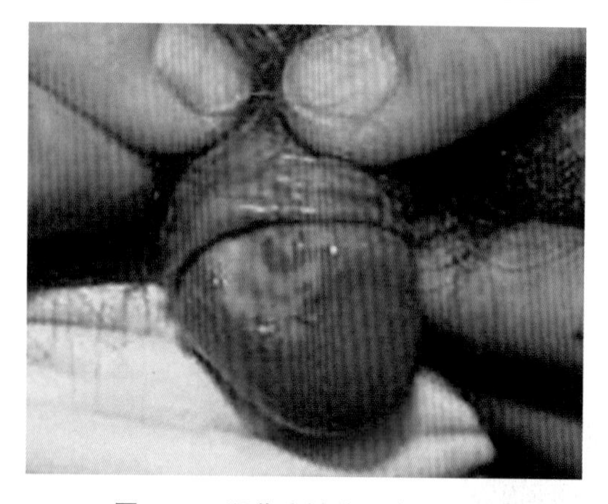

图4-54　阴茎头鳞状细胞癌（2）

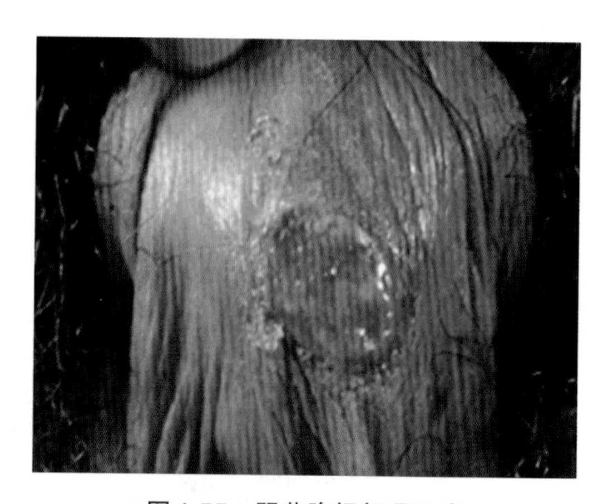

图4-55　阴茎腹根部硬下疳

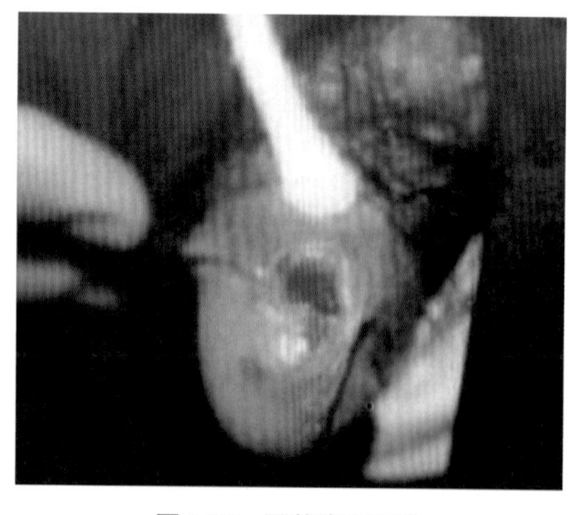

图4-56　冠状沟硬下疳

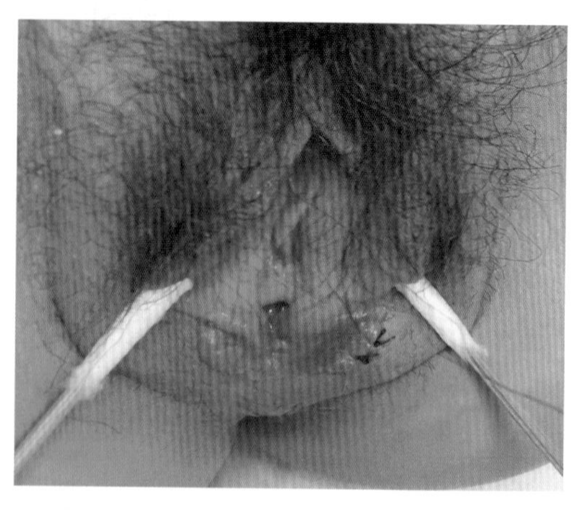

图4-57　类似硬下疳的女阴鳞状细胞癌

### （七）乳房外佩吉特病

乳房外佩吉特病（extramammary Paget disease）好发于大汗腺分布的部位，如阴囊、女阴、肛门等外生殖器处。开始时为界线清楚的红色斑片，表面糜烂，渗液、结痂呈湿疹样外观，故又称湿疹样癌。皮疹逐渐向周围扩大，经数月甚至数年后，往往有浸润，甚至发生溃疡。但有的阴茎头佩吉特病其早期损害边界尚清，表面光滑有渗液（图4-58），此时应与不常见的冠状沟阴茎头始发的、局部浸润平滑发亮且有血管扩张的硬下疳（图4-59）相鉴别。本病病程缓慢，自觉痛痒，皮损还有湿疹样改变。硬下疳发病时间较短，无痛无痒，虽浸润发亮，但无湿疹样变，梅毒血清学检测阳性；而前者有特征性的病理改变，尤其病理见到表皮内在散在或群集的Paget细胞，大而圆、苍白色，黏蛋白染色阳性，梅毒血清学检测阴性等可以区别。

其他尚须鉴别的还有结节溃疡型基底细胞癌（图4-60）、增殖性红斑、Bowen病、阿米巴病及外伤、刺激在生殖器肛门部位引起的溃疡等均应注意与硬下疳、结节性溃疡性梅毒疹等相鉴别。

总之，肛门生殖器溃疡疾病较多，且病因复杂而不同，表现各式各样，因此，在见到这些部位的损害时，首先要注意确定是否为溃疡。然后根据溃疡形态、大小、深浅、边缘、基底、表面有否分泌物等，考虑哪一类的溃疡。当前最重要的是首先要区分性病性或非性病性溃疡。性病性溃疡时，要特别注意梅毒性溃疡、生殖器疱疹性溃疡、软下

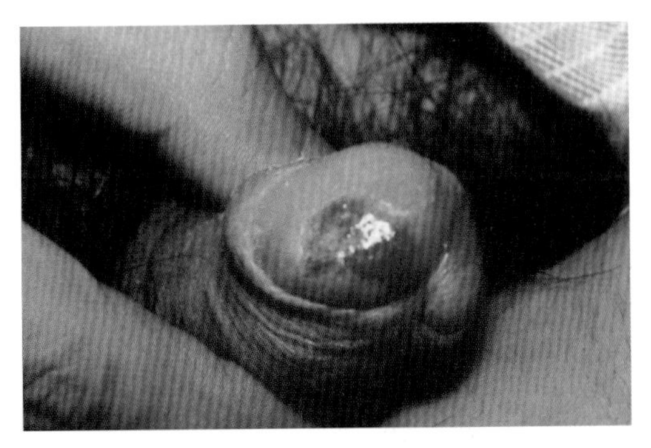

图4-58　阴茎头佩吉特病

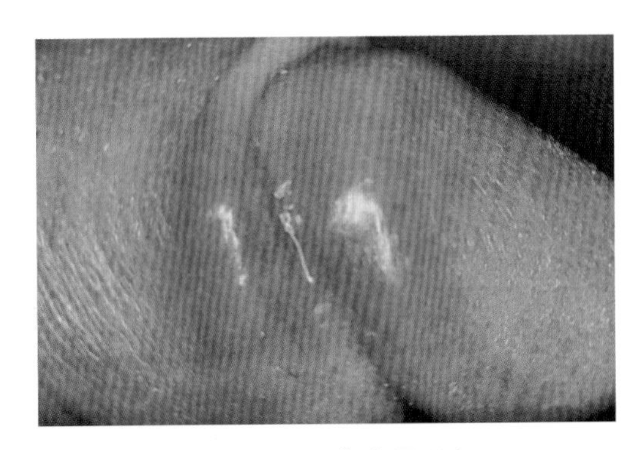

图4-59　阴茎头硬下疳

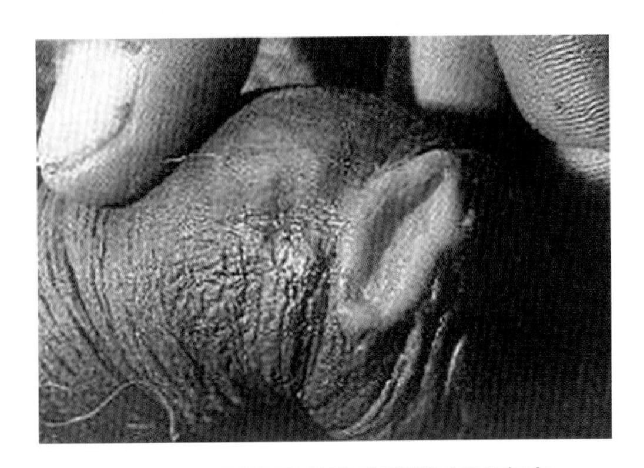

图4-60　阴茎结节溃疡型基底细胞癌

疳、性病性淋巴肉芽肿和腹股沟肉芽肿5种疾病的鉴别。非性病性溃疡时，要注意是肿瘤性还是非肿瘤性，是前者还要区别是恶性或非恶性，再根据分析，做必要的有关检查和排除工作，最后确定诊断，进行及时治疗。

## 三、其他皮肤病的鉴别

### （一）Reiter综合征

本病全球分布，常见于20～30岁男性，女性少，男女之比约为10∶1。易感人群中，90%的患者可检出HLA-B27。

临床特征：主要是“三炎”组成的三联综合征。

（1）多关节炎：关节在早期类似急性关节感染，承重的关节（膝、踝、足和腕关节等）发生关节炎且骶髂关节也常受累。X线检查显示骨质疏松、关节腔侵蚀和缺失，通常为足关节受累，伴红细胞沉降率增快的强直性脊柱炎是本病的一个临床重要特征。关节炎可能是自愈性Riter综合征复发时的唯一临床症状

（2）尿道炎：本病有特征的反复发作过程。泌尿生殖道常受累，表现为尿道炎、前列腺炎、精囊炎和出血性膀胱炎，有时伴尿道狭窄。其外阴皮损常类似黏膜念珠菌病。

（3）非淋菌性结膜炎：35%以上患者发生双侧黏液脓性结膜炎，有时为虹膜炎、虹膜睫状体炎、角膜炎等。严重者甚至失明。其中有所谓性传播性Riter综合征，可能是继发于NGU或非特异性尿道炎。40%～60%男性患者的生殖道中可分离出沙眼衣原体。90%患者通过间接免疫萤光可检出衣原体，其次支原体和草绿色链球菌也与本病发生有关。本病还与AIDS相关。

Reiter综合征不一定这“三炎”同时出现，但在多关节炎和非淋菌性结膜炎时一定要注意排除梅毒螺旋体感染。Reiter综合征还有其他多种的皮肤表现，这是与二期梅毒疹极为相似，也是鉴别的关键。本症常见各种阴茎头炎症，出现阴茎头的环状损害及侵蚀性浅溃疡（图4-61），极似二期梅毒疹和硬下疳共存。也有表现为稍高起的微脓疱性环状边缘环状阴茎头炎（图4-62），与阴茎头的二期梅毒疹极为相似。更有甚者阴茎头和阴茎包皮均呈鳞屑性环状损害（图4-63）时，暗红斑上的地图状淡白色边缘清楚的鳞屑，又无自觉症状，更似阴茎的二期梅毒疹（图4-64）。同样女性患者侵蚀性外阴炎时偶有溃疡性损害时，也极似硬下疳。Reiter综合征常发生的这些损害，与梅毒疹极为类似，因此，一定要认真辨别，切勿张冠李戴，造成误诊误治。此外，此征往往还有掌跖角化过度，有时表现脓疱或黏液性角化病。躯干及四肢皮损开始为红斑，数天后变成角化过度性蜡样丘疹，其周围绕以红晕，红晕表面为干燥的角化过度，逐渐融合成增厚的角质斑。有时结痂或银屑。常有脂溢性角化，银屑病样皮疹等也常要与二期梅毒疹相辨别，重要是要想到梅毒的可能，做梅毒血清学等有关检查便可定论。

### （二）玫瑰糠疹

玫瑰糠疹（pityriasis rosea）是一种具有特征性皮损的炎症性自限性皮肤病。多在春秋季发病，有自限性，较少复发，大多数患者在躯干或四肢近端先出现较大的椭圆形或圆形淡红色或黄褐色斑片，上覆细小鳞屑，此即为母斑或称为先驱斑，母斑出现后，经

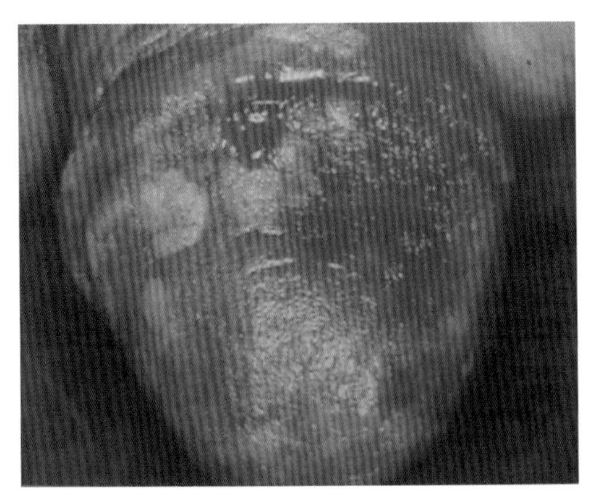

图4-61　阴茎头的环状损害及侵蚀性浅溃疡

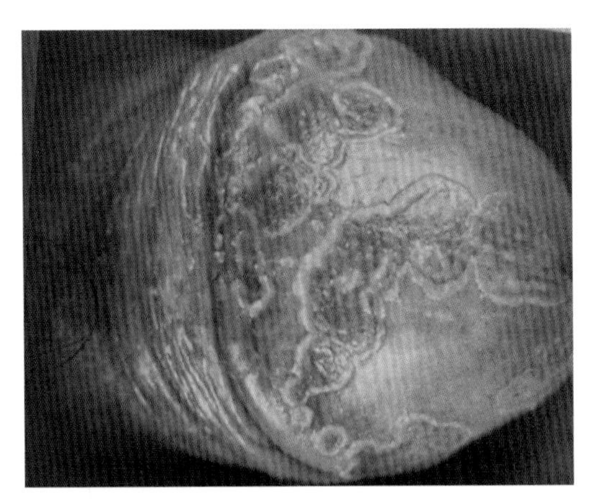

图4-62　微脓疱性环状阴茎头炎

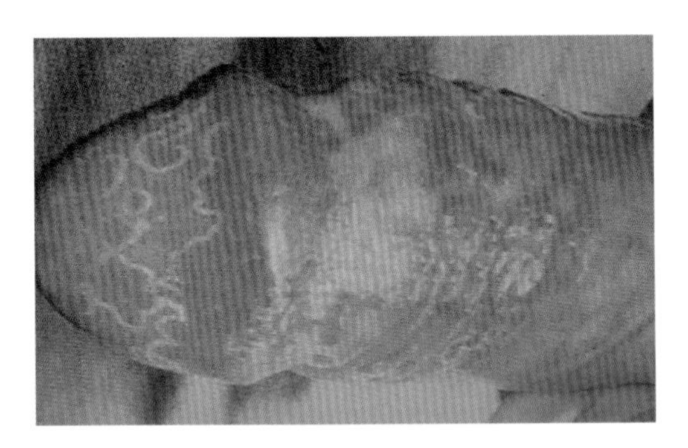

图4-63　阴茎头包皮鳞屑性环状损害

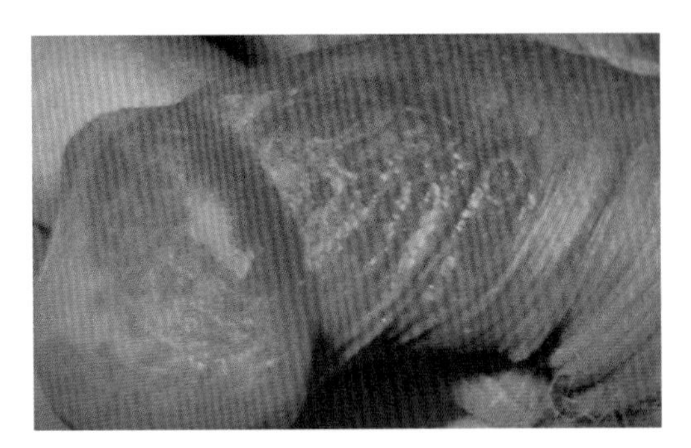

图4-64　阴茎环状二期梅毒疹

过1～2周，躯干及四肢近端相继有泛发性斑疹，对称分布，边缘略高于皮面，呈玫瑰红色，中心略呈黄色，圆形或椭圆形，皮损表面有少许细碎糠状鳞屑，呈内翘样（图4-65），此种皮损的形态与母斑基本相同，但较母斑为小。自觉症状有轻度或中度瘙痒，少数病例可有剧烈瘙痒或完全不痒，大多无全身症状。斑疹性梅毒疹也可呈现躯干部位的粉红色卵圆形斑疹，表面少许脱屑（图4-66），无明显自觉症状，此时难以与玫瑰糠疹相鉴别。该患者以玫瑰糠疹反复治疗1个多月，且皮疹仍逐渐增多，以背部为显，腹部极少，四肢无明显发疹。因此，做了组织病理检查符合斑疹性梅毒疹病变（图4-66）。后经追问病史和梅毒血清学检查而确诊。再追诊其妻亦患潜伏梅毒，一并规范驱梅治疗，双双获得治愈。玫瑰糠疹有典型的卵圆形红斑的长轴与皮纹的走向一致的特性，组织病理为玫瑰糠疹表现（图4-65），一般不累及掌跖部位。而梅毒疹为铜红色的脱屑性斑丘疹，躯干的皮疹分布无明显方向性，常累及掌跖部位，此时具有鉴别意义，且常有淋巴结肿大和黏膜损害，如仍难以鉴别，可行梅毒血清学检查和病理活组织检查加以区别。

## （三）银屑病

银屑病（psoriasis）是一种常见的慢性、复发性、炎症性皮肤病。一般好发于头皮、四肢伸侧（尤其是胫前）、背部、甲、肘、膝、脐和骶部。皮疹通常对称发生，一般缓

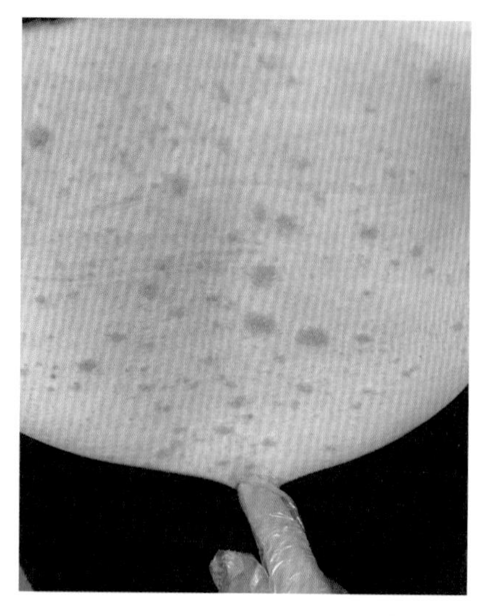
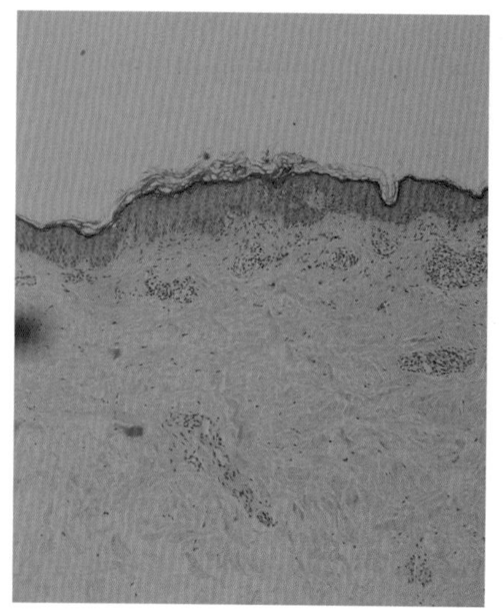

图4-65 典型的玫瑰糠疹

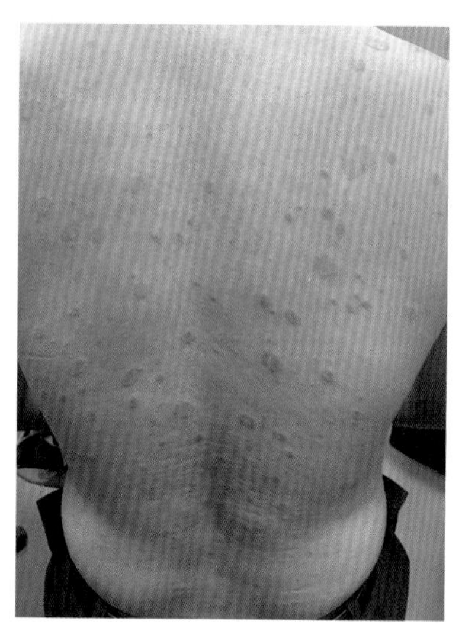
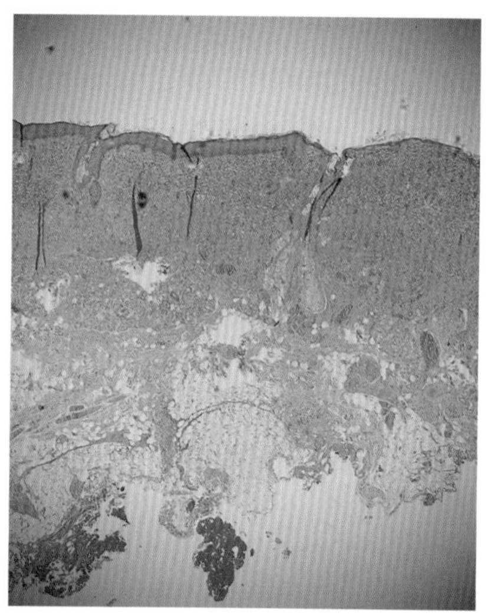

图4-66 玫瑰糠疹样梅毒疹

慢发展，但也可为发疹性，无数点滴状损害突然发生，或者由几个顽固性斑片组成。可有瘙痒或灼热等主观症状。一般冬重夏轻。根据皮损和全身症状，可分为寻常型、关节病型、红皮病型和脓疱型，其中以寻常型最为常见。典型损害为边界清楚的红色丘疹、斑块，表面覆盖多层干燥的银白色鳞屑，轻轻刮除表面鳞屑，则渐露出一层淡红发亮的半透明薄膜，称为薄膜现象。再刮除薄膜，即达到真皮乳头层的顶部，此处的毛细血管被刮破，则出现小出血点，称为点状出血现象（Auspitz sign）。白色鳞屑、发亮薄膜和点状出血是本病的临床特征。银屑病较为常见，一般诊断不难。全身性银屑病与相应范围的梅毒疹，一般较易分辨。但在消退中的银屑病特征有所改变，同时经过治疗后皮损往往鳞屑较少，形态不典型，损害消退后可遗留色素沉着或色素减退斑，此时诊断会有一定困难。而二期梅毒部分具有银屑病样损害，无论局部或全身性损害都要警惕是否为银屑病。再者，部分梅毒疹为紫铜色丘疹组成的浸润性斑片，常排列成图案形。皮疹广泛，具有浸润和脱屑等特征，掌跖有角化脱屑性皮损，临床上与银屑病相似，有时与银屑病难以相鉴别。更有些所为反转型银屑病，常局限于肛门外生殖器时（图4-67），与二期梅毒疹（图4-64阴茎环状二期梅毒疹）极为相似，一定不能麻痹大意，将银屑病当作梅毒治疗，更不能把梅毒按银屑病处理，担误了病情。但是梅毒疹不具有上述的特征性薄膜现象、点状出血征，皮损一般不痒，部分患者有全身淋巴结肿大，且常有黏膜斑、扁平湿疣和二期梅毒的其他一些症状，患者有不洁性生活史，梅毒血清学试验呈双阳性等。若确实诊断不明确，可行病理活组织检查以鉴别。

### （四）滴状类银屑病

滴状类银屑病（parapsoriasis guttata）又称慢性苔藓样糠疹（chronic pityriasis lichenoides）。常于青年期生病，初起皮疹为针头到米粒大小，光滑，微有浸润的淡红色或褐色分散丘疹，其后浸润逐渐较显，且上覆少量不易剥掉的细薄鳞屑，用力刮除后无点状出血。损害主要在躯干两侧、大腿和上臂，以屈侧较多，直径1～5mm。单个损害数周后消退，可留暂时性色素消退斑。但新的皮疹继续发生，新旧皮疹同时存在。患者无明显自觉症状。一般数月或1年左右自愈。这要与二期梅毒疹相鉴别。后者皮疹广泛对称，常累及掌跖或有黏膜损害，组织学上在血管周围有许多浆细胞浸润。梅毒血清学呈双阳性。前者组织学为棘层轻到中度肥厚，细胞内或细胞间水肿，并有少量淋巴细胞侵入。真皮血管周围有淋巴细胞、单核细胞及少数组织细胞浸润，而无浆细胞。梅毒血清学呈双阴性。

### （五）脂溢性皮炎

脂溢性皮炎（seborrbeic dermatitis）是发生在皮脂溢出基础上的一种慢性炎症，故常见于皮脂腺分布较丰富的部位，尤其是头面、颈、胸等部位更为多见。损害为鲜红色或黄红色斑片，边界清楚，表面覆有油腻性鳞屑或结痂。有时与脂溢性皮炎样二期梅毒疹（图4-68）极为相似，要注意鉴别。

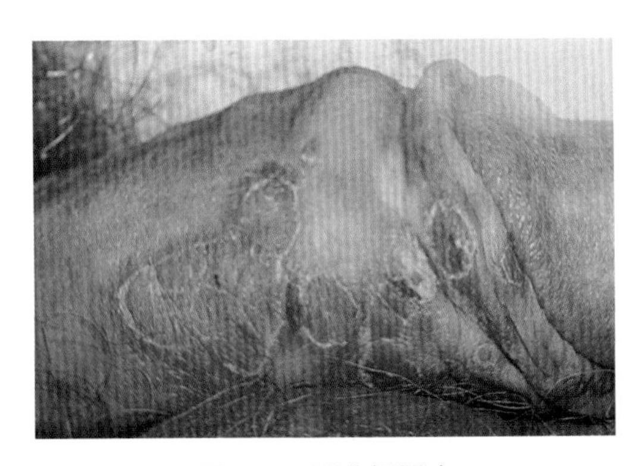

图4-67　阴茎银屑病

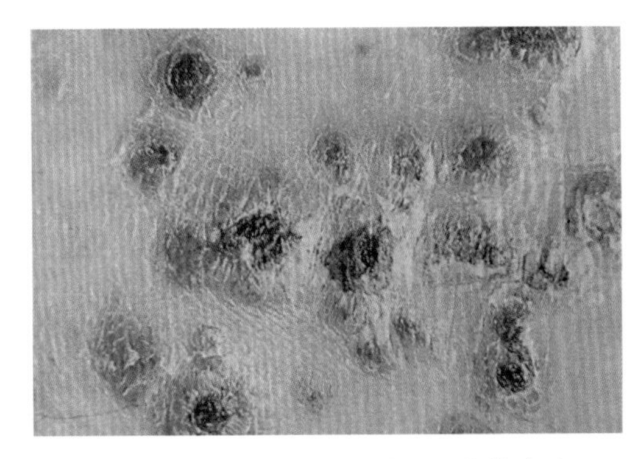

图4-68　胸前脂溢性皮炎样二期梅毒疹

### （六）盘状红斑狼疮

红斑狼疮较复杂，盘状红斑狼疮（discoid lupus erythemmatosus，DLE）是其中一种局限型。损害初起为一片或数片鲜红色斑疹，绿豆至黄豆大小，上覆黏着性鳞屑，其后逐渐向外围扩大，可呈圆形或不规则形，为边缘清楚略高起的色素增深斑，中央色淡，有毛细血管扩张，表面鳞屑下有角质栓和扩大的毛孔。好发于头、面部，尤其是耳、鼻、口腔黏膜等处。常由于患者无感觉，或仅有轻度瘙痒或灼热感，有时要与二、三期梅毒疹相鉴别。

### （七）毛发红糠疹

毛发红糠疹（pityriasis rubra pilaris）是一种慢性鳞屑性炎症性皮肤病，特征性皮疹是毛囊性尖型角化性丘疹和散在的鳞屑性淡红色斑块。丘疹为针头或粟粒大，干燥而坚硬，其顶端中心有个黑色角质小栓，常贯穿一根失去光泽的细弱的毛发。毛囊性丘疹多发于四肢的伸侧、躯干、颈旁和臀部。多数丘疹聚集成片，则呈“鸡皮”样外观，用手指触摸时有刺手感觉。逐渐发展，丘疹可互相融合成黄红色或淡红色斑块，边界清楚，表面覆盖糠皮状鳞屑，好发于两肘膝伸侧，髋部和坐骨结节处，也可播散全身。自觉症状有程度不等的瘙痒、干燥及灼热感。二期梅毒也可表现为丘疹型，出现针尖至小扁豆大的丘疹，褐红色，表面可有鳞屑，此时需与毛发红糠疹相鉴别，细致观察可发现梅毒疹无特征性的毛囊性尖性丘疹，即所谓的毛囊角质栓。皮肤活检和梅毒血清学检查也可以帮助鉴别。

### （八）扁平苔藓

扁平苔藓（lichen planus）是一种发生于皮肤、毛囊和黏膜的常见瘙痒性、炎症性皮肤疾病。扁平苔藓的原发损害很特殊，几乎为本病所特有，为小的、紫红色、扁平的多角形丘疹，以后扩展至0.5～1.0cm大小的斑块，边界清楚，其表面附有一层光滑发亮的蜡样薄膜鳞屑，表面呈灰色或白色的点或线，相互交错，就是所谓的Wickham纹。扁平苔藓有不同程度的瘙痒，由轻度至几乎无法忍受的瘙痒。损害的好发部位是腕屈侧、躯干、股部、胫部、手背（图4-69），也有的患者发于阴囊，呈肥厚状扁平苔藓。此时要与手部二期梅毒疹和阴囊的扁平湿疣（图4-70）相鉴别。阴茎头也常是扁平苔藓好发的特殊部位（图4-71），由于瘙痒不明显，不易被患者关注，往往一段时间后才被发现，来诊时很像阴茎头二期梅毒疹（图4-64），但经检测梅毒血清学试验呈双阴性即可否认，最后诊断是阴茎环状扁平苔藓。身体其他部位无损害时，无论梅毒疹、扁平苔藓或者银屑病均可单独出现在阴茎头上（图4-72），也有不少神经性皮炎、扁平湿疣和扁平苔藓只发于阴囊和女性外阴上（图4-73），更要注意相同部位相似三者的区别，要结合病史、皮疹特征、该触诊的要触诊和梅毒血清学检测，以及必要的组织病理检查等，最后做出正确的诊断。

二期梅毒也可引起脱发，头皮发疹时可引起永久性脱发，多呈斑片状，偶可引起弥漫性脱发。同时丘疹脱屑性梅毒疹伴有瘙痒和苔藓样变的损害易与扁平苔藓混淆，但后者不具有特征性的Wickham纹，与扁平苔藓引起的脱发不同，梅毒性脱发一般为斑片状

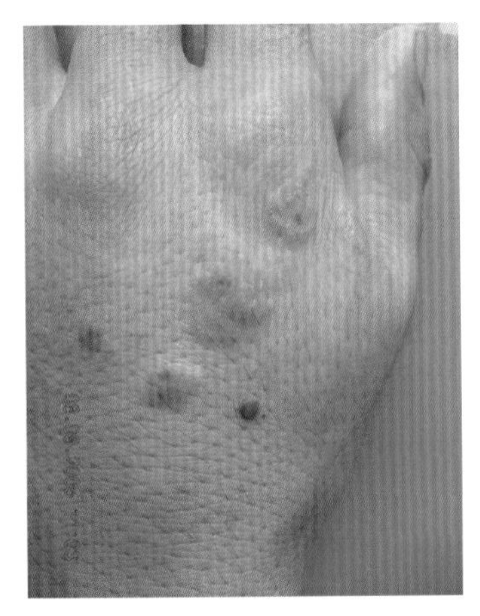
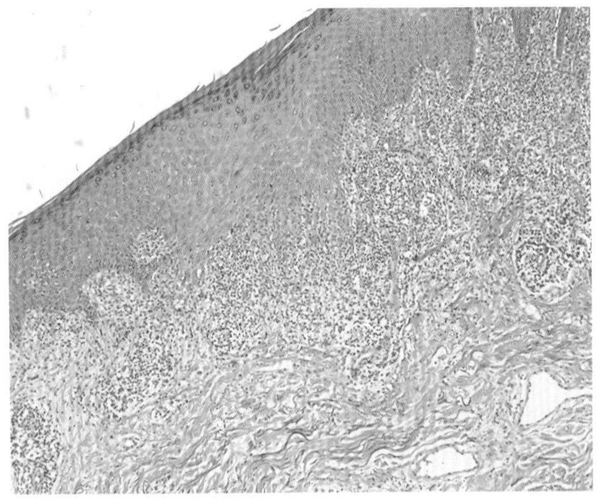

图4-69　左手背扁平苔藓

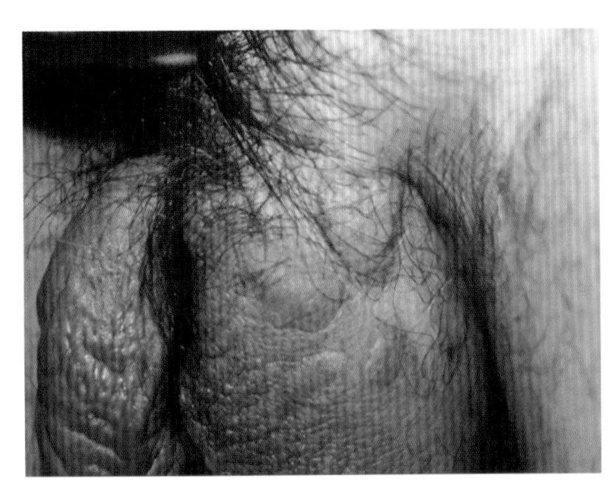
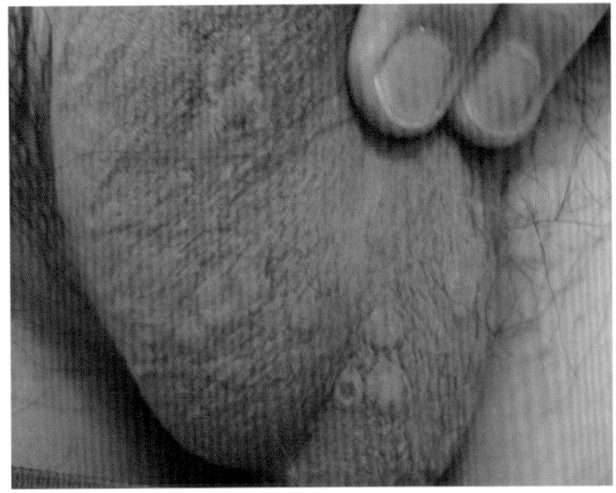

图4-70　阴囊肥厚性扁平苔藓与扁平湿疣

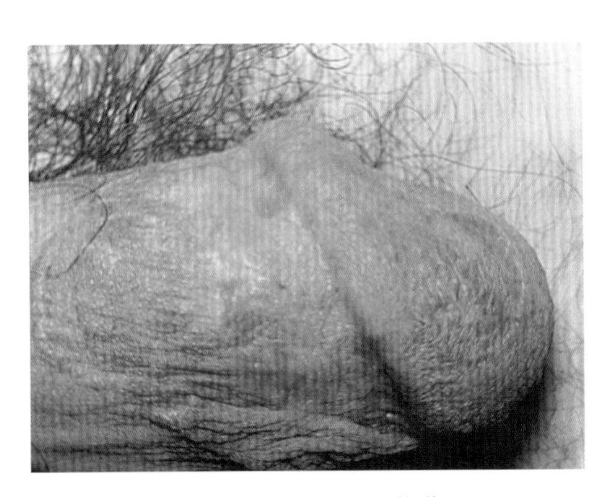

图4-71　阴茎扁平苔藓

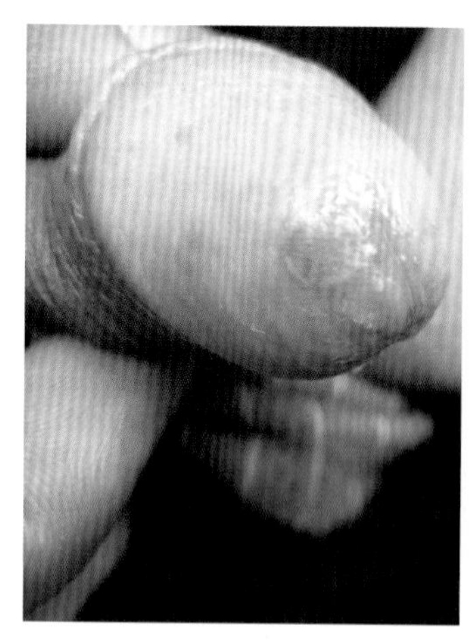
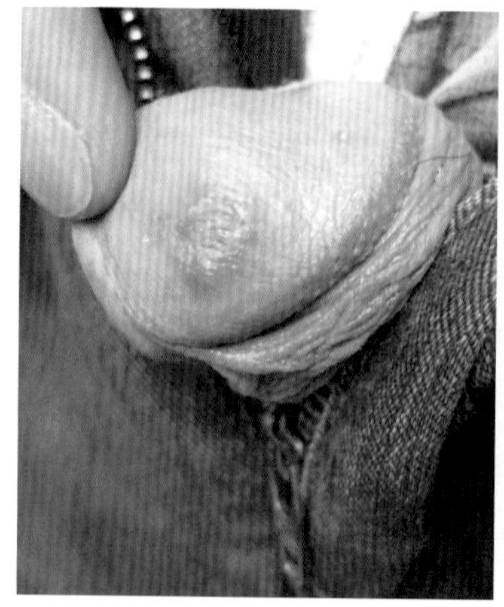
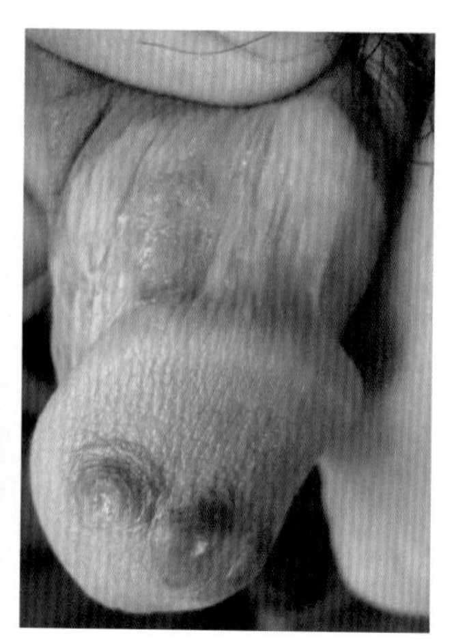

图4-72　阴茎头梅毒、扁平苔藓与银屑病

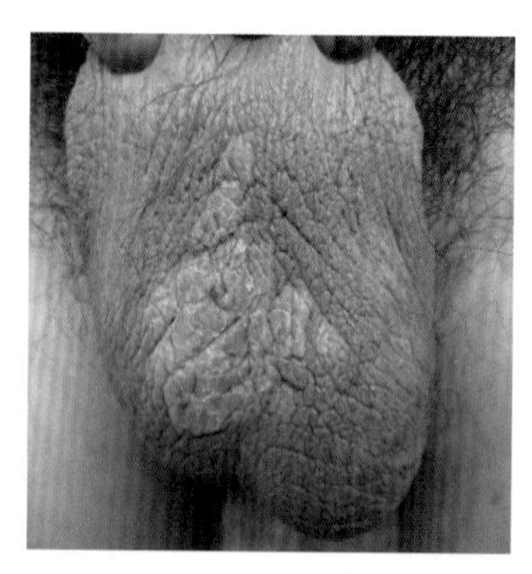
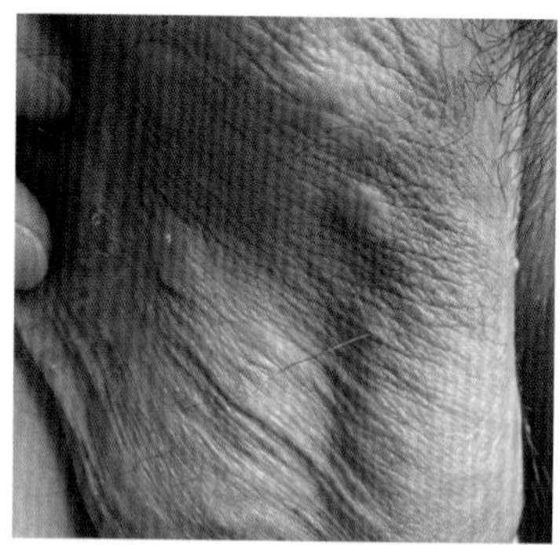
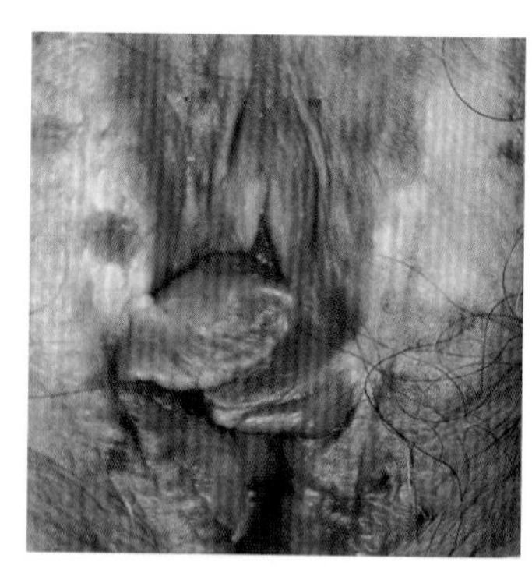

图4-73　神经性皮炎、扁平湿疣与扁平苔藓

脱发，呈虫蚀状，具有可复发性。扁平苔藓常累及黏膜，其中以口腔黏膜损害最多见，颊黏膜、牙龈或口唇发生白色的微细条纹，融合成网状，也可发生边界分明的白色小丘疹，可与皮肤同时或先后发病，或仅为单一的临床表现，黏膜损害可有烧灼或疼痛感。这些病例也较常见到，有时难以与扁平苔藓的黏膜损害相鉴别。梅毒的黏膜斑为灰色圆形浸渍性扁平丘疹，边缘有一暗红色晕，表面可有浅表糜烂，上覆灰白色渗出物或渗血，但无痒，亦无疼痛等。梅毒黏膜斑具有高度传染性，含有大量梅毒螺旋体（局部病原学检查可以找到）和梅毒血清学检查双阳性等即可鉴别。

### （九）硬化性苔藓

硬化性苔藓（lichen sclerosus）是一种慢性炎症性皮肤黏膜疾病，任何部位的皮肤均可累及，而以肛门生殖器被犯者最为常见。发生于女性大阴唇和男性阴茎头、包皮内面的典型损害为象牙色或略带粉红色的扁平丘疹，边界清楚，由于摩擦和潮湿，损害可破溃呈潮红、浸渍和糜烂，此表现可与扁平湿疣混淆。扁平湿疣好发于生殖器和肛门部位，可表现为湿润性的肉色或色素减退、色素沉着性扁平丘疹。在鉴别此两种疾病时需注意，前者晚期出现萎缩性改变，局部病原学检查阴性。而后者增生明显，可呈乳头状、天鹅绒样，也可群集成肥大性结节，湿疣内有大量梅毒螺旋体。

硬化性苔藓可累及颊黏膜、舌、牙龈及硬腭，表现为白色斑片，有时呈网状，有时可有表浅溃疡。一般无症状，与口腔外的皮损伴发或先出现。而梅毒患者20%可发生黏膜斑，损害可为黏膜红肿，无痛性浅溃疡，因此二者也有鉴别意义。但前者的损害以萎缩性为多见，且查梅毒螺旋体阴性，而后者一般为在隆起性的圆形或椭圆形丘疹的基础上出现糜烂，表面覆有灰白色薄膜，具有高度传染性，其含有大量的梅毒螺旋体。

### （十）体癣

由致病性真菌寄生在人体的光滑皮肤上（除手、足、毛发、甲板及阴股部以外的皮肤）所引起的浅表性皮肤真菌感染，统称为体癣（tinea corporis）。损害为直径数厘米的环形损害，边界清楚，中央色淡，边缘色红而稍堤状隆起，可缀有丘疹、丘疱疹，水疱，或小脓疱等，一般与二期梅毒疹较容易鉴别。但有的极像体癣的二期梅毒疹（图4-74）比一些由于种种原因导致所谓的非典型体癣（图4-75）更像体癣，这时切忌麻痹大意，不要互相搞错。体癣瘙痒明显，搔抓后可引起湿疹样改变，一般夏秋季初发或症状加重，鳞屑真菌镜检和培养阳性即可确诊。而二期梅毒疹不具有季节性，瘙痒不明显，鳞屑真菌镜检和培养均阴性，梅毒血清学阳性。

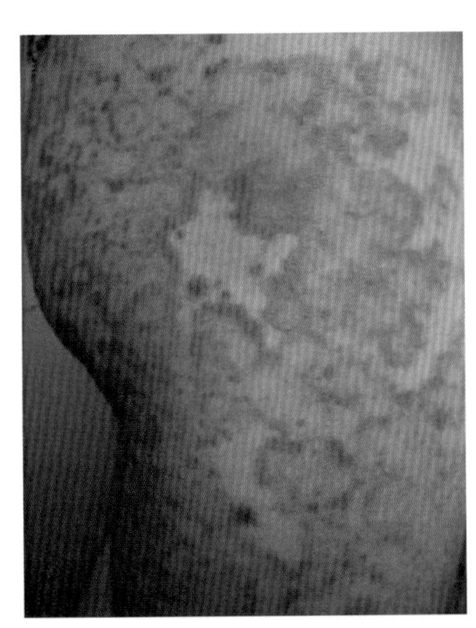
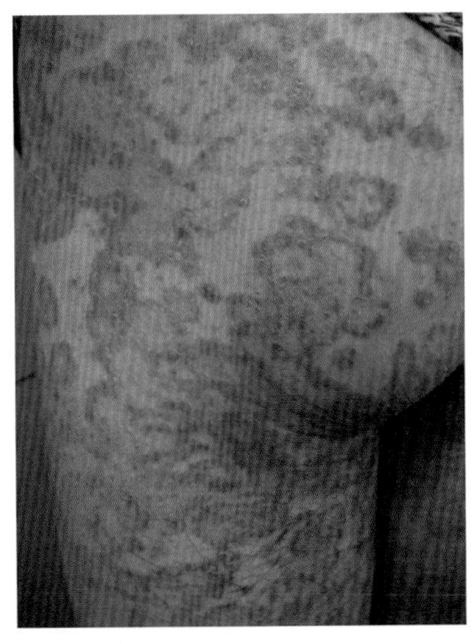

图4-74　极像体癣的二期梅毒疹（孙建方教授提供）

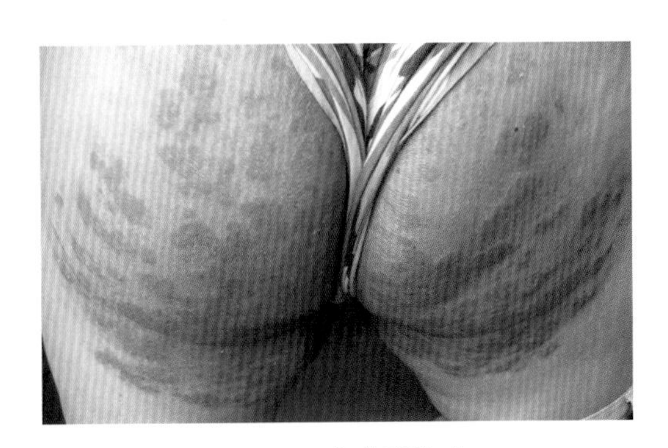

图4-75　非典型体癣

### （十一）手、足癣

手、足癣是致病性皮肤丝状真菌在手足部位引起的皮肤病，其临床表现互有差异，临床上分为4型：①角化过度型；②丘疹鳞屑型；③水疱型；④浸渍糜烂型。丘疹鳞屑型为各种致病性真菌中引起足癣最常见的一型，手掌或足跖有明显的小片状脱屑，呈弧形或环状附于皮损的边缘，可在增厚的基础上发生红斑、丘疹，瘙痒明显（图4-76）。二期梅毒发生于掌跖部位的褐红色斑疹和丘疹，可有脱屑，伴有角化过度和弥漫性浸润而酷似手、足癣，需要仔细对照做鉴别。有一例极似足癣的二期早发梅毒疹女性患者，23岁，因为“脚生癣”已3个多月，经多次就诊，反复按足癣内外治疗了近3个月，不但未见好转，而且皮疹越发越多，遍及双足底及足缘而来求诊（图4-77）。一开口就说“脚生癣”，要求用最好的癣药加量治疗。双足如此对称红斑，且有轻度浸润，边缘非常清楚伴少许鳞屑，不痛不痒，联合抗真菌治疗近3个月未见好转，从头到尾未曾做过真菌检查，哪有这样的足癣？随即给她做了双足真菌镜检为阴性，同时抽血查梅毒血清学检测，结果：TRUST 1∶128，TPPA 1∶2560。确诊梅毒即行规范驱梅治疗后不到2周皮疹开始消退，1个月基本消失。随访2年已痊愈。由此可知，在诊断上切忌犯经验主义的毛病，单凭一眼之见是容易误诊误治的。手、足癣皮损一般不呈对称分布，除掌跖部位外，指（趾）间常有浸渍性或脱屑性损害，伴不同程度的瘙痒，斑疹边界清楚并略有高起且伴鳞屑，鳞屑做真菌镜检可发现分隔菌丝和孢子，真菌培养阳性。而掌跖部二期梅毒皮损一般对称分布，指（趾）间极少受累。不伴有瘙痒，呈铜红色、浅褐色或有色素沉着，边界尚清，基底轻度浸润，表面有结痂或鳞屑，但鳞屑镜检和培养真菌均阴性。患者常同时有其他部位的梅毒疹，梅毒血清学检查为双阳性的现症梅毒。

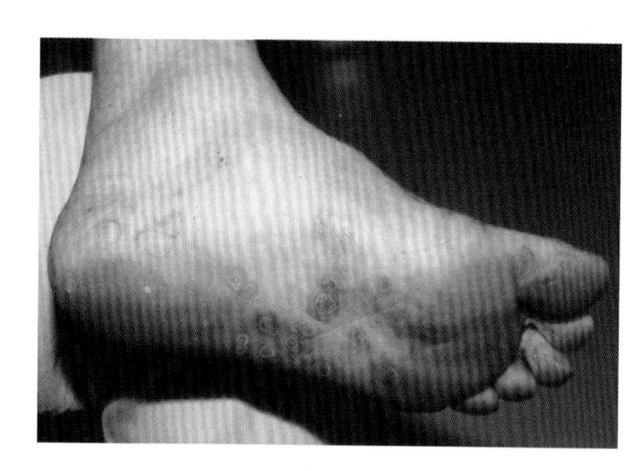

图4-76　左足癣

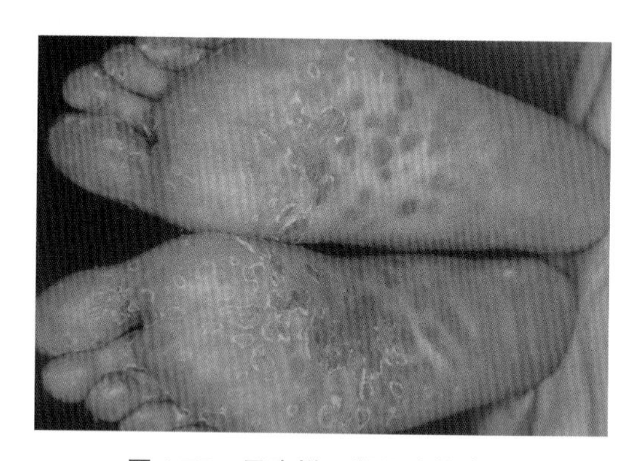

图4-77　足癣样二期早发梅毒疹

### （十二）花斑癣

花斑癣（tinea versicolor）俗称汗斑，是由糠秕马拉色菌（malassezia furfur），又称花斑癣菌侵犯皮肤角质层所致的一种慢性轻度炎症。本病男性明显多于女性，青壮年多发，好发于胸、背、腹部及颈部。也可累及四肢近端、面、头皮和生殖器等部位。常见于夏秋季节或加重，冬季减轻或消退。初起为细小斑点，不知不觉逐渐扩大成大小不等的圆形或类圆形斑疹。新皮疹色稍深，呈灰色、黄色、棕色、淡褐色或褐色，甚至黑色。老皮疹色淡发白，新老损害同存时，黑白间杂呈花斑状，为所谓花斑癣的典型表现。损害边界清楚，表面覆有细小糠秕状鳞屑，鳞屑在显微镜下可见真菌。但有些患者的斑疹呈褐色，表面鳞屑不明显（图4-78），亦无明显自觉症时，要与斑疹性二期复发梅毒疹（图4-79）相鉴别。后者是36岁女性患者，发现胸前褐色斑近1个月，因无任何不适一直不在意。其丈夫发现后要她来诊。看似花斑癣，故做了真菌检查为阴性。因其丈夫患过梅毒已做治疗，当时在追问她的病史中曾在半年前患过“玫瑰糠疹”，于时做了梅毒血清学检查，结果：TRUST 1∶32，TPPA 1∶2560，确诊为二期复发梅毒疹，经规范驱梅治疗而痊愈。一般二期梅毒疹可呈褐色、铜红色卵圆形斑疹，可侵犯身体各个部位，但常累及掌跖部，发病季节性不明显，无明显自觉症状，患者梅毒血清学阳性。而花斑癣一般不累及掌跖部位，夏重冬轻，偶有轻痒。此外有些花斑癣的斑疹有时也可呈黄色或浅白色，甚至白色无鳞屑时与梅毒性白斑有类似之处，都好发于背部，但追寻病史，梅毒性白斑常可发现有冶游史，其他部位有梅毒典型的皮疹，部分患者曾有一期梅毒的表现等，一般可以区别。

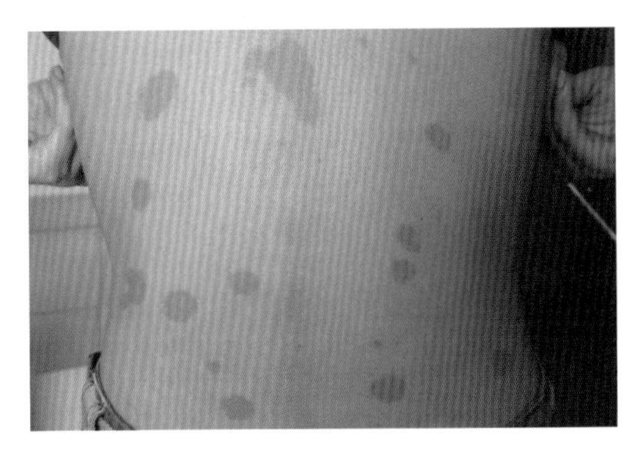

图4-78 背部褐色花斑癣

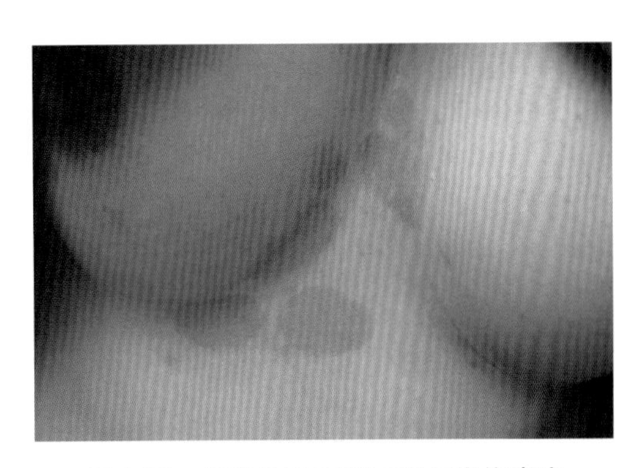

图4-79 胸前花斑癣样二期复发梅毒疹

### （十三）白癜风

白癜风（vitiligo）是一种常见后天性色素脱失性皮肤黏膜病。白癜风在任何年龄均可发病，任何部位皮肤均可发生，但好发于易受光照及摩擦损伤部位，也即正常人色素较多的部位。口唇、阴唇、阴茎头及包皮内侧黏膜亦可累及。皮损有局限性色素脱失斑，乳白色，自指甲至钱币大小，圆形、椭圆形。在进展期，脱色斑向正常皮肤移行，发展较快，并有同形反应，即压力、摩擦、外伤后可形成继发性白癜风，少数病例白斑互相融合成大片，泛发全身如地图状。在稳定期，白斑停止发展，边界清楚，边缘有色素沉着。原发性二期梅毒色素减退斑或色素脱失斑，常发生于颈部及背部，称“颈部梅毒性白斑”或“背部梅毒性白斑”。白斑白色可深可淡，大小也可小可大成大片状，边缘清楚或不清，往往对称分布损害为大小不一的圆形或椭圆形的脱色性斑，围绕着色素沉着晕（图4-80），极似白癜风和花斑癣。白癜风皮损形状不一，边界清楚，往往病程较长而分布不对称，颜色更白（图4-81），梅毒血清学试验阴性。梅毒性白斑多发于女性患者，患者往往有二期梅毒的其他表现，有不洁性生活史，梅毒血清学试验阳性，驱梅治疗后色素可以恢复。

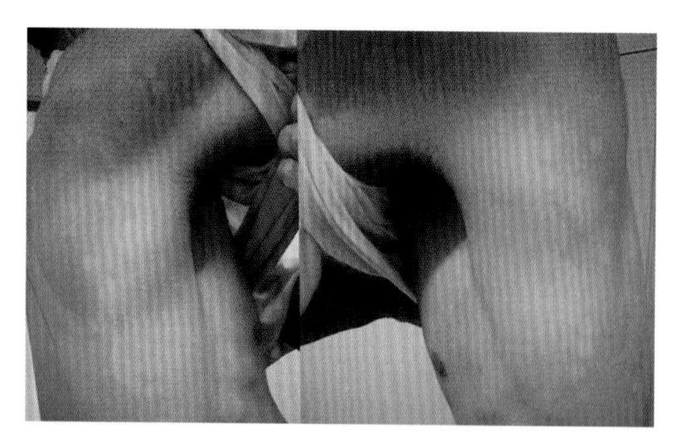

图4-80 白癜风样二期梅毒疹

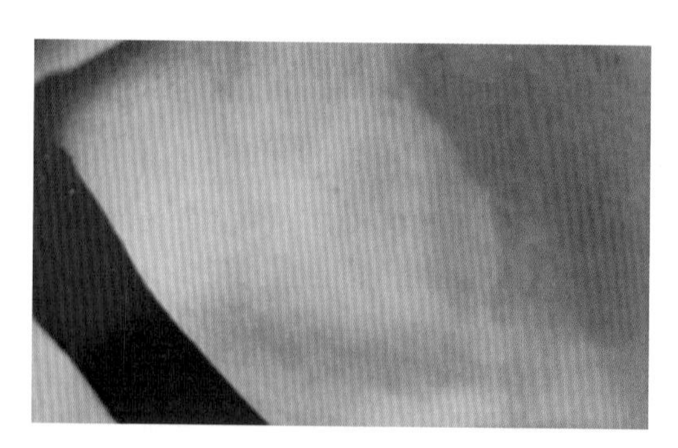

图4-81 白癜风

### （十四）黄褐斑

黄褐斑（chloasma）是一种多见于中青年女性面部对称性的色素沉着性皮肤病。皮损为黄褐色或深褐色斑片，形状不规则，边界不甚清楚，对称分布于额、眉、颊、鼻、上唇等颜面皮肤。一般无自觉症状及全身不适。与梅毒较容易鉴别，发生于面部的梅毒疹仍具有梅毒性斑丘疹的特点，为铜红色，表面可有鳞屑，常累及掌跖及身体的其他部位。

### （十五）结核样麻风

麻风（leprosy）是由麻风杆菌引起的一种慢性传染病。麻风的症状变化多端。结核样型麻风（tuberculoid leprosy）的皮肤损害为斑疹或斑块，呈暗红色或铜红色，基底浸润，表面干燥，中央有自愈倾向，边界清楚呈环状，有时伴浅表神经粗大（图4-82），一般诊断不难。但往往损害不痛不痒，早期神经损害不明显时，其大小不等的斑块或斑片容易与二期梅毒疹混淆。麻风患者麻风菌素试验强阳性，皮肤活检示有上皮样细胞肉芽肿，伴有许多周边淋巴细胞和郎格罕细胞。而后者麻风菌素试验阴性，皮肤活检可见为血管周围有浆细胞、淋巴细胞浸润及内皮细胞增生，梅毒血清学检查阳性。患者有不洁性生活史，可曾有一期梅毒的表现。瘤型麻风的皮损在体表呈弥漫性、对称性分布，早期皮肤发生无数分布广泛而对称的淡红色或暗红色斑疹，边缘不清，几乎没有感觉丧失，无神经粗大和出汗改变。毛发呈慢性进行性脱落，开始于眉毛的外1/3，其次是睫毛，最后是体毛。病情进一步发展，皮损逐渐发生浸润，形成丘疹、结节和斑块，此时需与三期梅毒相鉴别。前者皮损内可查到麻风杆菌，到了晚期，可有神经粗大，皮肤有感觉改变，皮肤活检示有泡沫样巨噬细胞存在，而后者局部罕见能查到梅毒螺旋体，后期结节性皮损扩大后可破溃而呈边缘隆起的溃疡，成堤状，不向深层进行，无神经粗大和皮肤感觉改变等症状，可询问出冶游史，梅毒血清学检查阳性。

### （十六）结节性多动脉炎

结节性多动脉炎（polyarteritis nodosa，PAN）以坏死性血管炎为特征，侵犯中小肌动脉如肝动脉、冠状动脉和皮下组织动脉，有时也累及相邻静脉。本病包括两种主要类型：良性皮肤型和系统型。皮肤型患者表现为皮下结节，多发于足、小腿及前臂，偶尔

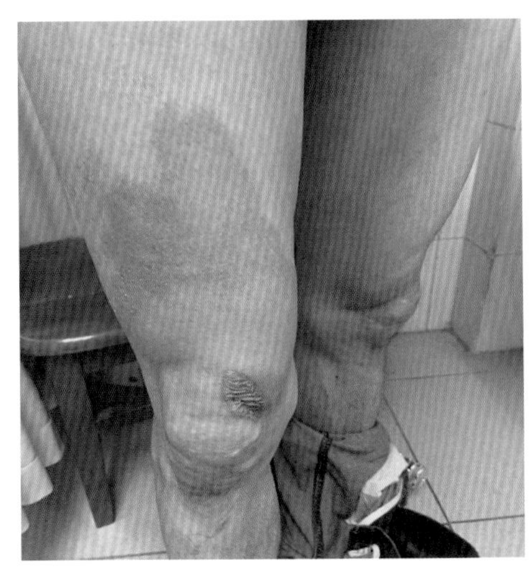
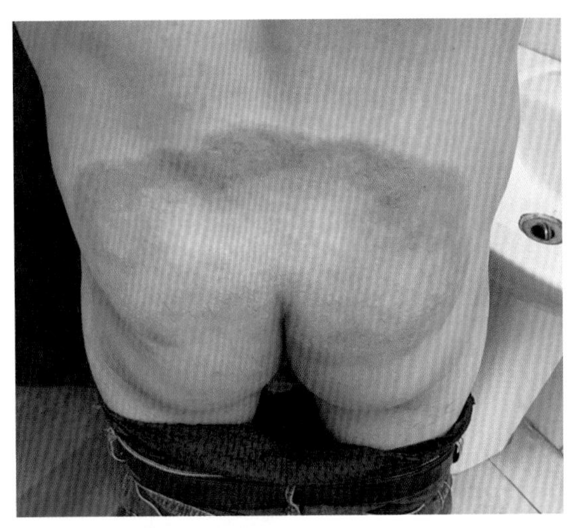
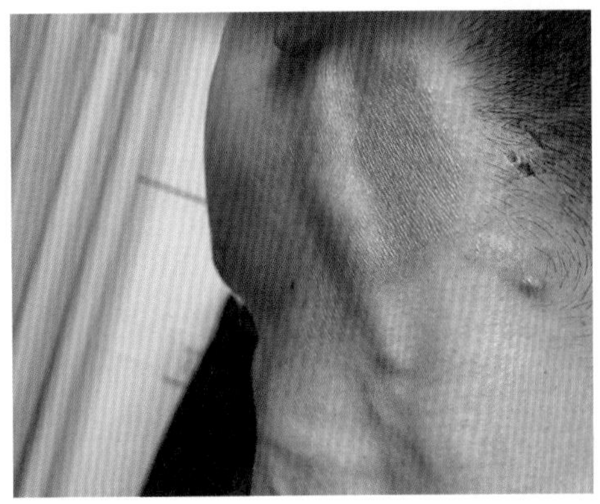

图4-82　结核样型麻风

发生于躯干、面、头皮和肩，两侧发生，但不对称，结节硬，易触到，表面淡红色或鲜红色，常有压痛和自发痛。结节可沿血管发生，持续1周或更长时间可逐渐消退。但常反复作，尤其下肢小腿部，严重时由于侵犯局部血管，常导致局部组织缺血，从而发生瘀斑、坏死或溃疡（图4-83），此时，此病与树胶肿样梅毒性血管炎和结节溃疡性梅毒疹临床表现十分相似，三者都是有小腿结节、溃疡，外观难以鉴别。但前者结节、溃疡疼痛及压痛明显，有的伴关节肿痛等症状。组织学上表现为主要侵犯真皮及皮下组织中的中、小血管的炎症性坏死和阻塞性全动脉炎（图4-84）。梅毒螺旋体检查、梅毒血清学检查为阴性。而后两者都是三期梅毒的损害，一是晚期梅毒树胶肿，一是晚期梅毒结节溃疡性梅毒损害，均无疼痛，压痛也不明显，组织学上表现虽然有血管炎改变，但主要是真皮及皮下组织的结核性改变，有大片干酪样坏死及上皮样细胞等浸润（图4-85）。梅毒患者多有冶游史、输血史，梅毒螺旋体检查、梅毒血清学检查均阳性。

### （十七）巴津硬红斑

巴津硬红斑（erythema induratum Bazin）是血源性皮肤结核中最常见的一种，多见于青年女性。初起为蚕豆大小的皮下结节，质硬并逐渐增大，与皮肤粘连，由肤色到暗

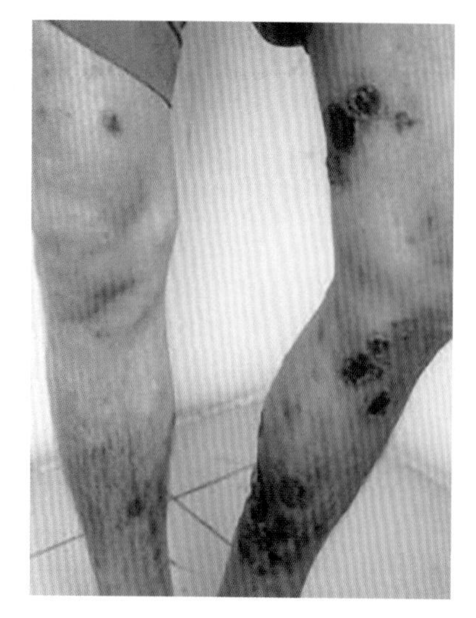

图4-83 结节性多动脉炎

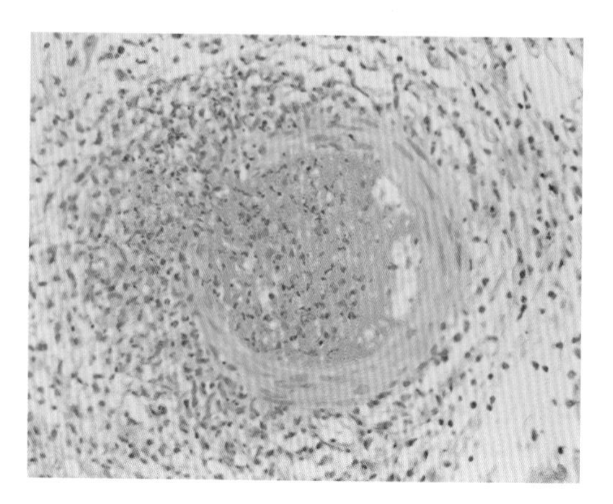

图4-84 结节性多动脉炎病理

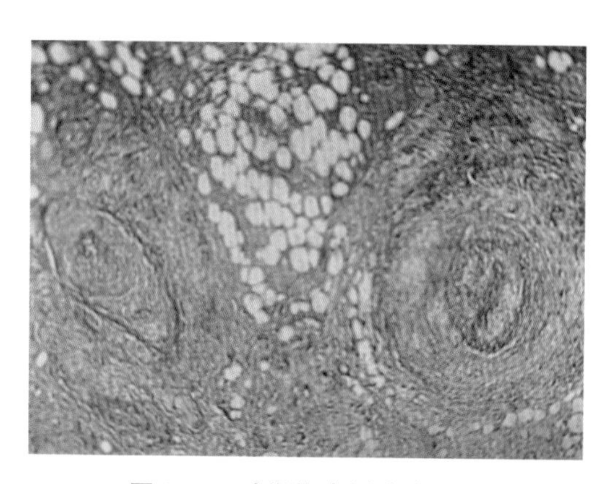

图4-85 晚期梅毒树胶肿病理

红色或青紫色。结节较深，但不高起，偶可溃破而形成溃疡，损害可达2～3cm，数量不多，3～5个，一般很少超过10个。对称分布于小腿，尤以屈侧中、下部为多见。结节、溃疡虽有轻微酸胀、痛、灼热感，但不明显，同时又无全身症状。组织学上病变常较深，常显结核性结节，这些都比结节性多动脉炎更似树胶肿样梅毒性血管炎或结节溃疡性梅毒疹，更需要认真鉴别。但临床上，硬红斑对称分布于小腿屈侧中、下部，常有酸胀、痛、灼热感，也有轻度压痛。组织学上病变常较深，血管炎和脂膜炎较为普遍，常为血管内膜肿胀、水肿、管壁肥厚、管腔阻塞、纤维蛋白样坏死或肉芽肿型的动静脉血管炎。脂肪细胞间有肉芽肿或慢性炎症性浸润，大片脂肪细胞不同程度的坏死。这些都与梅毒损害有区别。再者前者常易复发，结核菌素试验呈强阳性，梅毒螺旋体检查、梅毒血清学检查均阴性。后者梅毒血清学检查均阳性。

### （十八）寻常狼疮

寻常狼疮（lupus vulgaris，tuberculosis luposa）是最常见的皮肤结核病，约占所有

皮肤结核患者的50%。基本损害为粟粒至豌豆大小的小结节或斑块，呈褐红色，质地柔软，结节表面薄嫩，用探针探查时，稍用力即可刺入，容易贯通及出血（探针贯通现象），用玻片压时呈棕黄色，如苹果酱颜色，称之为苹果酱现象。有的结节可破溃成溃疡，溃疡开始时仅见于损害的一部分，以后可致整个损害全部溃烂。其溃疡多浅表，边缘不整齐，质地柔软，色暗红，边缘呈潜行。结节也可自愈形成瘢痕，寻常狼疮的另一个特点是在已愈瘢痕组织上又可再生新的狼疮结节，再破溃形成溃疡，迁延多年（图4-86）。三期结节溃疡性梅毒疹（图4-87）需与本病相鉴别，其表现为结实的粉红色至紫色的丘疹或结节，结节扩大后也可破溃成边缘隆起的溃疡，损害也能于数年之内自行愈合，遗留萎缩性瘢痕，但其不具有寻常狼疮的瘢痕中再生结节的特点，玻片压诊无苹果酱现象。当症状不典型，仍难以鉴别时，可行皮肤组织病理检查，三期梅毒疹在组织学病理上也无寻常狼疮典型的结核性结节改变。同时做梅毒血清学检查进行鉴别。

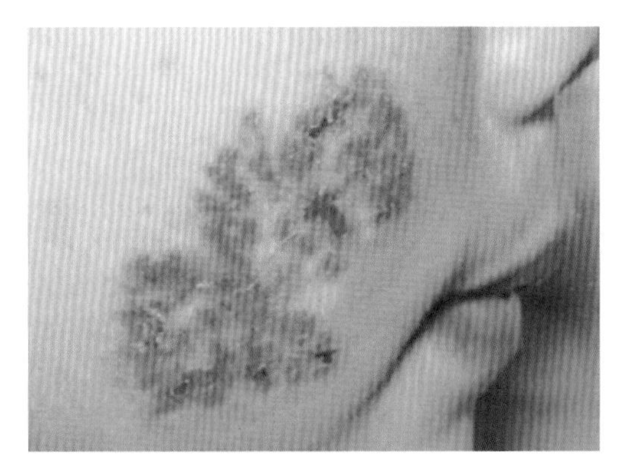

图4-86　右面部寻常狼疮

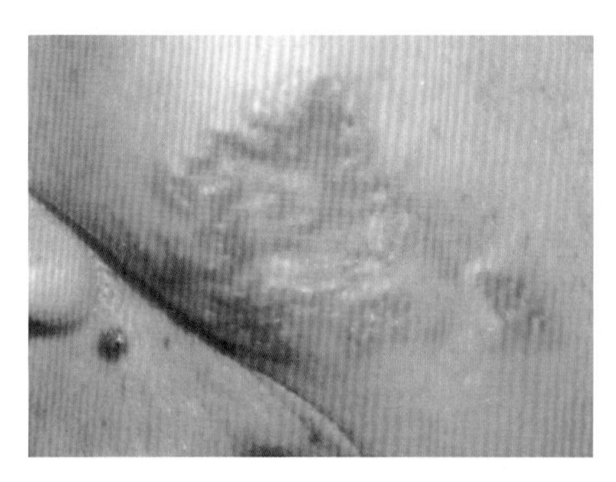

图4-87　左面部三期梅毒疹

### （十九）丘疹坏死性结核疹

丘疹坏死性结核疹（papulonecrotic tuberculid）是一种无症状的慢性病。典型皮疹为直径2～8mm的坚实的炎症性丘疹，数周后皮疹可缓慢消退，也可逐渐演变成脓疱性或坏死性溃疡，溃疡偶尔可持续较长时间。皮疹常成批发生，对称分布于四肢伸侧，特别是肘膝顶端、手足背侧、臀部、面部、耳及阴茎头。冬季皮疹加重，但无任何自觉症状。皮疹消退后遗留天花样瘢痕。数月至数年内，皮疹成批复发。

组织学上，成熟损害的表皮有溃疡。真皮呈卵圆形或楔形的坏死区，周围由栅栏状排列的组织细胞所围绕。血管改变显著，从轻度淋巴细胞性血管炎到纤维蛋白样坏死和血管内血栓形成。

无论是临床和组织学特征，丘疹坏死性结核疹与丘脓疱坏死性二期梅毒疹极为相似，要认真鉴别。前者有结核病史，结核菌素试验阳性，组织学上浆细胞极少，应用PCR技术可以发现分枝杆菌DNA。后者有不洁性交史，梅毒血清学试验呈双阳性。组织学上浆细胞较多见，可以发现梅毒螺旋体。

### （二十）环状肉芽肿

环状肉芽肿（granuloma annulare）是一种较常见的特发性真皮与皮下组织疾病。本病存在同形反应，多数患者可自愈，愈后皮肤可完全正常。环状肉芽肿有多种临床类型，局限型好发于青壮年。往往只出现一个或数个红色、淡黄褐色或紫色丘疹或斑块，边缘较细，向四周缓慢扩展，同时中央消退而呈环形外观（图4-88）。皮疹处大多正常肤色，从不破溃，愈后亦无瘢痕。通常累及手指、手背、肘部、足背和踝部等处。由于无痛无痒，损害呈环状，故要与环状二期梅毒疹相区别。典型的环状肉芽肿组织学表现为栅栏状肉芽肿，中央区胶原纤维变性，周边包绕组织细胞和上皮样细胞。梅毒血清学阴性。而后者组织学表现为非栅栏状肉芽肿，浸润细胞中有较多的浆细胞，梅毒血清学阳性。

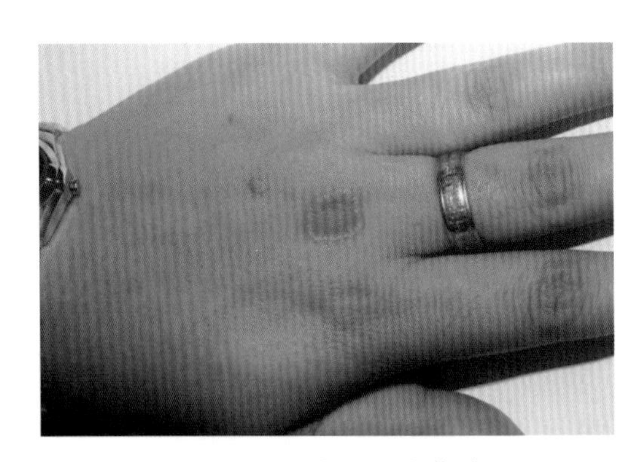

图4-88 手背环状肉芽肿

### （二十一）结节病

结节病（sarcoidosis）是一种慢性多系统受累的炎症性疾病。其特征性表现为多个受累组织的肉芽肿形成。25%～30%患者发生皮肤损害，皮损既多发又多形，可表现为丘疹结节斑块皮下结节肉样瘤样瘢痕溃疡等，还可表现为疣状、鱼鳞病样、银屑病样和红皮病样等皮损。皮损常多发，触之坚实有弹性，可累及真皮全层，其上方表皮稍变薄变色，可伴毛细血管扩张或鳞屑。损害颜色一般较暗，随着病程发展阶段不同可呈暗红色、暗紫色、黑褐色，偶呈黄色。多无自觉症状。由于皮损形态多样，出现结节病的各种形态类型。有些肉芽肿损害与肉芽肿性二期梅毒疹在临床和组织学上均极为相似，需要注意识别，前者梅毒血清学试验阴性，而后者则呈阳性。如果万一前者梅毒血清学试验阳性，也要做组织学检查，结节病特征性的组织学表现为大而淡染的上皮样细胞组成的“裸结节”，在肉芽肿中央可见小灶性坏死及多核巨细胞（图4-89）可与肉芽肿性二期梅毒疹相区别。

### （二十二）疥疮

疥疮（scabies）的特点是瘙痒性的丘疹损害、表皮剥脱和隧道。隧道稍高出皮面，呈灰色而弯曲的线，线的末端可能有含有疥虫的水疱、丘疱疹和脓疱。皮损好发于指间、腋窝、乳晕、脐部、下腹部、外生殖器和臀部。一般疥疮，尤其挪威疥不易与梅毒混淆。但有的疥疮患者可出现暗红色结节，常在阴囊、阴茎处持续存在，直径3～8mm，称为疥疮结节（图4-90）。痒感可有可无，一般瘙痒明显，若无瘙痒时更需要与结节性梅毒疹和不典型的扁平湿疣相鉴别。一般做梅毒血清学检测，若呈双阴性可以排除，若呈双阳性，须做活检组织学进行鉴别。

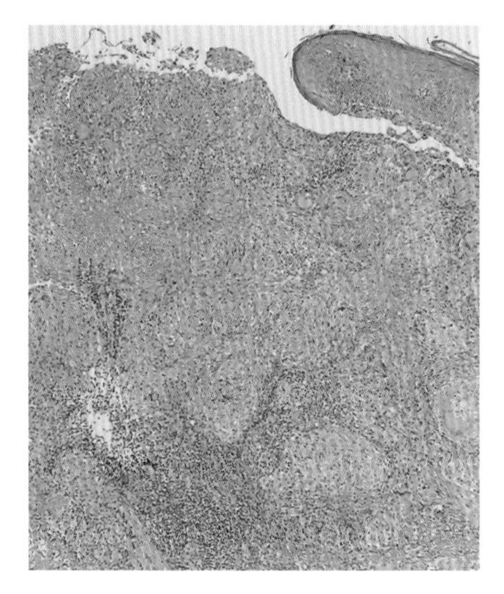

图4-89　结节病病理（裸结节）

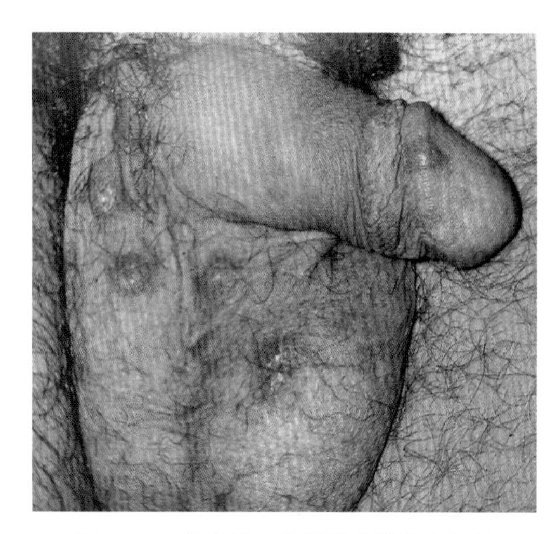

图4-90　阴囊阴茎扁平湿疣样疥疮结节

### （二十三）带状疱疹

带状疱疹是由水痘-带状疱疹病毒引起的一种病毒性皮肤病，主要表现为沿单侧神经分布区分布的簇集性小水疱伴有明显的神经痛。部分患者可有发热、头痛、疲劳，全身不适等全身症状，患处皮肤灼热感，疼痛感等。持续1～3天后出现数片红斑，很快出现群集分布的粟粒到绿豆大的丘疹、丘疱疹，疱液澄清，疱壁紧张发亮，周围绕以红晕。皮损沿周围神经呈带状排列，多发生在身体一侧，一般不超过正中线。数日后疱液变为浑浊的脓液，可破裂，形成糜烂面或浅溃疡，愈后可留有瘢痕，病程通常在3～4周。

发生在生殖器部位的带状疱疹，皮损破溃后形成的糜烂、溃疡面，易与有生殖器溃疡的性病，如一期梅毒、生殖器疱疹和软下疳等相混淆。也有的类似带状疱疹的二期梅毒疹要注意与带状疱疹相鉴别。

### （二十四）传染性软疣

传染性软疣（molluscum contagiosum）是由传染性软疣病毒（MCV1～4）及其变异株感染引起的。MCV感染遍及全世界，主要侵犯幼儿、性活跃成人和免疫抑制者，特别是HIV感染人群。单个损害为表面光滑坚实半球状珍珠样丘疹，直径3～5mm，但也有直径可达数厘米者，数量可1个到近百个，一般无明显自觉症状。在性活跃成人，软疣常通过性行为传染的，而且可以与其他性病共存。一例38岁男性潜伏梅毒的患者，因同时发现下腹部有较多的肤色扁平丘疹（图4-91）已近2个月，无自觉症状，6个月前有多次不洁性交史。初诊为扁平湿疣。即抽血做梅毒血清学检测，结果：TRUST 1∶64，TPPA 1∶2560。按二期梅毒进行了规范的驱梅治疗。3个月后复诊时TRUST 1∶16，但损害没有任何变化，故做了活检，结果是传染性软疣（图4-92）。因此，传染性软疣较大而扁平，中央无脐形凹陷又无症状时要注意与扁平湿疣相鉴别。此患者是潜伏梅毒与传染性软疣共存，值得借鉴。

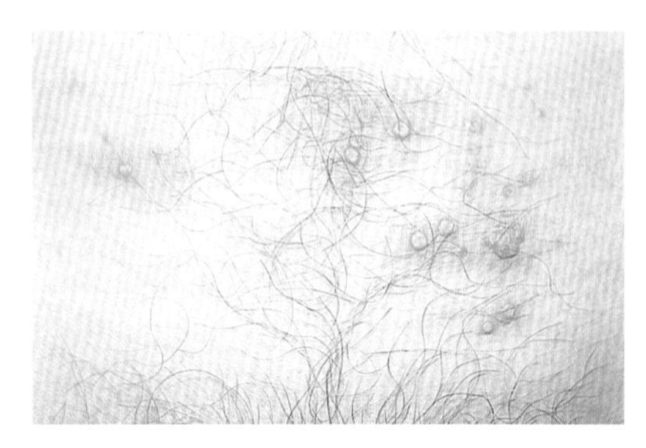

图4-91　扁平湿疣样传染性软疣

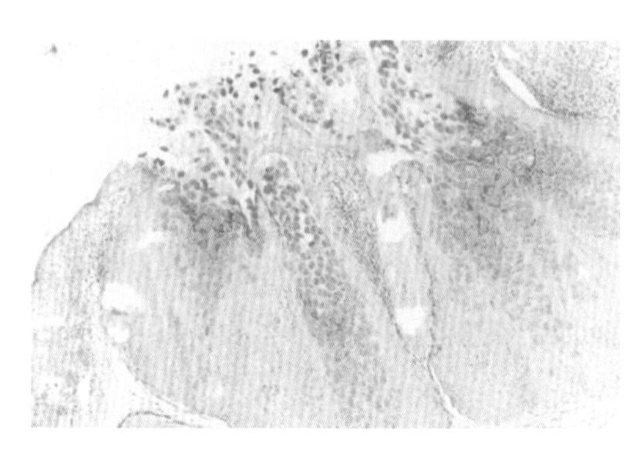

图4-92　传染性软疣病理

### （二十五）多形红斑

多形红斑（erythema multiforme）是一种以多形性皮疹和虹膜样红斑为特征的自限性炎症性皮肤病，常伴有黏膜损害和全身症状。按皮疹特点，临床上可分为：①斑疹-丘疹型；②水疱-大疱型；③重症型，而其中最常见为斑疹-丘疹型，此型初起为界线清楚的红色斑疹，24～48小时后变为水肿性淡红色扁平丘疹，皮损呈拇指甲或钱币大小，大者可达数厘米，呈圆形或椭圆形。无明显全身症状，典型者其周边有一环形红斑，红斑中心变扁平，呈深紫色、暗黑色。此乃是经典的靶形或虹膜状损害，具特征性。尽管如此，但有时二期梅毒疹极似多形红斑，一例54岁男性患者，由面部开始对称地起多形性红斑（图4-93），无任何自觉症状、逐渐增多向颈部、上胸、背发展（图4-94）已近3个月，先后到多家医院按多形红斑治疗无效而来求诊。曾用激素静脉滴注后自减颜色稍有变淡，但停药后复发，皮疹所见如图。而四肢、下躯干和股、阴、臀部则无损害。经梅毒血清学检查结果：TRUST 1∶128，TPPA 1∶2560。确诊为多形性红斑型早发二期梅毒疹，给予规范驱梅治疗后治愈。多形红斑皮损可发展为中央颜色变暗或呈暗紫色，有时中央为一水疱或紫癜，形如虹膜状，即所谓靶形损害，自觉轻微瘙痒。而梅毒疹虽则有“靶形损害”，但一般无典型的虹膜样改变，呈铜红色或暗红色，表面有脱屑，无明显自觉症状，尤其是该患者皮疹从面部始发，其后到上躯干，分布是对称性，仅限于上躯干及面部，而不是多形红斑常见的四肢，尤其是手掌和足背等好发部位，而又无痒无痛，又无发热等，自然是高度怀疑梅毒。且患者有不洁性生活史，再进一步追问出曾有一期梅毒的病史。因此，难以鉴别时可做梅毒血清学检查和组织病理检查以免误诊误治。

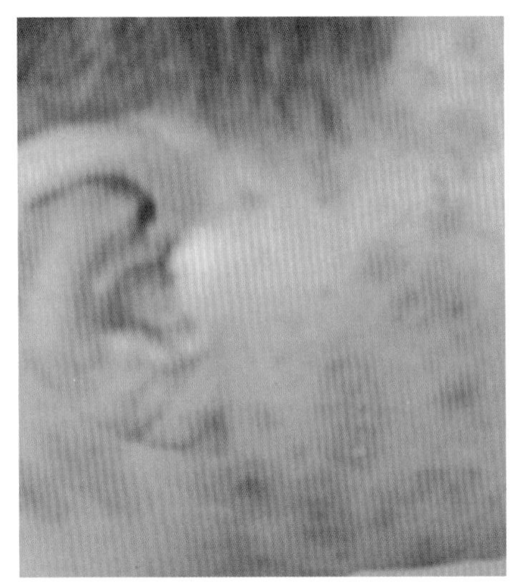
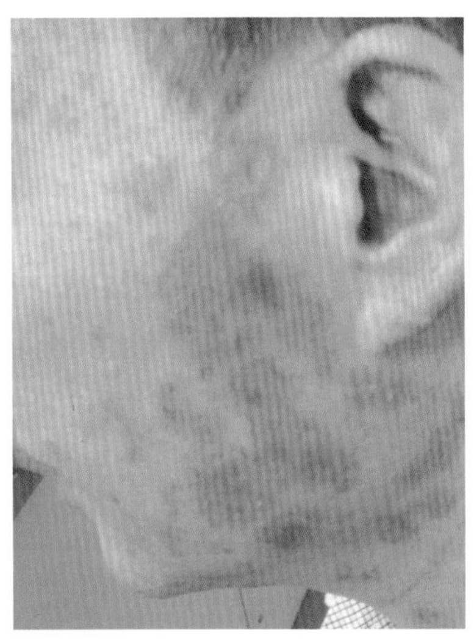

图4-93 面部多形红斑样二期梅毒疹

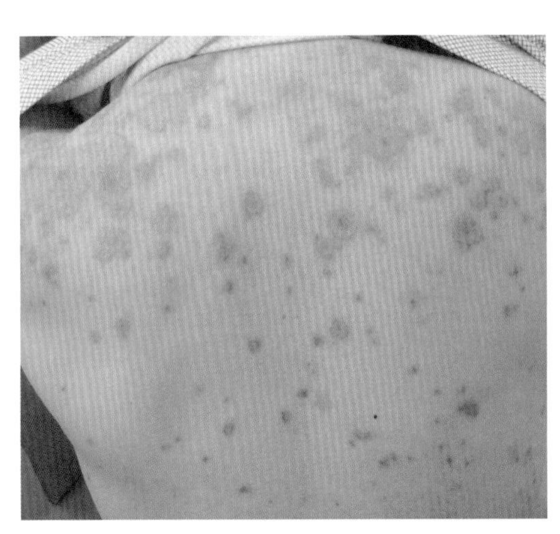
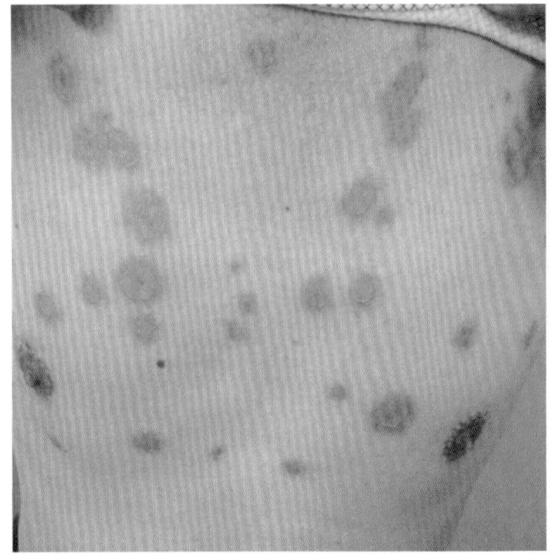

图4-94 上躯干多形红斑样二期梅毒疹

### （二十六）天疱疮

天疱疮（pemphigus）是一组累及皮肤黏膜的慢性、复发性、自身免疫性表皮内大疱性疾病。根据临床表现与组织病理特征通常分寻常性、增殖性、落叶性和红斑性天疱疮四型。寻常型天疱疮表现在正常皮肤或红斑上出现松弛性水疱，疱壁薄，易破溃形成糜烂面，尼氏征阳性。有的天疱疮样二期梅毒疹患者（图2-93）要与之鉴别。

增殖型天疱疮是寻常型天疱疮的异型，主要发生在阴股部、肛周、腋窝等摩擦部位。水疱破溃形成糜烂面，糜烂面上出现增殖改变，呈疣状、蕈样斑块。若病变仅累及会阴部，需与梅毒相鉴别，组织病理检查和梅毒血清学检查有助于诊断。

### （二十七）家族性良性慢性天疱疮

家族性良性慢性天疱疮（familial benign chronic pemphigus）是一种常染色体显性遗传性皮肤病，2/3患者有家族史。多在青春期发病，多发于颈、腋窝、脐周、腹股沟、外阴、会阴、肛周、股内侧等易摩擦的部位。皮损特征为外观正常的皮肤或红斑上发生成群的松弛性水疱，破裂后留下糜烂和结痂，呈扁平柔软湿润的增殖面，有腥味。中心渐愈，周边又出新皮疹，尼氏征阳性或阴性，一般诊断不难。若遇到临床上难以区分时，除梅毒血清学阴性外，家族性慢性良性天疱疮有特征性组织病理变化：表皮内水疱在基底细胞层上，基底细胞呈绒毛状排列（图4-95），有助于鉴别诊断。

### （二十八）糠秕孢子菌性毛囊炎

糠秕孢子菌性毛囊炎（pityrosporum folliculitise）是由糠秕马拉色菌引起的毛囊性皮肤真菌病。皮疹为圆顶状毛囊性红色小丘疹，好发于皮脂腺丰富的部位，如背部、胸前（图4-96）。诊断一般不难。但要与红色鳞屑性毛囊丘疹样二期梅毒疹（图2-68）相鉴别。前者有自觉瘙痒或微痛感，糠秕马拉色菌检测阳性，梅毒血清学阴性；后者则无自觉症状，糠秕马拉色菌检测阴性，梅毒血清学阳性。

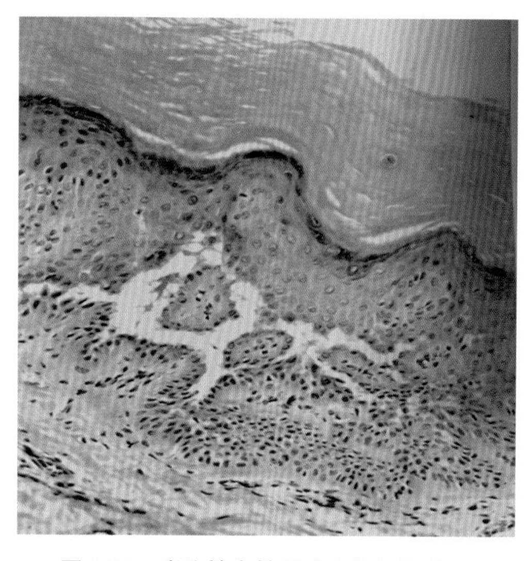

图4-95　家族性良性天疱疮的组织病理

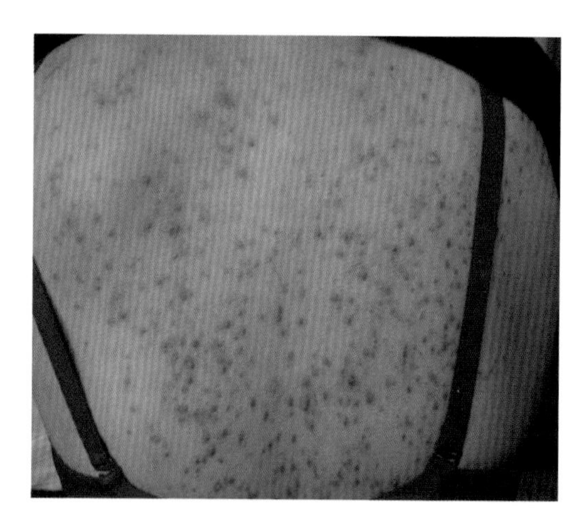

图4-96　糠秕孢子菌性毛囊炎

### （二十九）坏疽性阴茎头炎

坏疽性阴茎头炎（gangrenous blanitis）又称崩溃性阴茎头炎。初起为阴茎头和包皮红肿、水疱、坏死，形成溃疡，渐向阴茎体扩散，可使阴茎残毁。溃疡边缘高起，质稍硬，溃疡表面有脓性渗出物、脓痂和坏死组织，此时要与阴茎头崩蚀性硬下疳相鉴别。前者炎症反应明显，有脓性渗出物，自觉疼痛，多有附近淋巴结肿大。是由于各种原因造成的局部血液供应障碍，加上继发性感染造成，可伴有全身疾病，但梅毒血清学阴性。后者炎症反应不明显，无明显脓性渗出物，也无自觉疼痛，梅毒血清学阳性。

### （三十）黏膜念珠菌病

黏膜念珠菌病（mucocutaneous candidiasis）包括一系列黏膜感染念珠菌引起皮肤病。急性假膜性念珠菌病是最常见的口腔念珠菌病，又称鹅口疮，多发于老年人、婴幼儿及免疫力低下者，免疫力正常者很少累及。该病起病急，进展快，好发部位为舌、软腭、颊黏膜、牙龈、咽部等。损害为灰白色假膜附着于口腔黏膜上。边缘清楚，周围有红晕。剥除白膜，留下湿润的鲜红色糜烂面或轻度出血。严重者黏膜可溃疡坏死。梅毒的黏膜斑有时可表现为口腔黏膜的灰白色丝绒状斑片，表面糜烂，有灰白色薄膜，与口腔念珠菌病难鉴别，但具有梅毒黏膜斑的患者常有二期梅毒的其他皮疹，有不洁性交史，黏膜常可检出梅毒螺旋体，梅毒血清学阳性。而口腔念珠菌病常有免疫力低下、长期用激素等诱因，黏膜刮去物在镜下见假菌丝、圆形或卵圆形芽孢，梅毒血清学呈阴性。

由白念珠菌引起的阴茎头炎表现为阴茎头或冠状沟的小丘疹或易破的丘脓疱疹，破后遗留红色的表浅性糜烂，可有类似鹅口疮样的假膜，患者也可有不洁性生活史。而梅毒性黏膜斑也可发生于生殖器部位，此时诊断可能会出现困难，这时可进行局部黏膜的病原学检查和梅毒血清学实验来鉴别二者。

### （三十一）斑秃

斑秃（alopecia areata）的特征是一个或数个圆形或椭圆形区域出现毛发快速、完全的脱落。常发于头皮、胡须、眉毛等处。脱发斑直径一般在1～5cm，其间可见到数根残断的毛发。脱发早期部分呈灰白色发。斑秃一般表现为生长期脱发，炎症损伤毛母质细胞导致毛干变细和生长期毛发断裂，当毛干变细或由生长期转向休止期时，其毛囊部分长出头皮形成“感叹号”形发。约有10%的斑秃患者，其指甲可出现大小一致的横向或纵向线状凹点，尤其多见于病程长、范围广的斑秃患者。有的梅毒性脱发类似斑秃，需要鉴别。斑秃是圆形或椭圆形快速、完全的、边界清晰的脱发斑，毛发脱落较整齐归一，表面往往极为平滑，很少有鳞屑等，尤其见到“感叹号”形发，指甲线状凹点。而梅毒性脱发往往参差不齐、长短不一，有的虽然边缘整齐者，但头发仍长短不一，往往表面有厚薄不一的脱屑。再结合病史和病情经过，一般可以区别。若有怀疑应进行梅毒血清学试验检测，结果阴性可以排除。笔者对50例斑秃患者，做了梅毒血清学试验，仅有1例48岁男性患者（TRUST 1∶64，TPPA 1∶2560）是现症梅毒患者，为梅毒性斑秃。

此外，还有寻常痤疮（acne vulgaris）、荨麻疹（urticaria）和掌跖湿疹等不少皮肤病尚须鉴别者，在此不再一一罗列，有待今后在临床实践中加与总结提高。

## 四、皮肤外各系统疾病的鉴别

身体皮肤外各系统疾病主要是临床上较常见的神经系统、心血管系统、泌尿系统、消化系统、骨骼系统、呼吸系统等内脏疾病。这些系统器官感染了梅毒螺旋体所患梅毒的临床表现与该系统器官其他非梅毒性疾病极为相似。其诊断和鉴别诊断参见第2章。至于国内极罕见的品他、雅司等疾病从无临床体验，在此不做介绍。

# 第5章

# 梅毒的治疗

梅毒是一种古老的性传播疾病，人类在同梅毒作斗争的过程中积累了许多经验，尝试过很多治疗方法，在我国古代早有用汞剂治疗梅毒的记载。治疗梅毒从汞剂到青霉素使用，可以分成3个发展时期。

汞剂治疗时期（1497—1907年）：Widmann首先用汞剂治疗梅毒，取得了很好的疗效，在临床应用过程中反复改进剂型和用法，为当时唯一有效的治疗梅毒药物。当时多用肌内注射法，常用汞剂有：①水溶汞剂，如20%二氰化汞，20%二氯化汞（升汞）；②汞油悬液，如10%水杨酸汞油悬液；③汞软膏，含50%汞，通过外擦经皮肤吸收。汞有抑制梅毒螺旋体的作用，但毒性较大，现已不用。在此时期内，开始用碘治疗梅毒，碘剂多为5%～10%碘化钾溶液，每天碘化钾剂量为1～3g或更多，碘剂不能杀灭螺旋体，只有消散肉芽肿的作用，常用于三期梅毒树胶肿。其使用是促进毛细血管的渗透作用，减低血中的抗胰蛋白酶而增强炎症病灶中胰蛋白酶的溶解纤维组织作用。碘剂在过去只能作为晚期梅毒的辅助药物。

砷剂治疗时期（1907—1943年）：1907年Ehrlich创制三价砷，阿斯凡拉明（即606），Ehrlich又于1912年研制成新阿斯凡拉明（即914）。后有硫914、氧化砷、五价砷剂如醋酰胺砷等，砷剂杀灭梅毒螺旋体及其他螺旋体。以后又出现了铋剂治疗梅毒。当时以硝酸铋粉为代表，铋剂治疗梅毒的疗效要优于汞剂。

青霉素治疗时期（1943年至今）：从1943年Mahoney、Irnold及Harris开始用青霉素治疗梅毒。青霉素治疗梅毒，有强烈的抑制梅毒螺旋体的作用，治疗早期梅毒可于16小时后即杀死绝大多数梅毒螺旋体，皮肤损害迅速消退，继而血清反应也可以转阴。在长期应用中发现青霉素治疗梅毒疗效快，副作用小，杀灭螺旋体彻底，是理想的治疗梅毒药物。而且至今未发现梅毒螺旋体对青霉素有耐药性。从20世纪50年代开始又开始使用其他抗生素治疗梅毒。

早在我国古代，医家们对梅毒的发生、发展及诊治就有了较深刻的认识，积累了许多行之有效的单方验方，为梅毒的治疗做出了贡献。青霉素的问世，使梅毒的治疗有了特效药。在使用抗生素的同时选用适合的中草药配合治疗，对缓解病情、增强患者体质，促进愈合起到辅助作用。近年来国内报道中医药土茯苓等单方、复方等治疗梅毒的血清固定，地黄饮子为主加减治疗梅毒脊髓痨等取得不错的疗效（具体见后文中医治疗）。

梅毒是可以治愈的疾病，因此每一位已确诊的患者应积极正规治疗，以达到消灭传染源，预防梅毒传播的作用。

在性病死灰复燃的30多年来，虽然梅毒的发展较其他性病晚了一些，其后迅速发展，速度超过了其他性病，其危害性大大地增加，使先天性梅毒和晚期梅毒的急剧上升，家庭及社会的危害了越来越大。尽管当前的诊疗技术已有明显提高，但是由于种种原因（防治不力，用药紊乱等），本来容易治愈的一种性病，近年来，却发觉出现了许多难题，笔者每周都接受来自四面八方的患者或医师通过电话、来信、微信等方式的咨询，不少问题一时也不好解决。不过这些问题的存在，主要是医患对梅毒诊治重视不够、治疗不规则、方法不讲究、复查不及时、随访不到位所造成的。因此，对梅毒的治疗关键是讲原则、循方案、重随访。

## 第一节 治疗原则

1.梅毒必须确诊后，方可进行驱梅治疗，对于未确诊的病，除非在特殊情况下的流行病学治疗，否则不宜采用驱梅治疗。

2.梅毒的治疗首选药物是注射用青毒素G，其各种制剂（苄星青霉素、水剂普鲁卡因青霉素或水剂结晶青霉素）的剂量、疗程取决于梅毒的分期和临床表现。不应口服青霉素治疗梅毒，也不应该将普鲁卡因青霉素和苄星青霉素联合应用。

3.梅毒的治疗一定要遵循时间要及早、剂量要充足、疗程要规范的原则，这样才能获得好的疗效。尤其早期梅毒，大都可以治愈。

4.在梅毒治疗的同时，要检查患者有否其他感染性疾病的存在，特别是有无HIV感染等。

5.在治疗梅毒患者的同时，要对其性伴侣（注意：往往不只1个）进行严格的追诊，只要与梅毒患者（现症）发生过性接触者，都应该进行临床和血清学的检查。

（1）对于早期梅毒（包括显性一、二期和潜伏梅毒）患者，在其确诊之前的90天内与其有过性接触者，均有可能会感染梅毒，尽管此时的血清学检查结果是阴性，应该给予推断性的规范驱梅治疗。

（2）对于早期梅毒患者在其确诊前的90天以上，与其有过性接触者，如果无法立即行血清学检查或不能保证随访者，应该给予推断性的规范驱梅治疗。

（3）若有条件随访观察3个月以上，血清试验非梅毒螺旋体仍为阴性，又无临床表现，感染梅毒的可能性很小，可不必治疗。但该性伴侣因用过亚治疗抗生素，可能会改变梅毒的临床表现和延长出现血清阳性反应的潜伏期，无把握排除梅毒的可能性，亦应给予一次规范驱梅治疗。

6.梅毒治疗后要定期复查（尤其是血清学的复查）和追踪随访（2～3年）。

7.治疗期间禁止性生活，以免梅毒传染性伴侣。原则上，在治疗后3个月，做非特异性梅毒螺旋体血清检查若阴转，或滴度下降4倍以上，方可开禁。

## 第二节 治疗目的

1.对于早期梅毒（一、二期显性梅毒）力争达到临床和血清学治愈，尤其是血清学治愈。对于早期潜伏梅毒达到血清学治愈。

2.对于晚期梅毒（尤其累及内脏器官者），在临床和血清学治愈的同时，尽可能减少或避免后遗症。

3.对于神经梅毒（无论是先天性或后天性），都要及早治疗，在血清学和临床治愈的同时，更重要的是减少对神经系统，尤其是脑、脊髓的损害，尽可能恢复其原有功能，最好能恢复工作能力。

4.对于早期先天性梅毒要达到临床症状消失，血清转阴的目的。而晚期先天性梅毒，临床损害要愈合，防止新的损害发生。

5.对于妊娠梅毒治疗目的是在妊娠早期，使胎儿免受感染，妊娠晚期在治疗孕妇的同时使受感染的胎儿在分娩前治愈。

6.对于非特异性梅毒螺旋体抗体试验（如RPR、VDRL、TRUST等）的结果要具体分析。主要提示诊断，观察判断疗效，而且后者更为重要。其次抗体滴度变化4倍以上，更具临床意义（方法一定要相同，最好是同一个实验室同一个化验员做）。若治疗结束后6个月不下降2个滴度（4倍），应为血清学复发，一定要复治。但阴转且持续2年以上无阳转，应为血清学治愈。至于临床观察有不少患者非螺旋体抗体可以长时间内维持在较底的滴度水平，甚至伴随终身，这种现象为“血清固定”反应，一般在1∶4以下，随访2年以上无变化，临床上又无梅毒的表现，已达到治疗的目的，无须追加治疗。

7.对于特异性梅毒螺旋体抗体试验（如TPPA、TPHA、FTA-ABS等），虽经充分治疗，甚至梅毒疹愈后，绝大多数仍持续阳性，乃至终身。若有变化仅仅是滴度水平高低有不同。其阳性及滴度的高低，不是判断疗效是否复发或再感染的标准，更不是应用青霉素复治或加用其他抗生素的理由。

## 第三节 梅毒的治疗方案

### 一、后天性梅毒的治疗

1.一旦诊断为现症梅毒，且未有经过规范驱梅治疗，亦非心血管梅毒和非神经梅毒者。

（1）首选苄星青霉素（即长效西林）240万U，肌内注射，每周1次，共3次为1个疗程。一般为了减轻疼痛及局部反应，使之充分吸收、更大程度发挥其作用，分两侧臀部肌内注射（每侧120万U）更为可取。

（2）若无苄星青霉素，用水剂普鲁卡因青霉素80万U，肌内注射，每天1次，连续用10～15天为1个疗程。

以上为规范驱梅治疗方法。

（3）若当地无或长期得不到上述两种青霉素治疗的患者，只能用水剂青霉素G 80万U，肌内注射，每8小时1次，或240万U，静脉滴注，每4小时1次，并加服丙磺舒0.5g，每天4次，共10～14天。6个月后若非特异性梅毒螺旋体未阴转或滴度未下降4倍以上。设法用上述2种青霉素补治。或用替代疗法之一复治。

（4）若对青霉素过敏又不能进行青霉素脱敏治疗者，可选择下列方法之一作为替代治疗。

1）头孢曲松（Cefrtiaxone）又名头孢三嗪，菌必治，泛生舒复，罗氏芬。1g肌内注射或静脉注射，每天1次，连用10～14天。

2）阿奇霉素0.5g，每天2次，共10～15天。

3）多西环素0.1g，每天2次，共14天。

4）四环素0.5g，每天4次，共14天（儿童、妊娠及哺乳期妇女、肝肾功能不全者禁用四环素类）。

2.心血管梅毒的治疗：迄今为止尚未发现有抗青霉素的梅毒螺旋体。因此青霉素仍然是治疗心血管梅毒最高效的药物。正是因为青霉素对心血管梅毒损害具有高效、快速的治疗作用，所以全世界仍广泛使用青霉素治疗心血管梅毒并取得良好疗效。因此心血管梅毒治疗前一定要做好全面的心血管检查，了解病情，确定心血管梅毒病损部位、病损类型、严重程度及治疗后达到的目的。当患者有进行性呼吸困难、冠状动脉功能不全和心肌梗死、传导障碍或大的主动脉瘤时不应即刻应用青霉素驱梅治疗。当患者有心力衰竭时，则严禁立刻进行青霉素驱梅治疗，而要首先用内科手段控制心力衰竭，之后才能逐步由小剂量青霉素开始驱梅治疗。因此，对心血管梅毒的治疗要特别小心，首先要做好治疗前的准备工作。

（1）有严重心血管病的梅毒患者，应在心脏病监护病房（CCU）进行治疗。

（2）首先要控制心绞痛和心力衰竭：患者应住院治疗，治疗前医师一定要详细了解病情、病损部位、严重程度、是否有心力衰竭和严重的心功能障碍以及不适合即刻驱梅治疗的一些疾病。如有心力衰竭，应予控制后再开始治疗。

（3）注意尽可能减少或防止治疗矛盾，减轻并发症的发生：尤其晚期心血管梅毒有5种常见的类型：①单纯性梅毒性主动脉炎；②梅毒性主动脉瓣闭合不全；③梅毒性冠状动脉口狭窄；④梅毒性主动脉瘤；⑤梅毒性心脏树胶肿。无论哪一种类型的损害，在驱梅治疗的过程中，常出现治疗上的矛盾，轻者症状加重，重者可导致不可逆的后遗症。

（4）防止发生吉海反应：部分梅毒患者在接受驱梅治疗时，首次给予大剂量强效青霉素后，在24小时内出现发热、寒战、头痛、头晕、恶心、呕吐等症状。此时不要以为是青霉素过敏，同时梅毒损害加重，特别是心血管梅毒和神经梅毒或其他内脏梅毒的症状加重，可能造成心血管梅毒患者发生心绞痛、心力衰竭、主动脉破裂甚至死亡。为避免吉海反应的发生，在青霉素注射前口服醋酸泼尼松片，每次10mg，每天2～3次，连续3天。水剂青霉素G应从小剂量开始，逐渐增加剂量。在此基础上再进行严密的观察治疗。心脏情况许可时从小剂量注射水剂青霉素（不用苄星青霉素）开始。方法可以如下进行。

1）水剂青霉素：第1天，10万U，肌内注射1次；第2天，10万U，肌内注射2次，第3天20万U，肌内注射2次；第4天后改用普鲁卡因青霉素。

2）普鲁卡因青霉素，每天80万U，肌内注射，连续15天为1个疗程，共2个疗程，疗程间隔2周。可根据患者的疗效及反应情况，必要时可重复多个疗程。

以往常认为心血管梅毒不用苄星青霉素驱梅治疗。但是在临床实践中，由于普鲁卡因青霉素当前极为短缺，很多医疗单位无此药物而无法应用，加之不少医师对青霉素和普鲁卡因两种成分存在过敏的危险，故往往不敢用。为治疗心血管梅毒的需要可用苄星青霉素240万U，分为二侧臀部肌内注射，每周1次，共3次。所有心血管梅毒均需排除神经梅毒，合并神经梅毒的心血管梅毒必须按神经梅毒治疗，若怀疑有神经梅毒的可能，又不能行腰穿检测脑脊液而未能确诊神经梅毒者也可以按神经梅毒的治疗方2案进行治疗。

既有心血管疾病，同时存在梅毒血清学“双阳”性的现症性梅毒患者不一定是心血管梅毒(往往不容易确诊)，即使是非心血管梅毒，最好按心血管梅毒的治疗方案进行驱梅治疗。

3）若青霉素过敏者，可选用常规治疗的替代疗法之一，进行治疗。但用口服药物时间要加倍。然而心血管梅毒尚未见上述替代药物的公认治疗方案和疗效。

（5）对症治疗：梅毒性心脏病一旦发生心力衰竭，病情是非常险恶的。一般情况下，通常风湿性心脏病的心力衰竭经治疗后可多能获得缓解。但是梅毒性心脏病一旦出现心力衰竭，虽经同样的治疗，则很难缓解。而且梅毒性心脏病患者发生心绞痛时症状重，进展快，对于治疗药物反应差，可能在短期内猝死。据统计，1年内病死率在50%以上，所以要尽早做出判断，及时预防和治疗。另外对梅毒性心血管梅毒患者出现心律失常、心前区疼痛、全身水肿、心悸、气短、声音嘶哑或眩晕发作等症状时都要及时进行对症处理。

（6）手术治疗：对梅毒性主动脉瓣关闭不全者，在有条件的情况下可过行主动脉瓣置换手术，尤其是重度主动脉瓣关闭不全者更考虑。但是否置换瓣膜，取决于患者的症状和血流动力学的状态，若有充血性心力衰竭和胸痛，应做瓣膜置换。但此时患者的心脏大多已肥大，即使做了瓣膜置换术，继发性瓣膜性心肌病仍会存在。目前，可依据患者病情选择不同的手术方法。虽则可解决瓣膜问题，但不等于解决梅毒性心脏病的所有损害，故实际效果不一定很理想。对梅毒性冠状动脉口狭窄者，对扩张血管药疗效差，可行冠状动脉口扩张及内膜切除术、冠状动脉分流术、冠状动脉旁路移植术等手术，改善心肌血流供应，可使多数患者的症状获得缓解。目前对显症性冠状动脉口病，特别是左冠状动受累时的处理是冠状动脉分流术，现已证明其可使冠脉左主支狭窄患者生命延长。对梅毒性主动脉瘤患者是否需要进行外科手术治疗应视患者的症状而定。如以膨胀性动脉瘤出现或有胸痛，或因侵犯周邻组织而出现症状等，则可以手术切除治疗为宜。同时要根据动脉瘤的大小、位置以及引起患者的压迫症状等酌情进行切除手术，但手术难度大，病死率高。故条件不足时，最好不要施行。

在心血管梅毒驱梅治疗的全过程中，必须十分注意应用不当时，可能会产生严重的不良反应甚至导致患者死亡。心血管梅毒的治疗远比早期梅毒治疗复杂，如果开始即给予大剂量青霉素，不仅容易引起吉-海反应，更可怕的是会加快患者的死亡。即使是按治疗方案执行，也可能遗留永久性瘢痕。因为严重的瘢痕或瓣膜的严重缺损，也可能导致心功能丧失，致使患者心力衰竭或导致猝死。对已确定梅毒性主动脉炎和梅毒性冠状动脉疾病患者用青霉素治疗后2～4天，要密切观察心前区疼痛和胸骨下疼痛。已有不多文献曾报道青霉素治疗梅毒性主动脉瘤引起破裂而死亡者。曾有报告1例心血管梅毒患者，因其同时患大叶性肺炎，注射青霉素120万U治疗，引起胸闷、气短等症状，随即死亡，尸检证实因冠状动脉口狭窄所致。因此，在治疗的全过程中随时提高警惕。严防并及时处理不良反应的发生。

（7）疗效的评估：心血管梅毒在规范驱梅治疗后，根据临床症状可分为消失、改善、无改善和加剧。有证据显示大部分患者对青霉素治疗有效，但大多数有心血管症状的病人对青霉素治疗改善心功效果较难评估。有研究表明，63%有主动脉瓣关闭不全、主动脉瘤或两者兼而有之的心血管梅毒患者，在青霉素治疗后6～12个月症状有改善。但也有资料报告，对主动脉瘤和主动脉反流用任何抗生素也不能恢复。晚期主动脉瓣关闭不全的症状很难改变。驱梅治疗对已产生的组织损伤、破坏不能恢复而产生瘢痕，这种治疗矛盾常可以使临床症状加剧。驱梅治疗后仅有20%～30%梅毒血清阴转，梅毒血清阴转较困难，反应素可持续阳性。

（8）预后和随访：心血管梅毒患者预后并不乐观，尤其是晚期患者大多预后不良。各类型的心血管梅毒不同其病程、病情的不同其预后有所不同。

单纯性梅毒性主动脉炎患者能极早期治疗，预后较好，平均寿命可以常人接近。梅毒性主动脉瓣闭合不全患者预后较差，平均10年生存率为30%～40%。有否出现充血性心力衰竭及其严重程度是决定预后的重要因素。有研究发现，如不施行手术换瓣则预后较差，超过50%的患者在出现充血性心力衰竭后3年死亡。梅毒主动脉瘤预后更差，症状出现后平均生存时间为6～9个月，两年死亡率达80%，有的患者从出现症状到死亡可短至1周。主动脉瘤破裂和压迫支气管引起的阻阻塞性肺炎是导致死亡的两个最常见的原因。手术治疗可改善患者的预后。

心血管梅毒在规范驱梅治疗后应认真随访，第1年每3个月1次，以后6个月1次，至少3年。随访中要临床与实验室检测尤其是梅毒血清学的检查相结合，以便更好地做出判断及下一步随访方案。

在心血管梅毒驱梅治疗的全过程中，必须十分注意应用不当时，可能会产生严重的不良反应甚至导致患者死亡。心血管梅毒的治疗远比早期梅毒治疗复杂，如果开始即给予大剂量青霉素，不仅容易引起吉海反应，更可怕的是会加快患者的死亡。即使是按治疗方案执行，也可能遗留永久性瘢痕。因为严重的瘢痕或瓣膜的严重缺损，也可能导致心功能丧失，致使患者心力衰竭或导致猝死。对已确定梅毒性主动脉炎和梅毒性冠状动脉疾病患者用青霉素治疗后2～4天，要密切观察心前区疼痛和胸骨下疼痛。已有不多文献曾报道青霉素治疗梅毒性主动脉瘤引起破裂而死亡者。曾有报道1例心血管梅毒患者，因其同时患大叶性肺炎，注射青霉素120万U治疗，引起胸闷、气短等症状，随即死亡，尸检证实因冠状动脉口狭窄所致。因此，在治疗的全过程中随时提高警惕。严防并及时处理不良反应的发生。

3.神经梅毒的治疗（具体参见第2章第六节）：对于神经梅毒应住院治疗，因为这样才能更好地坚持连续用药的方法，确保按量按时完成疗程。方法如下。

（1）剂青霉素：每天2400万U，静脉滴注，可分4～6次进行，连续10～14天。

（2）普鲁卡因青霉素，每天240万U，肌内注射，同时口服丙磺舒0.5g，每天4次，连续10～14天。

以上为规范驱梅治疗方法。

无论用哪种方法完成治疗后接着用苄星青霉素240万U肌内注射，每周1次，连续3周。为了避免治疗时发生吉海反应。有专家主张在治疗前一天口服泼尼松10mg，每天2次，连服3天。

（3）若青霉素过敏者，可选用常规治疗的替代疗法之一进行治疗，但用药时间要加倍。

4.妊娠梅毒的治疗（具体参见第2章第七节）：水剂普鲁卡因青霉素作为首选。80

万U肌内注射，每天1次，连续15天。妊娠期3个月内，注射1个疗程，妊娠末3个月再用注射1个疗程。

苄星青霉素，不作为首选，因为其容易引起流产，但无普鲁卡因青霉素时要使用，方法各个国家有所差异。

（1）苄星青霉素　240万U，肌内注射，1次（早期梅毒）。

（2）苄星青霉素　240万U，肌内注射，每周1次，连续2周（早期梅毒）。

（3）苄星青霉素　240万U，肌内注射，每周1次，连续3周。（梅毒晚期）

（4）无论早、晚期妊娠梅毒都用同剂量和时间，连续3周。

5. HIV感染者梅毒的治疗（参见第2章第七节）

（1）苄星青霉素：240万U，肌内注射，每周1次，连续3周。

（2）若合并神经梅毒，应按神经梅毒进行治疗和处理。

（3）若青霉素过敏者，由于非青霉素替代治疗的效果尚无充分研究，若患者依从性和随访不能保证，首先脱敏而后用青霉素治疗。

（4）青霉素过敏不能做脱敏治疗者，根据患者的具体情况可用头孢曲松替代治疗。

6.婴幼儿获得性梅毒的治疗（参照先天性梅毒的治疗方案用药）。

7.梅毒的中医治疗：梅毒一病，自明代以前的医籍中并无记载。据资料考证，一般认为亚洲的梅毒系于1498年由葡萄牙舰队经非洲南端好望角传入印度，再由印度传入中国、日本等地。1505年广东开始有关梅毒的记述，当时民间称为"广疮"。其起源于岭南，由南而北，互相传染，遍及宇内。历代医案中又有"霉疮""杨梅疮""时疮""疳疮"等记载，名称繁多，证候极为复杂。梅毒在不同时期，在不同部位有其各种不同的临床表现。

新中国成立前梅毒是我国最为流行的花柳病之一。多由不洁性交传染，始发为杨梅疳疮，中期出现杨梅疮，其所以名杨梅疮，是因为患此病者其皮肤溃烂之处"以其肿突红烂，状如杨梅，故尔名之"。晚期为杨梅结毒，并可入侵脏腑，致使各脏腑出现相应的各种证候。

（1）梅毒的中医病因病机：《石山医案》记载杨梅病"因其人内则有湿热，外则表虚疏……或易同床而疮汁所渍。邪气乘虚而入"故而得病。《景岳全书·外科钤·杨梅疮》中谓梅毒"大都此证必由淫毒传染而生。盖此淫秽之毒，由精泄之后从精道乘虚直透命门，以落冲脉。所以外而皮毛，内而骨髓。凡冲脉所到之处，则无处不到"。这与现代医学的梅毒螺旋体通过性接触传染，一旦侵入人体可通过淋巴血液循环到达皮肤黏膜及内脏各系统引起各种梅毒病变的观点是一致的。《霉疮秘录》记载霉疮"酷烈匪常，人体沦肌，流经走络……或攻脏腑，或巡孔窍……可致形损骨枯，口鼻俱费，甚则传染妻妾，丧身绝育，移患于子女"。这与现代医学的各型梅毒损害的形状表现、病变的严重程度、梅毒的危害及梅毒的传染途径（尤其是夫妻之间的传染和胎传）极其相似。

中医无梅毒螺旋体之说，而认为本病是传染而来的邪毒所致，适逢房纵欲，精竭，从而乘肝肾之虚或劳役过度而发。故中医学认为，梅毒是梅疮毒气乘肝肾之虚，侵袭机体，循经入络，湿热之邪积蓄既深，邪之初染，外可传皮肤肌腠，后期疫毒内侵，内能至营血脏腑，变化多端，证型复杂，病程缠绵不已。主要是由3种不同途径受霉疮邪毒而致病。

1）精化传染发病：由于性交不洁，阴器直接感受霉疮毒气。肝脉绕阴器，而肾开窍于二阴，故肝肾二经均受毒。此时邪毒之气乘肝肾之虚由精道直透命门，伤及任、督、冲脉。毒气外袭发于皮毛，伤及玉器，疮重，大而硬实；由表入里毒气内入骨髓、关窍，从而侵及脏腑，致使证候重而复杂，诊治艰难。

2）气化传染发病：非性交传染，是与患者同饮食起居，毒从外入而犯脾肺二经气化而成。外发成疮，多在皮肉，疮轻，细小，毒气不入骨髓、关窍或脏腑。

3）胎传发病：系父母患霉疮，母之霉疮毒气传入胎儿致病。凡父母先患霉疮，而后经胎受染者为禀受，此为先天性梅毒。凡经胎后父母才患本病而传到胎儿者为染受，此为后天性梅毒。

（2）梅毒的中医论治：张介宾《景岳全书》“且此疮处起，多有先下疳，次便毒，而后疮出”。“疮毒久蓄，发为疯毒，亦名杨梅痈漏，或蚀筋，或腐骨，溃烂不收，最为恐候”。皆说明梅毒的临床表现。梅毒辨证以病史、病期及全身症状为要点。本病初发多为实证，若治疗不当等至病情拖延，后期多表现为虚实夹杂。正虚是本病的发病基础，霉疮毒气是本病的主要因素。故临床上应辨清虚实，分别施以清热利湿、解毒凉血、化痰散结、温补肝肾等治疗。

对早期梅毒，古人主张运用砷剂和汞剂治疗，以毒攻毒。采用雄黄、朱砂等砷剂、汞剂治疗之。《疡科心得集》指出：中医中药治疗，有遏抑其毒而不令其出；重用行药而行去其毒；用升发之剂而发出其毒；用解托（解托散）之剂而败去其毒的治毒四法。早在《本草备要》上就记载土茯苓此药治杨梅疮毒，土茯苓有利湿解毒之功，中医界奉此药为治疗梅毒病的专药。

中医治疗梅毒这种传染病，一般遵循温病学说，重视“邪有出路”。梅毒作为多器官疾病，中医从重视梅毒辨病变之深浅和梅毒病情之顺逆入手。梅毒早期病变在肤表为浅，病邪向外透解为顺，而晚期病变由浅入深，继之内陷脏腑、命督为逆。梅毒早期病变在肤表时应及早透邪解毒，以防病邪由浅入深，从而内陷造成晚期严重病变。急性期以清热利湿为主，慢性期以滋阴降火化瘀为主。本病皮疹复杂多样，证型及分类也有不同，各家论说不一，但大同小异，一般分如下4种。

1）杨梅疳疮（相当于现代医学的硬下疳）。一般房事不洁后3周左右发病。精化者发生于前后阴，气化者发生于身体其他部位。开始为一处红疹，继之红疹肿起增大，随后破溃、糜烂，或多或少有渗液汁。损害四周凸起质硬，边缘可有出血线，中央表面可结痂。一般无作痛作痒。疳疮生后3周左右，常在胯腹之一侧或双侧发生横痃，横痃初起如杏核，其后逐渐增大如鸡卵，坚硬，不红又不痛，皮核不相亲，亦无触痛，极少破溃。小便黄赤，大便秘结，兼见口苦口干，口舌也可生疮，舌红，苔黄腻，脉滑。本证因肝、肾二经受毒，肝经湿热下注，则发为下疳。内治可清泄肝、肾邪火，解毒利湿。宜用龙胆泻肝汤（龙胆草9g，黄芩、山栀子、木通、泽泻、当归、生地黄、柴胡、车前子各6g，甘草3g，加知母6g，黄柏6g）。龙胆草清泻肝、胆湿热；黄芩、栀子助龙胆草增强泻肝、胆火热作用；泽泻、木通、车前子协助龙胆草清利肝经湿热，使其从小便排出；柴胡疏肝清热；当归、生地黄养血益阴以和肝；甘草和药调中；知母、黄柏养阴清热，更助此方功用，又能防止利湿太过。诸药相配，泻中有补，既能防苦寒药伤阴之弊，又能除滋阴药恋湿之嫌。前人有云：肝经湿热下注，则发为下疳、阴疮、淋浊……。而本方为清泄肝、胆湿热之主方，故本证宜用。由于感受淫秽邪毒，蕴热化火化毒，内伤脏腑，肺脾受毒而成毒热内蕴广证，症见患处糜烂成疮，疮面黏附分泌物，小便淋涩，大便秘结，舌红、苔黄、脉弦数。内治应清热解毒，利水泻火方为黄连解毒汤合五味消毒饮：栀子、黄柏、金银花、蒲公英、萆薢、茯苓各15g，黄连、黄芩、野菊花、地丁、滑石各10g每天1剂，水煎，早、晚分服。

除内服中药外，根据疳疮之病况可同时给予外治，可选用下列方法之一。

①疳疮有糜烂、渗脓汁或渗血时可用三七方（三亚苦、七大姑、黑面神、苦参、野菊花、蛇床子各30g，布渣叶6g）水煎洗涤或湿敷患处，每天2次。笔者20多年常用此方辅助治疗有糜烂渗液，特别是伴有分泌物的杨梅疳疮和生殖器疱疹的溃疡有非常良好的辅助疗效。

②疳疮红肿伴感染还未破溃时，可用黄连膏（黄连、黄柏、姜黄各9g，当归15g，生地黄30g，麻油360g，黄蜡120g，共熬成膏）外涂敷，每天2次。

③疳疮破溃、糜烂时可用鹅黄散（煅石膏、炒黄柏、轻粉各等份，共为细末）外布患处，每天2次。

④人中白3g用瓦焙黄，加冰片3g，珍珠粉（先绢包于豆腐内煮30分钟左右再晒干研末）少许混合，局部涂用，每天2次。

2）杨梅疮（相当于现代医学的二期梅毒疹）。杨梅疮因其形似杨梅而得名。见于疳疮发生后约2个月发病。先有身热头痛、食欲减退、骨节酸痛、咽痛等，舌红、苔薄、脉数，2～3天后出现皮疹。多见于胸、背、腹及四肢，常呈对称性。皮疹发展及消退均较慢，不痛不痒，且形态多样，中医对其论述也极为形象。损害先起红晕，后发斑点者，为杨梅斑。形如风疹者，称杨梅疹。形状如赤豆，嵌于皮内，坚硬如铁者，称为杨梅豆。疮标耳部、颈部和胁肋部，形如砂仁者，称为砂仁疮。疮标腋下、前胸、面颊，形如花朵者，名曰棉花疮。色如黄蜡，破烂肉翻者，称为翻花杨梅疮。基底夹湿而起白疱者，称杨梅天疱疮。表面干而起白屑或肉碎而流红水，以致淋漓臭秽者，为杨梅癣。若其毒轻，小如吴萸者，称吴萸疮。还有杨梅疔、杨梅漏、阴杨梅疮和杨梅圈等各色各样的杨梅疹。不管如何描述，都属现代医学的二期梅毒疹（包括二期早发梅毒疹和二期复发梅毒疹）范畴。

杨梅疮由气化而成，毒气由表入里，病在肺、脾，而外发成疮，多在皮肉，小便自利，疮形小而干，时感筋骨微痛者属轻症。此症宜服透骨搜风散（透骨草、生芝麻、羌活、独活、黑豆、桃肉、紫葡萄、槐子、白糖、六安茶各4.5g，生姜3片，枣肉3枚）。透骨草、生芝麻、羌活、独活驱风养血；紫葡萄、槐子、白糖、六安茶、生姜和枣肉健脾祛湿；黑豆、桃肉补肾。此方主治气化梅毒，水煎空腹热服，发汗避风为宜。

若为精化而成，病在肝、肾，邪毒入里，而且入筋入骨，其毒则深。疮毒生于下部时，症见筋骨疼痛，小便涩淋，手、足生疮，形大而又坚硬，此乃属重证。邪火热毒重者，宜服黄连解毒汤（黄连、黄芩、黄柏、山栀子各10g）。黄连清心火，黄芩清肺热，黄柏清肾热，山栀子通利三焦，具有泄火解毒之功，对邪毒在里者疗效更佳。

若为疫毒发斑则应解毒凉血祛斑，可用化斑解毒汤加减，方为：黄连、连翘、知母、紫草各15g，玄参、生地黄各20g，白茅根、地骨皮各30g。水煎服。

此外，可服土茯苓合剂（土茯苓30～60g，金银花15g，苍耳子15g，威灵仙10g，白鲜皮10g，生甘草6g）和搜风解毒汤（土茯苓30g，金银花、白鲜皮、薏苡仁、防风、木瓜、木通各15g）。此两方均以土茯苓为主药，服药期间忌茶、牛肉、羊肉、鸡肉、鹅肉、鱼肉、酒和房劳等。

当内毒已解而疮色淡白者，可服金蝉脱甲酒。醇酒2500ml，大蛤蟆1个，土茯苓150g。药浸酒内，二柱香时取出，待次日饮之。以醉为度，盖暖取汗为效。次日后则随量饮之，酒尽疮愈。服酒7天后，避风忌荤，节制房事。

外治宜用鹅黄散布之。

3）杨梅结毒（相当于现代医学的晚期梅毒）。常生于杨梅疮后2年至数十年。始觉筋骨疼痛，随处结肿，色由暗红逐变紫红，渐溃破深凿，而成结节或溃疡，形若半月。疹少而硬，常不对称，且极少痒痛。除皮肤外，可侵犯五脏六腑。沉于骨节、头面、喉鼻之间、经络交会之处，常造成毁损、毁容。发生于口鼻者，则可崩梁缺唇，虽愈则形变。发生于咽、喉、两目者，则上腭溃穿，喉破眼盲，声沙音哑。累及巅顶者，则头痛、眼胀、甚或颅顶塌陷。侵犯关节者，则损筋伤骨，更难治愈，纵愈亦曲直不便。波及脑髓神经者，病情更重，可导致神经错乱，癫狂发作，也可至肢体麻木、瘫痪等。

有的杨梅结毒患者患病日久，在头部、鼻、咽、四肢或臀部等处可发生树胶肿或结节性溃疡，损害中央腐臭见脓汁，边缘锐利质硬，并伴关节、骨骼作痛，行走不便；舌质暗，苔薄白或灰或黄，脉沉细涩。此乃毒结筋骨证。治法：活血解毒，通络止痛。可用五虎汤（全蝎、僵蚕、穿山甲、蜈蚣、斑蝥、生大黄等）加减，剂量视患者具体病情和症候而定。

杨梅结毒为早时疳疮、杨梅疮失于治疗而成，或因元气未复之际，欲求速愈，过服寒凉之药物，结果欲速而不达，结久成毒所致。如脾肺蕴毒之晚期树胶肿应解毒化瘀，扶正固本。可用五宝丹加减，方为珍珠粉、琥珀、钟乳石、朱砂、冰片、牛黄、山慈菇、海参、党参、黄芪等见证定量应用。心气阳虚的晚期心血管梅毒，应温补心阳，回阳固脱。方为四逆汤加减，附子、干姜、麦冬、五味子、当归各10g，人参、红花、炙甘草各5g，水煎服，每天1剂，分2次服。或见证定量应用。心脾气虚型心血管梅毒，可用归脾丸等。

此外，内治以解毒为主，宜服三仙丹合剂（水银30g，白矾25g，采用升华法制成，然后取其2.56g，黄柏5.12g，甘草2.56g。研成细末混合均匀，水泛为丸，成40丸，再用滑石粉为衣而成），每服1丸，每天2次，用土茯苓汤（30g水煎而成）送药。如服散剂，需用香蕉或糯米饭、红薯等将药包裹吞下，以免刺激口腔引起炎症。用量：6～10岁1/2丸，11～15岁2/3丸，16岁以上服1丸，每天1次。5岁以下不宜服用，改用土茯苓合剂。疗程：20天为1个疗程。一般各期潜伏梅毒用1个疗程，显性梅毒以2个疗程为限。疗程间可间歇3～7天。如尚未痊愈可改服土茯苓合剂以善后。毒副作用处理：发生反应时可停药3～5天。如有头晕、恶心、呕吐、腹痛等休息1～2小时可平复。若有口腔炎、牙龈及咽喉肿痛等反应，可用凉开水或土茯苓汤、绿豆水等漱口。炎症重者可用元参、知母、金银花、连翘各10g，黄柏、黄芩、木通各6g，车前草12g，生甘草3g，水煎服，每天2次。禁忌证：肺结核、吐血、便血、水肿、黄疸和孕妇等不能服用。

内治以解毒也有用五宝散（钟乳石12g，珍珠6g，琥珀6g，朱砂3g，冰片3g。共为细末而成）。每次服0.3g，每天2次。土茯苓汤送服。鼻陷者加莘花9g煎服。7～10

天为1个疗程，若有不良反应可停用。三仙丹合剂和五宝散也可用于杨梅疳疮、杨梅疳。而后两者的外用方法也用于杨梅结毒。

但是时至今日，医学在不断发展更新，不应再用被西医淘汰，又被中医前贤批判有抑毒内攻危害的汞剂等不适当治疗，而应发挥中医整体治疗的优势。因为很多古书早有记载，如高秉钧《疡科心得集》在梅毒治疗时指出："升发解托……必久而收效……至于遏抑内收则害非浅。"其中"升发解托"符合透邪解毒原则，"遏抑内收"是在批判汞剂治疗的危害。另《医宗金鉴·外科心法要诀》中也有记载："生杨梅方炽，误服水银升炼焊劫药，希图速效，疮痂尽落，一时侥幸而愈，不知遗害久远，引毒潜藏骨髓关窍之中。"指出汞剂治疗会引毒内陷，日后危害深重。我国在20世纪50年代末，曾用三仙丹、轻粉合剂治疗大批梅毒患者，控制了梅毒的早期症状，但达不到真正的治愈目的，且毒副作用大，在某些地区残留下传染源。西医在历史上也曾用过汞剂、砷剂、铋剂等治疗过不少梅毒患者。尽管这些方法治疗梅毒，在当时曾经发挥过一定作用或存在不少的毒副作用，由于历史的局限性，直到1943年进入青霉素治疗时代以后逐渐被淘汰。

若四肢痿废，疼痛麻木，感觉缺失，行走及掌握不利，便闭或大便失禁等类似神经梅毒中脊髓痨的风痱症。此乃因肝、肾内亏，火不归元，虚风扰动，属于中风症之一。也属里、虚、寒症。所以常用温补之剂，滋养肝、肾，温补命火，使之增强自身的恢复能力。从而使损害的部分得到自然改善。方剂选用地黄饮子为主，药用熟地黄15g，巴戟天15g，山茱萸15g，肉苁蓉10g，熟附子10g，五味子10g，麦冬10g，石菖蒲10g，远志10g，石斛12g，肉桂6g，茯苓30g。水煎服，每天1剂，分2次服。

早在1958年就发现不少因梅毒螺旋体感染引起的脊髓痨患者，患者由于共济失调，行动困难，常发生闪电样疼痛，有时痛不欲生，并有肢体麻木，感觉缺失等类似梅毒脊髓痨的风痱症。这些患者生活质量极差。当时因西医用了各种方法治疗，尚未能缓解这些症状。中国医学科学院皮肤病研究所首任所长、我国第一代性病专家胡传揆教授对此极为关切。为此，在国家卫生部（现称国家卫健委）的关心和支持下，邀请了以秦伯未为首包括赵绍琴、焦树德、印会河等多名一流中医专家共同会诊了一批脊髓痨患者。认为梅毒性脊髓痨是邪毒乘肝、肾之虚内陷，潜藏于督脉，伤及命门，而成肝、肾两亏，督脉阳虚，命门火衰之证。但与一般里虚寒症不同，兼夹有虚风、虚阳在内，而与"风痱"的辨证相似，应以温补命门，滋养肝、肾，温通督脉为主。治疗则要兼用祛风、活络、止痛等法，以刘完素《宣明论方》中治疗风痱的地黄饮子为主方加减治疗。首批治疗11例有明显临床症状的梅毒性脊髓痨患者，治疗2周即显效果，2～3个月后，疗效达到顶峰，以对共济失调症状改善的效果突出。治疗前有明显闪电痛的10例中，治疗后9例恢复正常或明显减轻。脊髓痨步态，直立倾倒试验，排尿异常，被动位置感及音叉震动感异常及有束带感者治疗后多数有改善或恢复正常。至1961年共累计治疗24例均有明显疗效。1963年完成对其中17例治疗后停药1～2年随访，15例疗效基本巩固。随后为方便推广应用，经秦老同意由他选中方中熟地黄、巴戟天、肉苁蓉、熟附子、肉桂、山茱萸组成固定方治疗新增13例患者，疗效与全方基本相同。在中西医紧密合作下，经治疗后随访，说明地黄饮子治疗梅毒性脊髓痨获得有说服力的成果。

王传兰、张丽用桑螵蛸散合"肾四味"加减治疗神经梅毒尿失禁获得满意疗效。桑螵蛸散出自《本草衍义》，由桑螵蛸、远志、石菖蒲、龙骨、人参、茯神、当归、龟甲组成，“肾四味”出自《李可老中医急危重症疑难病经验专辑》为枸杞子、菟丝子、补骨脂、淫羊藿。

晚期梅毒多偏于虚证，易患神经梅毒者尤其是脑脊髓实质性神经梅毒者，更有肝、肾、命督亏损的潜在倾向，内陷而落地生根，单一青霉素治疗易苦寒伤气、苦寒伤阴，与中医扶正托毒相配应用，此乃攻补兼施，提高神经系统抗侵害的能力。这种中西医药结合互补的治疗方法不但对各型神经梅毒患者有效，而且也对其他脏器梅毒患者同样是适用的。作者也应用地黄饮子方加减治疗脑脊膜脑血管梅毒、麻痹性痴呆和脊髓树胶肿等10多例神经梅毒患者，均能不同程度起到辅助治疗改善症状、减轻患者痛苦及减少后遗症的作用。

4）猴狲疳（相当于现代医学的胎传梅毒）。母患杨梅疳疮后所产婴儿，一般在三五天或七八天后发病。病似杨梅疮，但较之为重。治疗可按杨梅疳疮等方法，按年龄酌减给药。近20年来国内先天性梅毒明显增多，先天性梅毒已成为严重危害下一代健康的大问题，应该特别重视和关注。迄今为止，中医尚难用中药内治治疗先天性梅毒，但可在妊娠期协防。预防先天性梅毒关键在妊娠期梅毒的处理。

中医学认为妊娠期梅毒是邪毒乘冲、任二脉之虚，内陷胞宫，可伤及胎元，应固护冲、任二脉，同时安养胎元，以期加固胎盘屏障。以此种局部定向保护与妊娠期梅毒的青霉素治疗相结合，从而达到预防先天性梅毒的目的。对于胎儿宫内生长迟缓曾有用固肾养胎方药贴脐部治疗者。建议妊娠梅毒患者除服中药外也可考虑中药贴敷脐部、下腹或其他有关穴位，除补肾固冲类药外，中医传统治梅毒的清热解毒等类药也可用，通过利用透皮吸收的作用而预防先天性梅毒的发生。如内蒙古地区20世纪50年代初用5种中药方剂治疗梅毒，其中约50%含土茯苓。5年后进行复查时，特意调查了用中医药所治梅毒女性患者的妊娠及生育情况，5年内共获知受孕30次，其中只流产1次，生育29胎，又查询当时生育的婴儿，找到10名，无1例患先天性梅毒，认为中医药治疗妊娠期梅毒是否能防止胎儿感染梅毒值得探讨和研究。

（3）梅毒的中医针灸治疗

1）治则：早期以清肝泻火，除湿解毒为主。后期兼调气血，补脾肾，活血祛瘀，通络止痛。

2）处方：关元、中极、次髎、行间、阴陵泉、三阴交、太溪。

3）方义：中医学认为本病起因于房事不洁，邪毒入侵，病发于外阴，与肝、肾两经有着密切的关系，同时也与任、督、膀胱经脉有关。故取肝经荥穴行间，配脾经合穴阴陵泉，是足三阴经交会三阴交以清泻肝火，除湿解毒；取关元、太溪以固肾，防病深入伤及内脏；取中极，次髎以加强膀胱、尿道气化之功，利水解毒。绪穴合用，共奏清肝泻火、除湿解毒之效。

4）配穴：有眼睛受损害者，加风池、睛明、太阳、养老、光明、肝俞、太冲；有消化系统损害者，加脾俞、胃俞、足三里、上巨虚、下巨虚；有心血管损害者，加心俞、厥阴俞、膈俞、肝俞、委中、内关、足三里；有呼吸系统损害者，加尺泽、太渊、照海；有泌尿系统损害者，加肾俞、膀胱俞、三阴交；有骨骼损害者，加阿是穴、大椎、肾俞、阳陵泉、悬钟、太溪；有神经系统损害者，加百劳、百会、大椎、肾俞、肝俞、阳陵泉、悬钟、太溪；若病久体虚，全身虚损者，加大椎、命门、膏肓俞、膈俞、胆俞、脾俞、肾俞、膻中、中脘、气海、关元、足三里、悬钟、涌泉等。

5）耳针

①主穴：内生殖器、外生殖器、肝、肾、腰骶椎、内分泌、肾上腺、耳轮4～6。

②配穴：早期加耳尖、肝阳。有痛者，加神门；病损及各系统者，加入各系统脏器的相应区耳穴。

6）挑治：可选膈俞、肝俞、肾俞、膀胱俞、次髎。每周1～2次，每次选2～4个穴位配合使用。

7）穴位注射。

①穴位选择：以背俞各穴为好，如肺俞、心俞、肝俞、脾俞、肾俞、膀胱俞等。

②选用药物：维生素$B_1$注射液100mg，维生素$B_{12}$注射液0.5mg，胎盘组织液4ml，复方丹参注射液4ml等药物。

③方法：每次选一种药物，根据梅毒累及部位选用相应的穴位进行注射，交替进行，每天1次或2天1次。视病情每10次为1个疗程，若病未愈或条件许可，可重复1个疗程。

（4）梅毒的中西医结合探讨

1）中医药在早期梅毒中应透邪解毒：中医治疗传染病，遵循温病学说，重视“邪有出路”。以麻疹为例，若及早透邪解毒，透发正常，则病情轻，成为顺证。若透发不畅，病邪郁闭内陷，则其并发症丛生，而且向逆症发展。梅毒作为多器官疾病，中医重视辨病变之深浅与病情之顺逆。病变在肤表为浅，病邪向外透解为顺，病变由浅入深，内陷脏腑命督为逆。早期梅毒应及早透邪解毒，以防病邪内陷造成晚期严重病变。

西医皮肤生理上具有排泄功能，在病理情况下应能增加排泄一些有害病理产物。临床上观察到二期梅毒损害广泛的患者，一般不易发生晚期活动性损害，而二期梅毒临床症状轻的患者，往往晚期梅毒明显。从中医角度来解释，二期梅毒疹在皮表，对外开放，获得向外透散的机会，可减少邪毒积蓄或内陷致日后发生晚期病变。透邪解毒可因势利导，应用药物进一步加强透散效果。一般选用轻灵宣通、芳香透达之药，使体表微血管开放，毛囊汗腺舒张，局部免疫活跃，促进有害物质的转运、降解和排除。透皮排泄与透皮吸收一样可利用于治疗的目的。透邪阶段不宜单独应用苦寒药，因寒性收引不利透散，但在复方中适当配伍则无妨。按中医药性，青霉素亦属偏苦寒，与宣通透达之中药合用，既能配合青霉素治疗梅毒之功，又避免其苦寒之过，无害而有益，所乐而不为也！

临床发现经不规范或不适当治疗的梅毒患者比无治疗的患者，出现严重病变的比例更高，尤其是发展为神经梅毒时，治疗更困难。这与中医促使内陷的严重后果相一致，应严格防止中西医不适当治疗。早期梅毒应及早用足量青霉素治疗，大部分患者是可治愈的，加用中医透邪解毒治疗能作用互补效果更好。

2）中医药对吉海反应的预防和治疗有一定的针对性作用：吉海反应的机制尚未完全清楚。但一般认为主要是由于梅毒螺旋体大量被杀灭后，释放内毒素样物质引起，属急性免疫复合物反应。尽管目前尚未有中医药的介入，也未有明确的中医药预防和治疗吉海反应的有效证据，但一些中药方剂具有“菌、毒、炎并治”的功效。清热解毒药多具有抗病原微生物的作用，强度虽不如抗生素，但其能同时有拮抗病原微生物的内毒素等毒性产物，抑制其释放的作用。电镜下见到可使细菌类毒素的网状结构解聚、碎裂、崩解，并能抑制致炎细胞因子的失控性释放，在脓毒症等暴发性炎症中已证明其作用。中医药方剂这种对菌、毒、炎三方面的综合作用，是对吉海反应的预防和治疗有针对性的。但尚须在临床实践中加予应用来证实。

3）中医药可应对驱梅治疗中出现的“治疗矛盾”：晚期梅毒经驱梅治疗后，尽管其病灶中的梅毒螺旋体被杀灭后，即使梅毒也痊愈，但肉芽组织的破坏、吸收，缺损病变区则由于结缔组织增生，瘢痕形成等修复过程中，往往在重要的器官组织，可能会导致患者症状加重或出现功能障碍。尤其是神经梅毒和心血管梅毒较多见。这就是所谓的“治疗矛盾”。青霉素只能驱梅，而中医通过辨证施治，中药的活血化瘀等治疗能起到抗纤维化等作用，从而促进这些器官组织功能的恢复。梅毒中西医结合应将驱梅与保护患者重要器官组织的功能并重，是一种科学治疗理念和采用的合理医学模式。中医治疗的对象是梅毒患者，不仅是梅毒病，更不单纯针对梅毒螺旋体，重视人文的关怀。事实上，几十年来我国不少性病工作者，无论是西医还是中医师都做了大量这方面的实践工作，也取得了一定的疗效。地黄饮子治疗解除了脊髓痨者的切身痛苦就是中西医结合应对“治疗矛盾”的一个突出例子。

4）中医药在各型梅毒治疗中的辅助作用：西医治疗梅毒的方案具体，疗效确切，完全适合我国国情。30多年来又与时俱进，不断修改诊疗方案，或出台“指南”“共识”等，对梅毒的进攻性治疗有优势。而中医则兼顾防守，注意防止梅毒病内陷。这在中医“治未病”中属“已病防变”的范畴，在配合西药治疗的同时，更主要是防止严重难治病变的发生和某些后遗症后续治疗。中西医结合可做到进攻有方案，防范有目标，攻防兼备。上述三点均可说明之。梅毒治疗现在主要是以西药为主，自从青霉素治疗梅毒疗效显著以后，中药已不再作为主要治疗手段，但仍可在各型梅毒治疗中起到一定的辅助作用。

福建省中医研究所用土茯苓合剂（土茯苓、苍耳子、甘草、金银花、白鲜皮）治疗晚期梅毒16例，一般症状和局部皮肤症状（如头痛、骨痛、脱发等）大部分都获得改善。王凤娥选取梅毒患者78例，以盲分法平均分为两组。两组患者均进行常规西医治疗，用普鲁卡因青霉素，剂量为每天80万U，肌内注射，连续2周。对青霉素过敏者予其他抗生素治疗。观察组在治疗组的基础上加黄芪注射液进行治疗。结果显示观察组与对照组相比，6个月与12个月的痊愈率显著提高（$P<0.05$）。12个月后，观察组复发3例（7.69%），与对照组相比明显降低（$P<0.05$）；初次治疗观察组患者出现吉海反应5例（12.82%），与对照组相比明显较低（$P<0.05$）。上述临床研究中，中西结合治疗梅毒能够有效减少复发率，降低首次治疗的吉海反应，能够显著提高长期治愈率。

5）中医药治疗对梅毒血清反应的影响：长期以来我国不少性病工作者应用中医药辅助治疗梅毒的同时，也对梅毒血清反应进行了治疗研究及观察。早年有用土茯苓60g水煎服或服用相当于每天60g生药的土茯苓流浸膏治疗21例经长期治疗梅毒血清反应不阴转或梅毒血清滴度不下降的患者，经土茯苓治疗后有2例转阴，8例滴度明显下降。复方土茯苓合剂（土茯苓180g，金银花60g，生甘草30g），每剂分5天服完，经3～6个月治疗，血清转阴率84%。2003年金明亮对 14例血清固定的梅毒患者做中医辨证论治，其中热毒蕴结型以清利湿热、通腑凉血治法，用自拟土茯苓汤；肝肾两虚、余毒未清型治以清余毒、补肝肾、扶正气之扶正解毒汤（不含土茯苓），服药60剂后部分患者血清开始有转阴，1年后14例RPR全部转阴。2008年杨文林等用中医辨证论治方法治疗早期梅毒46例，分为疫毒发斑蕴结型，用清热解毒凉血之土茯苓汤，脾肾两虚型用健脾益气、滋肾养肝之扶正解毒汤（不含土茯苓），同时均合并规范的苄星青霉素治疗。对照组 50例单用苄星青霉素治疗，两组治疗后临床症状均消失，1年后治疗组RPR转阴率65.2%，高于对照组52%的转阴率。谢小玲等选取血清抵抗患者42例，随机分为治疗组（采用土茯苓加苄星青霉素治疗）与对照组（采用苄星青霉素治疗）各 21例，治疗组与对照组血清反应素阴转率分别为 61.90%和23.81%，两组比较$P<0.05$，差异有统计学意义；复发率分别为9.52%和28.57%，经比较$P>0.05$，差异无统计学意义。土茯苓可影响梅毒血清抵抗患者血清反应素的阴转，对血清抵抗的复发影响尚未肯定。陈信生等研究观察中西药干预梅毒血清固定患者结局。治疗组采用中药免煎颗粒（生黄芪、土茯苓各 30g，生地黄、白花蛇舌草、山药、蒲公英、五灵脂各 15g，山茱萸 10g，甘草 6g）口服；对照组予头孢曲松钠静脉滴注或肌内注射。纳入观察1年后两组中均无 1例转阴，且两组比较，其治疗结果差异无显著性意义。但两组治疗前后 T细胞亚群百分率比较差异有非常显著性意义。提示通过中医辨证运用扶正祛邪类中药治疗梅毒血清固定型患者可以达到扶正效果。本研究初步结论为中西药治疗梅毒血清固定1年后尚未见转阴病例，严格定义的梅毒血清固定可能是一种免疫现象，治疗的意义不大。

土茯苓是中医传统作为治疗梅毒的专病专药来应用的，在梅毒辨证论治用方中也有接近50%的方剂以土茯苓为主药，应该说是有长期实践基础的。胡传揆所长在兔梅毒实验中，虽然土茯苓对梅毒螺旋体没有直接作用，而临床观察中注意到的多集中在土茯苓对梅毒血清反应的影响，有可能是作用于梅毒免疫的某个环节，而与抗梅毒螺旋体治疗起到互补作用。

2000—2020年笔者观察梅毒血清固定的女性患者到100例为止，分别随访了1～10年。年龄18～46岁，在梅毒血清固定期间，其中31例给予中药（自拟土茯苓汤：土茯苓50g，金银花，石斛、薏苡仁、肉苁蓉、木瓜、木通各15g，威灵仙10g，白鲜皮10g，生甘草6g。每天1剂，水煎翻渣2次，最后成3碗分3次饮服），治疗4～8周；16例口服泼尼松10mg，每天3次，治疗2周；30例再做规范驱梅治疗2～3个疗程。治疗后分别于1个月、3个月、6个月复查一次梅毒血清非特异性梅毒螺旋体抗体滴度，结果除了部分低滴度略有变化外，无一人阴转。其间再与其余23例不做任何干预者，都在不同时期半年1年，有的二三年再复查梅毒血清非特异性梅毒螺旋体滴度，除个别间中偶有阴转外（期后又复阳性），余均无转阴。同时100例特异性梅毒螺旋体抗体始终均为阳性。其中有62人分别正常妊娠并生育1～3个小孩，儿女们均无先天性梅毒，正常成长。由此可见，真正的梅毒血清固定者（符合六条标准，参见第3章第七节），事实上梅毒已痊愈，无须再做任何无谓的干预。相反，任何无谓的干预有害无益。尤其是在正常妊娠期间的乱干预对母婴的危害更为严重，必须引以为戒。梅毒血清固定者梅毒血清非特异性梅毒螺旋体抗体长期低滴度而不阴转的原因或机制尚不明了。不少作者通过T细胞亚群百分率比较等各种方法进行研究，结果各异，机制仍不清楚。究其原因主要是对血清固定标准未能统一，故纳入研究对象就必然不同，显然其得出的结果也就有差异了。严格来说，真正的梅毒血清固定可能是一种免疫现象，其原因或机制与特异性梅毒螺旋体抗体终身阳性可能是一样的。

同样，自2010年起对现症梅毒开始规范驱梅治疗的同时给予自拟土茯苓汤水煎服连续21天，即一个疗程驱梅治疗在3周时间内完成。其后随访的患者中，梅毒血清固定现象似乎不多见。这样的中西医结合治疗有无预防或减少梅毒血清固定的作用？还是梅毒近期得到及早规范治疗的结果？由于未做对照观察不好定论，有待今后进一步加强临床病例的观察研究加以证实。

### 二、先天性梅毒的治疗

具体参见第2章第八节。

## 第四节 梅毒治疗中若干问题

### 一、关于治疗矛盾

驱梅治疗的目的是杀灭梅毒螺旋体，使梅毒患者达到临床和血清学的治愈。但是在某种情况下，尤其是晚期梅毒，在损害内脏器官时，在驱梅治疗过程中或治疗后出现病情加重或造成某些器官的功能障碍，这就是所谓的治疗矛盾。这是由于梅毒螺旋体被杀灭之后，局部病灶的肉芽组织遭到破坏、吸收，结缔组织增生迅速，形成瘢痕，特别是发生在心、肝、肺、肾及脑组织时，往往影响这部位器官的功能。因此，有的晚期梅毒经驱梅治疗后症状、体征反而加重，功能障碍反而更加明显，这是一种矛盾的现象，常很难避免，但应尽可能减轻到最低限度，可以在驱梅治疗时，先从小剂量开始，慢慢增加剂量到最终的用量，必要时加些辅助治疗。

### 二、关于吉海（Jarisch-Herxheimer）反应

吉海反应是指梅毒患者在首次应用驱梅治疗后出现一系列梅毒症状加剧并伴急性发热的一种反应，又称梅毒疗后增剧反应或治疗休克型反应。在早期梅毒患者中较为多见，一期梅毒的50%和二期梅毒的75%在疗后可能出现此反应，晚期梅毒中神经梅毒的30%～74%和心血管梅毒的10%也可发生，新生儿梅毒治疗时也常见。早期梅毒患者反应一般无危险，晚期梅毒患者如心血管和神经梅毒病损加重可危及生命。但在近20多年的梅毒患者驱梅治疗过程中并不多见，尤其严重者尚属少见。可能是由于反应较轻未加注意，也可能对此反应认识不足或观察不细之故。但无论如何在诊治梅毒时一定要加以重视和正确处理。

吉海反应常在初次行梅毒治疗的4小时内发生。症状有发热（38.5℃左右）、寒战、头痛、肌痛等全身不适，甚或伴心动过速、血压升高等症状；严重时有恶心、呕吐、胃痛、肌痛、血压下降等；原有梅毒皮损加重、淋巴结肿胀。孕妇可致早产和胎儿窘迫等。

吉海反应机制尚未完全明确，过去认为系梅毒螺旋体被大量杀死后释放出的异性蛋白及内毒素所致，现有对内毒素高度敏感性、抗原抗免疫反应及毒性螺旋体产物所致等学说，但尚无定论。

吉海反应在早期梅毒发生率较高，但由于其损害主要为皮肤、黏膜和骨骼等，一般不危及生命，因此，对早期梅毒除孕妇梅毒（因其可引起子宫收缩、早产及胎儿窘迫等）外，并不主张用泼尼松来预防此反应以免促使梅毒螺旋体感染的播散；而在晚期梅毒虽然吉海反应的发生率很低，但因其可危及生命，特别是心血管梅毒和神经梅毒，因此推荐在开始治疗前24小时给相当于每天20～60mg泼尼松的类固醇药物口服，持续用2～4天后开始治疗以防反应的发生，但这种泼尼松的预防性治疗中应注意对青霉素皮试的影响。如已发生，则可对症处理。

1.首次治疗前，要告诉患者可能出现这种反应。

2.早期梅毒反应可做对症处理，给予解热镇痛药等。反应轻者无须特殊治疗。

3.心血管梅毒、神经梅毒或晚期梅毒、妊娠梅毒首次抗梅治疗有条件者尽可能住院进行。方法可按梅毒治疗方案执行（具体参见有关章节）。

4.在梅毒治疗中虽然存在着吉海反应，但均不可因此而延误驱梅治疗。

## 三、关于皮肤外内脏各系统梅毒的治疗

对皮肤黏膜的各种梅毒，由于临床常见，诊治较多，故较熟悉。但对于内脏各系统梅毒的诊治，既往由于少见，故尚缺乏经验，随着内脏各系统梅毒的不断增多（见第2章第二节），必须与时俱进，不断提高对其的诊治水平，这样才能及时解除患者的疾苦，也是梅毒防治的关键所在。但由于内脏各系统梅毒的临床症状、体征及其各项辅助检查均与该脏器非梅毒的其他疾病极其相似，因而常不易确诊，有些患者虽能确诊，但又出现治疗的困难（如心血管梅毒和神经梅毒等）。因此，对内脏各系统梅毒的治疗要注意如下几点。

1.首先是要明确这些内脏疾病是否是该内脏的梅毒。即在治疗前一定要确诊后再行驱梅治疗。

2.内脏梅毒确诊后，还要明确该脏器是否合并其他疾病，再治疗加以注意。

3.内脏疾病患者在驱梅治疗中是否有危险或其他不良反应。

4.肝肾功能不全患者驱梅治疗中应权衡利弊后选择合理、安全、有效的治疗。

5.内脏疾病患者的驱梅治疗，尽可能避免吉海反应的发生，不管是哪种内脏疾病的患者，一旦患了梅毒，若不治疗，梅毒螺旋体随时可以侵犯这些相关内脏脏器，并加重症状，最终发展到晚期梅毒，对脏器损害更大，后果更严重。

## 四、关于顽固难治梅毒患者的处理

在成千上万的梅毒患者治疗过程中，有时遇到顽固而又难治的患者，即经规范驱梅治疗后，TRUST下降2～4个滴度，但约半年则又上升，甚至超过原来治疗前的滴度，且并非再感染所致。再经规范驱梅治疗滴度再下降，其后又再上升。患者无任何自觉症状，也无发现任何异常体征，查脑脊液也未能确诊神经梅毒，也无发现其他内脏系统梅毒。这些患者也不是梅毒血清固定，因其反复时TRUST滴度可高达1∶128左右，这种反复原因尚不清楚，可持续3～4年之久。可为顽固而又难治。作者通过4男3女共7例患者的成功治疗取得了一定的经验可供借鉴，方法是综合疗法。

1.水剂青霉素　每天2400万U，每4小时1次或持续静脉滴注，连续14天；同时或

其后用头孢曲松（罗氏芬）每天2g，静脉滴注共14天。

2.治疗后续以肌内注射苄星青霉素每次240万U，每周1次，连续3次。

3.自拟土茯苓汤或单用土茯苓水煎服（方剂和方法见前）连服3周。

## 五、关于非现症梅毒

非现症梅毒就是梅毒血清学已治愈者。也就是曾经患过现症梅毒，经过规范的驱梅治疗或其他不详方法由梅毒血清学的双阳性（即TRUST和TPPA均阳性）转成TRUST阴性，TPPA阳性并持续超过2年以上者。这样的痊愈者无论在门诊、病房或体检中常可以见到，特别是手术前或输血前七项，或者是供（献）血者中更为多见。非现症梅毒是梅毒螺旋体已被杀灭，不存在传染性，无须再行驱梅治疗。但在临床工作过程中，不少医师自觉不自觉地见到梅毒血清学检测TRUST阴性和TPPA阳性者，即做驱梅治疗。检测到TRUST阴性和TPPA阳性时，要认真了解病史、深入细致的调查研究和具体进行分析再做处理。无论患者以往是哪个系统的梅毒，也无论是哪一期梅毒，是显性梅毒还是潜伏梅毒，也无论是经过规范驱梅治疗与否，只要是TRUST阴性和TPPA阳性持续超过两年以上者，达到了非现症梅毒的标准，就是该患者的梅毒已痊愈，无须再做驱梅的任何干预。完全与其他非梅毒患者一样，可以接受各种手术治疗或各种有创和无创检查。这些均不受影响，也无传染性。男性可以正常生育，女性可以正常妊娠，在妊娠过程中直至生产婴儿，TRUST阴性，而TPPA始终阳性甚至终身。均无须也不应该做驱梅等干预。其所产婴儿TPPA阳性是胎传假阳性，并非先天性梅毒，更不应做驱梅等干预，以便对母婴身心健康带来不必要影响。事实上，非现症梅毒孕妇被强行做驱梅干预者（包括婴儿）从而导致不良后果者已并非少见；同样非现症梅毒的其他男女更是被驱梅处理者，这不仅对患者的身心不利，而且对家庭和社会都带来一定的负面影响，应引起警惕和重视。

不少医务人员遇到首诊患者检测结果为TRUST阴性和TPPA阳性时，病史不详，既无具体性接触史，也无临床症状，更无明确的治疗史。这种情况应如何判断及处理呢？最主要的是：①排除TRUST假阴性（具体参见第3章第六节）；②排除极早期梅毒（再过1～2个月做TRUST检测仍为阴性者）；③配偶或性伴均双阴性。这三条都达到应是非现症梅毒者。若只有前两者，则要定期随访2年，TRUST检测仍为阴性者即为非现症梅毒，无须干预。

## 六、关于梅毒的预防

尽快及时彻底地治愈梅毒，本身就是最好的预防。梅毒痊愈，梅毒螺旋体被杀灭，已无传染源，也无预防可言，也不存在管理的问题。但要做到这些确实很难。30多年来，随着人群流动日益增加，受西方资产阶级思想的影响，人们对性的认识也逐步发生了改变，越来越多的人具有性伴侣不固定、多性伴侣、频繁更换性伴侣等危险性行为，从而导致了梅毒通过性行为得以快速传播，使得近年来我国梅毒发病率不断上升。同时，不同人群中梅毒的患病率也出现分化，梅毒流行日趋严峻，梅毒的预防和干预工作迫在眉睫。为了应对梅毒疫情的快速发展，除了广大医务人员的诊、治、防外，近年来，我国相继出台了相应的法律、法规和政策，并制订了相关预防梅毒传播的策略或措施，规范了梅毒的预防控制工作，对于梅毒的有效控制起到了重要作用。通过这些法律、法规、政策及正确的预防对策和措施的实行，希望达到尽可能降低梅毒感染导致的经济损失，减轻疾病给个人、家庭带来的经济和精神上的负担，以及给社会造成的各种不良影响，有效控制梅毒在中国的流行，保障人民身体健康，提高人口素质的目的。要达到此目的，需要各级政府有关部门及全民动员起来在进行全民性预防的基础上，还要具体要做好梅毒的各项预防工作（具体参见附录一）。

## 七、关于梅毒治疗后的追诊和随访

如前所述，治愈梅毒就是最好的预防。但是梅毒治疗是否治愈一定要定时追诊和随访到位。追诊除了对病体本身的定时复诊外，很重要的是对其性伴侣特别是配偶的追诊。这也是梅毒防治中最重要的一环。然而这在临床实践中却很难落实。事实上，在已经确诊了的患者中，拒绝驱梅治疗、驱梅不规范或有病乱投医而只服中药者并不少见。有个别患者开了驱梅处理的处方却拒不执行，一走了之，这些患者本身既得不到规范驱梅治疗，更谈不上被追诊和随访及复查了，至于对其性伴侣和配偶的追诊更是难上加难。至于这些梅毒患者能否痊愈或是潜伏存在更是不得而知。这给梅毒的防治留下了极大的障碍。近10多年来，内脏系统梅毒，尤其是神经梅毒患者的明显增多，除了潜伏梅毒得不到治疗外，与梅毒治疗后的追诊和随访不够有很大的关系。

可见，梅毒治疗后的追诊和随访非常重要。更重要的是医师要勇于担当、认真负责、耐心细致地去诊治患者，从而得到患者的信任和配合才能更好地完成追诊和随访。要做到这一点，关键在于如何正确对待梅毒患者（包括所有性病患者）。

## 参考文献


冷欣颖，邹华春，付雷雯，等. 2021年美国CDC梅毒诊疗指南注意事项读解［J］. 皮肤性病诊疗学杂志，2022，29（1）：57-63.

中国疾病预防控制中心性病控制中心，中华医学会皮肤性病学分会性病学组，中国医师协会皮肤科医师分会性病亚专业委员会. 梅毒、淋病和生殖道沙眼衣原体感染诊疗指南（2020年）［J］. 中华皮肤科杂志，2020，53（3）：169-179.

HOOK 3rd E W. Syphilis［J］. Lancet，2017，389（10078）：1550-1557.

Janie R M，Unemo M，Dupin N，et al. 2020 European guideline on the management of syphilis［J］. J Eur Acad Dermatol Venereol，2021，35（3）：574-588.

Workowski K A，Bolan G A. Centers for Disease Control and Prevention. Sexually transmitted diseases treatment guidelines，2015［J］. MMWR Recomm Rep，2015，64（R R -03）：1-137.

Workowski K A，Bachmann L H，Chan P A，et al. Sexually Transmitted Infections Treatment Guidelines，2021［J］. MMWR Recomm Rep，2021，70（4）：1-187.

# 附录一

# 傅更锋《梅毒疫情监测与管理》中有关梅毒的预防

梅毒已成为我国重要的公共卫生和社会问题。20世纪60年代，在党和政府的领导下，全国医务工作者和有关人员经过不懈的努力，我国已基本消灭了梅毒。但自20世纪80年以来，随着改革开放进程的不断加快，人群流动日益增加，人们对性的认识也逐步发生了改变，越来越多的人具有性伴不固定、多性伴、频繁更换性伴等危险性行为，从而导致了梅毒通过性行为得以快速传播，使得近年来我国梅毒报告病例数不断上升。同时，不同人群中梅毒的患病率也出现分化，梅毒流行日趋严峻，梅毒的预防和干预工作迫在眉睫。为了应对梅毒疫情的快速发展，近年来，我国相继出台了相应的法律、法规和政策，并制订了预防梅毒传播的相关策略或措施，规范了梅毒的预防控制工作，对于梅毒的有效控制起到了重要作用。通过这些法律、法规、政策及正确的预防对策和措施的实行，我们希望达到以下几个方面的目的：①有效控制梅毒在我国的流行，保障人民健康，提高人口素质；②作为控制HIV流行的重要策略之一，有效控制艾滋病在人群中的扩散和传播；③降低梅毒感染导致的经济损失，减轻疾病给个人、家庭及社会带来的负担。

为了达到有效控制梅毒流行的目的，近年来，我国相关组织和机构进行了不断尝试，提出了许多有效预防梅毒传播的对策和措施。现根据人群的差异从以下两个方面阐述预防对策和措施；高危人群的预防对策和措施、一般人群的预防对策和措施。

## 一、高危人群的预防对策和措施

在健康教育和预防干预中，我们习惯将高危人群定义为具有传播、感染性病与艾滋病的高度危险人群，这里，我们将高危人群定义为具有传播、感染梅毒的高度危险人群。这些高危人群大致可以分为女性性工作者人群、男男同性性行为人群、性病门诊就诊者和嫖客人群。目前，吸食新型毒品导致的性乱人群也逐步受到关注。由于这些人群往往存在性伴不固定、多性伴、频繁更换性伴等危险行为，且不习惯、不愿意或不方便坚持在每次性行为中正确使用安全套，从而存在感染梅毒的较高风险。现我们将针对高危人群的预防、干预对策和措施系统的阐述如下。

### （一）女性性工作者人群（female sex worker，FSW）

FSW人群感染和传播梅毒的主要高危行为为不安全的性行为，即在商业性性交易中不能坚持正确使用安全套，从而增加了自己感染和传播给其他人的危险；其次是感染了性病后不正确求医行为，包括不及时就诊、选择不适宜的医疗机构进行就诊、进行不科学的自我治疗等，也会增加自己感染和传染性病的可能，并可能导致严重的后遗症，因此，干预工作的中心应该围绕不安全性行为和不正确的就医行为进行。

近年来，为了使干预工作更加符合FSW人群的需求，充分调动可利用的资源，逐步将健康教育、行为干预与性病临床服务、生殖健康服务相结合的理念纳入梅毒干预的工作中。我国通过不断的尝试，并通过对各种干预项目的评估和总结，创立了一些符合FSW人群本身特点的综合干预对策和措施，主要包括：

1.*疾病预防控制中心高危人群干预工作队干预模式*　目前，该模式为各地针对FSW干预工作的主要模式，主要工作人员为疾病预防控制中心工作人员、聘请的志愿者等，工作内容主要包括发放宣传资料、安全套，开展预防知识宣传及行为干预等。在有些地区这样的干预工作还涵盖了健康状况、生殖健康问题的咨询、性病的临床医疗服务等领域。

2.*依托性病门诊开展外展干预工作*　该策略源自世界银行贷款卫生九项目的实践。创建提供优质服务的性病门诊，选择部分医务人员进行培训，使他们有能力开展针对FSW的外展工作。通过医务人员走出诊室，深入高危场所接近目标人群，拉近了干预人群和目标人群之间的距离，并能够开展不同形式、满足不同需求的外展服务，同时能够在服务中提供高质量性病治疗服务，并根据需要转介有需求的目标人群到规范门诊或妇幼机构寻求服务。

该干预模式融合了干预工作的两个中心，特别是第二点，即降低不正确的就医行为。该干预对策和措施的主要优点在于创建的规范化性病门诊能够提供优质的服务。此外，在该模式下，性病门诊医师能够深入到高危场所提供包括性病、生殖健康服务在内的外展服务，提高了外展工作的质量，同时能够及时转介并吸引有需求者到性病门诊就诊，使患者及时得到规范的诊治，阻断了疾病的进一步传播。

3.*临床医务人员参与行为干预工作模式*　目前该措施并没有得到广泛的应用，主要原因是大多数地区很难找到适合的性病门诊和开展外展服务的医务人员，该措施有待根据各个地方的具体情况进行调整，因地制宜。

4.*依托社区卫生服务中心开展的综合干预服务模式*　该模式主要通过三部分人员分工合作而完成，即通过同伴教育员、社区卫生服务中心和疾病预防控制中心工作人员分工协作，各负其责，完成干预工作。其中同伴教育员负责向场所新来的目标人群宣传梅毒、艾滋病等防治的基本知识，介绍安全套的正确使用方法，介绍正确的求医行为以及转介有需求的人到性病门诊就诊；社区卫生服务中心的医务人员每月到每个场所走访1次，提供咨询和转介服务，评估同伴教育员的工作；疾病预防控制中心工作人员负责制订外展工作计划，培训场所同伴教育员、社区外展医师，提供外展服工作的技术支持及督导、考核和评估社区外展工作的质量。

5.*建立妇女健康服务活动中心*　该模式同样起源于全球基金艾滋病防治项目中，通过在项目地区建立妇女健康服务中心，动员娱乐场所的目标人群参与活动中心的活动，并在活动中开展多种形式的宣传，同时动员性病门诊、妇产科医师和泌尿科医师也参与活动，并定期进行性病防治、生殖健康知识讲座，定期对目标人群进行性病、生殖健康检查及治疗服务，旨在通过这些措施的实施降低梅毒的感染率及病死率，从而有效控制疾病的传播及其给患者、家庭和社会带来的危害

### （二）男男性行为人群（men who have sex with men，MSM）

该人群与其他高危人群有所不同，他们是以男性同性性取向为特征，有着自己独特

的亚文化和生态特征群体，分布在社会的各个层面和领域。他们罹患疾病的风险来源于同性性行为的方式及多性伴、安全套使用率低等。因此，开展针对该人群的预防干预对策或措施就必须有一定的针对性，需要熟悉该人群的特征，综合他们的行为特征，提供系统的、有效的并有针对性的干预措施。经过不断的探索和努力，也经过不断的实践，目前大概形成了以下几种比较成熟的干预策略或措施。

1. MSM社区组织开展的社区行为干预　这是开展的比较广泛的方法之一，该方法目前被各地众多的非政府组织广泛使用。这些非政府组织利用自身的优势以及他们的社会网络，通过和各地疾病预防控制中心、医疗机构进行协作，深入到社区的场所中（酒吧、浴室等）开展各种形式的宣传，并动员社区的MSM参与他们的活动，同时动员社区人群参加在疾病预防控制中心、医疗机构或场所开展的检测活动。此外，他们还会时常发放安全套和其他宣传物品，回答社区MSM人群关于性病相关的问题，有效降低了MSM社区人群对性病、艾滋病检测的恐惧，增加了对性病特别是对梅毒和HIV的检测，对防止疫情进一步扩散起到了重要作用。

2. 以疾病预防控制部门主导的社区干预　该模式为许多地方开始开展预防干预工作的主要模式，特别是在全球基金第五轮项目中，疾病预防控制部门为了开展MSM干预工作，通过各种方式（如和当地的MSM志愿者组织、NGO进行合作）找到个别场所，然后进行介入；也有的地方通过当地指定个人（主要是疾病预防控制部门的工作人员或招募的志愿者）直接到场所发放宣传材料或围绕工作主题开展活动，例如开展讲座，动员MSM到疾病预防控制部门、性病门诊及社区参与检测等。

3. 疾病预防控制部门与社区组织合作的社区干预　这是目前比较流行的模式，也是一种正在磨合的干预措施。在该措施下，疾病预防控制部门和社区组织已经进行了深入的接触，并一起到社区开展工作。这种措施虽然得到了广泛应用，但是在实际操作中的形式则各不相同，主要原因是疾病预防控制部门和社区组织在开始合作时基础条件和合作理念有所不同。根据这些不同，目前主要存在疾病预防控制部门主导和疾病预防控制部门提供服务两种不同的形式。疾病预防控制部门主导的形式就是由疾病预防控制部门按照计划依托社区组织到场所开展宣传、动员工作的。这类模式通常以完成工作指标为中心，通过和社区组织进行合作开展预防干预工作。

4. 性病门诊与社区组织合作的社区干预　这是一种以性病门诊医疗服务为平台的干预措施。在干预中，由性病门诊的医生与社区组织联合进行，共同深入到社区开展各项干预活动和性病治疗咨询服务，目的是提高人群的安全性意识，降低社区人员对梅毒、HIV等检测的恐惧感，同时及时治疗已经感染的性病，以降低性传播感染梅毒和HIV的风险。

5. 疾病预防控制部门组织的社区小组开展项目　这是一种根据短期的项目需求派生出的干预方式，主要通过疾病预防控制部门招募社区人员成为项目工作人员，在人群中开展围绕项目目标要求的活动。目前，国家卫生和计划生育委员会（以下简称卫计委）和国务院防治艾滋病工作委员会办公室与美国比尔·梅琳达盖茨基金会艾滋病合作项目地区正在采用这种措施。该方法的大力实施加大了对HIV感染及梅毒的检测和发现力度，为预防性病的进一步传播和扩散打下了坚实的基础。

6. 非政府组织介入的社区干预项目　这种干预策略由国内的非政府组织或境外非政

府组织直接通过项目形式或者资助形式开展社区干预工作。目前该方法的工作领域在不断地扩大，除了安全套发放、健康干预材料印发、现场/网络干预宣传外，已经开始渗透到政策倡导、特殊群体干预、阳性社区干预等领域。

### （三）性病门诊就诊者（STD clinic client）

性病门诊就诊者一般认为都是具有高危行为的人群，特别是男性就诊者，他们可能涵盖男男性行为者、嫖客等一些具有高危行为者。目前各级疾病预防控制机构主要依托下设的性病门诊对就诊者进行不同形式的干预，但仅仅能涉及该类人群中很少的一部分；而综合性医院的性病门诊虽然可以提供性病的诊疗服务，并可接触到有高危行为史的患者，但该类机构主要以治疗性病为目的，很少开展健康教育和行为干预服务。为了预防梅毒等性病的传播和再传染，相关部门推行了性病门诊规范，该规范包括了针对就诊者的健康教育和干预服务，旨在增加该人群对梅毒、艾滋病等性病的预防知识的了解，改变高危行为，控制性病的流行和传播，预防艾滋病通过性途径的传播。具体的干预策略和措施包括以下几个方面。

1.候诊宣传　在性病门诊的候诊区域设立专题宣传栏/橱窗/展板，宣传梅毒的防范知识。梅毒预防知识的候诊宣传主要包括以下几个方面：①梅毒的一般知识；②可疑梅毒患者的临床服务信息；③梅毒患者治疗期间的注意事项；④梅毒的预防信息。

2.健康教育处方的发放　制作不同性病的健康教育处方，内容包括疾病的定义、临床表现、治疗和预防的注意事项及安全套的正确使用等信息。要求临床医师在对就诊者提供临床服务后免费发放一张健康教育处方。

3.提供健康教育与咨询服务　要求主诊医生在对患者进行检查或者临床治疗后提供10分钟左右的健康教育与咨询服务，内容可以包括以下几个方面：①解释目前存在的感染及需要的治疗；②评估患者具有的危险行为；③进行降低/改变危险行为的教育；④解答就诊者提出的各种问题，并提供有关梅毒的预防知识；⑤促进安全套的正确使用。

4.性伴通知　与梅毒患者发生过不安全性行为的人，都可能被感染。因此，性伴通知从个人角度讲不仅可以追查到传染源或其他被传染者，还能够及时发现潜伏梅毒，从而消除传染源，阻断梅毒的传播。如果可能，应该通知患者在过去3个月内的所有性伴，无论有无症状都到相关医疗机构接受进一步的检查和处理。医务人员在开展性伴通知时应该遵守保密、自愿、不歧视等原则，向梅毒患者讲解性伴治疗的重要性，说服患者告知与其有性接触的人接受检查和治疗。性伴通知有以下几种方法：患者通知、医务人员通知及由患者和医务人员协商后通知等。当性伴来就诊时，同样应采集病史、体检、给予规范治疗及进行健康教育。无论其性伴有无症状，医务人员均应给予适宜的临床服务。

5.安全套促进　将性病门诊开展安全套促进工作作为一项公共卫生服务，以转变医疗机构负责人和医务人员的固有观念。具体讲，在开展常规性病诊疗的过程中开展以下工作：①医务人员在提供健康教育和咨询服务时，应同时进行安全套防病作用宣传及正确使用方法的讲解；②进行安全套正确使用的示范；③发放健康教育处方和免费提供安全套。

6.常规主动提供梅毒咨询检测服务 为加强性病门诊潜伏梅毒患者的及时发现，医务人员应充分使用职业上的便利性、专业上的权威性，主动加强检测信息告知，动员有高危行为的门诊就诊者接受梅毒的检测咨询服务，从而最大限度地发现梅毒患者，减少和控制梅毒的进一步传播。

## 二、一般人群的预防对策和措施

梅毒本质上讲是一种社会病、行为病。不良的行为和缺乏预防知识是造成梅毒传播流行的主要原因。世界公认对待行为因素所引起的疾病，持续的健康教育、健康促进是最有效的措施，通过教育把有关预防梅毒知识教给群众，提高他们的自我防护能力，是目前预防和控制梅毒最有效的方法之一，这也是针对一般人群开展预防的主要对策和措施，这些对策和措施具体包括以下几个方面。

### （一）大众宣传

大众宣传是指专业机构和人员通过广播、电视、电影、报纸、期刊、书籍等大众媒介和特定传播技术手段，向范围广泛、为数众多的社会人群传递信息的过程。梅毒、艾滋病的大众宣传就是用通俗易懂的语言，以喜闻乐见的形式，应用视听教育手段，通过上述提及的媒介（广播、电视等）向大众普及梅毒的防治知识，提高他们的健康知识水平，改变其所具有的不利于健康的行为和生活方式，从而预防梅毒的发生和传播。大众宣传形式具有以下几方面的特点。

1.传播者以疾病预防控制机构、医疗机构的医务人员为主，借用广播、电视、报纸等媒介来普及梅毒防治基本信息。该类人员具有掌握的信息量大，掌握的知识比较专业、准确等特点，从而有效预防了错误知识的广泛传播。

2.大众宣传的信息扩散距离远、覆盖范围广泛、速度非常快是公开的、公共的，面向全社会人群。由于梅毒患者的社会、家庭等方面的压力较大，对去医院接受治疗或是咨询的较难以接受。同时，由于国内的医疗环境目前比较差，患者对医生普遍存在不信任等现象，也给疾病的检测和发现带来一定的困难。因此，在开展梅毒的大众宣传时需要强调保护患者的隐私，不失时机地采用多形式、多层次、全方位的宣传。

3.大众宣传的对象为数众多、分散广泛、互不联系，受教育程度亦存在巨大的差异。因此，导致大众对性病防治信息的需求不同、接受能力也不同。这些提示我们开展大众宣传要因地制宜、因人而异。同时，在宣传时，应该准备几套不同的方式，从而有针对性地对待不同的人群，有效增加所传播知识的覆盖率和被接受程度。

4.大众宣传是单向的，由传播者选择适当宣传内容与形式，接受方无反馈或反馈的速度缓慢，属于被动接受。因此，采用灵活多变且容易被接受的形式显得尤为必要。

### （二）健康教育

健康教育是通过有计划、有组织、有系统的教育活动，促使人们自愿地采取有利于健康的行为，消除或降低危险隐患，降低发病率、伤残率和死亡率，提高生活质量，并对教育效果进行评价。目前健康教育被广泛运用于各种疾病（包括传染性疾病及非传染性疾病等）的防治工作中。健康教育是一种有明确目标或目的的教育活动，强调改变人们的行为。健康教育的实质是一种干预措施，受众人群可以是个体、团体乃至全社会，旨在通过特定的教育形式让受众获取准确并对称的信息，从而有效降低疾病的发生和传播。健康教育也是一门应用学科，所利用的原则涉及医学、教育学、心理学、人类学、社会学、人口学、传媒学等多个学科领域。

在梅毒的预防工作中，健康教育的目的主要是通过健康教育过程来改善、达到、维持和促进个体提高防范梅毒、艾滋病等病的意识及能力，建立和促进个人、社会对梅毒预防和保持自身状况的责任感，帮助人们确定哪些是有害于自己或他人健康的危险行为，促进个体或社会采用明智的决策或选择有利于健康的行为，改变危险行为。健康教育模式涵盖了一级预防、二级预防及三级预防的理念，对疾病的防治起着重要的作用。

健康教育的原则在于科学性、群众性、艺术性及针对性。贯彻这些基本原则，健康教育能够发挥其应有的作用，有效控制梅毒的扩散或传播。

健康教育的类型包括口头传播、文字传播、形象化传播及电子媒介传播，各个部门和机构可以根据其自身特色或优势选择适合自己及其受众的健康教育类型，从而增加健康教育的被接受程度，增加健康教育的效果。

健康教育的主要模式有：①医疗机构主动开展的健康教育；②医务人员针对场所高危人群的宣传服务；③在流动人口聚集地开展性病防治健康教育；④同伴教育；⑤在学校开展梅毒病防治健康教育；⑥在社区开展梅毒防治科普宣传；⑦以村委会、保健站为基地开展农村健康教育。

健康教育的效果是指受者接受信息后，在情感、思想、态度和行为等方面发生的反应。健康教育活动是否成功、效果如何，主要体现在受众在接受教育后知识、信念、行为的改变，具体可以分为以下4个层次。

1. *知晓健康信息是效果中的最低层次* 通过信息的共享，使大众的梅毒防治知识水平不断提高，为其提高自我保护意识打下良好的基础。

2. *健康信念认同* 受者接受相关防治信息，并对信息中倡导的健康信念认同，能自觉或不自觉地依照信念进行对健康的追求与选择。

3. *态度转变* 态度是指人们对特定对象的认知、情感和意向有比较持久的内在意识。态度的形成既受社会交往过程的影响，又有心理过程的作用，态度一旦形成就成为一种心理定式，一般来说态度是行为改变的先导，先有态度，才会有行为的改变。

4. *采纳健康的行为* 这是效果的最高层次。受者接受健康信息后，在知识增加、信念认同、态度转变的基础上改变其原有的不利于健康的行为和生活方式，这是梅毒防治健康教育的最终目标。

### （三）梅毒咨询检测

咨询旨在通过专业人员为求询者提供一种专业帮助，解惑答疑、提供信息、给予支持与帮助。咨询作为一种服务、业务或行业在我国运用于各个行业，包括医疗行业。狭义的咨询概念，亦称为心理咨询。

梅毒的检测咨询是求询者与咨询员之间在充分知情和完全保密情况下，通过咨询了解疾病相关知识信息后，自愿选择是否接受梅毒检测，改变危险行为及获得相关服务的过程。医务人员旨在通过这个过程的实施，促使求询者在知识、信念、行为等方面发生改变，从而为疾病的预防、检测、管理和治疗营造积极的条件和环境。

咨询的特点在于它涉及心理、医学、社会、文化和道德等多方面的内容；是有目的、有针对性、保密情况下的交谈；是求询者自我认识和自我肯定的成长过程；具有较强的情感色彩，需要以坦诚理解和信任为基础。

梅毒咨询的目的在于求询者通过与咨询员的沟通，咨询员实施帮助/支持（通过咨询员的技能、制造的气氛、沟通过程），使患者很好地倾诉内心因梅毒感染带来的困扰、想法和情感压力，增强其自信心，自主地选择正确行为方式以应付面临的问题，适应自己生活中发生的变化，包括个人感染危险的评价及帮助其实施预防行为。

咨询的作用体现在以下两个方面：①对个人的作用。提供支持及帮助个人增强信心，提高并恢复自己主宰生活和自己做决定的能力，减少对医疗的依赖，同时也能降低患者产生心理问题的可能；促进采用安全性行为，降低个人感染的危险，通过倾诉减轻个人心理压力，提高生活质量，减少疾病对个人、家庭的负面影响。②对公共卫生的作用。有利于提供梅毒预防信息和进行健康教育；有利于采集危险行为史，帮助、促进求询者采取安全性行为，降低与减少危险行为，减少传播；有利于患者遵医嘱治疗，缩短病程和减少复发；有利于动员和发现潜在的病例，从而有效控制潜在的传染源；有助于实现公共卫生的目标，如通知性伴侣检查治疗和接受咨询，并提高随访率等。

咨询必须坚持以下几项基本原则：保密、尊重、不评判、启发/自我决策、提供信息及坚持职业关系等。只有很好地坚持这些基本原则才能够保证咨询的有效实施和咨询目标的逐步实现，为预防梅毒传播创造有利的条件。

梅毒的咨询是指为各类人群提供不同需求的梅毒咨询，包括提高预防知识信息、危险因素评估、促进改变危险行为、心理支持等，其中最重要的是通过咨询促进其及时、正确求医；及时进行梅毒检测、接受规范的治疗、转归分析等，咨询可按照方法分为门诊咨询、热线电话咨询、网络咨询、场所咨询及信函咨询5种方式，下面我们将详细地讨论这5种咨询。

1.门诊咨询　咨询对象可为性病就诊者、梅毒患者（或家属、性伴），一般由诊室医师完成。设有咨询室的医院亦可由护士、保健员、咨询师等接受过咨询专业培训的义务人员承担。门诊咨询要求具备一对一的咨询环境，在保密的前提下双方可以讨论较为敏感、较深层次的问题，可看到对方的表情和肢体语言，还可以根据个体情况建议查体和检测，帮助解除疾病和思想困扰。门诊咨询一般可以分为两类，即自愿咨询检测（voluntary counseling and testing，VCT）和医务人员主动提供的检测咨询（provider initiated testing counseling，PITC）。

2.热线电话咨询　在求询者不愿意露面或求询者距离咨询点太远的情况下，可通过电话获得咨询服务。在现阶段，这是咨询的一个重要形式。该咨询方法的优点在于求询者的身份不会暴露，缺点是咨询员和求询者不见对方的表情和肢体语言，也不能为求询者进行查体和检测，亦无法为求询者提供实物演示。

3.网络咨询　咨询员可通过在线QQ、MSN等方式对求询者进行咨询，还进行留言解答、求医转介等。在实际工作中，网络咨询方式常用于高危人群，特别是MSM人群。该咨询方法有着和电话咨询相同的优缺点。

4.场所咨询　通常采取一对一、面对面的咨询形式，对娱乐场所目标人群（FSM、

MSM）开展咨询，主要包括梅毒检测前或检测后结果告知的咨询。在咨询的过程中咨询员必须注意对求询者隐私的保护。小组、社区咨询是以提供信息、解答问题或关怀为主的咨询方式。

5.信函咨询　该咨询方式为较传统的咨询形式，这种方式传达信息量太少，文字表达受限，不能准确表达较深层次的含义。实际工作中信函咨询不多见。

梅毒咨询主要围绕求询者提出的问题提供有关信息，讨论对梅毒的认识与理解；对危险因素进行评估，讨论如何降低与改变危险行为，计划今后的生活；讨论有关感染梅毒会带来的个人、家庭和社会等方面的问题；针对个人特征提供有关信息，纠正求询者的错误认识；根据求询者的需求，提供相应的心理支持和必要的求医帮助；接纳求询者、倾听其叙述。在现实生活中，许多求询者对梅毒等性病危害的认识远不如对艾滋病的认识，对有高危行为者应通过咨询促使其尽早进行梅毒血清学检测，对确认是梅毒患者的应通过咨询使其了解到只要遵照医嘱进行规范的治疗，一般情况下是可以治愈的，促使其改变危险的行为、动员性伴接受检测咨询，防止交叉感染。

## 三、梅毒预防宣传的核心信息

目前，梅毒在我国流行非常广泛，在我国传染病发病数中位居前列，已成为严重的公共卫生问题。通过通俗易懂的方式向受众宣传梅毒预防知识核心信息，提高受众的梅毒预防知识知晓率，从而更好地预防梅毒的发生，降低梅毒感染率。

1.梅毒流行广泛，在我国传染病发病数中位居前列，已成为重要的公共卫生和社会问题。

（1）梅毒是一种性传播疾病，30多年来在我国广泛流行，已成为重要的公共卫生问题。

（2）近年来，我国梅毒感染人数明显增加，发病率逐年递增。根据不完全的统计，目前梅毒报告病例数在我国传染病报告中名列前茅。

（3）有卖淫、嫖娼、多性伴、男男性行为和女女性行为的同性恋人群是感染和传播梅毒的高危人群。

（4）感染梅毒后可发生生殖器部位溃疡和其他部位的各种皮肤损害，从而更容易感染和传播艾滋病病毒。

（5）夫妻间一方感染了梅毒，可通过性生活或其他性行为传染给对方，影响家庭和睦。

（6）感染梅毒的孕妇可将梅毒传染给胎儿，引起流产、早产、死产和先天梅毒，严重危害下一代健康。

2.梅毒是传染性很强、危害性很大的一种性传播疾病。进展到晚期可发生严重后果，导致终身残疾甚至危及生命。

（1）梅毒的传染性很强，对人体的危害性很大，可引起全身各器官及组织的损害。

（2）梅毒在临床上可分为先天梅毒和后天性梅毒。后者又分一期梅毒、二期梅毒、三期梅毒和隐性梅毒。不同感染时期会出现不同的临床表现。只要是现症梅毒，即使无症状，但仍有传染性。

（3）一旦感染梅毒，就对人体造成不同程度的危害，尤其是三期梅毒（晚期梅毒）

可损害眼、骨骼、心、肝、脾、肺、肾和脑等全身各个器官，造成对健康的严重危害，甚至危及生命。

3. 梅毒可通过性接触、垂直和血液三种途径传播。

（1）性接触传播：是最主要的传播途径。未经治疗的早期梅毒患者传染性最大。

（2）垂直传播：孕妇感染梅毒可传给胎儿，未经治疗的早期梅毒孕妇传染性最强。

（3）血液传播：输入被梅毒螺旋体污染的血液，或与他人共用被梅毒螺旋体污染的注射器吸毒等情况都可能感染梅毒。

工作场合与公共场所的一般接触（如握手、拥抱、共同进餐等）不会感染梅毒。

4. 梅毒的临床表现多种多样。

（1）梅毒的早期症状是生殖器部位或其他性接触部位的皮肤黏膜出现溃疡或者皮疹，不痛不痒，容易被忽视；若不及时治疗，病情仍会继续发展。

（2）感染梅毒后有许多人没有症状，称为隐性梅毒或潜伏梅毒。这种情况仍可对人体有危害，也具有一定的传染性。有时这种潜伏梅毒更容易传染，危害性更大。

（3）三期梅毒患者皮肤典型表现为结节性梅毒疹和树胶肿，内脏损害可累及大脑、心血管、骨骼、眼睛等多脏器，严重者可致残或致死。

（4）先天梅毒患儿可出现皮肤黏膜、眼、骨和神经系统的损害。

5. 通过梅毒的各项有关检测，可及时准确地发现梅毒感染。

（1）怀疑感染梅毒后应尽早到正规医疗机构进行梅毒检测，大多数县区级及以上公立医疗机构都可提供梅毒检测。

（2）艾滋病自愿咨询检测门诊（VCT）、社区药物维持治疗门诊（美沙酮替代治疗门诊）可提供梅毒和艾滋病的免费咨询和检测。

（3）接受梅毒检测的就诊者应同时接受艾滋病检测。

（4）发生了无保护性交、怀疑自己的性伴感染梅毒以及接触过可疑血液或与他人共用过注射器者，应及时到医疗机构或VCT门诊接受梅毒的检测。

6. 梅毒患者一定要及时、规范治疗。定期复查。

（1）早期梅毒可以治愈，治疗越早，越及时，效果越好。

（2）遵照医嘱，完成规范驱梅治疗十分重要，自行停药、随意增减药物都会带来不良后果。

（3）治疗后应随访2～3年，第1年每3个月复查1次，以后每6个月复查1次，以观察治疗的效果。

（4）梅毒患者应该到正规医疗机构进行诊治，不可自己到药店购药或到没有梅毒诊治资质的私人诊所治疗。

（5）切忌患了梅毒不做治疗（拒绝治疗）。

7. 梅毒是可以预防的，避免发生多性伴及不安全性行为是最主要的预防措施。

（1）遵守性道德、保持单一性伴侣、避免非婚性行为是预防梅毒的有效措施。

（2）多性伴侣、男男性行为者应正确使用质量合格的安全套，可以降低感染和传播梅毒及其他性病的风险。

（3）提倡婚前、产前检查梅毒。孕妇尽早发现梅毒感染并及时治疗，可预防胎儿先天梅毒的发生。

（4）性交后冲洗生殖器、排尿、口服药物等方法都不能预防梅毒。

8.预防控制梅毒是全社会的共同责任。

（1）应广泛深入地开展宣传教育，普及梅毒的防治知识，减少歧视，开展综合干预，有效预防控制梅毒，促进社会和谐。

（2）每个人都需要了解和掌握预防梅毒的基本知识，科学认识梅毒，避免不安全性行为，保护个人健康和家庭幸福，并将掌握的知识和技能传授给他人。

（3）梅毒患者是疾病的受害者，家庭和社区应为他们营造一个友善、理解、健康的生活环境，鼓励采取积极健康的生活态度，配合治疗，以早日康复。

（4）梅毒患者应自觉主动接受规范的驱梅治疗，这才是对自己负责对家庭负责对社会负责的正确态度和应有的公德。

# 附录二

## 梅毒临床诊疗与防治指南（第2版，王千秋等主编）

梅毒（syphilis）是由苍白螺旋体所引起的一种慢性、系统性的性传播疾病，可分为后天获得性梅毒和胎传梅毒（先天梅毒）。后天获得性梅毒又分为早期和晚期梅毒。早期梅毒指感染梅毒螺旋体在2年内的梅毒，包括一期、二期和早期隐性梅毒（又称早期潜伏梅毒），一、二期梅毒的皮肤损害也可同时出现。晚期梅毒的病程在2年以上，包括晚期良性梅毒、心血管梅毒、晚期隐性梅毒（又称晚期潜伏梅毒）等。一般将不明病期的隐性梅毒归入晚期隐性梅毒范畴。神经梅毒在梅毒早、晚期均可发生。胎传梅毒又分为早期和晚期，出生后2年内发病称为早期胎传梅毒，出生 2年后发病称为晚期胎传梅毒。

### 一、诊断

#### （一）诊断依据

1.一期梅毒

（1）流行病学史有不安全性行为，多性伴或性伴感染梅毒史。

（2）临床表现

1）硬下疳：潜伏期一般为2 ～ 4周。常为单发，也可多发。初为粟粒大小高出皮面的结节，后可发展成直径1 ～ 2cm的圆形或椭圆形浅在性溃疡。典型的硬下疳界线清楚、边缘略隆起，疮面较平坦、清洁；触诊浸润明显，呈软骨样硬度；无明显疼痛或轻度触痛。不治疗3 ～ 6周可逐渐自行愈合。发生于性行为直接接触部位，多见于外生殖器。发生于阴道等部位易漏诊。

2）腹股沟或皮损近卫淋巴结肿大：可为单侧或双侧，无痛，相互孤立而不粘连，质中，不化脓破溃，其表面皮肤无红、肿、热，可有轻度压痛。

（3）实验室检查

1）暗视野显微镜检查、镀银染色检查或核酸扩增试验：取硬下疳损害渗出液或淋巴结穿刺液，采用暗视野显微镜或镀银染色显微镜检查法可查见梅毒螺旋体，或核酸扩增试验检测梅毒螺旋体核酸阳性。

2）非梅毒螺旋体血清学试验：阳性。如感染不足6周，该试验可为阴性，应于感染6周后复查。

3）梅毒螺旋体血清学试验：阳性。如感染不足4周，该试验也可为阴性，应于感染4 周后复查。

2.二期梅毒

（1）流行病学史有不安全性行为，多性伴或性伴侣感染梅毒史，或有输血史（供血者为早期梅毒患者）。

（2）临床表现：可有一期梅毒史（常在硬下疳发生后4～6周出现），病程在2年以内。

1）皮肤黏膜损害：可类似于各种皮肤病损害，包括斑疹、斑丘疹、丘疹、鳞屑性皮损、毛囊疹及脓疱疹等，分布于躯体和四肢头面部等部位，常泛发对称。不同患者皮损可有不同。同一患者的皮损类型较一致。掌跖部暗红斑及脱屑性斑丘疹、外阴及肛周的湿丘疹或扁平湿疣为其特征性损害。皮疹一般无瘙痒感。可出现口腔黏膜斑、鼻黏膜结节样损害和虫蚀样脱发。二期复发梅毒皮损数目较少，皮损形态奇特，常呈环状或弓形或弧形。

2）全身浅表淋巴结可肿大。

3）可出现梅毒性骨关节、眼、内脏及神经系统损害等。

（3）实验室检查

1）暗视野显微镜检查、镀银染色检查或核酸扩增试验：二期梅毒皮损如扁平湿疣、湿丘疹及黏膜斑，其刮取渗液通过暗视野显微镜检查或镀银染色检查可查见梅毒螺旋体，或核酸扩增试验检测梅毒螺旋体核酸阳性。口腔黏膜斑因不易与口腔中的齿垢螺旋体相鉴别，故不采用暗视野显微镜检查或镀银染色检查。

2）非梅毒螺旋体血清学试验：阳性。

3）梅毒螺旋体血清学试验：阳性。

3.三期梅毒（晚期梅毒）

（1）流行病学史：有不安全性行为，多性伴或性伴感染史，或有输血史。

（2）临床表现：可有一期或二期梅毒史。病程 2年以上。

1）晚期良性梅毒：①皮肤黏膜损害。头面部及四肢伸侧的结节性梅毒疹，大关节附近的近关节结节，皮肤、口腔、舌咽的树胶肿，上腭及鼻中隔黏膜树胶肿可导致上腭及鼻中隔穿孔和马鞍鼻。②骨梅毒。③其他内脏梅毒，累及呼吸道、消化道、肝脾、泌尿生殖系统、内分泌腺及骨骼肌等。

2）心血管梅毒：可发生单纯性主动脉炎、主动脉瓣闭锁不全、主动脉瘤、冠状动脉狭窄、心绞痛等。

（3）实验室检查

1）非梅毒螺旋体血清学试验：阳性，极少数晚期梅毒可呈阴性。

2）梅毒螺旋体血清学试验：阳性。

3）组织病理检查：有三期梅毒的组织病理变化。

4.神经梅毒

（1）流行病学史有不安全性行为，多性伴或性伴感染史，或有输血史。

（2）临床表现

1）无症状神经梅毒：无神经系统症状和体征。

2）脑脊膜神经梅毒：主要发生于早期梅毒，可出现发热、头痛、恶心、呕吐、视盘水肿、颈项强直、脑膜刺激征阳性等脑膜炎症状；可出现视力下降、复视、上睑下垂、面瘫、听力下降等脑神经受损症状；可出现偏瘫、失语、癫痫发作；可出现下肢无力、感觉异常、轻瘫、截瘫、大小便失禁等脊膜受损症状；也可出现背痛、感觉丧失、大小便失禁、下肢无力或肌萎缩等多发性神经根病的症状。

3）脑膜血管梅毒：可发生于早期或晚期梅毒，但多见于晚期梅毒。为闭塞性脑血管综合征的表现，若侵犯脑，则可出现如偏瘫、失语、癫痫样发作等，侵犯脊髓出现脊髓梗死表现，表现为受累神经支配部位弥漫性疼痛、弛缓性瘫痪、痉挛性瘫、截瘫、尿便障碍、病变水平以下深感觉缺失和感觉性共济失调、相应节段的下运动神经元瘫痪、肌张力减低、肌萎缩等。

4）脑实质梅毒：常见于晚期，是由螺旋体感染引起的慢性脑膜脑炎导致的脑萎缩等脑实质器质性病变。出现进行性恶化的精神和神经系统损害表现，具体表现如下。①麻痹性痴呆：表现为精神和行为异常，可出现注意力不集中、健忘、判断力与记忆力减退、认知障碍、痴呆、情绪变化、抑郁、人格改变、妄想、躁狂或精神错乱等，也可出现瞳孔异常、构音障碍，面部及四肢张力减退，面部、舌和双手的不自主运动、癫痫发作、卒中、营养障碍等。②脊髓痨：病变累及脊髓后索和脊神经后根，常见症状为感觉性共济失调和刺痛，可出现阿-罗瞳孔、下肢闪电痛、感觉异常或感觉减退，腱反射减退甚至消失、下肢肌张力低、尿潴留、Charcot 关节等，并可出现视神经萎缩、内脏危象等。③树胶肿性神经梅毒：脑树胶肿表现为颅内肿瘤样症状，可出现头痛、恶心、呕吐、视盘水肿、颈项强直等高颅内压症状及癫痫发作；脊髓树胶肿可出现截瘫、大小便失禁、受损平面以下感觉消失等。

5）眼梅毒：见于梅毒感染各期，可累及眼的所有结构，角膜、巩膜、虹膜、脉络膜、玻璃体、视网膜及视神经神经等多部位均可受累，常双眼受累，可以是一个孤立表现，也可以是脊髓痨或麻痹性痴呆的一种表现，表现为眼睑下垂、眼球活动受限、球结膜充血、视野缺损、视物变形、视物变色、视野变暗、眼前闪光、眼前有漂浮物、复视、视力下降、失明等。眼梅毒常伴梅毒性脑膜炎。

6）耳梅毒：听力下降、失聪，可伴或不伴耳鸣，为神经梅毒神经系统症状或体征的一部分，听力丧失可伴梅毒性脑膜炎。

神经梅毒也可因梅毒螺旋体同时侵犯神经系统不同部位而使临床表现复杂多样，症状体征可以重叠或复合。

（3）实验室检查

1）非梅毒螺旋体血清学试验：阳性，极少数晚期患者可阴性。

2）梅毒螺旋体血清学试验：阳性。

3）脑脊液检查：有异常发现，且无其他引起这些异常的原因。常规检查白细胞计数≥$5\times10^6$/L（合并HIV感染者，白细胞计数>$20\times10^6$/L），蛋白量>500mg/L，且无其他引起这些异常的原因。脑脊液 FTA-ABS试验和（或）VDRL试验阳性。在没有条件做 FTA-ABS和VDRL的情况下，可以用TPPA和RPR/TRUST替代。研究显示脑脊液中梅毒螺旋体核酸检测阳性或CXCL13升高可以作为神经梅毒的参考诊断依据。

5.隐性梅毒（潜伏梅毒）

（1）流行病学史有不安全性行为，多性伴或性伴感染史，或有输血史。

1）早期隐性梅毒：在近2年内有以下情形。①有明确的高危性行为史，而2年前无高危性行为史；②有符合一期或二期梅毒的临床表现，但当时未得到诊断和治疗者；③性伴有明确的梅毒感染史。

2）晚期隐性梅毒：病程在2年以上。无法判断病程者亦视为晚期隐性梅毒。

既往无明确的梅毒诊断或治疗史。

（2）临床表现：无临床症状与体征。

（3）实验室检查

1）非梅毒螺旋体血清学试验：阳性。

2）梅毒螺旋体血清学试验：阳性。

3）脑脊液检查：有条件时可进行脑脊液检查以排除无症状神经梅毒，隐性梅毒一般无明显异常。

6.胎传梅毒

（1）流行病学史生母为梅毒患者。

（2）临床表现

1）早期胎传梅毒：一般在2岁以内发病，类似于获得性二期梅毒，发育不良，皮损常为红斑、丘疹、扁平湿疣、水疱-大疱；梅毒性鼻炎及喉炎；骨髓炎、骨软骨炎及骨髓炎；可有全身淋巴结肿大、肝脾大、贫血等。

2）晚期胎传梅毒：一般在2岁以后发病，类似于获得性三期梅毒。出现炎症性损害（基质性角膜炎、神经性耳聋、鼻或腭树胶肿、克勒顿关节、胫骨骨膜炎等）或标志性损害（前额圆凸、马鞍鼻、佩刀胫、锁胸关节骨质肥厚、郝秦生齿、口腔周围皮肤放射状皲裂等）。

3）隐性胎传梅毒：即胎传梅毒未经治疗，无临床症状，梅毒血清学试验阳性，脑脊液检查正常，年龄＜2岁者为早期隐性胎传梅毒，＞2岁者为晚期隐性胎传梅毒。

（3）实验室检查

1）暗视野显微镜检查、镀银染色检查或核酸扩增试验：在早期胎传梅毒儿的皮肤黏膜损害或组织标本中通过暗视野显微镜检查或镀银染色检查可查到梅毒螺旋体，或核酸扩增试验检测梅毒螺旋体核酸阳性。

2）非梅毒螺旋体血清学试验：阳性。其抗体滴度等于或高于母亲2个稀释度（4倍），或随访3个月滴度呈上升趋势有诊断价值。

3）梅毒螺旋体血清学试验：阳性。其IgM抗体检测阳性有确诊意义，阴性不能排除胎传梅毒。

### （二）诊断分类

1.一期梅毒

（1）疑似病例：应同时符合流行病学史、临床表现和非梅毒螺旋体血清学试验阳性。或同时符合流行病学史、临床表现和一期梅毒同时符合梅毒螺旋体血清学试验阳性。

（2）确诊病例：应同时符合疑似病例的要求和暗视野显微镜检查、镀银染色检查或核酸扩增试验阳性。或同时符合疑似病例的要求和两类梅毒血清学试验均为阳性。

2.二期梅毒

（1）疑似病例：应同时符合流行病学史、临床表现和非梅毒螺旋体血清学试验阳性。或同时符合流行病学史、临床表现和梅毒螺旋体血清学试验阳性。

（2）确诊病例：应同时符合疑似病例的要求和暗视野显微镜检查、镀银染色检查或核酸扩增试验阳性。或同时符合疑似病例的要求和两类梅毒血清学试验均为阳性。

3.三期梅毒（晚期梅毒）

（1）疑似病例：应同时符合流行病学史、临床表现和非梅毒螺旋体血清学试验阳性。或同时符合流行病学史、临床表现和梅毒螺旋体血清学试验阳性。

（2）确诊病例：应同时符合疑似病例的要求和两类梅毒血清学试验均为阳性。

4.隐性梅毒（潜伏梅毒）

（1）疑似病例：应同时符合流行病学史、非梅毒螺旋体血清学试验阳性和无临床表现，既往无梅毒诊断与治疗史者。或同时符合流行病学史、梅毒螺旋体血清学试验阳性和无临床表现，既往无梅毒诊断与治疗史者。

（2）确诊病例：同时符合疑似病例的要求和两类梅毒血清学试验均为阳性。如有条件可行脑脊液检查以排除无症状神经梅毒。

5.神经梅毒

（1）疑似病例：同时符合流行病学史、临床表现、非梅毒螺旋体血清学试验阳性，梅毒螺旋体血清学试验阳性和中脑脊液常规检查异常（排除其他引起这些异常的原因）。

（2）确诊病例：同时符合疑似病例的要求和脑脊液的常规检查异常及梅毒血清学试验阳性。

6.胎传梅毒

（1）疑似病例：所有未经有效治疗的患梅毒母亲所生的婴儿，或所发生的死胎、死产、流产病例，证据尚不足以确诊胎传梅毒者。

（2）确诊病例：在有流行病学史及临床表现（隐性胎传梅毒可无临床表现）的基础上，符合下列任一实验室检查和随访结果：①暗视野显微镜检查，或镀银染色在早期先天梅毒皮肤/黏膜损害及组织标本中查到梅毒螺旋体，或梅毒螺旋体核酸检测阳性。②婴儿血清梅毒螺旋体IgM抗体检测阳性。③婴儿出生时非梅毒螺旋体血清学试验滴度大于或等于母亲滴度的4倍，且梅毒螺旋体血清学试验阳性。④婴儿出生时非梅毒螺旋体血清学试验阴性或滴度虽未达到母亲滴度的4位，但在其后随访中发现由阴转阳，或滴度上升且有临床症状，且梅毒螺旋体血清学试验阳性。⑤患梅毒母亲所生婴儿随访至18月龄时梅毒螺旋体血清学试验仍持续阳性。

### （三）鉴别诊断

1.一期梅毒

（1）硬下疳：典型的硬下疳具有特征性，易于识别。初期硬下疳或合并其他病原体感染、病程迁延、免疫力低下等各种原因导致的不典型硬下疳需与软下疳、生殖器疱疹、性病性淋巴肉芽肿、糜烂性阴茎头炎、贝赫切特综合征、固定型药疹、癌肿、皮肤结核等发生在外阴部的红斑、糜烂和溃疡相鉴别。

（2）梅毒性腹股沟淋巴结肿大：需与软下疳、性病性淋巴肉芽肿引起的腹股沟淋巴结肿大，以及转移性癌肿相鉴别。

2.二期梅毒

（1）梅毒性斑疹：需与玫瑰糠疹、银屑病、扁平苔藓、手足癣、白癜风、花斑癣、药疹、多形红斑，远心性环状红斑等相鉴别。

（2）梅毒性丘疹和扁平湿疣：需与银屑病、体癣、扁平苔藓、毛发红糠疹、尖锐湿疣等相鉴别。

（3）梅毒性脓疱疹：需与各种毛囊炎、脓疱病、脓疱、臁疮、雅司等相鉴别。

（4）黏膜梅毒疹：需与传染性单核细胞增多症、地图舌、鹅口疮、扁平苔藓、麻疹、化脓性扁桃体炎等相鉴别。

（5）梅毒性脱发：需与斑秃相鉴别。

3.三期梅毒

（1）结节性梅毒疹：需与寻常狼疮、结节病、瘤型麻风等相鉴别。

（2）树胶肿：需与寻常狼疮、瘤型麻风、硬红斑、结节性红斑、慢性皮肤溃疡、脂膜炎、癌肿等相鉴别。

（3）心血管梅毒：梅毒性主动脉瘤需与主动脉硬化症相鉴别。梅毒性冠状动脉病需与冠状动脉粥样硬化相鉴别。梅毒性主动脉瓣闭锁不全需与感染性心内膜炎、先天性瓣膜畸形等引起的主动脉瓣闭锁不全相鉴别。

4.神经梅毒

（1）梅毒性脑膜炎：需与各种病原体感染导致的脑膜炎相鉴别。

（2）脑膜血管梅毒：需与各种原因引起的卒中及短暂性脑缺血发作相鉴别。

（3）麻痹性痴呆：需与阿尔茨海默病、路易体痴呆、额颞叶痴呆、血管性痴呆、帕金森病、慢性酒精中毒、精神分裂症、抑郁症等相鉴别。

（4）脊髓痨：需与脊髓亚急性联合变性、糖尿病性假脊髓痨、结核性脊髓痨、腰椎间盘突出症等原因导致的下肢神经痛相鉴别。

（5）树胶肿性神经梅毒：需与胶质瘤、脑转移瘤、恶性脑膜瘤、结核瘤、脑脓肿、真菌感染相鉴别。

5.眼梅毒　应与虹膜睫状体炎、葡萄膜炎、结膜炎、巩膜炎、脉络膜视网膜炎、视神经炎、视神经周围炎、视神经视网膜炎、视神经萎缩、动眼神经麻痹、展神经麻痹、瞳孔异常等相鉴别。

6.耳梅毒　应与突聋、神经性耳聋、中耳炎等相鉴别。

## 二、处理

### （一）一般原则

（1）及早发现，及时正规治疗，越早治疗效果越好。

（2）剂量足够，疗程规则。不规则治疗可使复发增多及促使晚期损害提前发生。

（3）治疗后要经过足够时间的追踪观察。

（4）所有梅毒患者均应做HIV咨询和检测。

（5）患者所有性伴应同时进行检查和相应治疗。

### （二）治疗目的

1.早期梅毒　尽快消除传染性，控制症状，阻断病情进展，预防复发和发生晚期梅毒。

2.晚期良性梅毒　控制症状，防止发生新的损害，功能障碍得到一定程度恢复。

3.早期胎传梅毒　挽救患儿的生命，症状控制或消失。血清学指标阴转。

4.晚期胎传梅毒　控制损害及预防新的损害发生。

5.隐性病毒　防止病情进展和发生晚期梅毒。

6.心血管梅毒、神经梅毒与各种内脏梅毒　控制症状、预防并发症和治疗后遗症。应与有关专科协作进行处理。

### （三）治疗方案

1.早期梅毒（包括一期、二期及病期在2年以内的隐性梅毒）

（1）推荐方案：苄星青霉素240万U，分为两侧臀部肌内注射，每周1次，共1～2次；或普鲁卡因青霉素80万U/d，肌内注射，连续15天。

（2）替代方案：头孢曲松0.5～1g，每天1次，肌内注射或静脉给药，连续10天。

（3）对青霉素过敏者用以下药物：多西环素100mg，每天2次，连服15天。

2.晚期梅毒（三期皮肤、黏膜，骨骼梅毒，晚期隐性梅毒或不能确定病期的隐性梅毒）及二期复发梅毒

（1）推荐方案：苄星青霉素240万U，分为两侧臀部肌内注射，每周1次，共3次，或普鲁卡因青霉素每天80万U，肌内注射，连续20天为1个疗程，也可考虑给第二疗程，疗程间停药2周。

（2）对青霉素过敏者用以下药物：多西环素100mg，每天2次，连服30天。

3.心血管梅毒

（1）推荐方案：如有心力衰竭，首先治疗心力衰竭，待心功能可代偿时，可注射青霉素，但从小剂量开始以避免发生吉海反应，造成病情加剧或死亡。青霉素第1天10万U，1次肌内注时；第2天每次10万U，共2次肌内注射；第3天每次20万U，共2次肌内注射；自第4天起按下列方案治疗：普鲁卡因青霉素每天80万U，肌内注射，连续20天为1个疗程，共2个疗程（或更多），疗程间停药2周；或苄星青霉素240万U，分为两侧臀部肌内注射，每周1次，共3次。

所有心血管梅毒均需排除神经梅毒，合并神经梅毒的心血管梅毒必须按神经梅毒治疗。

（2）对青霉素过敏者用以下药物：多西环素100mg，每天2次，连服30天。

4.神经梅毒、眼梅毒、耳梅毒

（1）推荐方案：青霉素1800万～2400万U静脉滴注（300万～400万U，每4小时1次），连续10～14天。必要时，继以苄星青霉素，每周240万U，肌内注射，共3次。或普鲁卡因青霉素每天240万U，1次肌内注射，同时口服丙磺舒，每次0.5g，每天4次，共10～14天。必要时，继以苄星青霉素每周240万U，肌内注射，共3次。

（2）替代方案：头孢曲松2g，每天1次，静脉给药，连续10～14天。

（3）对青霉素过敏者用以下药物：多西环素100mg，每天2次，连服30天。

5.胎传梅毒

（1）早期胎传梅毒（2岁以内）

推荐方案：

①脑脊液异常者：青霉素每天（10万U～15万U）/kg，出生后7天以内的新生儿，以每次5万U/kg，静脉给药每12小时1次，出生后7天以上的新生儿青霉素5万U/kg静脉给药，每8小时1次，总疗程10～14天。或普鲁卡因青霉素每天5万U/kg，肌内注射，每天1次，疗程10～14天。

②脑脊液正常者：苄星青霉素5万U/kg，1次注射（分两侧臀肌）。如无条件检查脑脊液者，可按脑脊液异常者治疗。

对青霉素过敏者，目前尚无最佳替代治疗方案，可在无头孢曲松过敏史的情况下选用头孢曲松［如头孢曲松125（脑脊液正常者）～250mg（脑脊液异常者），每天1次，肌内注射，连续10～14天］，但要注意与青霉素可能的交叉过敏反应。也有专家建议在确保红霉素不耐药的情况下，可用红霉素治疗。

（2）晚期胎传梅毒（2岁以上）

推荐方案：普鲁卡因青霉素每天5万U/kg，肌内注射，连续10天为1个疗程（对较大儿童的青霉素用量，不应超过成人同期患者的治疗量）。

对青霉素过敏者，目前尚无最佳替代治疗方案，可在无头孢曲松过敏史的情况下选用头孢曲松（如头孢曲松250mg，每天1次，肌内注射，连续10～14天），但要注意与青霉素可能的交叉过敏反应。8岁以下的儿童禁用四环素类药物。

青霉素是所有类型梅毒的首选和最有效的治疗药物，至今尚没有梅毒螺旋体对青霉素耐药的确切依据。只有在青霉素过敏或无法得到青霉素的情况下，才考虑使用其他抗生素。各期梅毒的治疗需选择合适的青霉素剂型，早期梅毒和晚期树胶肿梅毒选用苄星青霉素、普鲁卡因青霉素，神经梅毒选用青霉素。文献报道，与普鲁卡因青霉素相比，应用苄星青霉素更常见到在孕妇、免疫正常者及合并HIV感染者中的治疗失败，研究显示，青霉素替代苄星青霉素治疗早期梅毒、不合理剂量和疗程的普鲁卡因青霉素治疗可使复发增多及促使晚期损害提前发生，应严格避免。四环素缺乏可靠的临床资料证实其确切疗效，并且多年来我国四环素很少见于医疗市场，因此本指南中不再沿用。越来越多证据表明多西环素作为替代治疗药物对非神经梅毒有一定疗效，因需要多次用药，患者的依从性可能是治疗成功与否的关键。研究显示，我国推荐剂量的头孢曲松治疗早期梅毒有效，但现有资料及临床经验有限，其远期疗效不明确。

近年来的研究显示，对大环内酯类抗生素耐药的梅毒螺旋体株在世界各地有增长趋势，我国已有阿奇霉素治疗孕妇梅毒和阻断胎传梅毒失败的报道。上海和南京地区的研究显示，我国阿奇霉素治疗早期梅毒失败率和大环内酯类药物耐药株比例高达90%以上，因此不再推荐红霉素类药物作为梅毒的替代疗法。如确有必须使用则须在治疗前做耐药检测。

梅毒治疗后可发生吉海（Jarisch-Hlerxheimer）反应，又称疗后剧增反应，常发生于首剂抗梅毒药物治疗后数小时，并在24小时内消退。全身反应似流感样，包括发热、畏寒，全身不适、头痛、肌肉及骨骼疼痛、恶心、心悸等。此反应常见于早期梅毒，反应时硬下疳可肿胀，二期梅毒疹可加重。因此，在驱梅治疗前应告知一、二期梅毒患者治疗后可能出现吉海反应，除非引发其他严重合并症否则无须特殊处理。在晚期梅毒中发生率虽不高，但反应较严重，特别是在心血管梅毒和神经梅毒患者中，尤其是有症状的神经梅毒患者可出现癫痫持续状态等严重的吉海反应，因此患者必须住院治疗以便及时对出现的各种症状做相应治疗。建议对于神经系统受损较重的患者，青霉素治疗初始剂量减少为每次200万～300万U，48小时后改为每次300万～400万U。此反应还可致孕妇早产或胎儿宫内窒息，应给予必要的医疗监护和处理，但不应就此不治疗或推迟治疗。建议早期梅毒孕妇的驱梅治疗应在医师的监护下治疗，在有条件的情况下，治疗当日最好住院，以便及时对症治疗。为减轻吉海反应，有专家建议治疗前口服泼尼松，每天20～30mg，分2次给药，2～3天后停用，但应用泼尼松是否能阻止吉海反应的发生尚不清楚。

## 三、随访和治疗评价

梅毒经足量规则治疗后，应定期随访观察，包括全身体检和复查非梅毒螺旋体血清学试验滴度。

1.*早期梅毒* 随访2～3年，第1次治疗后隔3个月复查，以后每3个月复查1次，1年后每6个月复查1次。由于没有生物学治愈的标准，目前对疗效的评估都是基于60年以来治疗梅毒的经验。早期梅毒治疗有效的评估标准：皮肤损害消失，临床症状控制或消失，同时驱梅治疗结束后3～6个月，患者的非梅毒螺旋体血清学试验滴度较治疗前下降4倍或以上（如从1∶32下降到1∶8）。大多数一期梅毒在1年内，二期梅毒2年内血清可阴转。如非梅毒螺旋体血清学试验由阴转转为阳性或滴度较前次升高4 倍以上，属血清复发；或有临床症状反复（并伴有非梅毒螺旋体血清学试验的上述异常），属临床复发；遇到这两种情况，首先考虑是否有再感染的可能，若确定是复发，要排除神经梅毒的可能，排除神经梅毒后应加倍量复治（治疗2个疗程，疗程之间间隔2周）。

少数患者在正规抗梅治疗后，非梅毒螺旋体抗体滴度下降至一定程度即不再下降，且长期维持在低滴度（甚至终身），即为血清固定现象。血清固定的机制尚不清楚，对于血清固定者首先要排除再感染可能，其次应进行全面体检，包括HIV检测、心血管系统、神经系统和脑脊液检查，以早期发现无症状神经梅毒、心血管梅毒，在排除了上述系统感染的可能性后，可定期观察，包括全身体检及血清随访。如滴度有上升趋势，应给予复治。

2.*晚期梅毒* 需随访3年或更长，第1年每3个月1次，以后每6个月1次。对血清固定者，如临床上无复发表现，并除外神经、心血管及其他内脏梅毒，可不必再治疗，但要定期复登查血清反应滴度，随访3年以上判断是否终止观察。

3.*心血管梅毒及神经梅毒* 需随访3年或更长，除定期做血清学检查外，还应同时由专科医师合作进行终身随访，根据临床症状进行相应处理。早期神经梅毒治疗后部分患者的功能可以完全恢复正常，晚期实质性神经梅毒患者大多不能完全恢复正常，部分患者可能在治疗后症状有反复，复治后可改善或不改善，其机制不清。

神经梅毒治疗后每3～6个月做1次检查，包括血清学及脑脊液检查。脑脊液中细胞计数是判断疗效的敏感指标。如果最初的脑脊液检查细胞数升高，则应每隔3个月复查1次脑脊液细胞计数，直到细胞计数正常。也可复查治疗后脑脊液中蛋白定量和VDRL试验的变化；但是这两项指标的变化都比较缓慢，即使持续异常，其意义也不大。如果在治疗后3个月脑脊液细胞计数不下降，或者在2年后脑脊液仍未完全恢复正常，则应该考虑复治。但复治在许多患者并不能使得脑脊液的蛋白定量和VDRL恢复正常。

梅毒主动脉瓣闭锁不全、冠状动脉口狭窄、梅毒性主动脉瘤及部分有症状的神经梅毒等，虽经充分治疗，其症状和体征也难以完全改善。

## 四、性伴的处理

梅毒患者的所有性伴都应通知，进行相应的检查和治疗。对于一期梅毒患者，应该通知其近3个月内的性伴；二期梅毒，通知其近6个月内的性伴；早期潜伏梅毒，通知其近1年内的性伴；晚期潜伏梅毒，通知其配偶或过去数年的所有性伴；胎传梅毒，对其生母及后者的性伴进行检查。

如果性伴的梅毒血清学检查阳性，应该立即开始抗梅治疗。如果为阴性，推荐在4周后每月复查，连续3次。如果不能保证其后的随访检查，建议立即进行预防性抗梅治疗。同样，如果性伴无法立即做血清学检查，也应进行预防性抗梅毒治疗。早期梅毒的传染性强，因此，在3个月之内有过性接触者，无论血清学检查结果如何，都建议考虑进行预防性抗梅毒治疗。方案是苄星青霉素 240万U，分为二侧臀部肌内注射，共1次。

## 五、特殊情况的处理

### （一）妊娠期梅毒

在妊娠早期，其治疗是为了孕妇本身及阻断梅毒垂直传播使胎儿不受感染；在妊娠晚期，其治疗是为了使受感染的胎儿在分娩前治愈，同时也治疗孕妇。对妊娠期新诊断患梅毒及既往有梅毒感染证据的孕妇应予苄星青霉素240万U，分为两侧臀部肌内注射，每周1次共3次。治疗后每月做1次定量非梅毒螺旋体血清学试验，观察有无复发及再感染。推荐对妊娠期梅毒患者只需进行1个疗程的抗梅毒治疗即可。任何时刻只要发现未经正规治疗的孕妇梅毒，均需及时治疗。

孕妇如对青霉素过敏，目前尚无最佳替代治疗方案，可在无头孢曲松过敏史的情况下谨慎选用头孢曲松，但要注意与青霉素可能的交叉过敏反应。由于我国梅毒螺旋体对大环内酯类药物普遍耐药，因此必须在确保无耐药的情况下才使用红霉素治疗梅毒，且在治疗后应加强临床和血清学随访。在停止哺乳后，要用多西环素复治。红霉素不能通过胎盘，因此对胎儿无治疗作用。早期梅毒治疗后在分娩前应每月检查1次梅毒血清反应，如3个月内血清反应滴度未下降2个稀释度，应给予复治。分娩后按一般梅毒病例进行随访。

对于梅毒孕妇所生婴儿的处理和随访：

*1.经过正规治疗的梅毒孕妇所生婴儿* ①婴儿出生时，如非梅毒螺旋体血清学试验、梅毒螺旋体血清学试验阳性，且前者的滴度未超过生母非梅毒螺旋体血清学试验滴度的4倍，应每3个月复查1次；若转为阴性，且无胎传梅毒的临床表现，一般可排除胎传梅毒。梅毒螺旋体血清学试验一般在婴儿出生后6～18个月转阴。若18个月时仍然阳性，是回顾性诊断胎传梅毒的主要依据。②婴儿出生时，如血清反应阴性，应于出生后1个月、2个月、3个月及6个月复查，至6个月时仍为阴性，且无胎传梅毒的临床表现，可除外梅毒。③在随访期间婴儿的非梅毒螺旋体血清学试验滴度出现逐渐上升，

或出现胎传梅毒的临床表现，应立即予以治疗。④建议对所有出生时非梅毒螺旋体血清学试验或梅毒螺旋体血清学试验阳性的婴儿，但尚未达到胎传梅毒诊断标准者，均予预防性梅毒治疗。预防性梅毒治疗方案为苄星青霉素5万U/kg，1次注射（分两侧臀部肌内注射）。⑤出生时，婴儿的非梅毒螺旋体血清学试验滴度大于或等于母亲的4倍，或有胎传梅毒的临床表现（无论其梅毒血清学试验结果如何），均应按照胎传梅毒进行治疗并密切随访。

2. 未经正规治疗或妊娠晚期才进行治疗或未用青霉素治疗的梅毒孕妇所生婴儿　①非梅毒螺旋体血清学试验阴性，或阳性但滴度小于母亲的4倍，应给予预防性梅毒治疗并随访。②非梅毒螺旋体血清学试验阴性，或者阳性但滴度小于其母亲的4倍，但是有胎传梅毒的表现，应该按胎传梅毒进行治疗并随访。③无论有无胎传梅毒的表现，其非梅毒螺旋体血清学试验滴度大于或等于母亲的4倍，均应该按胎传梅毒处理并随访。

### （二）合并HIV感染的处理

梅毒可促进HIV的传播，反之亦然。在HIV感染早期，由于激活多克隆B细胞使反应性增强，抗体滴度增高，甚至出现假阳性反应。在HIV感染晚期，由于人体免疫力已明显降低，梅毒患者的梅毒血清反应可呈阴性即假阴性。此外，同时感染HIV的患者梅毒血清反应试验（RPR/TRUST的滴度下降速度可能比较慢，在治疗后6个月内滴度不能下降≥4倍（2个稀释度）或阴转，这种现象随着WHO提倡一发现HIV感染就进行抗病毒治疗的策略实施而逐渐减少。

梅毒患者合并HIV感染的处理：①所有HIV感染者应做梅毒血清学筛查。②常规的梅毒血清学检查可能无法确定诊断时，可取皮损活检，做免疫灾光染色或银染色找梅毒螺旋体。③尽管现有理论对HIV合并梅毒螺旋体感染是否增加神经梅毒的可能性尚有争议，许多学者还是建议对所有梅毒患者，凡合并HIV感染，应考虑做腰穿检查脑脊液以排除神经梅毒。④梅毒患者合并HIV感染是否要加大剂量或疗程治疗梅毒仍不明确，对一期、二期及隐性梅毒建议检查脑脊液以排除神经梅毒，若不能实施，则建议用神经梅毒治疗方案来进行治疗。⑤对患者进行密切监测及定期随访。

### （三）神经梅毒的综合处理

神经梅毒为系统性损害，累及重要脏器，多数患者临床表现复杂且较为严重，因此需要综合性诊疗，因此建议开展多学科协作治疗（multiple disciplinary treatment，MDT），即联合皮肤性病科、神经科、精神科、眼科、重症医学科、感染科、医学检验科、影像科等多科专家为患者制订科学、合理、规范、个性化的诊疗方案。

应该对神经梅毒患者进行系统性病情评估。神经梅毒早期症状不典型，容易被忽略，比如头晕、头痛、失眠、情绪低落、记忆力减退等，需要根据患者的症状、体征完善相关的电生理、神经心理及影像学检查等，以期早期发现临床及亚临床病灶。有症状神经梅毒需要根据症状、体征完善相关检查，明确病灶部位及神经梅毒分类，明确预后。比如，出现癫痫需要做脑电图检查；出现头痛、恶心、呕吐、偏瘫、失语、癫痫、痴呆、精神异常等症状需要做增强头颅磁共振成像（MRI）；出现截瘫、感觉障碍、二便障碍等症状需要根据查体对感觉平面做胸椎或腰椎MRI；出现卒中症状考虑梅毒性血管炎时需要做头颈部CT血管造影（CTA）或数字减影血管造影（DSA）等；出现行走不稳、双下肢闪电痛等需要做双下肢体感诱发电位（SFP）；出现认知障碍、情感障碍、人格改变时需要完善神经心理检查；出现眼梅毒需完善眼底镜或眼底造影检查等。

神经梅毒的处理涉及临床各科，应加强合作。①神经科：病变累及周围神经，可导致麻木等症状，可联合B族维生素治疗，如维生素$B_1$、维生素$B_{12}$。如有病理性疼痛，可予卡马西平、加巴喷丁等药物对症处理。病变累及中枢神经系统，如累及脑膜、脑实质、脑神经、脊髓膜、脊髓实质，导致头痛、脊髓痨、偏瘫、脑神经麻痹等症状，可在驱梅治疗基础上加用脱水剂消肿降颅压治疗、加用神经节苷脂等药物给予神经损伤的修复保护治疗。②精神科：患者表现为以妄想、幻觉等为主的精神病性症状，可使用抗精神病药物，如奥氮平、喹硫平等。如表现吵闹、冲动、治疗不合作等行为异常，可使用氟哌啶醇。出现抑郁、焦虑及躯体化症状为主要表现时，可使用抗抑郁药物，如艾司西酞普兰、舍曲林、帕罗西汀等。如出现智力、认知功能损害，可使用多奈哌齐等益智类药物。如有精神行为异常，可使用小剂量抗精神病药，如奥氮平等。③眼科：梅毒性葡萄膜炎在使用抗梅毒治疗的基础上，加用少量激素，有利于抗炎、减轻治疗中可能出现的吉海反应。④重症医学科：如生命体征不平稳，则行生命支持、脏器保护，包括紧急气道管理，稳定血流动力学。积极防治并发症，包括预防深静脉血栓、呼吸机相关肺炎、导管相关血流感染等。

# 附录三

# 2005年美国疾病预防控制中心有关梅毒治疗指南中的具体治疗方案

## （一）一期梅毒和二期梅毒

注射用青霉素G已在临床中应用了50多年，有效达到临床消退（如皮肤痊愈及预防性传播）和预防晚期并发症。但是，至今没有足够的临床对照试验来指导选择理想的青霉素治疗方案（即剂量、疗程和制剂）。有关非青霉素治疗的资料非常有限。

1.成人治疗推荐方案　苄星青霉素G 240万U，单次肌内注射。

注：孕妇及HIV感染者的梅毒患者的治疗将另节讨论。

2.儿童推荐方案　苄星青霉素G 5万U/kg，肌内注射，单次最大剂量不超过240万U。

新生儿期以后的梅毒应进行脑脊液检查以发现无症状神经梅毒，还应回顾患儿的出生史和母亲的病史以判断所患的是先天梅毒还是获得性梅毒（见先天梅毒）。

3.其他处理事项　所有梅毒患者应同时进行HIV检查。在HIV感染高流行区，一期梅毒患者如果初次HIV检查阴性应该在3个月后复查。

患有梅毒且有神经疾病（如脑膜炎）或眼科疾病（如眼色素层炎、虹膜炎、视神经视网膜炎或者视神经炎）的症状或者体征的患者，应该进行包括CSF分析和眼部裂隙灯检查的评估，根据检查结果指导治疗。

在成人一期梅毒和二期梅毒患者中，梅毒螺旋体常侵入脑脊液并引起脑脊液异常。但是，应用推荐的青霉素方案治疗后，只有少数人发生神经梅毒。因此，对于一期和二期梅毒患者，除非有明显的神经或眼病的症状或体征，一般不推荐进行脑脊液常规检查。

4.随访　患者应在治疗后6个月和12个月分别进行临床和血清学复查；如随访不能断定，更为谨慎的做法是增加随访次数。

如果患者的梅毒症状或体征持续或复发，或者非螺旋体抗体滴度上升4倍（即与治疗时的最高滴度或基线滴度比较），提示治疗失败或再感染。这类患者应给予复治，并复查有无HIV感染。由于治疗失败和再感染不易区分，还应同时检查脑脊液。近来一项临床试验表明，早期梅毒患者用推荐方案治疗后，15%的患者在治疗1年后非螺旋体抗体滴度没有下降至用来判断疗效的两个稀释度。

一期和二期梅毒在治疗后6个月非螺旋体抗体滴度如果不能下降4倍，则提示很可能为治疗失败。血清固定患者应该复查HIV感染情况，对于该类患者还没有确定的最佳治疗方案，但至少应该对他们增加临床和血清学随访的次数。合并HIV感染的患者也应增加随访的次数（即从6个月1次增加到3个月1次）。如果不能保证增加随访次数，则推荐复治。因为治疗失败可能由没有识别的中枢神经系统感染所导致，有专家建议在这种情况下应检查脑脊液。

关于复治，多数专家建议如果脑脊液排除神经梅毒则每周肌内注射苄星青霉素240万U，总共3周。在极少数的情况下，尽管脑脊液检查阴性，也进行了复治，但血清抗体滴度仍不下降。这种情况下不再增加治疗次数和复查脑脊液。

5.性伴通知 见“一般原则”中的性伴处理。

6.特殊注意事项

（1）青霉素过敏：支持早期梅毒用非青霉素治疗的资料有限。但有几种方案认为可以用于治疗对青霉素过敏的非妊娠期的一期和二期梅毒。

多西环素100mg，每天2次，共14天或：

四环素500mg，每天4次，共14天或：

头孢曲松，每天1g，肌内注射或静脉给药，共8～10天或：

阿奇霉素2g，单剂口服。

多西环素的依从性优于四环素，后者常引起胃肠道副作用。以上方法的疗效未明确证实，在临床应用时应对患者进行密切随访。这些药物用于HIV感染者尚无研究，应用多西环素、头孢曲松和阿奇霉素治疗合并HIV感染的患者时应十分谨慎。对于青霉素过敏的患者，如果对治疗或随访的依从性差，则应做青霉素脱敏，然后用苄星青霉素治疗。在试剂及技术力量均具备能适当完成试验的情况下，青霉素皮试是很有帮助的（见“有青霉素过敏史患者的处理”）。

（2）妊娠：青霉素过敏的妊娠患者应该先行脱敏而后用青霉素治疗（见“有青霉素过敏史的患者的处理”）。

（3）HIV感染：见“HIV感染者的梅毒”。

## （二）潜伏梅毒

潜伏梅毒无其他患病表现但梅毒血清学试验为阳性，分为早期潜伏梅毒和晚期潜伏梅毒。早期潜伏梅毒病期在1年内，有下列情况者可定义为早期潜伏梅毒：①确有血清学试验阳转；②确有过一期或二期梅毒的症状；③其性伴侣确有一期、二期或早期潜伏梅毒。病期在1年以上为晚期潜伏梅毒。病期不明的潜伏梅毒应按晚期潜伏梅毒处理。早期潜伏梅毒的非螺旋体抗体滴度通常高于晚期潜伏梅毒。但是，不能仅凭这一项来区分早晚期潜伏梅毒。所有潜伏梅毒患者均应认真检查所有能查及的粘膜表面（即口腔、女性会阴、未行包皮环切术的包皮内面），从而发现内部黏膜损害。所有潜伏梅毒患者都应进行HIV感染的检测。

潜伏梅毒的治疗目的是防止晚期并发症的发生和发展，通常对其传染力的影响不大。尽管临床经验证明青霉素治疗有效，但选择何种特定的方案，经验尚不足。

以下方案适用于无青霉素过敏且脑脊液检查（如果已经进行过）正常者。

1.成人推荐方案

（1）早期潜伏梅毒：苄星青霉素G240万U，单次肌内注射。

（2）晚期潜伏梅毒或病期不明的潜伏梅毒：苄星青霉素G240万，肌内注射，1周1次，共3次，总量为720万U。

2.儿童推荐方案

（1）早期潜伏梅毒：苄星青霉素G5万U/kg，单次肌内注射，剂量不超过240万U。

（2）晚期潜伏梅毒或病期不明的潜伏梅毒：苄星青霉素G5万U/kg，肌内注射，剂量不超过240万U，1周1次，共3次（总剂量不超过15万U/kg，不超过720万U）。

3.其他处理事项　所有潜伏梅毒患者都应进行有无晚期梅毒的临床评估（如主动脉炎、树胶肿、虹膜炎和眼色素层炎等）。有下列任一情况的患者，应及时进行脑脊液检查：①神经或眼病的症状或体征；②活动性晚期梅毒的表现（如主动脉炎、树胶肿和虹膜炎等）；③治疗失败；④伴有HIV感染的晚期潜伏梅毒或病期不明的梅毒。

如果条件允许或患者要求，即使不符合以上标准者也可做脑脊液检查。有专家建议对所有潜伏梅毒患者且非螺旋体抗体滴度大于1∶32或HIV患者血CD4计数≤350的患者进行脑脊液检查。这种情况下发生神经梅毒的危险性有多大还不清楚。如果脑脊液检查的结果显示有神经梅毒，应该按神经梅毒进行治疗（见“神经梅毒”）。

如果在晚期梅毒的每周注射用药疗程中，遗漏了一次注射治疗，如何合理处理这种情况还不清楚。从药理学方面考虑，对于晚期梅毒和病程不清的潜伏梅毒，两剂苄星青霉素之间间隔10～14天尚可接受，可继续完成整个疗程。对于妊娠期的晚期潜伏梅毒则不行，如果在妊娠期遗漏了一次注射治疗，应重新开始接受全部疗程的治疗。

4.随访　在治疗后6个月、12个月、24个月时进行非螺旋体血清学定量试验。脑脊液正常的潜伏梅毒如遇到下列情况应该复治：①抗体滴度上升4倍；②最初较高的滴度（≥1∶32），在治疗后12～24个月未下降达4倍（即两个稀释度）；③有提示为梅毒进展的症状或体征。少数情况下，脑脊液检查阴性，也进行了复治，但血清学滴度持续不降。这种情况下，是否需要再增加治疗和复查脑脊液还不清楚。

5.性伴处理　见“一般原则”中“性伴处理”。

6.特殊注意事项

（1）青霉素过敏：潜伏梅毒的非青霉素治疗，其疗效还未充分证实。确诊为早期潜伏梅毒的非妊娠期患者如果对青霉素过敏，可用一期和二期梅毒的替代疗法进行治疗（见“一期和二梅毒的治疗”）。对于晚期潜伏梅毒和病期不明的潜伏梅毒可以应用的药物是多西环素（100mg，每天2次）或四环素（500mg，每天4次），疗程均为28天。只有在联合密切的血清学和临床随访时，才能使用这些治疗。结合生物学和药理学证据，有限的临床研究提示头孢曲松对于晚期潜伏梅毒或者病程不明的潜伏梅毒可能有效。然而，头孢曲松治疗的最佳剂量和疗程不明，而且应该在会诊时与专家讨论来决定治疗。一些青霉素过敏的患者对头孢曲松也过敏；这一情况下，可能需要使用替代药物。这些替代药物对于HIV感染患者的疗效未被充分研究，因此必须谨慎。

（2）妊娠：妊娠患者如果对青霉素过敏首先应进行脱敏，而后用青霉素治疗（见“有青霉素过敏史的患者”和“妊娠期梅毒”）。

（3）HIV感染：见“HIV感染者的梅毒”。

### （三）三期梅毒

三期梅毒涉及树胶肿和心血管损害但不包括所有神经梅毒。以下方案适用于无青霉素过敏史且无神经梅毒表现的患者。

1.推荐方案　苄星青霉素G 240万U，肌内注射，1周1次，共3次，总量为720万U。

2.其他处理事项　有症状的晚期梅毒患者在治疗前应进行脑脊液检查。一些医师对所有的心血管梅毒亦按神经梅毒的方案治疗。对心血管梅毒或树胶肿梅毒的完整处理已超过了本指南的范畴。这类患者应请传染病专家会诊处理。

3.随访　有关三期梅毒患者治疗后的临床效果和随访方面的资料有限。

4.性伴处理　见“一般原则”中“性伴处理”。

5.特殊注意事项

（1）青霉素过敏：对青霉素过敏者应该按照晚期潜伏梅毒患者的治疗方案进行处理。

（2）妊娠：妊娠患者如果对青霉素过敏，必要时应进行脱敏，而后用青霉素治疗（见“有青霉素过敏史的患者的处理”和“妊娠期梅毒”）。

（3）HIV感染：见伴有HIV感染的梅毒。

### （四）神经梅毒

各期梅毒均可发生中枢神经系统病变。如果梅毒患者具有神经受累的临床表现（如感知障碍、运动或感觉障碍、视觉或听觉症状、脑神经麻痹及脑膜炎症状或体征），应该进行脑脊液检查。梅毒性色素层炎或其他眼部表现经常与神经梅毒有关，有这些症状的患者应该按照神经梅毒进行治疗。所有此类患者均应进行脑脊液检查，如发现有异常者，还要做脑脊液随访检查，以评价疗效。神经梅毒或具有梅毒性眼病的患者（如色素层炎、神经视网膜炎或视神经炎）应该按照以下方案治疗。

1.推荐方案　水剂青霉素G，每天1800万～2400万U，每4小时静脉注射300万～400万U或持续静滴，连续10～14天。

2.如果患者的依从性能够保证，也可按照以下替代方案进行治疗　普鲁卡因青霉素240万U，每天1次肌内注射；加丙磺舒500mg，口服，每天4次，两者均为10～14天。

神经梅毒推荐方案和替代方案的疗程比无神经症状的晚期梅毒要短。所以，专家建议在上述方案结束后继续用苄星青霉素240万U，肌内注射，1周1次，共3次，使总疗程与无神经症状的晚期梅毒相当。

3.其他处理事项

（1）所有梅毒患者均应进行HIV感染检测。

（2）不管脑脊液检查结果如何，只要有梅毒引起的听觉障碍，均按照神经梅毒的治疗方案进行处理。尽管临床常用系统性类固醇附加治疗梅毒性耳病，但其疗效还没有被证实。

4.随访　如果最初的脑脊液检查细胞数升高，则应每隔6个月进行1次脑脊液细胞计数随访，直到细胞数正常，也可随访治疗后脑脊液中蛋白和VDRL的变化，但是这两项指标的变化都较缓慢，即使持续异常，其意义也不大。如果在治疗后6个月细胞数不下降，或者在两年后脑脊液仍未完全恢复正常，则应该考虑复治。HIV感染合并梅毒患者的最新资料提示，CSF异常在这些患者可能时间延长，应密切临床随访。

5.性伴处理　见“一般原则”中的“性伴处理”。

6.特殊注意事项

（1）青霉素过敏：头孢曲松可以替代青霉素治疗神经梅毒，但可能与青霉素有交叉反应，其方案为头孢曲松2g，每天肌内注射或静脉给药，疗程10～14天。其他用于神经梅毒的治疗方案还没有得到足够的证实。

（2）妊娠：妊娠患者如果对青霉素过敏，首先应做青霉素脱敏，而后用青霉素治疗（见“妊娠梅毒”）。

（3）HIV感染：见“HIV感染者的梅毒”。

### （五）HIV感染者的梅毒

1.诊断　HIV感染者的梅毒患者血清学反应异乎寻常，多数报道血清学试验滴度比预期升高，也有报告血清学假阴性或阳性反应延迟出现，但这种情况并不常见。许多专家认为对于合并有梅毒和HIV感染的患者可以用通常的方式来解释梅毒螺旋体和非螺旋体试验结果。

当临床表现提示患有梅毒但血清学试验结果为阴性或难以解释时，用其他的试验（如皮损的活检、皮损组织的暗视野检查或直接荧光抗体染色）可能对诊断有用。神经梅毒应该与HIV感染引起的神经损害相鉴别。

2.治疗　与HIV阴性患者相比，合并HIV感染的早期梅毒患者更易侵犯神经，按照推荐方案治疗失败的可能性也增加，治疗后做密切的随访是必要的。

（1）HIV感染者的一期和二期梅毒

1）推荐方案：苄星青霉素G 240万U，单次肌内注射。一些专家建议除此之外再增加治疗（如苄星青霉素G 240万U，每周1次，共3次，与晚期梅毒的治疗一样）。

2）其他处理事项：脑脊液异常（如单核细胞数增加、蛋白水平升高等）在早期梅毒患者和HIV感染者均很常见，一些专家建议合并有HIV感染的早期梅毒患者在治疗之前进行脑脊液检查，如果有异常还应在治疗后随访检查脑脊液。

3）随访：合并有HIV感染的梅毒患者应该在治疗后3个月、6个月、9个月、12个月和24个月进行临床和血清学随访，以观察治疗失败。一些专家建议在治疗后6个月检查脑脊液，尽管这种做法的好处还未证明。

HIV感染的梅毒患者如果符合治疗失败的标准，应该按照HIV阴性患者相同的方案进行处理（即脑脊液检查和复治）。对于治疗后6～12个月非螺旋体抗体滴度下降未达4倍的患者一定要考虑脑脊液检查和复治。大多专家建议如果脑脊液正常，可用苄星青霉素G复治，剂量为240万U，每周1次，肌内注射，共3次。

4）特殊注意事项：青霉素过敏。合并有HIV感染的一期和二期梅毒患者如对青霉素过敏，其处理方式和HIV感染阴性的青霉素过敏者一样。至今还没有非青霉素的替代疗法应用于HIV感染者的充分研究。

（2）HIV感染者的潜伏梅毒

1）合并HIV感染的早期潜伏梅毒患者要按无HIV感染的一期和二期梅毒的推荐方案进行处理。合并HIV感染的晚期潜伏梅毒或病期不明的潜伏梅毒在治疗前应进行脑脊液检查。如果脑脊液检查正常，可用以下方案治疗：苄星青霉素G 240万U，肌内注射，1周1次，共3次治疗。如果脑脊液检查符合神经梅毒，应该按照神经梅毒进行治疗和处理（见“神经梅毒”）。

2）随访：应该在治疗后第6、12、18、24个月时进行临床和血清学随访评价。如果出现了临床症状或非螺旋体抗体滴度上升4倍，应该复查脑脊液并根据结果进行相应地处理。如果非螺旋体抗体滴度在12～24个月下降小于4倍，也应复查脑脊液并进行相应地处理。

3）特殊注意事项：青霉素过敏。对HIV感染患者非青霉素替代治疗的效果尚无充分研究。如果患者对青霉素过敏且其遵嘱治疗的依从性或随访不能保证时，应首先脱敏而后用青霉素治疗（见“有青霉素过敏史的患者的处理”）。头孢曲松可能有效，但其最佳剂量和疗程尚未明确。

### （六）妊娠梅毒

所有妇女在妊娠早期都应进行梅毒血清学筛查。产前筛查非螺旋体抗体测试具有代表性，但在有些情况下使用螺旋体抗体测试。妊娠妇女螺旋体抗体测试阳性，应该使用非螺旋体测试及滴度测试来证实检查结果。在梅毒高发病率社区或人群，或者患者为高危人群，血清学测试应该在妊娠末3个月各进行2次，即在妊娠28～32周和生产时。任何在20周后产下存活胎儿的妇女都应该检测梅毒。

1.诊断　血清学阳性的妊娠妇女应该考虑被感染，除外已经正规治疗且血清学抗体滴度持续降低。血清固定低抗体滴度可能不需要治疗。如果持续高滴度抗体则提示可能再感染并且需要治疗。

2.治疗　青霉素对于预防梅毒的垂直传播和治疗胎传梅毒是有效的。

3.推荐方案　根据梅毒分期的不同，采用相应的青霉素方案治疗妊娠期梅毒。

4.其他处理事项　一些专家建议对某些患者增加治疗。一期、二期或早期潜伏梅毒孕妇在首剂苄星青霉素240万U肌内注射1周后以同样剂量再注射一次。在妊娠后半期，通过胎儿超声检查，可能更易于判断有无先天梅毒，但它不应延误治疗。超声检查如发现胎儿梅毒（如肝大、腹水、胎儿水肿），提示胎儿治疗失败的危险性大，此时应请产科专家会诊处理。对于以上情况尚未有证据要求特别治疗。

妊娠后半期接受梅毒治疗的孕妇，如发生了吉海反应，则有可能发生早产或胎儿窘迫。应告知这些孕妇，在治疗后到产科咨询。治疗后发生并发症极为少见，但不应因为担心死产推迟必要的治疗。所有梅毒孕妇应该进行HIV感染的检查。

5.随访　产前保健、治疗后随访相互配合非常重要。应该在妊娠后第28～32周和分娩时复查梅毒血清学滴度。对高危人群和梅毒流行率高的地区，应每月进行一次梅毒血清学定量试验。不同病期的梅毒在治疗后应有相应的临床和血清学反应。大多数孕妇在能够对血清学反应做出明确评价之前即已分娩。如果在治疗30天以内生产，生产时出现梅毒感染的临床表现或孕妇抗体滴度比治疗前滴度升高4倍，则很可能是孕妇治疗不当。

6.性伴处理　见“一般原则”中的“性伴处理”。

7.特殊注意事项

（1）青霉素过敏：对于妊娠期梅毒除使用青霉素外，尚未有确切疗效的替代方案。青霉素过敏者应首先脱敏，而后用青霉素治疗。皮试可能有帮助（见“有青霉素过敏史患者的处理”)。四环素和多西环素禁用于妊娠期梅毒。红霉素因为不能可靠地治愈胎儿梅毒，也不建议使用。

现有数据不足以推荐阿奇霉素或者头孢曲松治疗孕妇感染和预防先天梅毒。

(2)HIV感染：先天感染引起的胎盘感染可能增加产前HIV传播的危险性。所有HIV感染妇女应该检测梅毒并且治疗。现有数据不足以推荐特别的治疗方案(见“HIV感染者的梅毒”)。

## (七)先天梅毒

有效预防和发现先天梅毒的关键在于鉴定孕妇梅毒，因此孕妇在首次产前检查时需常规做梅毒血清学筛查。在先天梅毒发生率高的人群和社区还应在妊娠第28周和分娩时再做梅毒血清学试验并询问性行为史。对于梅毒孕妇应该询问性伴的治疗情况，以评估孕妇是否可能再感染，还应进行HIV感染的检测。不推荐以新生儿血清和脐带血做梅毒常规筛杳，用母亲血清进行血清学试验优于婴儿血清，因为当母亲的血清学抗体滴度很低或在妊娠晚期感染梅毒时，婴儿的血清学试验可为阴性。孕妇在妊娠期间或分娩时至少应有一次梅毒血清学检查。

1.出生后1个月内婴儿的评价和治疗　母亲可经胎盘将螺旋体和非螺旋体IgG抗体传递给胎儿，使先天性梅毒的诊断变得复杂。当婴儿的梅毒血清学试验结果阳性时解释比较困难。治疗依据通常为：①母亲鉴定是否有梅毒；②母亲梅毒治疗是否充分；③婴儿的临床、实验室及X线检查是否有梅毒表现；④母亲(分娩时)和婴儿由同一实验室和同一种方法所做的非螺旋体抗体检查结果是否不同。

螺旋体和非螺旋体血清学试验阳性的母亲所生的婴儿，均应取婴儿血清进行非螺旋体血清学定量试验(VDRL或RPR)，不能用脐带血，后者可被母血污染而产生假阳性结果。婴儿血清没必要做螺旋体抗体检测(如TPPA或FTA-ABS)。同时还应全面检查以明确有无先天梅毒[包括非免疫性水肿、黄疸、肝脾大、鼻炎、皮疹和(或)肢体假性麻痹]。建议用特异抗螺旋体荧光抗体染色对胎盘或脐带做病理检查，也可取可疑的损害或体液(如鼻腔渗出物)做暗视野或直接荧光抗体染色。

下面分几种方案介绍先天梅毒的诊断和治疗。

(1)已经证实或高度可能的先天梅毒，并且具有以下情况：体格检查异常，符合先天梅毒；非螺旋体血清学定量试验结果比母亲高4倍；取体液做暗视野或荧光抗体试验结果阳性。

1)推荐的诊断试验：①脑脊液做VDRL，细胞计数，蛋白定量；②全血细胞计数，分类及血小板计数；③根据临床而做的其他检查(如长骨X线摄片、X线胸片、肝功能、颅脑超声检查、眼检查、脑干听觉反应)。

2)推荐的治疗方案：水剂结晶青霉素10万～15万U/(kg·d)，5万U/(kg·次)，静脉给药，出生后前7天每12小时1次，以后则每8小时1次，总疗程为10天；或普鲁卡因青霉素G，5万U/(kg·次)，肌内注射，每天1次，共10天。如果在疗程中漏治达1天以上，应重新开始整个疗程。应用其他抗生素(如氨苄西林)尚无足够的资料。应用非青霉素的其他药物治疗需要密切随访以评价疗效。任何情况下对婴儿进行评价和治疗时必须考虑母亲的梅毒感染史和治疗情况。

（2）婴儿体检正常，非螺旋体血清学抗体滴度与母亲的滴度相同或升高未达4倍，同时：①母亲没有治疗，或治疗不充分，或没有治疗的证据；或②母亲用红霉素或其他非青霉素治疗；或③母亲分娩前治疗≤4周才接受治疗。

1）推荐的诊断试验：①脑脊液做VDRL、细胞计数和蛋白定量；②全血细胞计数、分类及血小板计数；③长骨X线摄片。

如果给予10天的青霉素注射治疗，则没有必要对婴儿进行全面检查。如果仅予苄星青霉素G单剂治疗，则必须对婴儿进行全面检查（即脑脊液检查、长骨X线摄片、全血细胞及血小板计数），以明确各项检查是否正常，并能保证随访。如果检查中有任何一项不正常或未做，或脑脊液检查结果由于血液污染难以解释，婴儿则需要接受10天疗程的青霉素治疗。

2）推荐的治疗方案：水剂结晶青霉素，10万～15万U/（kg·d），在出生头7天以5万U/（kg·次）静脉给药，每12小时1次，以后则每8小时1次，总疗程10天；或普鲁卡因青霉素G 5万U/（kg·次），肌内注射，每天1次，共10天，或苄星青霉素G 5万U/（kg·次），单剂肌内注射。

注：如果母亲的早期梅毒在分娩时没有治疗，一些专家倾向选择10天的青霉素注射治疗。

（3）婴儿体检正常且非螺旋体血清学抗体滴度与母亲的滴度相同或升高未达4倍，同时：①母亲在妊娠期间接受了与病期一致的治疗，且治疗时间在分娩前＞4周内；②母亲无再感染或复发的证据。

1）推荐的诊断试验：不需要做任何检查评价。

2）推荐的治疗方案：苄星青霉素G 5万U/（kg·次），单剂肌内注射。

（4）婴儿体检正常，非螺旋体血清学抗体滴度与母亲的滴度相同或升高未达4倍，同时：①母亲在妊娠前经过充分的治疗；②母亲非螺旋体抗体滴度在妊娠之前、妊娠期间及分娩时均维持较低的水平上（VDRL＜1∶2或RPR＜1∶4）。

1）推荐的诊断试验：不需要做任何检查评价。

2）推荐的治疗方案：无须治疗，但是某些专家建议在不能保证随访时用苄星青霉素G 5万U/（kg·次），单剂肌内注射。

2.较大婴儿和儿童梅毒的评价和治疗　如果婴儿在新生儿期后（即1个月之后）梅毒血清反应呈阳性，应该回顾其母亲的血清学检查和病史从而判断患儿是先天还是获得性梅毒（获得性梅毒见“一期、二期梅毒”及“潜伏梅毒”）。任何可能患先天梅毒的儿童应该做全面的检查包括HIV感染的检测。

（1）推荐的诊断试验

1）脑脊液做VDRL、细胞计数及蛋白定量。

2）全血细胞计数、分类及血小板计数。

3）根据临床做其他检查（如长骨X线摄片、X线胸片、肝功能、腹部超声、眼检查、脑干听觉反应）。

（2）推荐的治疗方案：水剂青霉素，20万～30万U/（kg·d），静脉给药，5万U/kg，每隔4～6小时1次，共10天。

如果无任何梅毒的临床表现，脑脊液检查正常，VDRL试验结果阴性，一些专家倾向于3周剂量的苄星青霉素G5万U/kg，肌内注射。

可疑先天梅毒患儿及神经受累应接受水剂青霉素治疗。一些专家建议在给这些患儿10天疗程的静脉滴注水剂青霉素治疗后继续给予单剂量苄星青霉素G治疗，5万U/kg，肌内注射。这对患有其他螺旋体感染的儿童来说治疗同样有效。

3.随访　所有梅毒血清学反应阳性（或母亲分娩时血清学阳性）的婴儿均应密切随访，每隔2～3个月做1次临床和血清学检查（即非螺旋体试验），直到血清学试验阴性或抗体滴度下降4倍。如果婴儿未受感染（即血清阳性是由母亲的IgG抗体被动转移造成的）或尽管被感染但接受了充分的治疗，非螺旋体抗体滴度应在3个月后下降，6个月后转阴。新生儿期以后才治疗的婴儿，滴度下降较为缓慢。如果6～12个月龄后滴度持续不降甚至升高，应该对婴儿进行检查评价（如脑脊液检测），并给予青霉素G注射治疗，疗程为10天。

不应以螺旋体试验作为儿童梅毒疗效评价的指标，因为即使给予了有效的治疗，此试验仍然可保持阳性。螺旋体抗体可被动转移给婴儿，且能维持到15月龄。如果婴儿在18月龄时螺旋体血清学试验呈阳性，则可诊断为先天梅毒。但如此时非螺旋体血清学反应呈阴性，则不需要再做任何检查和治疗。相反，如果18月龄时为阳性，则应该做全面的检查并按照先天梅毒治疗。

如果婴儿的脑脊液初次检查为异常，则应该每隔6个月做1次腰穿，直到脑脊液检查正常为止。脑脊液VDRL呈阳性，或脑脊液检查异常不能以其他可能的疾病解释时，应该考虑可能为神经梅毒并予治疗。

先天梅毒在新生儿期以后才开始治疗的患儿，可参照新生儿的推荐处理方案进行随访。

4.特殊注意事项

（1）青霉素过敏：对于需做梅毒治疗，但有青霉素过敏史或发生过可疑青霉素过敏反应的患儿，必要时应首先进行脱敏而后用青霉素治疗（见“有青霉素过敏史患者的处理”）。其他抗生素（如头孢曲松）治疗的资料不够充分；如果应用非青霉素方案，则应做密切的血清学和脑脊液随访。

（2）HIV感染：对于患有先天性梅毒且母亲合并有HIV感染的婴儿，是否需要采取与一般推荐方案不同的检查、治疗或随访，这方面的资料非常有限。

（3）青霉素短缺

1）对有先天性梅毒临床症状的婴儿用水剂青霉素G（钾或钠）治疗。如果静脉滴注青霉素G受限，用普鲁卡因青霉素G替代部分或所有每天剂量（每天5万U/kg，一次肌内注射，连续10天）。如果暂时没有水剂青霉素或普鲁卡因青霉素G，在严密的临床观察和血清学结果随访下，可以考虑使用头孢曲松（剂量根据年龄和体重而定）。伴有黄疸的婴儿应慎重使用。对于月龄有30天或以上的婴儿来说，每天单剂量使用75mg/kg头孢曲松，肌内注射或静脉滴注，连续10～14天，但应注意根据出生时体重来调整剂量。对年龄较大的婴儿，每天单剂量需增至100mg/kg。如果患儿初次脑脊液检查异常，于6月龄时应重复脑脊液检查。

2）对于无任何临床感染症状但有先天梅毒风险的婴儿，使用：①普鲁卡因青霉素G5万U/kg，每天1次肌内注射，连续10天；或②苄星青霉素G 5万U/kg，单剂量肌内注射。

如果先天性梅毒评估内容有任何不正常，脑脊液检查结果又无法解释，或脑脊液检查未做或随访不确定，则推荐使用普鲁卡因青霉素G。单剂量头孢曲松不足以用于治疗这种情况的先天梅毒。

对于有先天梅毒风险的早产儿但又无梅毒感染临床症状并且由于肌内质量减退而不能耐受肌内注射的患儿来说，可以考虑静脉滴注头孢曲松加严密的临床观察和血清学试验随访，头孢曲松的剂量应根据年龄和出生时体重而调整。

（4）伴有青霉素过敏史患者的处理：目前尚未证实有替代青霉素治疗神经梅毒、先天梅毒及妊娠梅毒的有效药物。只要可能，青霉素也被推荐用于治疗协同HIV感染的梅毒患者。对青霉素过敏者需做皮试。

1）青霉素过敏皮试：如果有一整套青霉素皮试试剂，包括主要和次要决定抗原（参考青霉素过敏皮试），患者自诉有青霉素过敏史但皮试实验阴性者能接受传统青霉素治疗。皮试阳性患者应当先进行脱敏治疗。

如果没有一整套皮试试剂，包括次要决定抗原，患者应当用苄青霉素酰基聚左旋赖氨酸（即主要决定抗原）和青霉素G进行皮试试验。阳性试验结果的患者应当接受脱敏治疗。另外一些专家建议呈现阴性试验结果的患者可在有特殊监测设备的环境中口服青霉素，即使出现过敏反应，也能有效地避免。

如果缺少皮试试验用的主要决定抗原（Pre-Pen），所有有青霉素过敏史者如暗示由IgE介导的反应（过敏性反应、血管性水肿、支气管痉挛及荨麻疹等）都应在医院条件下进行脱敏治疗。在一些患者中如反应不像是由IgE所介导，可考虑口服脱敏治疗。

2）青霉素高度可能过敏者包括

①有过青霉素相关的过敏史、哮喘史或其他可能使过敏反应加重的疾病史。

②正在接受β-肾上腺素能阻滞剂治疗者，应先将全量皮试试剂先稀释100倍进行皮试，以后才能用全量试剂做皮试。而且，患者应该在全面监视下做皮试，一旦发生了过敏反应可以及时地处理。患者在近期不能服用抗组胺药物（如过去24小时内未服用氯苯那敏或特非那定，过去4天内未服用羟嗪或苯海拉明，过去3周未服阿司咪唑）。

③步骤

A.稀释抗原

a.如果患者对青霉素有过严重的过敏反应，初次皮试应稀释100倍。

b.如果患者在过去一年以内发生过其他类型即刻性全身性反应，应稀释10倍。

B.表皮（针刺）试验：将数滴试剂滴在前屈侧，用26号针头刺该处表皮，但不要使之出血。针刺15分钟后如果风团平均直径比阴性对照大4mm，则皮试阳性；反之，为阴性。组胺对照试验应为阳性，以保证排除由于抗组胺药物引起的假阴性。

C.皮内试验：如果表皮试验结果为阴性，在前臂的屈侧用26号或27号针头的注射器分别皮内注射阴性对照液和抗原溶液各0.02ml，记录由于注射本身引起风团的直径。皮内注射15分钟后如果风团平均直径大于首次或阴性对照达2mm，皮内试验为阳性；反之为阴性。

## 附录四

# 中华人民共和国卫生行业标准
# ——梅毒诊断（diagnosis for syphilis）

## WS273—2018

## 中华人民共和国国家卫生和计划生育委员会

1　范围

本标准规定了梅毒的诊断依据、诊断原则、诊断和鉴别诊断。

本标准适用于全国各级各类医疗卫生机构及其医务人员对梅毒的诊断。

2　术语和定义

下列术语和定义适用于本文件。

2.1　梅毒（syphilis）

苍白螺旋体苍白亚种（treponema pallidumsubp pallidum）（又名梅毒螺旋体）感染人体所引起的一种系统性、慢性性传播疾病，可引起人体多系统多器官的损害，产生多种临床表现，导致组织破坏、功能失常，甚至危及生命。

2.2　前带现象（prozonephenomenon）

在非梅毒螺旋体血清学试验（如RPR试验）中，由于血清抗体水平过高，抗原-抗体比例不合适，而出现假阴性或弱阳性结果，将此血清稀释后再做血清学试验，出现阳性结果，称为前带现象。这种现象临床上主要发生在二期梅毒患者。

2.3　梅毒血清固定（syphilis serofast）

梅毒患者经过规范的抗梅毒治疗和一定时间的随访（一期梅毒随访1年，二期梅毒随访2年，晚期梅毒随访3年），非梅毒螺旋体血清学试验维持在一定滴度（一般在1∶8或以下，但超过1∶8也不鲜见），排除再感染、神经梅毒、心血管梅毒和生物学假阳性等，即为梅毒血清固定。

3　缩略语

下列缩略语适用于本文件。

CLIA：化学发光免疫试验（chemi luminescence immunoassay）

ELISA：酶联免疫吸附试验（enzyme linkedimmunosorbent assay）

FTA-ABS：荧光密螺旋体抗体吸收试验（fluorescenle treponemal antibody absorption）

PCR：聚合酶链反应（polymerase chain reaction）

RPR：快速血浆反应素环状卡片试验（rapid plasma reagin）

RT：快速检测试验（rapid test）

TPHA：梅毒螺旋体血凝试验（treponema pallidum hemagglutination assay）

TPPA：梅毒螺旋体颗粒凝集试验（treponema pallidum particle agglutination）

TRUST：甲苯胺红不加热血清试验（toluidinered unheated serum test）

VDRL：性病研究实验室玻片试验（Venereal Disease Research Laboratory）

4 诊断依据

4.1 一期梅毒

4.1.1 流行病学史

多数有不安全性行为史，或性伴侣感染史，或多性伴侣史。

4.1.2 临床表现

硬下疳：潜伏期2～4周（平均3周），多见于外生殖器等性接触部位。起初表现为小丘疹，逐渐发展为直径1～2cm的圆形或椭圆形浅在性溃疡，界线清楚、边缘略隆起，溃疡面清洁；一般为单发；触诊基底质韧，呈软骨样硬度；无明显疼痛或触痛。硬下疳也可不典型，或可因为继发细菌感染，表现为自觉疼痛、多个溃疡、深或大的溃疡、溃疡面有脓性渗出物、触之不硬等。

腹股沟或患部淋巴结肿大：可为单侧或双侧，无痛，相互孤立而不粘连，质硬，不化脓破溃，其表面皮肤无发红、发热表现。

4.1.3 实验室检查

4.1.3.1 暗视野显微镜检查、镀银染色检查或核酸扩增试验

硬下疳损害刮取渗液或淋巴结穿刺液可查见梅毒螺旋体，或核酸扩增试验检测梅毒螺旋体核酸阳性（见A.1、A.2、A.3）。

4.1.3.2 非梅毒螺旋体血清学试验

阳性（见.4.2）。如感染不足6周，该试验可为阴性，应于感染6周后复查。

4.1.3.3 梅毒螺旋体血清学试验

阳性（见A.4.3）。如感染不足4周，该试验亦可为阴性，应于感染4周后复查。

4.2 二期梅毒

4.2.1 流行病学史

多数有不安全性行为史，或性伴感染史，或多性伴侣史；或有输血史（供血者为早期梅毒患者）。可有一期梅毒史，病期在2年以内。

4.2.2 临床表现

皮损：呈多形性，可模拟各种皮肤病皮损，包括斑疹、斑丘疹、丘疹、丘疹鳞屑疹及脓疱疹等，常泛发对称；掌跖部易见暗红斑及脱屑性斑丘疹；外阴及肛周可见湿丘疹及扁平湿疣；皮损一般无自觉症状，也可有瘙痒；口腔可发生黏膜斑，或可有生殖器部位黏膜斑；可发生虫蚀样脱发。二期复发梅毒，皮损局限，数目较少，形态奇异，常呈环状、弓形或弧形。

全身浅表淋巴结可肿大。

可出现梅毒性骨关节损害、眼损害、神经系统及其他内脏损害等。

4.2.3 实验室检查

4.2.3.1 暗视野显微镜检查、镀银染色检查或核酸扩增试验

二期梅毒皮损如扁平湿疣、湿丘疹及黏膜斑，其刮取渗液可查见梅毒螺旋体，或核酸扩增试验检测梅毒螺旋体核酸阳性（见A.1、A.2、A.3）。

4.2.3.2 非梅毒螺旋体血清学试验

阳性（见A.4.2）。

4.2.3.3　梅毒螺旋体血清学试验

阳性（见A.4.3）。

4.3　三期梅毒

4.3.1　流行病学史

多数有不安全性行为史，或性伴感染史，或多性伴史。可有一期或二期梅毒史。病期2年以上。

4.3.2　临床表现

晚期良性梅毒：皮肤黏膜损害表现为头面部及四肢伸侧的结节性梅毒疹，大关节附近的近关节结节皮肤、口腔、舌咽树胶肿，上腭及鼻中隔黏膜树胶肿可导致上腭及鼻中隔穿孔和马鞍鼻。也可发生骨梅毒及其他内脏梅毒，累及骨骼及关节、呼吸道、消化道、肝脾、泌尿生殖系及内分泌腺等。

眼梅毒：少数可发生虹膜睫状体炎、视网膜炎及间质性角膜炎等，可致失明。

神经梅毒：可发生脑膜神经梅毒（出现头痛、呕吐、颈项强直等）、脑膜血管梅毒（出现闭塞性脑血管综合征表现如偏瘫、失语、癫痫性发作）、脑实质梅毒（出现麻痹性痴呆、脊髓痨等），也可为无症状性神经梅毒，仅有脑脊液异常发现。

心血管梅毒：可发生单纯性主动脉炎、主动脉瓣闭锁不全、主动脉瘤等。

4.3.3　实验室检查

4.3.3.1　非梅毒螺旋体血清学试验

阳性（见A.4.2）。

4.3.3.2　梅毒螺旋体血清学试验

阳性（见A.4.3）。

4.3.3.3　脑脊液检查（主要用于神经梅毒的诊断）

白细胞计数≥$10\times10^6$/L，蛋白量＞500mg/L，且无其他引起这些异常的原因。脑脊液VDRL试验（或RPR/TRUST试验）或FTA-ABS试验（或TPPA/TPHA试验）阳性（见A.4.2、A.4.3）。

4.3.3.4　组织病理检查

有三期梅毒的组织病理变化（见A.5）。

4.4　隐性梅毒（潜伏梅毒）

4.4.1　流行病学史

多数有不安全性行为史，或性伴感染史，或多性伴侣史。早期隐性梅毒：在近2年内有以下情形：

a）有明确的不安全性行为史，而2年前无不安全性行为史。

b）有过符合一期或二期梅毒的临床表现，但当时未得到诊断和治疗者。

c）性伴有明确的早期梅毒感染史。

晚期隐性梅毒：感染时间在2年以上。无法判断感染时间者亦视为晚期隐性梅毒。既往无明确的梅毒诊断或治疗史。

4.4.2　临床表现

无任何梅毒性的临床表现。

4.4.3 实验室检查

4.4.3.1 非梅毒螺旋体血清学试验

阳性（见A.4.2）。

4.4.3.2 梅毒螺旋体血清学试验

阳性（见A.4.3）。

4.4.3.3 脑脊液检查

有条件时可进行脑脊液检查以排除无症状神经梅毒。隐性梅毒一般无明显异常，

4.5 胎传梅毒（先天梅毒）

4.5.1 流行病学史

生母为梅毒患者。

4.5.2 临床表现

早期胎传梅毒：2岁以内发病，类似于获得性二期梅毒。发育不良；皮损常为水疱-大疱、红斑、丘疹、扁平湿疣；口周及肛周形成皲裂，愈后遗留放射状瘢痕；梅毒性鼻炎及喉炎；骨髓炎、骨软骨炎及骨膜炎；可有全身淋巴结肿大、肝脾大、贫血等。

晚期胎传梅毒：2岁以后发病，类似于获得性三期梅毒。出现炎症性损害（间质性角膜炎、神经性耳聋、鼻或腭树胶肿、克勒顿关节等）或标志性损害（前额圆凸、马鞍鼻、佩刀胫、锁胸关节骨质肥厚、郝秦生齿、腔口周围皮肤放射状裂纹等）。

隐性胎传梅毒：即胎传梅毒未经治疗，无临床症状，梅毒血清学试验阳性，脑脊液检查正常，年龄＜2岁者为早期隐性胎传梅毒，＞2岁者为晚期隐性胎传梅毒。

4.5.3 实验室检查

4.5.3.1 暗视野显微镜检查、镀银染色检查或核酸扩增试验

在早期胎传梅毒儿的皮肤黏膜损害或组织标本中可查到梅毒螺旋体，或核酸扩增试验检测梅毒螺旋体核酸阳性（见A.1、A.2、A.3）。

4.5.3.2 梅毒血清学试验

梅毒血清学试验如下：

-出生时非梅毒螺旋体血清学试验阳性，滴度大于或等于母亲分娩前滴度的4倍。且梅毒螺旋体血清学试验阳性（见A.4.2）：

--梅毒螺旋体IgM抗体检测：阳性（见A.4.3.8）：

--出生时不能诊断胎传梅毒的儿童，任何一次随访过程中非梅毒螺旋体血清学试验由阴转阳，或滴度上升，且梅毒螺旋体血清学试验阳性（见A.4.2）；

-在18月龄前不能诊断胎传梅毒的儿童，18月龄后梅毒螺旋体血清学试验仍阳性（见A.4.3）。

5 诊断原则

应根据流行病学史、临床表现及实验室检查等进行综合分析，做出诊断。

6 诊断

6.1 一期梅毒

6.1.1 疑似病例

应同时符合4.1.1和4.1.2，并符合4.1.3.2或4.1.3.3中的一项。

6.1.2　确诊病例

应同时符合6.1.1和4.1.3.1.或同时符合4.1.1、4.1.2、4.1.3.2和4.1.3.3

6.2　二期梅毒

6.2.1　疑似病例

应同时符合4.2.1和4.2.2，并符合4.2.3.2或4.2.3.3中的一项。

6.2.2　确诊病例

应同时符合6.2.1和4.2.3.1，或同时符合4.2.1、4.2.2、4.2.3.2和4.2.3.3。

6.3　三期梅毒

6.3.1　疑似病例

应同时符合4.3.1和4.3.2，并符合4.3.3.1或4.3.3.2中的一项。

6.3.2　确诊病例

应同时符合4.3.1、4.3.2和4.3.3.1，并符合4.3.3.2，4.3.3.4中的一项。诊断神经梅毒还应同时符合4.3.3.3。

6.4　隐性梅毒（潜伏梅毒）

6.4.1　疑似病例

应同时符合4.4.1和4.4.2，并符合4.4.3.1或4.4.3.2中的一项。

6.4.2　确诊病例

应同时符合4.4.1、4.4.2、4.4.3.1、4.4.3.2和4.4.3.3。

6.5　胎传梅毒（先天梅毒）

6.5.1　疑似病例

所有未经有效治疗的患梅毒母亲所生的婴儿，证据尚不足以确诊胎传梅毒者。

6.5.2　确诊病例

应同时符合4.5.1和4.5.2，并符合4.5.3中的一项。

7　鉴别诊断

7.1　一期梅毒

7.1.1　硬下疳

需与软下疳、生殖器疱疹、性病性淋巴肉芽肿、糜烂性阴茎头炎、白塞病、固定型药疹、癌肿、皮肤结核等发生在外阴部的红斑、糜烂和溃疡相鉴别。

7.1.2　梅毒性腹股沟淋巴结肿大

需与软下疳、性病性淋巴肉芽肿引起的腹股沟淋巴结肿大，以及转移癌肿相鉴别。

7.2　二期梅毒

7.2.1　梅毒性斑疹

需与玫瑰糠疹、银屑病、扁平苔藓、手足癣、白癜风、花斑癣、药疹、多形红斑、远心性环状红斑等相鉴别。

7.2.2　梅毒性丘疹和扁平湿疣

需与银屑病、体癣、扁平苔藓、毛发红糠疹、尖锐湿疣等相鉴别。

7.2.3　梅毒性脓疱疹

需与各种脓疱病、脓疱疮、臁疮、雅司、聚合性痤疮等相鉴别。

7.2.4　黏膜梅毒疹

需与传染性单核细胞增多症、地图舌、鹅口疮、扁平苔藓、化脓性扁桃体炎等相鉴别。

7.2.5　梅毒性脱发

需与斑秃相鉴别。

7.3　三期梅毒

7.3.1　结节性梅毒疹

需与寻常狼疮、结节病、瘤型麻风等相鉴别。

7.3.2　树胶肿

需与寻常狼疮、瘤型麻风、硬红斑、结节性红斑、脂膜炎、癌肿等相鉴别。

7.3.3　神经梅毒

脑膜神经梅毒需与各种原因引起的脑膜炎相鉴别。脑膜血管梅毒需与各种原因引起的脑卒中相鉴别。麻痹性痴呆需与各种精神疾患、阿尔茨海默病（老年性痴呆）、慢性酒精中毒和癫痫发作等相鉴别。脊髓痨需与埃迪（Adie）综合征、糖尿病性假脊髓痨等相鉴别。

7.3.4　心血管梅毒

梅毒性主动脉瘤需与主动脉硬化症相鉴别，梅毒性冠状动脉病需与冠状动脉粥样硬化相鉴别。梅毒性主动脉瓣闭锁不全需与各种原因引起的主动脉瓣闭锁不全相鉴别。

7.4　潜伏梅毒（隐性梅毒）

无明显临床表现，但梅毒血清学试验阳性，需要与梅毒治疗后的血清固定现象进行鉴别。

## 附A（规范性附录）梅毒的实验室检查

A.1　梅毒螺旋体暗视野显微镜检查

A.1.1　原理

暗视野显微镜检查是采用一个特殊的聚光器，分为干系和湿系两种，其中央均为黑漆所遮蔽，仅在周边留有光线斜角处，光线只可从其圆周边缘斜角射到载玻片上。梅毒螺旋体检查一般采用湿系聚光器。倘若斜射光线遇到载玻片上的物体，如螺旋体等，物体会发光显现。

A.1.2　材料

暗视野显微镜、钝刀（刮勺）、载玻片、注射器、注射针头、无菌等渗盐水。

A.1.3　取材

A.1.3.1　皮肤黏膜损害取材：首先在载玻片（厚度为1.0～1.2mm）上滴加50～100μl盐水备用。然后用棉拭子取无菌盐水轻轻擦去皮损上的污物。如皮损上有痂皮，可用钝刀小心除去。再用钝刀轻轻地刮数次（避免出血），取组织渗液与载玻片上的盐水混匀，加盖玻片置暗视野显微镜下检查。

A.1.3.2　淋巴结取材：消毒淋巴结表面皮肤，用无菌干棉球擦干。用1ml无菌注射器配12号针头，吸取无菌等渗盐水0.25～0.5ml，以无菌操作穿刺淋巴结并注入盐水，再吸入注射器内，反复2～3次后取少量淋巴液于载玻片上，加盖玻片，置暗视野显微镜下检查。

A.1.4　方法

A.1.4.1　在暗视野聚光器（此法用湿系暗视野聚光器）上加一滴甘油缓冲液［甘油和0.1mol/L磷酸缓冲液（PBS），pH 7.0按7∶3配制］。

A.1.4.2　载玻片置载物台上，上升聚光器使甘油缓冲液接触载玻片，先用10倍物镜，使物像清晰，再用40倍物镜观察，寻找有特征形态和运动方式的梅毒螺旋体。

A.1.5　结果及解释

A.1.5.1　暗视野显微镜下，典型的梅毒螺旋体呈白色发光，其螺旋较密而均匀，平均8～14个。运动规律，运动性较强，观察其运动形式有助于与其他螺旋体相鉴别。见到梅毒螺旋体，结合典型临床表现有确诊梅毒的价值。其运动方式包括如下：a）旋转式，围绕其长轴旋转；b）蛇行式，全身弯曲如蛇行；c）伸缩其螺旋间距离而移动。

A.1.5.2　未检出螺旋体不能排除梅毒的诊断，阴性结果可能说明：a）螺旋体数量不足（单次暗视野显微镜检查其敏感性低于50%）；b）患者已接受抗生素或杀灭梅毒螺旋体的药物治疗；c）损害接近自然消退。

A.2　梅毒螺旋体镀银染色检查

A.2.1　原理

梅毒螺旋体具有亲银性，可被银溶液染成棕黑色，在普通显微镜下可观察到梅毒螺旋体。

A.2.2　材料

普通光学显微镜、钝刀（刮勺）、加拿大树胶、罗吉氏固定液、鞣酸媒染剂、Fontana银溶液、无水酒精。

A.2.3　取材

同A.1.3。

A.2.4　方法

A2.4.1　涂片干燥：将标本涂于干净载玻片涂成薄片，于空气中自然干燥（不可用火干燥固定）。

A.2.4.2　固定：用罗吉氏固定液将涂片固定2～3分钟。

A.2.4.3　洗涤：用无水酒精洗涤玻片上的油污。

A.2.4.4　媒染：加鞣酸媒染剂2～3滴于涂片上，略加热产生蒸汽，染30秒。

A.2.4.5　银染：水洗，加Fontana银溶液于涂片上，略加热产生蒸汽，染30秒。

A.2.4.6　镜检：水洗，待干，加盖玻片后，以加拿大树胶封固（封固的目的是防止用镜油时，使标本脱色，同时有利于长期保存），用油镜检查。

A.2.5　结果及解释

A.2.5.1　显微镜下观察：梅毒螺旋体染成棕褐色。

A.2.5.2　临床意义的解释同暗视野显微镜检查法。标本阳性时，若有典型的皮肤黏膜损害者可确诊。如标本阴性时，不能完全排除梅毒，必要时应复查。应注意与腐生螺旋体相鉴别。

A.3　梅毒螺旋体核酸扩增试验

A.3.1　原理

采用聚合酶链反应（PCR）法。通过特异引物和特定条件下的热循环反应，对皮损部位组织液、淋巴穿刺液及脑脊液等样品中的梅毒螺旋体进行核酸检测，在早期梅毒、神经梅毒和先天梅毒等诊断中具有一定的价值。

A.3.2　材料

A.3.2.1　PCR引物：梅毒螺旋体核酸扩增检测一般使用bmp、tpp47、poIA等基因序列的引物。

A.3.2.2　主要试剂：包括核酸提取纯化、PCR所需的试剂。

A.3.3　取材

同A.1.3。

A.3.4　方法

A.3.4.1　核酸提取：可使用硅胶柱离心、磁性硅胶颗粒分离等方法，商品化试剂盒则按说明书操作进行核酸提取。

A.3.4.2　PCR扩增反应：PCR扩增反应体系包括四种脱氧核苷酸、PCR缓冲液、TaqDNA聚合酶、引物（套式PCR包括内引物和外引物），根据不同检测目的使用相应的程序进行扩增。

A.3.4.3　扩增产物分析：目前常用荧光定量分析方法。

A.3.5　结果及解释

A.3.5.1　每一次检测需同时做阳性对照、阴性对照，只有阳性对照扩增出预期的片段、阴性对照没有扩增出任何片段视为实验成立，可做出核酸检测阳性或阴性结果的判定。

A.3.5.2　临床意义同暗视野显微镜检查，但PCR检查的敏感性高于暗视野显微镜检查。

A.4　梅毒血清学检查

A.4.1　意义和分类

当人体感染梅毒螺旋体后4～10周，血清中可产生一定数量的抗类脂质抗原的非特异性抗体（反应素）和抗梅毒螺旋体抗原的特异性抗体。这些抗体均可用免疫学方法进行检测。血清学检查是辅助诊断梅毒的重要手段。

根据检测所用抗原不同，梅毒血清学试验分为两大类：一类为非梅毒螺旋体血清学试验（又称梅毒非特异性抗体试验），主要包括VDRL、RPR、TRUST等；另一类为梅毒螺旋体血清学试验（又称梅毒特异性抗体试验），包括TPPA、FTA-ABS、ELISACLIA、RT等。临床上可根据实验室条件选择任何一类血清学检测方法作为筛查（初筛）试验，但初筛阳性结果需经另一类梅毒血清学检测方法复检确证，才能够为临床诊断或疫情报告提供依据。有条件时亦可同时做这两类试验。

A.4.2　非梅毒螺旋体血清学试验

A.4.2.1　原理

梅毒螺旋体一旦感染人体，人体迅速对被损害的宿主细胞以及梅毒螺旋体细胞表面所释放的类脂物质作出免疫应答，在3～4周产生抗类脂抗原的抗体（亦称为反应素）。这些抗体主要是IgG和IgM型混合抗体。非梅毒螺旋体试验是使用心磷脂、卵磷脂及胆固醇作为抗原的架状凝集试验。反应素与心磷脂形成抗原抗体反应，卵磷脂可加强心磷脂的抗原性，胆固醇可增强抗原的敏感性。心磷脂、卵磷脂遇水形成胶体溶液，胆固醇遇水形成结晶。当抗原与抗体（反应素）混合发生反应时，后者即黏附胶体微粒的周围，形成疏水性薄膜。由于摇动、碰撞，使颗粒与颗粒互相黏附而形成肉眼可见的颗粒凝集和沉淀，即为阳性反应。如遇到非梅毒血清，因体液中的白蛋白多于球蛋白，而白蛋白对胶体颗粒有保护作用，形成亲水性薄膜，即使同样摇动、碰撞，由于抗原颗粒周围没有黏附免疫球蛋白的作用，不能形成较大颗粒，无肉眼可见的凝集和沉淀，因此为阴性反应。VDRL、RPR和TRUST等试验均为此类试验，它们所采用的抗原成分相同，敏感性和特异性基本相似。

A.4.2.2　VDRL玻片试验

A.4.2.2.1　材料

具体材料如下：

a）VDRL试剂盒：含VDRL抗原（0.5ml）：VDRL缓冲液，pH（60±0.1），其配方为中性福尔马林0.5ml，$Na_2$ $HPO_1$0.037g，$KH_2PO_4$0.17g，NaC110g，蒸馏水1000ml；标准针头（60滴/ml＋1滴/ml），直径14mm漆圈玻片：VDRL试验结果涂片：

b）其他：0.85%NaCl溶液（等渗盐水）：可调水平旋转器。

A.4.2.2.2　VDRL抗原配制方法

具体方法如下：

a）吸取0.3mlVDRL缓冲液置30ml小瓶。

b）吸取03mlVDRL抗原迅速滴入小瓶内VDRL缓冲液中（约4秒），随后摇动10秒，使之混匀。

c）立即加2.4ml VDRL缓冲液，盖上瓶盖，来回颠倒摇动小瓶10秒约30次，即为VDRL抗原，此抗原只能用1天。

A.4.2.2.3　定性试验

具体步骤如下：

a）血清标本需56℃灭活30分钟备用。

b）吸取0.05ml血清加入玻片圈内，将血清涂开至整个圈内。

c）用标准针头加入1滴抗原。

d）将玻片置旋转器上摇动4分钟。（180＋5）次/分，立即置10×10倍显微镜下观察。

A.4.2.2.4　定量试验

经VDRL定性试验为阳性、弱阳性，或为可疑反应或阴性但临床怀疑为梅毒者，需做定量试验，前者需明确抗体滴度，后者为排除"前带现象"，具体步骤如下：

a）在反应板1～8孔各加等渗盐水0.05ml。

b）吸取0.05ml血清标本（血清已灭活）置第1孔与等渗盐水混匀，吸取0.05ml稀释液至第2孔混匀，再吸取0.05ml至第3孔，如此连续稀释至第8孔，弃0.05ml，稀释液。稀释度为原倍、1∶2、1∶4、1∶8、1∶16、1∶32、1∶64、1∶128，必要时可稀释至更高倍数。

c）每个稀释度加入抗原1滴。

d）旋转速度和时间同定性试验。

A.4.2.2.5　结果判读及报告

3＋～4＋：大或中等大小的絮状物，液体清亮。2＋：小到中等大小的絮状物，液体较清亮。1＋：小的絮状物，均匀分布，液体浑浊。-：仅见抗原颗粒集于中央一点或均匀分散。

结果报告：出现1＋～4＋强度的凝集反应报告阳性，不产生凝集反应报告阴性。

A.4.2.3 RPR环状卡片试验

A.4.2.3.1 原理

RPR试验是VDRL试验的一种改良方法。该法是在抗原中加入活性炭颗粒作为指示物，加入了氯化胆碱，因此血清不需灭活。特制的白色纸卡替代了玻片。试验结果易于判断，肉眼即可观察。也可用血浆进行检测，试验结果可保存。抗原放4℃冰箱可保存1年。

A.4.2.3.2 材料

材料如下：

a）RPR试剂盒：含RPR抗原，直径为18mm圆圈的特制白色反应卡片，标准针头（60滴/ml±1滴/ml），RPR试验结果涂片。

b）其他：可调水平旋转器。

A.4.2.3.3 定性试验

具体步骤如下：

a）吸取0.05ml血清或血浆加于卡片圈内，并均匀地涂布在整个圈内（每张纸卡有10个或12个反应圈）。

b）将抗原轻轻摇匀，用标准针头吸取抗原，每个标本加1滴抗原。

c）将卡片水平旋转器旋转8分钟，（100±5）r/min。

d）立即在明亮光线下观察结果。

A.4.2.3.4 结果判读及报告

参见A.4.2.2.5。

A.4.2.3.5 定量试验

RPR定量试验的指征与VDRL试验相同。其具体步骤如下：

a）在圈内加入0.05ml等渗盐水（一般做6～8个稀释度），勿将盐水涂开。

b）吸取0.05ml血清或血浆做系列稀释（1∶2～1∶64），当稀释到最后的第6孔时，弃去0.05ml稀释液。从第6孔起将血清稀释液涂布整个圈内，再涂布第5孔，依此向前到第1孔。

c）滴加抗原，旋转时间、速度和观察结果同定性试验。

A.4.2.4 TRUST试验

A.4.2.4.1 原理

TRUST试验原理与RPR试验原理相同。唯TRUST试验的抗原中加入甲苯胺红颗粒代替活性炭颗粒指示物，使阳性结果出现红色絮状现象，阴性结果见红色颗粒集于中央或均匀分散。

A.4.2.4.2 方法

TRUST试验方法及结果判读均与RPR试验相同。

A.4.2.5 注意事项

A.4.2.5.1　实验环境温度应为23～29℃，抗原应保存于4℃冰箱，试验前应恢复到室温。抗原应防止冻结，以免抗原被破坏。

A.4.2.5.2　校准针头，VDRL、RPR和TRUST等抗原为（60±1）滴/ml。

A.4.2.5.3　血液标本应防止污染，放置室温应在24小时内完成。如血清56℃灭活或放4℃保存，在试验前应恢复适宜温度后再开始试验。

A.4.2.5.4　试验完毕，应立即观察结果。

A.4.2.6　临床意义

A.4.2.6.1　非梅毒螺旋体血清学试验方法简便、快速，敏感性和特异性较高。对一期梅毒的敏感性为74%～87%，二期梅毒达100%，三期梅毒34%～94%。特异性96%～99%。

A.4.2.6.2　非梅毒螺旋体血清学试验适用于各期梅毒的诊断。早期梅毒经治疗后血清滴度可下降或转阴，故可用于疗效观察、判愈、判定复发或再感染。也适用于人群的筛查、产前检查及健康体检等。

A.4.2.6.3　非梅毒螺旋体血清学试验可出现“前带现象”，应在临床上注意识别。

A.4.2.6.4　VDRL试验适用于神经梅毒的脑脊液检查，特异性高，但敏感性低。

A.4.2.6.5　非梅毒螺旋体血清学试验可在某些传染病及胶原性疾病时出现假阳性反应，因此对阳性反应结合临床进行鉴别，或做梅毒螺旋体血清学试验以进一步证实。

A.4.3　梅毒螺旋体血清学试验

A.4.3.1　基本原理

梅毒螺旋体血清学试验的基本原理：采用梅毒螺旋体提取物或其重组蛋白作为抗原，为特异性抗原，检测血清中抗梅毒螺旋体IgG或IgM抗体，其敏感性和特异性均较高。因TPHA的基本原理和方法与TPPA相似，且目前临床较少应用，故不赘述。

A.4.3.2　梅毒螺旋体颗粒凝集试验（TPPA）

A.4.3.2.1　原理

TPPA试验用梅毒螺旋体提取物致敏明胶颗粒，此致敏颗粒与人血清中的抗梅毒螺旋体抗体结合，产生可见的凝集反应。明胶颗粒为玫瑰红色，便于肉眼观察结果。

A.4.3.2.2　材料

具体材料如下：

a）TPPA试剂盒：含蒸馏水（标记为A），用于溶解致敏颗粒、未致敏颗粒和质控血清；标本稀释液（标记为B），用于稀释血清标本；致敏颗粒（标记为C），冷冻干燥品，用前30分钟按规定量加A液溶解并混匀；未致敏颗粒（标记为D），冷冻干燥品，用前30分钟按规定量加液体溶解并混匀；质控血清（标记为E），冷冻干燥品，用时按规定量加入A液。

b）其他：U形微量反应板、移液器、保湿盒、微量板振荡器。

A.4.3.2.3　方法

试验前试剂应恢复到15～30℃，具体方法如下：

a）B液加至微量反应板孔内，第1孔25μl，第2孔100μl，第34孔各25μl液。

b）取血清25μl加至第1孔，混匀后取25μl至第2孔，混匀后取25μl至第3孔，混匀后取25μl至第4孔，混匀后弃去25μl。

c）第3孔加D液（未致敏颗粒）25μl，第4孔加C液（致敏颗粒）25μl。

d）将反应板置振荡器振荡30秒。

e）置有盖湿盒，15～25℃避光孵育2小时后，或放4℃冰箱过夜观察结果。

A.4.3.2.4　结果

颗粒光滑覆盖整个孔底，有时边缘有折叠 4＋阳性

颗粒光滑覆盖大部分孔底 3＋阳性

颗粒光滑集聚覆盖孔底，周围有一颗粒环 2＋阳性

颗粒光滑集聚覆盖孔底，周围有一明显颗粒环 1＋阳性

颗粒沉集孔底，中央形成一小点 ± 可疑

颗粒紧密沉积于孔底中央 －阴性

A.4.3.2.5　报告方法

阳性报告：定性试验，血清在1∶80以上稀释度与致敏颗粒发生凝集反应（1＋或更强），与未致敏颗粒（第3孔）不发生凝集反应。

阴性报告：血清与致敏颗粒和未致敏颗粒均不发生凝集反应。

A.4.3.2.6　注意事项

微量反应板要清洁干净，孔内无异物。

加入血清后，使用微量板振荡器振荡反应板，而不可使用水平旋转仪试剂盒，不可置于0℃以下，防止冻结，不同批号试剂不可混合使用。

如未致敏颗粒出现凝集反应，应将血清进行吸收处理后再进行试验，或改用其他试验方法。

A.4.3.2.7　血清吸收处理

具体步骤如下：

a）取0.95ml已恢复体积的未致敏颗粒加入清洁的小试管内。

b）试管内加入50pl血清标本并充分混匀，置15～25℃ 20分钟或更长时间。

c）离心2000r/min，5分钟，取25μl上清液（血清标本稀释1∶20）置第3孔，注意不要混入颗粒。

d）自第4孔～第10孔各加25μl B液。

e）自第3孔吸25μl至第4孔，混匀后吸25μl至第5孔，如此稀释至第10孔，弃去25μl。

f）按定量试验法加入D液和C液，将反应板置微量板振荡器上振荡30秒，置湿盒内，15～25℃。

孵育2小时观察结果。

A.4.3.3　荧光螺旋体抗体吸收试验（FTA-ABS）。

A.4.3.3.1　原理

FTA-ABS试验以完整形态的梅毒螺旋体Nichol株作为抗原，加上经吸收剂（用梅毒螺旋体Reiter株制备而成）处理过的患者血清形成抗原–抗体复合物，再加异硫氰酸荧光素标记的抗人免疫球蛋白，与血清梅毒螺旋体抗体结合。在荧光显微镜下，螺旋体显示苹果绿色的荧光，即为阳性反应。

A.4.3.3.2　材料

具体材料如下：

a）梅毒螺旋体抗原玻片，有直径 0.5cm涂布梅毒螺旋体的圆圈，在高倍镜下每视野不少于30条螺旋体，丙酮固定。

b）吸收剂（5ml冷冻干燥品），由体外培养的Reiter株螺旋体制备而成，使用前用无菌蒸馏水恢复原体积。

c）荧光抗体，用荧光素标记羊或鼠抗人免疫球蛋白。

d）血清稀释板。

A.4.3.3.3　方法

具体方法如下：

a）将血清标本于56℃灭活30分钟，备用。

b）吸收剂加入5ml无菌蒸馏水，用作血清的稀释。

c）血清标本和吸收剂按1∶5～1∶20稀释，混匀后置有盖湿盒内于35～37℃孵育30分钟。

d）将系列稀释的血清分别加到抗原片上（每孔不少于30μl），放入有盖湿盒内，置35～37℃孵育30分钟。

e）用0.01mol/L的PBS冲洗抗原片，用磁力搅拌器低速以0.01mol/LPBS溶液洗涤抗原片，每5分钟更换PBS液1次，共3次，最后一次用蒸馏水冲洗1遍，冷风吹干备用。

f）抗原片每个圈内加30μl荧光抗体（荧光抗体稀释为工作液）放湿盒35～37℃孵育30分钟。

重复步骤e的洗涤和吹干。

g）抗原片加固封剂（甘油缓冲液）1滴，覆以盖玻片，在荧光显微镜下观察。

h）试验对照：每批次试验包括下列对照：

- 4＋阳性血清和1＋阳性血清对照，血清用PBS液和吸收剂分别按1∶5～1∶20稀释：- 非特异血清对照；

- 染色对照：用0.01mol/L PBS和吸收剂分别替代荧光抗体。

A.4.3.3.4　结果判读与报告

与不同阳性强度的对照血清相比，荧光显微镜下梅毒螺旋体的荧光强度等于或强于1＋对照血清，判断和报告为阳性结果，无荧光判断为阴性结果，有微弱荧光但弱于1＋对照血清判断为临界反应，需重复试验或用其他梅毒螺旋体血清学试验证实。

A.4.3.4　梅毒螺旋体酶联免疫吸附试验（ELISA）

A.4.3.4.1　原理

该试验是用经纯化及超声裂解处理的梅毒螺旋体，或经纯化的梅毒螺旋体重组蛋白作为抗原包被固相板条，加上患者血清和辣根过氧化酶标记的抗人IgG抗体，利用酶免疫法检测患者血清中的抗梅毒螺旋体特异性抗体。

A.4.3.4.2　材料

具体材料如下：

a）ELISA试剂盒：含包被梅毒螺旋体抗原的反应板（96孔），标本稀释液，洗涤液，使用前按说明书要求稀释，酶结合物，底物液（A液和B液），反应终止液，阳性对照血清，阴性对照血清。

b）其他：酶标检测仪，洗板机等。

A.4.3.4.3　方法

具体方法如下：

a）取标本稀释液100pl加到反应板孔内，再加入待检血清10μl，同时做阳性和阴性对照，置37℃孵育30分钟。

b）洗涤液洗板5次，拍干。

c）每孔加酶合物1.0ml，置37℃孵育15分钟。

d）洗涤液洗板5次，拍干。

e）每孔加底物液A液、B液各1滴（各50pl），37℃避光孵育15分钟。

f）每孔加终止液1滴（50μl）终止反应。

g）置酶标检测仪450m波长测定光密度（OD值）。

A.4.3.4.4　结果判定

阈值（cutoff）＝0.10＋阴性对照平均OD值（阴性对照OD值＜0.05时按0.05计算）。标本OD值＜阈值时，结果为阴性。

标本OD值≥阈值，结果为阳性（或按各诊断试剂要求判定结果）。

A4.3.4.5　注意事项

试剂盒置4～8℃保存。不同批号试剂不能混用。

严格按试剂盒说明书要求操作。反应的温度和时间应严格控制。

A.4.3.5　梅毒螺旋体快速检测试验（RT）

A.4.3.5.1　原理

以硝酸纤维膜为载体，将重组的梅毒螺旋体抗原固定在膜上，待检标本（全血、血清或血浆）与标记的梅毒螺旋体特异性抗原结合并沿着固相载体迁移，阳性结果在膜上特定部位显示出有色条带，可以直接判读结果。

A.4.3.5.2　材料

试剂盒：主要包括测试板、一次性滴管。

A.4.3.5.3　方法

不同试剂盒检测步骤有所不同，其基本流程如下：

a）用一次性滴管或移液器滴加一定量待检标本（全血、血清或血浆）于加样孔中。

b）在孔中加入一定量的缓冲液。

c）置室温反应15～20分钟。

A.4.3.5.4　结果判定

在规定时间内判读结果。

观察质控条带，判断试验有效性，如没有出现质控条带，说明试验无效，需重复试验。

测试区（T）和质控区（C）内，两条显色条带同时出现，报告阳性结果。仅质控区（C）出现一条显色条带，测试区（T）内无显色条带出现，报告阴性结果。

A.4.3.5.5　注意事项

如果结果存在疑问，可用TPPA或其他方法进行重复试验。

如出现无效结果，重新测试。如果问题仍然存在，应停止使用此批号产品。

A.4.3.6　梅毒螺旋体化学发光免疫试验（CLIA）

A.4.3.6.1　原理

是利用双抗原夹心法化学发光免疫分析原理，采用梅毒螺旋体多种特异抗原包被固相发光微孔板，用辣根过氧化酶标记相同蛋白抗原作为标记抗原，与样本中的梅毒螺旋体抗体形成双抗原夹心复合物后。加入化学发光底物液，测定其发光值，根据阈值判定结果。

A.4.3.6.2　材料

16WS273-2018。

具体材料如下：

a）CLIA试剂盒：含包被梅毒螺旋体抗原的微孔板（96孔），酶标记物，化学发光底物液A、B，洗涤液，封板膜，阳性对照血清，阴性对照血清等。

b）其他：化学发光免疫分析仪，洗板机，微量振荡器等。

A.4.3.6.3　方法

对于手工操作实验按以下操作程序进行（采用全自动化学发光分析则根据试剂使用说明书操作）：

a）准备：自4℃冰箱中取出试剂盒，室温（20～27℃）平衡30分钟。

b）试验设计：将微孔板从密封袋中取出，设空白对照1孔，阴性对照2孔，阳性对照3孔，根据设计的样本数量在板架上放好微孔板条。

c）加样：除空白对照孔外，其余每孔分别加入阴性对照、阴性对照、质控品或样本100μl。

d）温育：用微量振荡器振荡混匀5秒，用封板膜封闭微孔板，置37℃温育60分钟。

e）洗板：洗涤液洗板5次，拍干。

f）加酶标记物：除空白对照孔外，其余每孔加入酶标记物100pl。

g）洗板；洗涤液洗板5次，拍干。

h）加底物液：每孔加入现配的化学发光底物工作液100μl，用微量振荡器振荡混匀5秒。

i）测量：加入底物液后室温（20～27℃）静置避光反应5分钟立即在微孔板发光分析仪上依序测量各孔的发光值（RLU）。

A.4.3.6.4　结果判定

根据化学发光分析仪测量的RLU自动判读结果。标本RL.U≥阈值报告阳性，＜阈值报告阴性（或按各诊断试剂要求判定结果）。

A.4.3.6.5　注意事项

检测结果要及时进行测量，否则可能会引起较大的测量误差，血清标本应注意不含或极少含红、白细胞，否则可能会导致假阳性结果。

高血脂或者溶血样本、受到微生物污染样本及反复冻融或者热灭活后的样本均会影响检测的准确性导致错误的结果。

84消毒液等强氧化剂能引起发光底物液发生反应，导致结果误判，故化学发光操作实验室应禁止使用此类消毒剂。

A.4.3.7 临床意义

A.4.3.7.1 梅毒螺旋体血清学试验的敏感性和特异性均较高。一期梅毒的敏感性为70%～100%。二期梅毒达100%，三期梅毒95%～98%，特异性94%～100%。

A.4.3.7.2 梅毒螺旋体血清学试验多用于证实试验，特别是隐性梅毒及一些非梅毒螺旋体血清学试验阴性而又怀疑为梅毒的患者。也可适用于人群的筛查、产前检查及健康体检等。但不能用于观察疗效。判断复发及再感染。

A.4.3.7.3 梅毒螺旋体血清学试验偶可出现生物学假阳性反应。

A.4.3.8 梅毒螺旋体IgM抗体检测

A.4.3.8.1 原理

测定梅毒螺旋体IgM抗体方法的基本原理是分离血清中的IgM和IgG抗体后，再采用相应的梅毒螺旋体血清学试验检测。亦可采用抗IgM单克隆抗体的ELISA法以及免疫印迹法等进行检测。此处介绍免疫印迹法。

A.4.3.8.2 材料

试剂盒：免疫印迹法主要包括缓冲液、酶结合物、底物、免疫印迹检测膜、温育反应槽等。

A.4.3.8.3 方法

基本流程如下：

a）在置有检测膜的温育反应槽中加缓冲液，温育一定时间后吸去。

b）立即加入血清，反应一定时间后吸去。

c）用缓冲液清洗检测膜3次。

d）加入酶结合物，反应一定时间后吸去。

e）加入底物，反应一定时间后吸去。

f）加入蒸馏水终止反应，判读结果。

A.4.3.8.4 结果判定

在规定时间内判读结果。观察质控条带，判断试验有效性，如没有出现质控条带，说明试验无效。需重复试验。

根据测试区显色条带出现情况，报告阳性或阴性结果。

A.4.3.8.5 注意事项

如出现无效结果，重新测试。如果问题仍然存在，应停止使用此批号产品。

A.4.3.8.6 临床意义

检测到IgM抗体有助于对胎传梅毒、神经梅毒及一期梅毒早期的诊断。

A.5 梅毒的组织病理

A.5.1 梅毒的基本病理变化

梅毒的基本病理变化如下；

a）血管内膜炎：特别是小动脉内皮细胞肿胀与增生。

b）血管周围炎：血管周围大量淋巴细胞和浆细胞浸润。

c）二期梅毒后期和三期梅毒常见上皮样细胞和多核巨细胞等组成的肉芽肿性浸润。

d）银染色、免疫组化染色和PCR检测可发现组织中的梅毒螺旋体病原体。

A.5.2　一期梅毒

损害边缘表皮棘层增生肥厚，可表现为假性上皮瘤样增生，海绵形成，淋巴细胞和中性粒细胞移入表皮。

近中心表皮逐渐变薄，出现水肿及炎症细胞浸润。病损中央可形成溃疡。

真皮乳头水肿，真皮血管内皮细胞明显肿胀、增生、闭塞具有特征性，血管周围致密的淋巴细胞、组织细胞，少量的中性粒细胞和浆细胞浸润。胶原纤维间有大量黏液样物质沉积。

银染色在真皮血管周围的细胞间隙、巨噬细胞、内皮细胞和表皮中可见梅毒螺旋体。

A.5.3　二期梅毒

A.5.3.1　斑疹、丘疹和丘疹鳞屑性皮损

表皮正常或棘层增生肥厚，海绵形成，基底细胞液化变性，中性粒细胞移入表皮，形成海绵状脓疱。可有角化不全。

真皮乳头水肿，真皮血管扩张，管壁增厚，内皮细胞肿胀，血管周围淋巴细胞、组织细胞和大量浆细胞浸润。浸润的炎症细胞围绕血管呈袖套状。也可出现真皮浅层苔藓样浸润或毛囊汗腺周围明显炎症细胞浸润。

银染色约1/3的病例可见梅毒螺旋体，也可以用免疫组化染色加以证实。

A.5.3.2　扁平湿疣

表皮明显增生，海绵形成，中性粒细胞移入和表皮内微脓肿形成，含大量梅毒螺旋体。真皮内大量浆细胞、淋巴细胞等炎症细胞致密浸润，血管病变明显。

A.5.4　三期梅毒

表皮一般没有明显变化，真皮内常有由上皮样细胞、多核巨细胞组成的肉芽肿，周围大量淋巴细胞及浆细胞等炎症细胞浸润。其中含较多血管，血管病变较二期轻。

结节型：表现为结核样肉芽肿改变，浸润限于真皮，肉芽肿较小，干酪样坏死不广泛，甚或缺如，周围淋巴细胞和少量浆细胞浸润。大血管不受累。

树胶肿型：浸润侵及真皮和皮下组织，有大量浆细胞、淋巴细胞、上皮样细胞和多核巨细胞，病损中央形成广泛的干酪样或树胶样坏死。可见残留的坏死细胞和结缔组织，病变处弹性纤维被破坏，炎症严重破坏亦愈重，常见动脉内膜炎。梅毒螺旋体数量很少。

A.5.5　内脏梅毒

病理变化为两种：树胶肿性及弥漫性间质性炎症。树胶肿同皮肤树胶肿。弥漫性间质性炎症表现为小血管周围及血管壁淋巴细胞和浆细胞浸润，闭塞性动脉炎，组织结构逐渐纤维化。

A.5.6　胎传梅毒

无一期梅毒硬下疳的局部病变，其余皮肤病变与获得性各期梅毒相同。其不同者为早期胎传梅毒可有水疱-大疱病变。其病理变化为：

a）其水疱顶部为1～2层疏松幼稚表皮细胞。

b）疱液内含单核及中性细胞及脱落表皮细胞。

c）真皮呈弥漫性急性炎症浸润，浸润细胞为中性粒细胞及淋巴细胞，无浆细胞。

d）银染色或免疫组化染色可在疏松的组织间隙中及疱液内可发现大量梅毒螺旋体。